国家科学技术学术著作出版基金资助出版

赵炳南皮肤科流派研究集成

张苍 苏婕 吕景晶◎主编

北京科学技术出版社

图书在版编目（CIP）数据

赵炳南皮肤科流派研究集成 / 张苍，苏婕，吕景晶主编. — 北京 ：北京科学技术出版社，2021.7
ISBN 978-7-5714-1407-8

Ⅰ. ①赵… Ⅱ. ①张… ②苏… ③吕… Ⅲ. ①皮肤病-中医临床-经验-中国-现代 Ⅳ. ①R275

中国版本图书馆 CIP 数据核字（2021）第026130号

责任编辑： 侍　伟
责任校对： 贾　荣
图文制作： 名宸书韵
责任印制： 李　茗
出 版 人： 曾庆宇
出版发行： 北京科学技术出版社
社　　址： 北京西直门南大街16号
邮政编码： 100035
电　　话： 0086-10-66135495（总编室）　0086-10-66113227（发行部）
网　　址： www.bkydw.cn
印　　刷： 北京捷迅佳彩印刷有限公司
开　　本： 889mm×1194mm　1/16
字　　数： 478千字
印　　张： 25.25
版　　次： 2021年7月第1版
印　　次： 2021年7月第1次印刷
ISBN 978-7-5714-1407-8

定　　价：268.00元

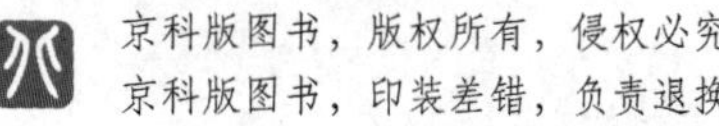
京科版图书，版权所有，侵权必究。
京科版图书，印装差错，负责退换。

编委会名单

主　编　张　苍　苏　婕　吕景晶

副主编　姜　希　刘志勇　刘荣奇

编　委　(按姓氏笔画排序)

马一明　亚晓旭　吕景晶　刘志勇　刘荣奇　刘昱旻

苏　婕　李伯华　杨皓瑜　吴媛媛　张　苍　张永皓

陈维文　范　斌　季云润　周　涛　孟　旭　姜　希

曹　洋　蔡一歌　黎　伟

序　言

本书是北京中医医院赵氏皮肤科流派传承团队成员们，在充分运用本流派历代前贤临证著述和经验的基础上，紧密结合历代典籍，初步完成的本流派学术体系构建的阶段性成果。

身为燕京赵氏皮肤科流派的传人，我们期待自己能传承前辈的事业，持续为学科的发展出力。而在新时代如何推动学科的成长？科研、教学、临床，孰重孰轻？反复思考之后，我们确信：临床是第一位的。满足于对一方一药的简单重复只可能导致学术精华的不断流失，系统的、体系化的传承才是临床疗效的保鲜剂。在临床实践的基础上深入经典，穷源溯流，探究流派形成、发展的脉络，明确流派学术的渊源，确定流派在中医学术体系中的位置，是学术研究的重要环节。在明确自身定位的基础上理清本流派的学术体系，用体系将若干临床经验有机地组织起来，进而发现连接这众多零金碎玉的诊治线索，复现前人诊疗疾病的思维过程，是传承的关键。形成完整的传承体系，了解现有经验的边际，进而发现前进的方向，这才是临床医生专属的守正创新。

参加本书编辑整理工作的医生大多数是赵氏皮肤科流派的第四、第五代传承弟子，他们尊重传承，虚心学习；同时又具有崭新的视角和探索未知的勇气。他们勇于实践，敢于开辟新技术、治疗新病种；他们敢于质疑，不断验证，正是这种不断的进取，使得燕京赵氏皮肤科流派的学术体系越来越清晰。

感谢所有为本书的出版作出贡献的人，尤其感谢苏婕、吕景晶、刘志勇、刘荣奇、姜希等青年医师，他们通过努力完成了近乎不可能完成的任务。感谢《赵炳南验方十一讲》《陈彤云损美性皮肤病治验》《王莒生难治性皮肤病经验集萃》《张志礼皮肤病临证笔谈》的全体编写人员，本书从上述四部著作中撷取了若干精华。感谢王萍教授，她将许多自己尚未发表的病案分享出来，让我们首先使用，令人深深感动。

最后，再次向本流派奠基人赵炳南先生致敬：感谢您以深湛的智慧和执着的努力为我们开拓出了中医诊治皮肤病的道路；感谢您以宽广的胸怀将自己的全部经验奉献出来，令本门无秘可言，为学有所成者树立了标杆。

致敬所有在医学之路上砥砺前行、无私传授的前辈。

张　苍

2020 年 1 月 10 日

目　　录

第一章　赵炳南皮肤科流派概述

第一节　赵炳南皮肤科流派概况

燕京赵氏皮肤科流派是中医皮肤学界一支学术特色鲜明、影响深远的学术流派。创始人是我国已故中医皮外科专家赵炳南先生。赵炳南先生拜御医之后丁德恩为师，1926年悬壶于北平西交民巷，开设赵炳南医馆，有“年方弱冠，誉满京城”之美名。他一生行医60余年，医者仁心，救人济世，桃李天下，形成了一套完整的中医皮肤病学理论体系和辨证思路，研制了诸多简便验廉的中医内服方药及外治方法，创立了中国第一家中医皮肤科——北京中医医院皮肤科。经过近60年的建设，本流派技术力量雄厚，学术影响深远，至今传承已有5代，培养了张志礼、陈彤云、王玉章、张作舟、蔡瑞康、袁兆庄、徐宜厚、邓丙戌、王莒生等诸多中医皮肤科名医，以及王萍、蔡念宁、曲剑华、周冬梅、张苍、孙丽蕴等当今中医皮肤科的中坚力量，形成了燕京赵氏皮肤科流派传承谱系（图1－1）。

赵炳南先生博古研今，熟读《医宗金鉴·外科心法要诀》《外科证治全生集》等古籍文献，并从民间汲取确有其效的验方，建立了皮肤病气血津液论治体系，创立了“湿滞”“顽湿”“血燥”学说，拓宽了皮肤科治疗湿邪的思路，研发了拔膏、熏药、黑布药膏等独特疗法，创制出115个疗效显著的经验方。本学术流派坚持继承与创新相结合，在继承赵炳南先生学术思想（观点）和特色经验的基础上，广泛吸收国内外皮肤性病学科方面的研究经验，进一步总结完善了银屑病从血论治理论体系、从风湿论治皮肤病及赵氏皮肤科学术思想在损美性皮肤病方面的应用与发展。

本流派始终坚持突出中西医结合特色，以提高医疗质量为本，以满足患者的需求为目的，在银屑病、湿疹、皮炎、痤疮、带状疱疹、红斑狼疮、荨麻疹、白癜风等皮肤病治疗方面取得了满意疗效。秉承赵老“善治湿者，当可谓善治皮肤病之半”的理念，从湿滞、顽湿角度辨治神经性皮炎、湿疹、结节性痒疹、皮肤淀粉样变等慢性顽固性皮肤病，为患者解除病痛。根据“血热是机体和体质的内在因素，是银屑病发病

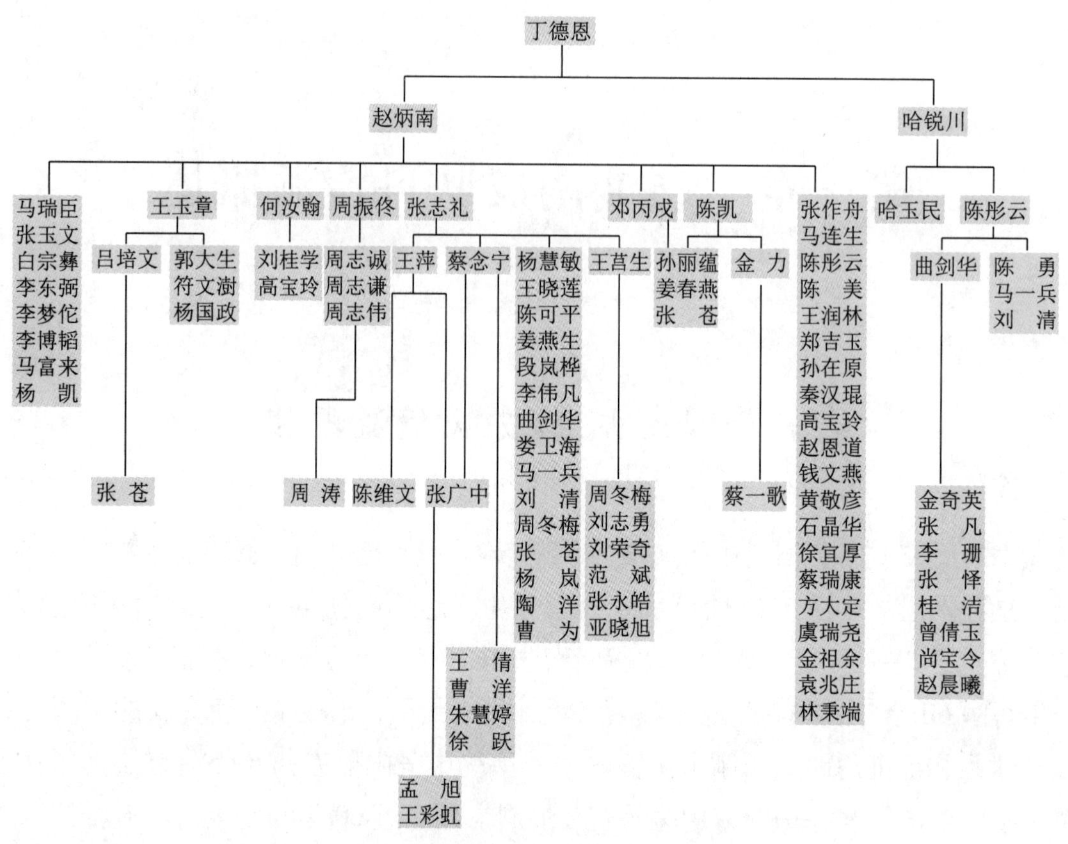

图 1-1 燕京赵氏皮肤科流派传承谱系图

的主要根据”，从血论治银屑病，灵活运用凉血活血汤、养血解毒汤、活血散瘀汤等方清解血分热毒以退斑。

本流派核心传承基地——北京中医医院皮肤科，2010 年被确定为国家中医药管理局中医皮肤病学重点学科、重点专科建设单位；北京市中医管理局重点学科、重点专科；国家临床重点专科（中医专业）建设单位。2013 年，成立“燕京赵氏皮科流派传承工作室”（这是国家中医药管理局第一批建立的中医流派传承工作室），并先后在全国建立了 14 家传承分站以推广流派学术思想、临床经验与特色技法。

本流派先后承担“十一五”国家科技支撑计划项目、国家自然科学基金项目、北京市科技计划项目等数十项，获科研基金总额达 1000 万元以上。主要研究方向为赵炳南学术思想及其传承研究；银屑病中医临床疗效提升系统研究；中医治疗湿疹类变态反应性疾病临床疗效和机制研究；皮肤病中医外治研究。出版专著 20 余部，如《简明中医皮肤病学》、《燕山医话》、《赵炳南临床经验集》、《张志礼皮肤病临证笔谈》、《陈彤云损美性皮肤病治验》、《王莒生难治性皮肤病经验集萃》、《精诚大医赵炳南》、《赵炳南验方十一讲》、北京市医疗美容主诊医师培训教材《美容中医科》、《寻常型银屑病（白疕）中医药临床循证实践指南》、《中医外科学》等。

第二节　赵炳南对中医皮肤学科的贡献

2019 年是我国中医皮肤学科奠基人赵炳南先生 120 周年诞辰，回顾先生走过的岁月，我们更加深刻地认识到他对中医皮肤学科作出的杰出贡献。在几十年的临床实践中，赵老尊重经典，专注临床，系统继承了中医外科的学术成就和诊疗体系，并在此基础上清晰认知了皮肤疥癣与外科痈疽的差异，旗帜鲜明地提出湿在皮肤病发病中的首要地位，并建立了基于气血津液辨证的皮损辨证体系，创制了系列内服外治方药体系，使中医皮肤学科走出中医外科领域，形成了独立的专业方向。

赵老的学术深深植根于中医经典，他遵循首重阴阳的核心理念，传承了外科尤重气血的学术特色，继承了前辈诸多外治技术。在我们逐渐走近他的过程中，首先看到的是他在中医皮肤学科留下的伟岸身影，继而发现的是他在中医外科领域的卓著成就，最终见证的是他背后澎湃两千年的中医传承之流。通过 20 多年对赵老著述与经验的研习应用，我们认识到他对中医皮肤学科的贡献是多方面的，现逐一介绍如下。

（一）明确了中医皮肤学科在中医体系中的定位

50 年前，既没有皮肤专科也没有专业的皮肤科医生，更没有独立的皮肤病辨治体系，但各专业的医生都会遇到皮肤病。在诊断方面，大家主要关注皮肤之外的脏腑经络系统异常或整体的气化状态异常，而没有对皮肤病的核心表现即对皮疹进行细致的辨识分析。在治疗方面，大家使用自己熟悉的辨治体系，加以化裁。可以说这一阶段有皮肤病，却没有皮肤学科；有善于变通内、外科方法治疗皮肤病的医生，却没有精研皮肤生理病理的专科医生。

赵老早年从事中医外科，他擅治痈疽重症，年轻时即享誉京城。中年之后，社会渐渐稳定，皮肤病患者在外科患者中所占的比例越来越高，1972 年皮肤病患者量已经占到北京中医医院外科门诊量的一半以上。时代的需求引导赵老走上了中医皮肤科的探索之路，在不断的实践与思考之中，他逐渐明确了中医皮肤学科在中医体系中的位置。

1. 中医皮肤科与外科的异同

中国自古即有疾医、疡医之别，其中诊治体表疾病的称为疡医，诊治脏腑疾病的称为疾医。疮疡、疥癣、瘿瘤、痔瘘均是发生于外在的皮、脉、肉、筋、骨五体的疾患，属于疡医的范畴。其中主治疥癣者称为皮肤科，主治痈疽者称为外科。二者既有区别，又有联系。痈疽相当于外科感染性疾病，是常见的危急重症，也是古人致死的重要原因之一。痈疽是人体气血与外来或内生的火毒之邪互相斗争的结果。《医宗金鉴·外科心法要诀》所说的“痈疽原是火毒生，经络阻隔气血凝”是外科疾病的总病机。现代中医皮肤科与现代中医外科诊治病种部分重合，明确归属于皮肤科的疾病在中医体系里均属于疥癣之疾，大多是顽固疑难疾病，它们的成因不但与气血有关，更与津液的异常积聚密切相关。与人体正气交争的邪气虽有火毒，但更突出的是风湿邪气。《诸病源候论》所说“风湿……与血气相搏”是经典皮肤科疾病的总病机。《赵炳南临床经验集》一书中同时包含外科疾病与皮肤科疾病，并按以上差异对二者进行了明确的划分。

2. 中医皮肤科与内科的关系

皮肤病发于体表，外治方法是皮肤病的首要治疗手段。但是许多顽固复杂的皮肤病不单纯是外因所致，而是内在脏腑、气血、阴阳失衡的继发现象。这些皮肤病发生在失衡的脏腑气化状态之上，因而与内科病息息相关。赵老对此做出了清晰的表述：“皮肤疮疡虽形于外，而实发于内，没有内乱，不得外患。”在临床实践中，赵老不仅使用自拟方、外科名方，还大量地使用内科经典方剂处理皮肤科疾患，如《赵炳南临床经验集》里记载的常用方就有100多个。赵老认为，皮肤病的治疗直接受到内科情况的影响，二者根本无法分开，必须兼顾皮肤之外的整体，才能挑战复杂、疑难、危重皮肤病。赵老指出，具有扎实的内科基础是成为优秀皮肤科医生的重要一环。

3. 中医皮肤学科在中医学中的定位

中医皮肤学科在学科划分上属于疡医，专注于皮毛、脉、肉、筋、骨外在五体的结构与功能异常。在疡医门类下，它与疮疡外科并立，二者有相同的病位，皆以外治为重要治疗手段。但二者又有不同的关注点，外科关注气血异常与火毒侵袭，皮肤科关注气血津液异常与风湿邪气积聚。在病理机制上，皮肤科遵循内科对人体生理病理的一般认识，认同五体是整体的一部分，又强调五体是不同于脏腑、经络的部位，并在生理、病理上与脏腑、经络互不相同、互相影响、密不可分。

（二）探索了中医皮肤科疾病分类体系

拥有独立的疾病分类体系、疾病诊断系统是学科分化过程中的主要环节，也是学科独立的关键。近几十年，中医界倾向于以西医为主诊断，以中医为主治疗，有效促进了中西医的交流，提升了中医的认知度；但中医疾病分类、诊断系统的缺失使现代中医与经典的联系被切断，使当代中医较难深度汲取古人经验，直接影响了中医学术的传承。

传统上中医外科主要按发病部位对皮肤病进行分类，《外科正宗》《医宗金鉴·外科心法要诀》论病理首明经络；《疡科心得集》则划分为三焦。按部位分类用于临床有助于命名、记忆，但不能揭示不同门类皮肤病的病机，因而对皮肤病的治疗没有具体的指导作用。

生于传统而成长于世界巨变的时代，赵老因此具有更宽广的视野。他的目光不只停留于疾病，他更关注学术的可持续发展和学科的未来。赵老较早认识到在中西医结合过程中，保留中医疾病诊断分类体系有利于保护学科的主体性。所以，他在临床实践中遵循传统：先议病，之后才是辨证、用药。赵老沿用了疮疡类外科疾病分类体系中与皮肤科重合的部分——疮、疡、痈、疽、风、丹、疹、疳、痹等，并将典型的皮肤病划分为湿、癣、疥、癞四种。

湿：包含各种以糜烂、渗出为主要表现的皮肤病。代表性的如湿疮、胎敛疮、四弯风、风湿疡、汗淅疮、火赤疮、天疱疮、胎赤疱、脚湿气等。

癣：包含各种以大片状干燥、脱屑、瘙痒为主要表现的皮肤病。代表性的如白疕、白屑风、逸风疮、风热疮、牛皮癣、鹅掌风、发蛀脱发、环癣、紫白癜风等。

疥：包含各种以剧烈瘙痒的丘疹性皮损为主要表现的皮肤病。代表性的如阴虱、疥疮、土风疮、粟疮等。

癞：包含各种以肥厚、增生、瘙痒为主要表现的顽固性皮肤病。如马疥、顽湿聚结、松皮癣、紫癜风等。

疮、疡、痈、疽、风、丹、疹、疳、痹等基本涵盖了常见皮肤病，初步构成了中医皮肤科疾病分类体系。每类疾病都有共通的病机特点，也有基本的治疗法则，同时也初步构成了中医皮肤病的治法体系。如风以瘙痒、游走、变化为主要表现，当治以散风息风；痹以僵硬、肥厚为突出表现，当治以宣透温通；癞以皮肤粗糙、肥厚、高低不平为特点，当治以托里和营。

（三）明确了湿邪在皮肤病病机中的核心地位

人体有表里之分，气无所不至，津液属阳趋表，血属阴趋里。人体偏表部位是津液所行之处，在此处产生的形质变化，大多也是津液的异常积聚，这种阻滞的津液就是“湿邪”。湿邪不是外来的，而是津液异常积聚的表现形式。所有医家都关注到湿邪在皮肤病中的存在，但只是将湿邪列为六淫邪气之一。

外科病主要问题是气血与火毒的关系。气血问题有时会并发津液问题，如《金匮要略》所言“血不利则为水”，但更多时候外科病是气血凝结、气血亏耗与火毒的互动，津液异常是其继发的变化。肿疡、热盛、肉腐成脓、形成溃疡是外科病的经典演变过程；皮损、糜烂、渗出是皮肤病的常见演变过程。经典皮肤病发病过程中不出现成脓、溃疡，而只出现糜烂；溃破之后不出现脓，而只渗液流津。从正气角度看，隆起的皮损之中积聚的不是阻滞的气血，而是阻滞的津液。

赵老认识到津液的异常在经典皮肤病发病中占有首要地位。他说："善治湿者，当可谓善治皮肤病之半。"针对湿邪存在的不同状态，他提出了风湿疡、湿疡、顽湿疡三种疾病状态，并有针对性地创制了从疏风除湿汤到搜风除湿汤等 10 多个治湿方剂，将皮肤病治湿诸法归于同一系列，为后人学用其经验提供了参照。他用系列内服、外用方药建立起了完备的皮肤病湿邪治疗方阵，为中医皮肤学科的发展作出了重要的贡献。

强调湿邪的首要性，强调津液异常的首要性，强调火毒之外更有湿邪，是赵老关于皮肤病与外科病区别的最重要的认识。赵老认识到了这种差异，并清楚地揭示了这一点，这标志着他从学术上完成了皮肤科从外科的分离。

（四）建立了基于气血津液辨证的皮损辨证体系

人体外在五体是皮、脉、肉、筋、骨。皮肤病涉及外在五体的各个部分。皮肤病表现为各种类型的皮损，其中大多数皮损高出皮肤表面或者在皮肤深层形成结节斑块浸润，这些现象在中医的体系里均属有余之象。这种有余之象并非外来的物质，而是由各种内外因素刺激导致体内气、血、津液在五体部位的异常积聚所形成的。从气的凝聚角度看，风是异常运动状态的气，而热是弥漫亢奋状态的气，火是亢奋而有上达、外达倾向的气，毒则是凝聚于局部并具有破坏五体形质作用的气。从血的凝聚角度看，运行过速的是血热，凝聚状态的是血瘀，妄行状态的是离经之血。从津液的凝聚角度看，不同程度的凝聚会形成痰、饮、水、湿等不同病理产物。而在皮肤病最常见的则是湿。湿导致的皮肤病又可以分为风湿疡、湿疡、顽湿疡。

赵老认同《诸病源候论》对皮肤病病机的认识，在他的专著里，用几十首自拟内治方向我们展示了从气血津液异常积聚这一角度来认识皮损的视角，形成了一种迥然不同于内科的皮肤专科辨证体系。这个体系是针对五体这一特定部位的局部辨证体系，而非针对整体的辨证体系。用 7 个字来概括从气血津液积聚角度所看到的皮肤病局部病机，那就是"风湿与血气相搏"。风湿可能是外来的刺激因素，但更多是指处于异常积聚状态下的气血津液；血气则是能够正常发挥作用的人体物质与机制，二者的互动导致了不同的皮损表现。

需要强调的是，皮肤病的气血津液辨证不是针对脏腑经络中的气、血、津液进行辨证，而是针对五体局部的气、血、津液的异常积聚进行辨识，它是基于皮损的专科辨证体系，而不是针对患病的人的整体辨证体系。皮肤病的气血津液辨证体系源自《黄帝内经》，系统表述于《诸病源候论》。从皮损角度辨识局部的气血津液积聚状态，可以对外在五体病机有更清晰地把握。在此基础上结合患者的整体辨证结论就可以系统有效地指导治疗。

同时，从只见整体不见局部的内科思维到兼顾局部与整体的思维模式转化，完成了中医皮肤科专科化的重要步骤。掌握这种基于气血津液的皮损辨证体系是皮肤科医生专业素养的直接体现。建立针对皮损－皮肤病的标靶的病机认识及相关诊法体系和治疗体系，标志着中医皮肤学科的形成。

（五）建立了完备的中医皮肤科药物治疗体系

皮肤病病在五体，病位直观。外治可以直达病所，是皮肤病首要治疗手段。而以中药内服为主的内治法，则是面对涉及整体的更为复杂的皮肤病时，学习、模仿、借鉴内科疾病的治疗，并补充到皮肤科治疗体系里的。

赵老基于对皮损的气血津液辨证创设了系列内服方剂，并系统地继承了前人的外治经验，形成了多系列、不同作用强度、不同剂型的外治系列方药，二者共同构成了完备的中医皮肤科药物治疗体系。

1. 作用分门类、药力分梯度的外治药物方阵

赵老将皮肤病外治药物按照作用划分为清热、止痒、杀虫、润肤、解毒、消肿、止痛、散结、化瘀、回阳、化腐、生皮、生肌、敛疮等10余个系列，并为每一系列创设了不同作用强度的系列方药。比如在解毒系列外用药中，按照作用由弱到强排列分别是清爽膏、祛湿原料膏、芩柏软膏、黄连膏、芙蓉膏、化毒散膏、黑布化毒膏、黑布药膏。同时，每个系列还有不同的剂型，比如在解毒系列里既有膏剂，又有散剂，还有洗剂。同样的剂型，在不同的使用方法作用下还能发挥不同的作用：比如同是马齿苋洗剂可以有冷湿敷、热敷、淋洗、泡洗等多种使用方式；而同样是黄连膏外敷治疗银屑病，也可以分为直接薄擦以及药物封包等不同作用形式。这样就形成了不同功效、不同强度、不同剂型、不同用法的外用药物方阵，给临床医生提供了清晰的用药思路和充分的选择余地。

2. 基于皮损气血津液辨证的内服方药方阵

外在五体是人体的有机组成部分，气血津液生成于脏腑，散布于五体，五体由于气血津液的濡养温煦而正常，气血津液若在五体部位发生异常的积聚则会产生皮损和相关的症状体征，最终以皮肤病的形式表现出来。

赵老针对外在五体部位气血津液的异常积聚状态创设了系列内服经验方，包括清热系列方、解毒系列方、疏风系列方、凉血系列方、化瘀系列方、除湿系列方等。其中的除湿系列方由10余首自拟经验方组成，涵盖了赵老对不同状态湿邪治疗的全部经验，是赵老治湿经验的集中体现。其中的清热除湿汤、除湿止痒汤、健脾除湿汤、除湿丸、搜风除湿汤等已成为传世名方，被中医皮肤科同道广为应用。

3. 整体与局部结合治疗皮肤病的观念

赵老强调“师古更创新”，他结合前人的经验和个人的创见，建立了完备的皮肤科药物治疗体系。但他绝不是一个眼里只见“疙瘩”的医生，在临床实践中，赵老清晰地认识到皮肤是“人体”的皮肤，不是“独立”的皮肤。在面对复杂疑难的皮肤病时，目光更不能仅局限于皮肤，而要放眼整体，不忘局部。他常嘱咐弟子，治病当“首辨阴阳”，这是他整体观念的体现。在《简明中医皮肤病学》的序言里他特别强调：“我深刻地认识到，皮肤病虽发于外而多源于内。”在《赵炳南临床经验集》里我们可以看到，除了100多个自拟方剂之外，赵老还引用了100多个内科、外科常用方，既涉及脏腑、经络、气血、虚实各个方面，又涵盖外感、内伤、杂病各个病类，展现出他宽广的学术视野，同时也是他兼顾整体、不忘局部的学术思想的直接体现。

（六）提出了中医皮肤学科的一些关键性的概念

中医皮肤学科是与内科、外科既区别又联系的独立的学科，中医皮肤学科有它独特的诊断系统、治疗体系，同样也有它独特的病理概念。赵老在他的临床实践中强调或提出了多个非常有皮肤学科特色的病机概念，如血燥、湿痹、顽湿、湿滞等，其中湿滞、顽湿已经多有论述，而血燥、湿痹尚未见专论。

1. 血燥

《医宗金鉴·外科心法要诀·白疕》说：“（白疕）固由风邪客皮肤，亦由血燥难荣外。”此处的血燥指的是病机；其外在表现是“形如疹疥，色白而痒，搔起白皮”，干燥、脱屑的表现，是燥的外象。一般认为血燥是血虚不能濡养的继发性表现，而赵老对此有不同的理解，他从气血津液积聚角度认识皮损，认为血燥的成因明确地记载在《诸病源候论·干癣》章节：“（血燥）皆是风湿邪气，客于腠理，复值寒湿，与血气相搏所生。”即血燥是风湿与血气相互纠缠，导致血不能发挥正常的润养作用所致。赵老认为，血燥的表现不只是皮肤大片干燥脱屑，还常常伴随着皮损的肥厚增生、角化过度，这是气血津液的异常积聚，是有余之象。从阴阳角度看，血燥是因为阳不运，而非因为阴不足。单纯的滋阴养血无法改善血燥，唯有以运化为主，运化与滋养同步进行才能起效。《医宗金鉴·外科心法要诀》以杏脂膏治疗白疕血燥的外象，以搜风顺气丸治疗白疕血燥的内因，其中并没有大队的滋阴养血之品，而是针对风湿血气关系，促进其运化。赵老治疗白疕血燥同样立足于运化而非滋养，其系列方剂中的健脾除湿汤、健脾润肤汤、养血解毒汤等都是治疗血燥的有效方剂。例如，养血解毒汤主治血燥型，表现为皮损肥厚、干燥脱屑者。其中鸡血藤、威灵仙疏通经络；土茯苓、蜂房解毒除湿；山药、生地、当归和血滋阴，与单纯滋阴养血药有显著差别。可以说，赵老对血燥的解读，立足于经典，完整地保存了传统的认识，适用于顽固的皮肤病，并有与之匹配的治疗方法，是读经典做临床的典范。

2. 湿痹

《黄帝内经》指出："风寒湿三气杂至，合而为痹。"痹有行痹、着痹、痛痹之分。《黄帝内经》又有五脏痹、五体痹的记载。皮痹不已，内舍于肺，则为肺痹。痹可以发生于人体内而脏腑、外而五体的各个部位。现代临床中"痹"常特指风、寒、湿三气侵袭关节引起疼痛等症状，在皮肤科"痹"的概念未被充分认识。赵老深入经典，创造性地提出了皮肤湿痹的概念，他指出皮肤结节、斑块，也是"着痹"的一种，深化了我们对众多顽固性皮肤病的病机认识，同时也为应用宣通之法治疗顽固性皮肤病打开了思路。赵老所说的皮肤湿痹，不仅侵袭肌肉、皮肤、筋骨，更因深入络脉而使疾病分外顽固。赵老系列处方之中的麻黄方、全虫方、除湿止痒汤、搜风除湿汤都是治疗湿痹的有效方剂，其中多用祛风湿药。如搜风除湿汤，全蝎、蜈蚣、海风藤、威灵仙搜剔入于络脉的风湿邪气；白术、薏苡仁消除凝滞于肌肉、筋骨的风湿邪气；白鲜皮、川槿皮透达凝滞于皮肤、肌肉的风湿邪气。诸药配合，由深而浅逐层祛邪，外达皮毛而解，展现了赵老遵从经典又卓有创新的学术见地。

从赵老对这些概念的认识与相关疾患的处理，可以看到他在诊治皮肤病方面的创新之处，而所有这些创新均是建立在系统传承的基础之上。从这个角度看，传承就是创新。

（七）培养了大批优秀的中医皮肤科人才

赵老 1926 年创办医馆，由于疗效卓著，年未弱冠，即誉满京华。他 1931 年开始开门授徒，培养了大批的弟子，包括马瑞臣、王玉章、周振佟、张玉文、李梦佗、何汝翰、杨凯、张作舟等，这些弟子大多在新中国成立之前即已成名，新中国成立之后更是开枝散叶，传承不绝。1956 年后赵老在北京中医医院工作期间又培养了张志礼、孙在原、秦汉琨、陈彤云、陈美、郑吉玉、钱文燕、黄敬彦、陈凯、邓丙戌、郭大生等一大批医名远播的临床专家。作为现代中医皮肤学科的奠基人，许多当代著名医家都曾经直接受教于赵老，比如，徐宜厚教授就是其中的杰出代表。《赵炳南临床经验集》和《简明中医皮肤病学》这两部中医皮肤学科的奠基之作更是陪伴大多数年轻的皮肤科医生走出了职业生涯的第一步。

赵老的学术不只在皮肤学科流传，他的经验还深深地滋养着中医外科学术发展，他的大弟子王玉章教授及再传弟子吕培文教授就是其外科学术经验杰出的传承者。更远一些，赵老治疗各种重症感染的经验还给急诊科、呼吸科、ICU 等现代医学科室的医生以深深的启迪，刘清泉教授就是学用赵老治疗感染经验的杰出代表。

（八）率先走出了皮肤科中西医结合的第一步

赵老为人谦逊，乐于交流。他提出“师古又创新，持恒到耄耋。宁要会不用，不要用不会”。和西医同道在一起时，他乐于听取对方的意见，并从中汲取营养；也乐于分享自己的经验，带动大家。1954 年他在中央皮肤性病研究所组建了中医研究室，在那里他和胡传揆、李洪迥等老一辈西医专家切磋交流，开皮肤科中西医交流的先例。1955 年胡传揆教授代表赵老在国际学术会议上介绍黑布药膏治疗瘢痕疙瘩的临床观察，是中医皮肤科第一次在国际学术论坛上发声。

在共同的诊疗过程中，赵老靠自己卓著的疗效获得了西医同道的认可，一大批优秀的西医皮肤科医生被吸引到他的门下学习中医、使用中医、验证中医疗效。张志礼、秦万章、袁兆庄、边天羽、林秉端、方大定、陈美、蔡瑞康、虞瑞尧等大家都是从赵老这里走近中医，了解中医，并在之后的几十年里将自己的全部精力投入其中，共同开创了我国中西医结合皮肤科事业。可以说，赵老率先走出了皮肤科中西医结合的第一步。

回顾赵老的一生，我们感叹赵老对中医皮肤学科的创建作出的卓越贡献：他明确了中医皮肤学科在中医体系中的定位；探索了中医皮肤科疾病分类体系；明确了湿邪在皮肤病病机中的核心地位；建立了基于气血津液辨证的皮损辨证体系；建立了完备的中医皮肤科药物治疗体系；提出了中医皮肤学科的一些关键性的概念；培养了大批优秀的中医皮肤科人才；率先走出了皮肤科中西医结合的第一步。

在我们满怀深深的崇敬之时，也会从众多患者那里了解到另一个赵炳南：他是和善的、低调的、善良的、谦逊的。我们能体会到他那洁净的、安然的内心，体会到他平凡外表之下巨大的精神力量。医学是爱心中爆发的智慧，唯有真实的救死扶伤的初心才能获得如此真实的成就。在赵老 120 周年诞辰之际，让我们一起致敬历代先贤！致敬赵炳南先生！

第二章 赵炳南皮肤科流派学术思想精髓

皮肤病的皮疹发生在体表，有形可见，故在中医古籍中，皮肤病被列入外科范畴。古代文献对皮肤病的记载极为丰富，但比较零散。在两千年前的《黄帝内经》中不仅可以看到疮、疡、痤等皮肤病病名的记载，还可以看到“诸痛痒疮，皆属于心”“劳汗当风，寒薄为皶，郁乃痤”等有关皮肤病病因病理的阐述。以后历代医书对皮肤病的记载又有不同的发展。

中医学对疾病的认识是从人体的完整统一性出发，认识疾病必须先审证求因。人生于天地之间，外受环境变化的影响，内有情志的异常，加以饮食起居、劳逸、房室、金刃、虫兽所伤，疾病表现千差万别，而有外感、内伤、杂病之分。

概括而言，外感疾病是由于外界环境——天地，对人体产生影响，导致的急性的、剧烈的、整体性的疾病。内伤疾病则是由于情志、饮食、劳倦所伤，导致脏腑气血阴阳失衡所形成的疾病。杂病就是由于体内的气血津液的异常变化而产生的慢性的、持久的、症状典型而突出的疾病。

一般来说，没有单纯的外感疾病，只是在外感、内伤、杂病并存时外感状态相对突出。同样也没有单纯的内伤疾病，当一个人内在的正气失衡，脏腑之间的功能关系发生紊乱的时候，外界环境必然对他造成影响。杂病状态也必然会涉及外感与内伤。所以外感、内伤、杂病分而言之，各有体系；合而言之，常常并存。对皮肤病来说，同样也是涉及整体与局部，涉及内环境的平衡以及外环境的影响，所以在皮肤病的体系中自然而然地也会涉及外感、内伤、杂病三大体系。

赵老对于外感病应用较多的是卫气营血辨证，许多出现咽痛、头痛、口干、发热等症状的疾病均可以按照卫气营血体系进行施治。在皮肤病中最典型的应用卫气营血辨证的疾病是各种病毒感染性皮肤病，比如麻疹、水痘、猩红热以及急性银屑病、点滴状银屑病、药疹、荨麻疹。

对于许多危重、顽固、疑难的皮肤病，往往需要从“伏气温病”的角度进行考虑。急性发作的进行期银屑病、红皮病型银屑病、脓疱型银屑病、关节病型银屑病、急性泛发的红皮病、系统性红斑狼疮的活动期、植物日光性皮炎、重症药疹等都属于此类情况。针对这类疾病，需要用重剂清热解毒凉血的药物进行治疗，即使在疾病的初期出现恶寒等表证，也需要以清热解毒为法，并且将此法贯穿始终。典型的清热解毒方剂有解毒清热汤、解毒清营汤、解毒凉血汤等。

湿温病一般按三焦辨证论治，而且赵老尤其关注中焦。赵老常说："善治湿者，当可谓善治皮肤病之半。"对于湿邪导致的皮肤病，必须重视治湿，因此赵老创制了一系列的治湿方剂，这也是其学术特色的体现。

常见的疥癣类皮肤病，赵老一般按照杂病论治，这是赵老学术特色之一。《黄帝内经》《诸病源候论》《外科正宗》传承下来的辨证体系，对于这类狭义的、典型的皮肤病，都应用气血津液辨证。这类疾病的发病机制，就是"风湿与血气相搏"。这里涉及的外邪是风、湿两种邪气；涉及的内因包括血和气两个方面。归纳起来，这类疾病涉及气、血、津液三个方面，正、邪两个角度。湿邪往往与风相合，或寒化，或热化。湿邪与热相合成为湿热，与风相合则称顽痹，均属于难治性疾病。

对于内伤体系来说，最常见的是脾胃内伤继发的其他系统的问题。过度的饮食劳倦会导致脾胃的损伤，脾胃损伤之后会继发性地出现肺气的损伤，以及心火亢奋等状况。赵老的疮疡类方及理血系列方中充分体现了李东垣"补土派"思想。

第一节　整体观念和辨证论治

整体观念是中医学理论体系的一大基本特点，它贯穿于中医生理、病理、诊法、辨证、治疗等整个理论体系之中。中医学把人体内在脏腑和体表各部组织、器官看成是一个有机的整体，同时认为四时气候、地域、周围环境等因素对人体生理病理有不同程度的影响，既强调人体内部的统一性，又重视机体与外界环境的统一性。赵老认为治疗皮肤病当从整体出发，皮肤病虽发于外而多源于内，即"有诸内，必形诸外""没有内乱，不得外患"，他认为皮肤病不能单独被看作皮肤的局部问题，而应当被看作是整体的一部分，是脏腑、气血的生理病理状况在皮肤上的反映。因此，对于皮肤病的诊疗不能仅着眼于皮肤局部，需从整体上去诊察和调理。

赵老认为辨证是中医治病最关键的一环，是处方的先决条件，有准确的辨证才能有正确的治疗。辨证的方法就是将四诊所获得的资料加以综合、分析、归纳，从而认识病变的部位、性质、发展的趋势以及体质强弱等的一种手段。根据中医学理论和临床实践经验，对皮肤病的辨证可从以下几方面来分析。一般内科病，凡属外感热性病多采用六经、卫气营血、三焦等辨证方法，凡属内伤性的疾病多采用脏腑辨证或气血辨证，外、妇、儿科的疾病亦如此，皮肤病也不例外。除了和内科辨证相同外，皮肤病的辨证还有其独特的一点，就是可用肉眼观察到皮肤的表面变化，因此可增强其辨证的准确性。辨证和论治是诊治疾病过程中相互联系、不可分割的两个部分，辨证是治疗的前提和依据，而治疗的效果又是检验辨证准确与否的标准，有准确的辨证才能取得较满意的效果。

在诊治皮肤病时，我们经常要考虑到局部与整体的关系。具体而言就是皮损表现及其发生的内外环境状况的关系。于是产生了两种不同的视角：局部辨证和整体辨证。

（一）局部辨证

皮肤科医生的专业素养体现在局部皮损辨证的能力上。局部辨证指观察皮损形态特点，从中获得病理信息，并以此为依据探讨治疗思路的辨证方式。局部辨证主要辨析皮损类型、皮损形态、皮损分布特点、皮损部位、皮损色泽等的临床意义，如水疱多为湿，结节多为痰瘀，脓疱多为热毒；边界规则多为风湿热邪，边界不规则多属虫淫；皮损隆起提示正气充盛，皮损平塌提示正气不足；对称分布当从脏腑考虑，单侧分布多从经络考虑；皮损密集主毒热盛，皮损稀疏主正气虚。经络循行、十二皮部、脏腑所主部位皮损特点：上部多风火，中部多气郁，下部多湿邪；偏于肢体伸侧属阳多热，偏于肢体屈侧属阴多湿；局限于一处多为湿、毒、痰、瘀，泛发于周身多为风、火、热邪。皮损青黄赤白黑紫、深浅、明暗意义各不相同：红斑鲜艳、压之不褪色为血热，斑色紫暗为血瘀等。

（二）整体辨证

整体辨证的对象是皮肤病发生的内外环境背景，即除去皮肤异常，其他系统异常状况的总和。具体而言又包括以下内容。

（1）机体的一般反应状态。即患者的体质背景，包括八纲归属、九种体质类型、五形人归属，以及进一步细化所分出来的阴阳二十五形人、五类人等。这些是患者发病的背景，也是用药时必须考虑到的问题。如土形人尤其要关注消化的异常，木形人要关注情志的问题。素体偏虚寒者虽患实热证，苦寒药也须中病即止；素体偏实热者，虽感受风寒也须观察有无化火迹象。

（2）特殊情况下的机体反应类型。包括卫气营血四种反应类型，常见于麻疹、猩红热、药疹、红皮病、天疱疮、系统性红斑狼疮等伴有发热的皮肤病；上中下三焦三种反应类型，常见于具有典型的湿邪表现的湿疹、皮炎类皮肤病；太阳病等六种反应类型，常见于慢性荨麻疹、红皮病、关节病型银屑病、白塞病等伴有典型的表里阴阳症状的顽固、疑难皮肤病者。

（3）特殊的外环境。人与天地相参，风、寒、暑、湿、燥、火六种自然界常态的气候类型在不恰当的时间出现即为非时之气，成为六淫、六邪，都会导致皮肤病的发生。如冬季闻雷、少雪则春季容易出现麻疹、猩红热等皮肤病的流行，四季非时寒热导致荨麻疹，过度潮湿导致湿疹等。

大地以饮食供养人体，而饮食不节造成的脾胃内伤也会导致皮肤病的发生。五味的偏食、过食，均会造成元气的损伤，从而导致皮肤病的发生，如过饮醇酒、过食厚味可能会导致银屑病；过食腥膻导致湿疹、荨麻疹；饥饱不节损伤脾胃引起各种皮肤病等。

社会环境错综复杂，人在其中不断经历着各种得失变化，由此产生的内伤七情，影响脏腑功能的正常运作，就会导致皮肤病的发生，如《素问・疏五过论》所说的脱营、失精、先后贵贱、贫富变化均会对皮肤病的变化构成影响。如气恼之于带状疱疹，工作压力之于斑秃、神经性皮炎，长期劳倦熬夜之于黄褐斑等。

皮肤科医生要大致了解当年的气候状况，同时对患者的饮食起居、生活变动给予恰当的关注，因为这些信息中常隐藏着疾病治愈的关键。

（三）局部辨证与整体辨证的关系

绝大多数情况下，局部皮损常同时伴有不同程度的整体异常，临床上，偏重局部或整体任何一方都可能降低疗效。

1. 不能单纯依赖局部辨证

皮肤病常有触目惊心的外观，当我们被局部异常所吸引时，对整体异常的敏感度和分辨力常常会降低，进而倾向于单纯依赖皮损信息作出病机分析。皮损虽然远居边陲，但腠是三焦通会元真之处，其新陈代谢与内部紧密联系，息息相关，正如赵老所说：“皮肤疮疡虽形于外，而实发于内，没有内乱，不得外患。”皮肤病只是体内长期的气血阴阳失衡在一定的外在刺激下在皮肤上的显现。比如银屑病，皮损局部表现为红斑鳞屑燥热之象，但其具有冬季加重、夏季减轻的特点，其成因既有人体受自然界阳气升降浮沉影响的问题，也有体内气血痰食阻滞经脉导致热蕴于皮肤局部不得宣发的问题，因此凉血润燥不是唯一之选。又如湿疹，皮损是典型的湿邪的表现，但它既可能是短时间内感受过度的湿热刺激，如汗出、湿衣、睡卧冷湿之地、骤至潮热环境而成；也可能是在脾胃虚衰的基础上，感受暑季常态的湿气所成。湿象只是表面的矛盾，其形成有深刻的内部原因，既可能涉及气血痰食瘀等邪气阻滞，又可能有脾虚、肺燥、肾虚等正气不足的因素。因而单纯依赖皮损辨证也许可以一时缓解，但不深究病因，疗效常不持久。

2. 不能单纯依赖整体辨证

习惯于整体辨证的医生往往忽视局部辨证，这是重视疾病一般性而忽视疾病特殊性的表现。

整体的异常作用于皮肤局部就会发生皮肤病，皮肤病日久必然形成局部气血流通的障碍，又转而成为整体疾病发展链条中的一环。皮肤病既是结果，又是原因。忽视局部异常常会遇到这样的问题：患者经治疗后，周身舒适、活力健康，唯独就诊的首要问题即皮损症状毫无改善。忽视局部辨证，常导致药物使用不对症，而演变为体质调整，患者对疗效不满意。从标本缓急看，皮损局部的瘀滞是必须重视的问题，尤其是在残存顽固皮损的情况下，必须关注局部络脉的通畅，才能将皮损完全祛除而不遗留“钉子”。

3. 局部辨证与整体辨证相结合，是取得疗效、减少复发的关键

现实中，处于理想的健康状态的患者很少，而皮肤病的持续存在往往也会引起整体的异常，所以在处理任何皮肤病时，基本上都要兼顾局部与整体。

对于慢性皮肤病，局部辨证与整体辨证相结合，是取得疗效、减少复发的关键。慢性皮肤病之所以久羁不去，或是有气血阴阳的虚衰，或是有痰饮水湿宿食瘀血阻滞。许多情况下，从整体辨证恰能发现皮肤病形成的深层原因，疗效不慢，反而能迅速治愈皮肤病，如结节性痒疹、皮肤淀粉样变、慢性荨麻疹等顽固的皮肤病从调理脾胃入手常能取得较快的疗效。

临床上，皮肤病屡次治愈又一再复发常是过度重视局部辨证而忽视整体辨证所致。多数情况下，皮损是整体失衡的结果，单纯针对结果（皮损表现）进行治疗或者单纯针对较显眼的矛盾进行治疗，疗效并不巩固。就像银屑病单纯重视皮肤局部的血热，而不考虑在外的风寒湿束表，在内的气血痰瘀阻滞，一味凉血解毒，往往导致疾病顽固化、迁延难愈或者经常复发。单纯强调皮损而不考虑机体内环境及外在的气候、社会环境，很快邪气复聚、诸般条件聚合，则皮肤病必然复发。而兼顾整体，可以在最大程度上改变发病的环境背景，常常可以取得更稳固的疗效。

皮肤病局部辨证与整体辨证的关系密切。临证中不能单纯依赖局部辨证，亦不能单纯依赖整体辨证，局部中可以见整体，由整体可以测知局部，局部辨证与整体辨证有机结合，才是取得疗效、减少复发的关键。无论从哪一方面入手治疗，均应遵循同样的原则，即兼顾整体辨证与局部辨证，而不忽略任何一方。如此，在皮肤病的治疗中就能不偏不倚，近乎完善。

第二节　四诊合参和审证求因

一、四诊合参

中医对于不同疾病的诊断方法包括望、闻、问、切四诊，各有其独特的作用，不可相互取代，只可互相结合。望诊是医生用视觉观察患者神色形态的变化，并结合局部望诊，特别舌诊，以获取与辨证有关的资料；闻诊是听患者的声音和嗅气味的变化；问诊是询问病情和与疾病有关的情况；切诊是切脉和触诊，其中最常用的是切脉，而皮肤科则需特别强调皮肤触诊。四诊之间是相互联系、不可分割的，赵老认为在疾病的诊断过程中必须重视望、闻、问、切，四诊合参，将它们有机地结合起来，取长补短，这样才能全面而系统地了解病情，从而作出较正确的判断，否则易于陷入片面性。

二、审证求因

中医学对疾病的认识是从人体的完整统一性出发的。认识疾病必须先审证求因。皮肤病虽发于外，但其病因绝大多数是由于体内阴阳气血的偏盛与偏衰和脏腑之间功能活动的失调所致。如《灵枢·刺节真邪》记载："虚邪之中人也，洒淅动形，起毫毛而发腠理，其入深，内搏于骨则为骨痹……搏于脉中则为血闭，不通则为痈。"《灵枢·玉版》另有记载："病之生时，有喜怒不测，饮食不节，阴气不足，阳气有余，营气不行，乃发为痈疽。"隋代巢元方所著《诸病源候论·头面身体诸疮候》记载："夫内热外虚，为风湿所乘，则生疮。所以然者，肺主气，候于皮毛；脾主肌肉，气虚则肤腠开，为风湿所乘，内热则脾气温，脾气温则肌肉生热也。湿热相搏，故头面身体皆生疮。"以上论述，都可以说明皮肤病和整体的关系。

另外，古人对一些单纯外因如细菌感染、真菌感染、皮肤寄生虫病等亦早有认识，如《诸病源候论·癣候》记载："癣病之状，皮肉隐疹如钱文，渐渐增长，或圆或斜，痒痛，有匡郭，里生虫。"

皮肤病的病因，总的来讲，可分为内因和外因两个方面。

（一）内因

内因主要包括以下四个方面。

1. 七情

中医所谓七情所伤，即指喜、怒、忧、思、悲、恐、惊等情志变化，过盛或不及都能影响脏腑功能。如过喜伤心神，过怒伤肝，过思伤脾，过忧伤肺，过恐伤肾，情志变化都能使脏腑功能失调，产生心神不安、疲乏无力、四肢沉重、倦怠少食、咳嗽少气、惊惕不安、口舌生疮、皮肤湿肿、痛痒无度等一系列临床表现。如心火上炎、肺郁气滞、脾湿不运等都与湿疹、神经性皮炎、脱发、银屑病等皮肤病有密切关系。

2. 饮食不节

饮食是营养的源泉，如果没有节制，暴饮暴食或过食肥甘厚味或过于偏食等，都会引起疾病。《素问·五脏生成》篇记载："多食咸，则脉凝泣而变色；多食苦，则皮槁而毛拔；多食辛，则筋急而爪枯；多食酸，则肉胝䐢而唇揭；多食甘，则骨痛而发落，此五味之所伤也。"一般来讲，过食肥甘厚味，容易生热、生痰、生湿，暴饮暴食可使脾胃运化功能失常，过饮醇酒可使湿热内蕴、醇酒中毒等，这些都可引起急性皮炎、湿疹等。过于偏食，可致肌肤失养，皮肤皴裂，引起维生素缺乏之类的皮肤病，古书记载的"藜藿之亏""膏粱厚味，足生大疔"即属于此。

3. 劳倦所伤

过度疲劳，不注意劳逸结合或过于安逸，都会使气血壅滞、肌肉脏腑失去其正常的生理功能，而导致疾病的产生。过度纵欲、房事不节，会导致肾气不足，亦可引发疾病。如肾气游风（小腿丹毒的一种）多发于肾虚之人，由肾火内蕴，外受风邪，膀胱气滞而成。另外，肾气虚可致色素障碍性皮肤病，如黑变病、黄褐斑等。

4. 体内脏腑功能失调

脏腑功能失调可产生内在的风、寒、湿、燥、火等病理因素。如肾阳虚衰，阳气不足，寒从内生，可产生寒凝气滞，表现为皮肤出现青紫斑块，或溃烂，久不收口；脾阳虚可使内部水湿不运，酿生湿疹类皮肤病；心火过盛，内热蕴结，可产生皮肤瘙痒、急性皮炎类皮肤病；心血不足，血虚风燥，也可引发皮肤瘙痒、神经性皮炎、血燥型银屑病等疾患。

（二）外因

外因主要指六淫邪气、疫疠、触犯禁忌、金刃虫兽所伤、水火烫伤等。

1. 六淫邪气

风、寒、暑、湿、燥、火，本是自然界四季正常气候的变化，亦称作六气，即春风、夏暑（火）、秋燥、冬寒、长夏湿。六气的不断运动变化，决定了一年四季的气候不同。

人类在长期和自然做斗争的过程中，逐渐摸索到自然界四时六气的变化规律，并对它产生了一定的适应能力。当人体由于某种原因而抵抗力下降，不能适应气候的变化，或气候的急剧异常变化超过人体的适应能力时，六气就成了致病的条件，侵犯人体而引起疾病，这种情况下的六气就被称为六淫邪气，也被称六淫或六邪。因此，六淫实质上是指某种外感病的致病因素。

六淫致病，多与季节、气候、居住环境有密切关系。如春季多风病，冬季多寒病，夏季多热病，长夏多暑湿病，居住潮湿多湿气病或湿热病。六淫犯人既可单独侵入发病，也可数种邪气互结而发病。

六淫致病多有以下特点。

风为阳邪，其性开泄，为春季的主气，具有升发向上的特点，所以风邪侵入，多犯人体的上部（如头面）和肌表（常指暴露部位），并使皮毛腠理开泄，出现汗出、恶风等症状。古人认为风善行而数变，善行是指风病的病位常无定处，或游走不定；数变是指病变变化无常。如荨麻疹，中医称之为瘾疹，认为其病因主要是风邪。风胜则痒，所以风病的另一特点是瘙痒无度。风邪所致皮肤病，常具有发病急、消失快、发无定处、游走不定、剧烈瘙痒、病程短的特点。大多数瘙痒性皮肤病都与风有关。

寒为阴邪，易伤人之阳气，如寒邪外束，卫阳受损，会出现恶寒、四肢发凉；寒邪入里，伤及脾胃致下利清谷、呕吐清水；伤及肺可见鼻塞、咳嗽、痰涎稀薄等。寒凝气滞可致皮肤冷硬、疼痛、有硬结，如硬皮病、硬红斑等。寒则气收，气机闭塞不通，寒客血脉，可使血脉收缩、凝涩，可见肢冷、疼痛，如脉管炎、血栓性静脉炎等。

暑为阳邪，其性炎热，感后常有发热、汗多、脉洪大等症。暑性升散，易耗气伤津，常口渴思饮；暑多夹湿，暑湿兼杂，常见四肢困倦、食欲不振、胸闷呕恶、大便溏泄、舌苔腻。暑邪常致湿疹、疮疖、臁疮、脓疱病等皮肤病。

湿邪重浊黏滞，湿邪致病，喜侵人之下部，多缠绵不愈，反复发作，发病时常有肢体沉重、四肢困倦等症状。若头部有湿，清阳不升，则头重如裹；若湿留关节，则疼痛滞着不移，肢体沉重难举；若湿邪侵犯皮肤则皮肤肿胀、水疱糜烂，或有肥厚浸润，如天疱疮、湿疹等水疱湿烂性皮肤病均与湿有关。另外，湿热下注可见结节性红斑，顽湿聚结可见慢性湿疹肥厚性、结节性痒疹等一些慢性顽固性、瘙痒性反复发作的皮肤病。

燥邪，其性干燥，易伤津液。燥邪伤人除见口干舌燥外，还常伴有皮肤干枯皲裂、毛发不荣、大便燥结、皮肤脱屑裂口。若燥邪化热，还可出现红斑肿胀。燥邪常有温凉之分，如初秋尚热，秋阳暴烈，常见温燥，极易化热，可见皮肤红斑肿胀脱屑；深秋寒冷，多见凉燥，常见皮肤干燥脱屑皲裂等。大多数干燥脱屑角化性皮肤病都与燥邪有关。

火邪与热邪常互称，二者常是程度上的不同，火为热之极，热为火之渐。火热之邪，其性炎上，发病时常有发热、烦躁不安、面红耳赤、口干、大渴喜冷饮、舌红苔黄、大便干、小便赤短等症。火热之邪蕴于皮肤，常见皮肤潮红肿胀、灼热疼痛、出血斑、紫斑。大多数急性发炎性皮肤病都与火热之邪有关，如急性荨麻疹为风热合邪所致，急性丹毒为毒热之邪所致等。

2. 疫疠

疫疠是外来的致病因素之一，它不同于六淫，是指一种有特殊传染性的致病因素。中医学文献很早就有关于疫疠的记载，如“异气”“戾气”“疠气”“毒气”等，《素问·刺法论》记载：“五疫之至，皆相染易，无问大小，病状相似。”很多传染性皮肤病即属此类，病毒性皮肤病亦属此类。

3. 触犯禁忌

触犯禁忌，即指过敏，一些变态反应性皮肤病均应属此范围。如《诸病源候论·漆疮候》所述：“漆有毒，人有禀性畏漆，但见漆便中其毒，喜面痒，然后胸、臂、胜、腨皆悉瘙痒，面为起肿，绕眼微赤，诸所痒处，以手搔之，随手辇展，起赤瘔瘟，瘔瘟消已，生细粟疮甚微。有中毒轻者，证候如此。其有重者，遍身作疮，小者如麻豆，大者如枣杏，脓焮疼痛，摘破小定，有小瘥，随次更生。若火烧漆，其毒气则厉，著人急重。亦有性自耐者，终日烧煮，竟不为害也。”

4. 金刃虫兽、水火烫伤等。

各种意外的身体伤害，包括跌仆损伤、交通意外、划伤擦伤割伤，猫狗等小动物咬伤、蚊虫叮咬，烫火伤，日光照射导致的损伤等。据古书记载，特殊的气候变化，污秽湿浊之气，可以生虫。广义地讲，一些细菌、真菌，都应属虫的范畴，当然疥虫、寄生虫更不例外。

第三节　辨证方法和辨证体系

辨证是中医诊治疾病最关键的一环，是处方的先决条件，有准确的辨证才能有正确的治疗。辨证的方法，就是把四诊所获得的资料，用中医的理论加以归纳分析，运用八纲来认识疾病的性质、部位、发病趋势及体质强弱等情况。

一般内科病，凡外感热性病多采用六经、卫气营血、三焦等辨证方法；凡内伤性疾病多采用脏腑辨证或气血辨证。皮肤病的辨证，除了可以和内科病采用相同的诊断方法外，还有其独特性，那就是可用肉眼观察皮肤表面的变化，观察皮肤表面的变化，可增强皮肤病辨证的准确性。

张志礼教授在继承赵老学术思想的基础上，结合自己丰富的临床经验，对中西医学理论与实践的有机结合进行了积极有益的探索，形成了鲜明、独特的学术思想。张志礼教授特别强调以下几点：应该从战略高度来看待调和阴阳的重要意义；辨证论治，重在气血；祛邪之要，首在除湿；中西并重，病证结合。

陈彤云教授重视人与自然、气候、环境、四时的协调统一关系，重视皮肤与脏腑、经络、气血的内在联系，她认为皮肤病不仅仅是皮毛之疾，还是脏腑、气血的生理、病理状况在皮肤上的反映，即“有诸内，必形诸外”“没有内乱，不得外患”。她认为，情绪过激变化，会引起脏腑、气血、经络生理功能的失调，许多严重影响皮肤美容的疾病都与情志的异常有关。

王莒生教授从天人合一的整体观念出发，非常重视从患者的习性、职业、环境、精神状态等各方面判断其体质特征、发病诱因，从而为确定治疗方向提供依据。在脏腑辨证论治方面，王莒生教授非常重视“从肝论治皮肤病”和“从肺论治皮肤病”。

根据中医学理论和临床实践，赵炳南皮肤科流派认为，对皮肤病的辨证可以从以下几个方面入手。

一、中医皮肤病的气血津液辨证

（一）传统气血辨证

中医认为，气是一切生命活动的动力，人体各种功能活动，无一不是气作用的结果。血本源于先天之精，再源于后天水谷精微，经过气的转化而成，具有维持人体各器官的生理功能。气血是构成和维持人体生命活动的基本物质，气血的充盈是满足人体生命活动的基本条件，所以《素问·调经论》有记载“人之所有者，血与气耳”。

张志礼教授认为气血是阴阳在人体的直接体现，阴与阳的关系，就是血与气的关系，即《素问·生气通天论》所言“是以圣人陈阴阳，筋脉和同，骨髓坚固，气血皆从，如是则内外调和，邪不能害”。元代滑寿的《难经本义》说得更加直接：“气中有血，血中有气，气与血不可须臾相离，乃阴阳互根，自然之理也。”

气血之间有密切的联系，是人体维持正常生理功能，不断发育生长的必要条件，气血失调则百病丛生，皮肤病也不例外。临床上很多皮肤病的发生和发展，都与气血的生理、病理变化有密切关系。《灵枢·刺节真邪》言“虚邪之中人也，洒淅动形，起毫毛而发腠理，其入深……搏于脉中则为血闭，不通则为痈”，即说明了气血之变化与疾病发生的关系。因此，调理气血是调整阴阳的重要内容和手段，正所谓“必先五胜，疏其血气，令其条达，而致和平”（《素问·至真要大论》），气血辨证在皮肤病治疗中有着很重要的意义。

气血辨证是以气血的虚实、通畅与瘀滞，来判断疾病的性质。

1. 气滞

气滞常发生于局部或某一脏腑，临床表现为胸满胸闷、疼痛、皮肤色素变化。如面部黄褐斑，可由肝郁气滞、气血失和引起；白癜风亦可由阴阳不调、气血失和引起；部分慢性荨麻疹的发病与肝失条达、气机不畅有关；带状疱疹后遗神经痛常是毒热之邪使气滞血瘀所致。

2. 气虚

气虚常由久病、年老体弱、饮食失调或消耗性疾病所致。气虚与多种皮肤病的发生有关，如慢性湿疹多由脾气虚，运化失职，体内蕴湿不化所致；部分慢性荨麻疹是由肺气虚，腠理不密，卫外不固，被风邪所乘所致；有部分脱发是因肾气虚，皮毛不固，兼感风邪所致。系统性红斑狼疮、硬皮病、天疱疮等病后期也多有气虚表现。

3. 血虚

血虚的主要表现是面色苍白或萎黄，唇甲、舌色淡而无华，心悸失眠，手足发麻，女子月经涩少或闭经，脉细弱。血虚是多种皮肤病的病因病机。如慢性荨麻疹，有证属血虚受风者；静止期银屑病，有证属血虚风燥者；硬皮病后期有证属血虚肌肤失养者；脱发，有证属血虚不能濡养毛发者等。

4. 血瘀

血瘀的主要表现是固定部位疼痛、麻木不仁、皮肤增厚、有形斑块、紫斑、肌肤甲错等，舌质暗淡或有瘀斑，脉象沉缓而涩。可见于斑块型银屑病、扁平苔藓、皮肤肿瘤、紫癜、盘状红斑狼疮、血栓性静脉炎、脉管炎等。

5. 血燥

血燥多因血虚化燥伤阴所致，亦可由热性病后期或久病伤阴血而致。常表现为口干舌燥，皮肤皴揭、干燥脱屑、皲裂、肥厚等。可见于慢性皮炎、湿疹、角化性皮肤病等。

6. 血热

血热由外感邪热或脏腑积热，或由风、寒、暑、湿诸邪郁久化热，热郁于血分所致。临床表现为口干、便干、烦躁不安，重者可有出血和发热，女子经血错前或淋漓不断，皮肤多表现为焮红肿胀，或可见出血斑，或大面积潮红脱屑，舌质红绛，苔黄，脉数。常见于红皮病、过敏性紫癜、重症多形红斑、药疹等。

皮肤科常见气血辨证证型有以上六种，六种证型可以单一出现，亦常混合存在，如气滞血瘀、血虚血燥、气血两虚等，临床上不可不辨。

（二）传统津液辨证

津液是人体一切正常水液的总称。津和液本属一体，同源于饮食水谷，均赖脾胃的运化而生成。两者在运行、代谢过程中又可相互补充、相互转化，在病变过程中又可以相互影响，故津液常并称。在机体内，除血液之外，其他所有正常的液体都属于津液范畴。津液广泛存在于脏腑、形体、官窍等器官的组织之内和组织之间，起着滋润濡养作用。

气能生津、行津、摄津；运行于脉中的血液，渗于脉外便化生为有濡养作用的津液。同时，津能载气，全身之气以津液为载体而运行全身并发挥其生理作用。津液又是化生血液的物质基础之一，与血液的生成和运行也有密切关系。所以，津液不但是组成人体的基本物质，也是维持人体生命活动的基本物质。

与皮肤病相关的津液辨证，常为津液不足和水液停聚而致的痰证两个方面。

1. 津液不足

津液不足，又称津亏、津伤，是指由于津液亏少，全身或某些脏腑组织器官失其濡润滋养而出现的证候，属内燥证。其原因有生成不足与丧失过多两个方面。脾胃虚弱，运化无权，致津液生化减少，或因过分限制饮食及某些疾病引起长期进食减少，使津液化生之源匮乏，均可导致津液生成不足；热盛伤津液、大汗、吐泻、泄利太过等可导致津液大量丧失，造成津液不足。临床表现为口燥咽干、唇燥而裂、皮肤干枯无泽、小便短少、大便干结、舌红少津、脉细数。可见于红皮病、药疹等。

2. 痰证

痰证是指水液凝结为质地稠厚的痰停聚于脏腑、经络、组织之间而引起的病证。常由外感六淫、内伤七情导致脏腑功能失调而产生。临床表现为咳喘咳痰、胸闷、脘痞不舒、纳呆恶心、头晕目眩、喉中异物感、舌苔白腻或黄腻、脉滑。若痰结皮下、肌肉，局部气血不畅，凝聚成块，可导致皮脂腺囊肿、囊肿型痤疮等。

（三）张苍教授提出的基于皮损的气血津液辨证体系

人体以皮、脉、肉、筋、骨为结构，为脏腑提供有力的保护，保障其发挥重要的生理功能；经络分布各处，交通联络人体各部，气血津液充斥其间，为人体提供动力及营养。气血津液是构成人体和维持人体生命活动的物质基础。气有温煦推动护卫作用，血有荣养作用，津液有濡润作用。脏腑经络的正常与否，或者外来邪气都有可能影响气血津液的盛衰及功能，气血津液充斥于人体结构之间，功能异常时，往往出现皮、脉、肉、筋、骨的病变。所以皮肤疾病的发生与否与人体的气血津液的盛衰与功能关系密切。当气血津液的生成不足、消耗过多、功能异常、运行障碍等，会导致皮肤气血津液异常积聚，或是皮肤失于濡养而呈现病理状态。

张苍教授在长期临床实践的基础上，反复研读赵老著作，在进行10余年思索、总结之后，他认为赵老所使用的气血津液辨证体系是从邪气角度观察皮损的皮肤科专科辨证体系。这一体系反映的是气血津液在外在五体部位的异常积聚状态，与现代《中医基础理论》教材中从正气的虚实角度考虑的传统的气血津液辨治体系有显著的不同。赵老的气血津液辨证体系是源于《诸病源候论》、上承《金匮要略》的杂病体系，而不是传统意义上内伤病框架里的辨证体系。他研究的是气血津液的异常存在状态。

气的异常表现有多种形式，其中处于无序的运动状态的气，被称为风，风发于皮肤可出现瘙痒、瘾疹；处于弥漫而亢奋状态的气，被称为热，亢奋而呈上升状态的气，被称为火，发于皮肤可出现红斑灼热甚至疼痛；亢奋而凝聚停滞于局部状态的气，被称为毒，发于皮肤可出现脓疱、深在性红斑、结节等。气的生成不足或耗散过多可出现气虚，气虚导致卫外不固，风邪侵袭，可出现瘾疹；气虚不摄血，导致血溢脉外，从而出现出血。气的温煦功能异常，会出现寒的问题，可影响血的功能，出现血寒、血滞；气的推动功能异常会导致血瘀湿阻；气的运行出现障碍可出现气滞，气滞者可表现为局部疼痛、肿硬、色素变化等。

血的运动层面出现异常的状况，包括血的过于活跃与不活跃状态，分别对应血热与血寒；血不能正常荣养机体的两种状态，分别为血燥与血虚；血的流通失控与不流通状态，表现为出血与血瘀。血热可出现皮肤潮红、出血，血寒会导致皮肤晦暗、瘀斑；血燥不荣，会出现皮肤干燥、瘙痒等，血虚则易导致生风生燥，出现皮肤干燥、鳞屑、瘙痒，并有形质的变化，如面色苍白、身体羸瘦、皮肤萎缩。出血则见瘀点、瘀斑、色素沉着，甚至溃疡、坏死、结痂；伴随疼痛或瘙痒。血行不畅而凝滞，形成局部的气滞血瘀，又会反过来影响全身气血的运行，即所谓“血瘀气滞”，甚至会造成某一部位的气血不通，严重的还会使血瘀的局部发生坏死。血瘀除有疼痛、肿块、出血等表现外，还多伴有面色黧黑、肌肤甲错。

津液的异常主要有两种状态。第一种是津液的绝对不足，导致滋润的功能不能正常发挥，名为阴虚津伤，表现为皮肤干燥瘙痒、角化脱屑、肥厚。第二种是津液不能正常输布，阻滞于某处，表现为痰饮水湿。湿邪是皮肤病最有特点的致病因素，表现为水肿、渗出、水疱等，突出的湿邪表现是皮肤病区别于疮疡类外科疾病的要点。湿邪阻滞日久就会导致津液濡润功能异常，出现皮肤干燥、肥厚、结节的表象，而见燥湿并现的现象。湿邪往往与热相结合，或者与风相结合，热与风均为阳邪，而湿为阴邪，相互掺杂，如油入面，难解难分，形成风湿热蕴，使治疗变得异常困难。赵老认为，湿邪蕴久，病久耗伤气血，湿邪乘虚由浅层侵入深层，更加黏滞胶结，成为顽湿，顽湿阻滞气血经络，肌表失养，出现干燥、肥厚、角化、鳞屑等干燥的表象，甚至形成湿痹。

若从赵老的气血津液辨证体系的角度看后文赵老自创的系列方剂，便能豁然贯通。

二、中医皮肤病的脏腑辨证

脏腑辨证是根据脏腑的功能失常和病理变化所表现的特殊指征，来判断皮肤病病证与脏腑的关系。

（一）急性泛发性、带有热象的皮肤病

本类疾病包括急性湿疹、带状疱疹、急性皮炎、中毒性红斑、脓皮病等，多见于心肝火盛或肝胆湿热。

（二）慢性角化性、肥厚性、湿润性、顽固结节性皮肤病

本类疾病包括慢性湿疹、痒疹、天疱疮、静止期银屑病、神经性皮炎、毛囊角化病等，多见于脾虚湿滞、肝肾阴虚或心脾两虚。

（三）色素性皮肤病

本类疾病包括黑变病、黄褐斑等，多见于肝肾阴虚、肾水上泛、肝郁气滞、气血不调。

（四）神经性、瘙痒性皮肤病

本类疾病包括皮肤瘙痒症、神经性皮炎、扁平苔藓等，多见于心火过盛、心肾不交或心脾两虚。

（五）颜面红斑丘疹类皮肤病

本类疾病包括痤疮、酒渣鼻、多形性日光疹等，多见于肺胃湿热上蒸、脾湿肺胃蕴热或大肠有热。

（六）发生在下肢的皮肤病

本类疾病包括下肢溃疡、结节性红斑、下肢慢性湿疹等，多见于肝胆湿热下注、脾虚蕴湿不化或脾湿不运、肺气不宣湿热下注。

（七）出血性皮肤病

本类疾病包括过敏性紫癜、紫癜性皮炎，多见于心肝火热，迫血妄行或脾虚不能统血。

（八）营养障碍性及维生素缺乏性皮肤病

本类疾病多见于先天肝肾不足，后天脾胃虚弱，或见于后天肝肾阴虚，脾胃不和，失其调养。

（九）先天性皮肤病

本类疾病多见于先天肾精亏损，后天肝血不足。

（十）急性瘙痒性皮肤病

本类疾病包括荨麻疹、湿疹、急性皮炎等，多为肺与大肠有热、脾运湿不化、湿热蕴结而发或见心火上炎、心肝火盛。

三、皮损辨证及症状辨证

（一）皮肤辨证

1. 斑疹

红斑多属热。压之褪色，多属气分有热；压之不褪色，多属血分有热；斑色紫暗者属血瘀；白斑属气滞或气血不调；潮红漫肿属湿热；黑斑、褐斑属肝肾阴虚或肝郁气滞。

2. 丘疹

红色丘疹自觉灼热瘙痒，多属心火过盛，外感风邪；慢性苔藓样丘疹，多属脾虚湿盛，湿气蕴结肌肤；血痂性丘疹多属血热或血虚阴亏；红色丘疹表面鳞屑多者多属血热受风。

3. 水疱

多属湿，基底潮红多属湿热；大水疱多属湿毒或毒热；深在性水疱，多属脾虚湿蕴不化或受寒湿所致。

4. 脓疱

属热。

5. 风团

游走不定，时隐时现属风邪；色红属风热；色深红或有血疱属血热；色紫暗属血瘀；色白者属风寒或血虚受风。

6. 结节

红色结节属血热；红色结节基底肿硬属湿热；紫色硬结属血瘀；皮色不变的结节属气滞血瘀或寒湿凝聚；皮色不变、陷没皮下、触之活动的结节属痰核流注；表面光滑或粗糙，高出皮面的硬结为顽湿聚结。

7. 鳞屑

干性鳞屑属血虚风燥或血燥肌肤失养；慢性油腻性鳞屑属湿热蕴结。

8. 糜烂

渗出多为湿盛；渗出结脓痂为湿毒；慢性湿润性皮损为脾虚湿滞或为寒湿蕴结。

9. 痂皮

浆痂为湿热；脓痂为毒热；血痂为血热。

10. 溃疡

急性溃疡红肿热痛为毒热；慢性溃疡平塌不起，疮面肉芽晦暗属血虚或寒湿；疮面肉芽水肿为湿盛。

11. 分泌物

脓性分泌物黏稠，略带腥味，为气血充实，邪毒较盛；脓质稀淡如水，其色不鲜，味不臭，为气血虚衰；若脓质稀如粉浆污水，夹有败絮状物、腥秽恶臭，为气血衰败，有伤筋蚀骨之兆；脓由稀转稠为正气渐复；由稠转稀为正气已伤。

12. 抓痕

为风盛血热。

13. 皲裂

为血虚风燥，肌肤失养。

（二）症状辨证

1. 痒

痒可由风、湿、热、虫等不同原因所致。病因不同，加之人的耐受性不同，痒的临床表现亦不尽相同。中医认为痒可以分为以下几类。

风痒。风邪客于皮肤，可遍身作痒，常发病急，痒无定处，游走性强，而且变化快，时作时休。舌苔薄白，脉象浮缓或浮数。

湿痒。常慢性缠绵不断，时轻时重，有水疱、糜烂、渗出或见肥厚等现象。舌苔多腻，脉象多缓或沉滑。

热痒。皮肤多潮红、肿胀、灼热，痒痛相兼。舌质红，舌苔黄，脉象弦滑或数。

虫痒。痒痛有匡廓，痒若虫行，痒有定处，遇热更甚，外用杀虫药可明显止痒。

血虚痒。常泛发全身无定处作痒，皮肤干燥脱屑，或肌肤甲错。舌质多淡，或有齿痕，脉象细缓。多见于老年人。

2. 痛

痛多由气血壅滞，阻塞不通所致。痛有定处为血瘀；痛无定处为气滞；痛呈游走性多为风湿之邪，多见酸痛。热痛多皮色红肿；寒痛多皮色不变。虚痛喜按喜温；实痛拒按喜冷。

3. 麻木

麻为血不运，木为气不行，故麻木乃气血运行不畅，经络闭塞不通所致。

四、辨病与辨证互为补充

辨病就是辨识具体的疾病，任何疾病都有一定的临床特点，其发生发展及转归、预后也有一定的规律。辨病的目的在于掌握疾病发生发展的规律、与相关疾病进行鉴别诊断。辨证是在中医辨证理论指导下，运用正确的思维方法和“四诊”来收集与疾病有关的临床资料，然后利用八纲辨证、藏象学说、病邪学说、经络学说等对资料进行综合分析和归纳，进而对疾病的病因、病位、病机、功能状态及演变趋势等做出综合性的评定，进而辨出其证候。

每一个疾病都有各自的病名，因此在临诊时应先辨病，明确诊断。但同一疾病在发病不同阶段，或由于患者的个体差异，其临床症状迥异，治法也不相同，故在辨病基础上尚需辨证。

张志礼教授早年接受了系统的西医院校教育并从事西医临床工作，后师从著名中医赵炳南先生，长期跟随赵炳南先生临床应诊，深得赵老的真传。作为精通中西医基础理论和皮肤科专业的学者，他将中医与西医两种诊疗疾病的方法有机地结合，应用于皮肤病的诊断治疗及科研工作中，走出了一条中西医结合治疗皮肤病的道路。

张志礼教授指出，辨证是中医治疗疾病的第一步，诊断是西医治疗疾病的先决条件，诊断即是辨病，二者目标是一致的，对象也是一致的，结果也应该是一致的。但是，中医的某个证（证候）可以出现在西医不同的疾病中，而西医的某个病又可以包括中医不同的证。如何将辨证与辨病统一起来，这是中西医结合工作者的任务和工作重点。

在进行临床研究时，我们首先必须根据中医理论对疾病进行详细准确地辨证，分清证型，同时应用现代医学方法对每个证进行全面分析，力求用现代科学方法找出客观的临床指标，明确疾病诊断，从生理、生化、病理等方面揭示疾病的病理机制，使辨证、辨病客观化、规范化，最后得出的结论才能有价值、有意义。

中医四诊（望、闻、问、切）很难避免主观因素的影响，如对皮损的颜色、光泽、硬度、温度、疱壁紧张度等情况的判断，很容易出现误差，而借助辅助仪器、实验室检查及其他现代医学检查、检验方法，则能较客观地反映疾病情况，从而提高诊断的准确性，这有助于对病情、疗效、预后的判断。如在临床上对于系统性红斑狼疮患者若不做血、尿常规及免疫学检查，就难以诊断并判断疾病的转归及预后。

近年来，随着电镜、免疫荧光技术、同位素标记等新技术的应用，细胞超微结构变化与中医基础理论、方药、疗效的关系得到了揭示，将皮肤病的诊断提高到一个新水平。在对皮肤病进行中西医结合治疗研究时，应该充分利用先进的诊断技术和辅助手段，做出准确的西医诊断，同时与中医辨证分型相结合，把局部微观结构改变和整个机体功能的宏观改变结合起来，找出其中的相互关系及客观规律。把现代医学先进技术成果有机地融入中医辨证分型中去，使之科学化、规范化、系统化、客观化，这样既有利于后人学习，便于医务工作者掌握，又使中医证型相对客观化，便于计量化诊断和疗效分析，有利于国际交流。

在临床实践中，医者要能够灵活利用西医辨病诊断、中医辨证治疗的方法，即先利用现代医学诊断技术的优势，明确诊断，进而应用中医理论辨证分型，每一证型按一个主证论治。例如，对系统性红斑狼疮患者，先根据其病史、体格检查及实验室检查，并参照美国风湿病学会及中华医学会关于本病的诊断标准，明确诊断，然后按中医辨证分型论治，这样治疗时更加对证，疗效比用一个方剂治疗一个疾病明显要好。

其次，也可以中医辨证为主，结合西医辨病，针对不同的疾病，使用相应的、有针对性的药物。如对于系统性红斑狼疮，在分型论治的基础上，结合辨病用药，若发病与呼吸道感染有关，加用金银花、板蓝根等药物，可以提高疗效。药理研究表明，金银花、板蓝根等药具有抗感染的作用。同时要分析矛盾的主次和转化，始终抓住主要矛盾，即在病情某阶段以证为突出表现时，舍病从证，重点解决证的问题；反之，在以病为突出表现时，舍证从病，重点解决病的问题。如系统性红斑狼疮急性发作期的治疗，要以病为主，早期应用足量肾上腺皮质激素以控制病情，病情稳定后用药重点则向证转化，采用养阴益气、健脾益肾等中药调节免疫功能，恢复体质，发挥中西医结合的优越性。又如带状疱疹，西医学认为它是一种由病毒引起的疾病，中医学则认为是由于湿热感毒、脾虚湿盛或气血瘀滞等因素导致的疾病。所以，在治疗中既要重视中医辨证论治，又不可忽视西医学抗病毒的原则，在辨证的基础上，加用药理研究已经证实具有抗病毒作用的中药，如紫草、板蓝根等。

为了将辨证与辨病更好地结合起来，我们既要明确中医对此病的辨证要点，又要掌握西医学对此病的认识和中药的现代研究，抓住主要矛盾，发挥中西医各自的长处，取得最佳的效果。

除上述几种辨证与辨病相结合的形式外，同病异治、异病同治也是中医理论体系的重要组成部分。将中西医有机地结合才能更全面、更准确地认识事物的个性与共性。例如，不少皮肤病都有气滞血瘀的表现，治疗上都需要使用活血化瘀类方药，这类方药具有改善微循环的功能，这就是异病同治。另外，同一疾病在不同阶段都有不同的侧重点，或养血护阴，或养阴益气等，这就是同病异治。

总之，只有将辨病与辨证有机地结合起来，透过现象抓住疾病的本质，解决好主要矛盾，才能充分发挥中西医结合的优势以提高疗效。

第四节　传承创新和衷中参西

伴随着人民生活水平的提高和生活环境的改善，皮肤病的患病病种也在发生着变化，在医疗及科研水平不断提升的变革中，结合现代生物技术的运用，中西医结合的方式更符合当代皮肤病的治疗方式。赵炳南皮肤科流派不拘泥于古方古法，大胆创新。赵老临证就强调以中医辨证为主，结合西医辨病，针对不同的疾病，使用相应的、有针对性的药物。作为赵炳南皮肤科流派最为代表性的传承人张志礼教授为现代中西医结合皮肤学科的开拓者，从西医诊断到中医辨证分型；从中药偏性到现代药理研究都有一定的创新性成果。我们后学之人要在前辈指导下，坚持传承创新，衷中参西。

一、传承赵炳南学术思想的精髓

赵老治疗了数以十万计的皮外科患者，虽然病种各异，病情轻重有别，临床表现不一，治法迥然，但是赵老总是强调“万变不离其宗，不能忘其根本”，所以赵老在他一生的医疗实践中，始终遵循着“正气存内，邪不可干”这一条永恒的古训。赵老一贯认为“生命的存在，都是正气充盈，气血调和，阴平阳秘使然；任何疾病的发生，都是正不压邪，正消邪长，阴阳失衡的结果”。赵老在医疗活动中始终不忘突出中医的特色——整体观念及辨证论治，强调脏腑功能失调是疾病发生的主因。他说：“没有内乱，不得外患。”身体的健康与阴阳之平衡，气血之调和，脏腑经络之贯通，有着密切的关系。他还强调说，皮肤病虽形于外，而发于内，治疗皮肤病，忽视外治法是错误的，因为外用药可以直达病所，其作用不可低估。皮肤病区别于内科病之处就在于它看得见，摸得着，很直观。可以使用外用药是皮肤病治疗的一个极大优势，要充分发挥。但是，强调外治法而忽视对脏腑功能的调节，不重视发挥整体观念这一中医特色，甚至于放弃内治也是十分错误的。作为一名中医师，无论从事哪个专业，都要牢记中医学的特点，并切实应用到医疗实践中去。赵老在一生的医疗实践中，在治则治法上，特别重视“扶正祛邪”“标本兼治”“急则治其标，缓则治其本”及“同病异治，异病同治”等。赵老说：“这些治法、治则的确立，要多动脑筋，多分析。久而久之才能在医疗实践中运用得当。”

几十年来，赵老的学术思想已成为中医皮肤科之圭臬，而浓缩了其一生经验和智慧的《赵炳南临床经验集》已成为中医皮肤科医生的案头必备之书，其中的24个经验方，也已被全国各地医师广泛使用，如清热凉血的凉血五花汤、凉血五根汤；健脾祛湿、“以皮达皮”的多皮饮；息风通络、除湿解毒、针对顽固性瘙痒的全蝎方；活血化瘀的活血散瘀汤、活血逐瘀汤、逐血破瘀汤；调气和营、消风止痛、用于病后调理的清眩止痛汤等。

二、师古而不泥古，改良工艺及剂型

陈彤云教授倡导中西医结合、辨证与辨病相结合，强调“外病内医，不忘外调”，认为外用制剂简单、方便、实用，可直达病所，内外结合，协调统一，和阴阳，充精血，调气血，通经络。她在继承哈家中医皮外科传统外用制剂的用药经验基础上，凭借自己掌握的传统中药制剂工艺、方法的优势，依据对中药的药理学研究成果，从中筛选出最有效的成分，再运用现代制药技术工艺，提取药物有效成分，制成各种外用制剂，使中药外用制剂既保持了中药特有的疗效，又克服了传统制剂粗糙、油污、色深、味重的缺点。她还对外用制剂剂型进行了大胆的改革，研制出“祛斑粉”“祛斑霜”“祛斑增白面膜”“痤疮面膜”“痤疮霜”及中药洗面奶和防晒霜等系列药品。其中“祛斑增白面膜”获1993年北京市中医管理局科技成果一等奖。这些疗效明显、使用方便、顺应潮流的制剂，深受广大中青年患者的喜爱。

三、中西医结合，组创新方

张志礼教授认为西医学习中医者易犯的毛病，是用西医的观点学习中医，往往拘泥于“有效经验方或特效药”，而忽视中医理论方面的提高。学习中医要学精髓，如我们可以通过查阅古籍文献，并结合自己的临床经验，对照现代药理研究成果，将治疗皮肤病的中药进行归纳整理，了解它们治疗皮肤疾病的作用特点。对每种中药不仅要了解其药理、药性、归经等内容，而且要辅以现代医学药理、药物化学研究结果，才能在具体运用时得心应手。其实这也是中西医结合皮肤科学的一个重要内容。张志礼教授认为，要发展中西医结合事业，推动中医中药向前发展，就必须破除“古方不可改动”的僵化思想，师古而不泥古，在继承传统方药的基础上，要潜心钻研、敢于创新。由他组创的治疗急性皮炎湿疹的复方中药制剂石兰草合剂，就是取龙胆泻肝汤之主药龙胆草、黄芩、干地黄以清利肝胆湿热、凉血护阴；取白虎汤之生石膏以清气分实热、除烦止渴；又加板蓝根、马齿苋等现代药理研究证实具有抗病毒、抗炎、抗组胺作用的清热解毒之品。全方配伍，共收清热除湿、解毒凉血之效。对这一新药与龙胆泻肝汤等传统方药进行的临床治疗对照研究表明，石兰草合剂在治愈率、有效率等方面均显著高于传统方药，疗效达到国内先进水平。

随着现代工业、科技的飞速发展以及环境、资源等问题的日益突出，皮肤病发病率逐渐升高，也出现了一些前人没有遇到过的新问题、新病种，如染发剂造成的皮炎、化妆品皮炎、放射性皮炎、激素依赖性皮炎、艾滋病等。陈彤云教授认为，治疗皮肤病需在辨证的同时结合现代疾病的特点，对疾病做出明确的诊断，辨证与辨病二者同等重要，互为补充。辨证是宏观的，是针对疾病的性质而言的；辨病则相对是微观的，是针对疾病的病理形态、病因而言的。在治疗上陈彤云教授也很重视将辨证论治与中草药的现代药理研究成果相结合，她常根据文献报道，改进用药，取长补短，有的放矢。例如治疗寻常性痤疮，她在辨证分型用药的同时，还注意结合应用经现代药理研究证实有抗痤疮丙酸杆菌作用的清热解毒的中药。

四、强调外治法，创新外用药

古人曾云“外治亦有理”。张志礼教授对中医重视辨证、使用外用药的理论思想领会颇深，强调外治疗法在皮肤病治疗中的重要地位，并对外用药进行了大胆创新。

《外科精义》曰："夫疮肿之生于外者，由热毒之气蕴结于内也。盖肿于外，有生头者，有漫肿者，有皮厚者，有皮薄者，有毒气深者，有毒气浅者，有宜用温药贴熁者，有宜用凉药贴熁者，有可以干换其药者，有可以湿换其药者，深浅不同，用药亦异，是以不可不辨也。"外用药也要讲究用药方法和剂型，针对不同情况辨证施治。外用药一定要根据皮损的部位、范围、性质及患者皮肤的耐受情况等，合理选择有针对性的药物和剂型，并且向患者说明用药方法和禁忌。

外用药同样需要不断创新来应对病情的千变万化。例如，张志礼教授将冰片加入炉甘石洗剂、黄连膏、普连膏等药物中，加强了这些药物止痒、消炎、消肿的功效。后来北京中医医院皮肤科配制了中西合璧、颇具特色的雄黄解毒散洗药、颠倒散洗药，既发挥了散剂杀虫、止痒、解毒的功效，又克服了粉剂不易附着、作用浅表短暂、对皮肤刺激性大的弊病，临床上广泛用于痤疮、带状疱疹、皮肤瘙痒症等皮肤病，取得了满意的疗效。

外用药的调配也可在中医辨证的指导下灵活进行。如赵炳南先生的生皮粉方，就可根据疮面的颜色、边缘的凹凸、脓汁的稀稠、腐肉的多寡等，调整原方中不同药物的比例，使作用有所不同，从而获取最佳的疗效。又如急性或亚急性湿疹、皮炎一般多采用冷湿敷疗法，但张志礼教授发现，在小腿胫前的皮损，这样治疗疗效不理想。经过分析，他认为原因在于该部位为多皮多筋多骨、少气少血少肉之处，皮损处循环差，故冷敷难奏效，于是，他将热罨包法用于该部位，通过封闭式冷热交换湿敷的方式，有效地改善了该部位的血液循环，抑制了末梢神经的病理冲动，调整了末梢血管舒缩功能，促进了炎症吸收，从而使缠绵日久的渗出停止。此外，黑豆馏油可使角质软化、炎症浸润吸收，是一种较弱的还原剂，刺激性小，可用低浓度（2%～5%）治疗亚急性皮损，用中等浓度（5%～10%）治疗慢性皮损，用纯制剂加电吹风治疗顽固性肥厚苔藓化皮损，效果很好。临床还可用黑豆馏油加京红粉膏混合制成的黑红软膏治疗银屑病，拓宽焦油类药物的使用方法和范围。

此外，张志礼教授还积极发掘中医外治法在皮肤科的应用，将赵炳南先生别具特色的黑布药膏、拔膏棍、熏药、搓药、药线、药捻、引血疗法、药浴、熏洗等外治法广泛应用于治疗皮肤病，提高了皮肤病外治的疗效。

第五节　回归经典与开拓创新

疗效的提升是临床研究的重点和难点。在临床时，经历过一个疗效提升阶段之后，会进入相当漫长的平台期。在这个平台期，疗效会呈现持续停滞状态，无法继续提高。此时必须回归经典，寻找临床问题的解决方法，并在经典的启示下，结合现实，拓展思路，开拓旧的诊疗体系，实现疗效的再一次提升。

下面，我们以银屑病、皮肤湿病为例，讲述赵炳南皮肤科流派在临床实践中回归经典、开拓创新、提升疗效的经验。

一、从外感、内伤、杂病角度分类辨治皮肤病

整体观和辨证论治是中医的两大特点。几十年来人们对辨证论治研究较多，但是对整体观关注相对不足。在临床中，把握疾病的不同存在状态，把一个个证放到连续完整的疾病过程中去认识是重视整体观最直接的体现。张苍教授在学习赵老治疗各种皮肤病的经验中发现，赵老非常关注皮肤病的整体状态，并根据不同的病理状态有针对性地选择不同的治疗思路。受此启发，我们回顾经典，发现可以将皮肤病的疾病状态划分为外感、内伤、杂病三大类型。从皮肤病的疾病状态把握其发生、发展、转归、预后，可以在治疗中有针对性地选择恰当的辨治体系，掌握治疗的主动权，达到执简驭繁、简易有效的目的。

（一）外感、内伤、杂病的划分

古人谈疾病分类，常外感、内伤并称，伤寒、杂病并列。伤寒是外感热病的总称，因而从大的门类上，疾病可以分为外感、内伤、杂病三类。传统上，外感、内伤、杂病是病因学概念，而不是具体的疾病名称。而在经典著作中，三者超越了病因的范畴，分别代表了疾病的不同状态：表现剧烈、波及全身、急剧变化的归属于外感；表现相对和缓、波及全身、相对稳定的归属于内伤；表现剧烈、限于局部、相对稳定的归属于杂病。

1. 外感

外感是一种疾病急性发作的状态，有非常剧烈的症状表现，病变涉及全身，常伴有发热、恶寒等表现。外感常处于快速的变化过程之中，倾向于在较短的时间内产生相对明确的结果。针对这种快速变化的过程，要求用明确的干预手段，迅速遏制病情，达到“若一服利，止后服”“不必尽剂”的效果。临床上，发热发疹性皮肤病，如麻疹、水痘、猩红热、带状疱疹、药疹、荨麻疹等疾病的急性期，系统性红斑狼疮、皮肌炎、天疱疮等自身免疫病的活动期，都属于外感范畴。这些疾病皮损表现突出，但皮损只是正邪斗争的外在表现。根据疾病的传变特点，这些疾病又常被分为伤寒、新

感温病、伏气温病、湿温病等不同类型，每型均有独特的治疗体系。《伤寒论》《温疫论》《温热论》《湿热病篇》《温病条辨》《重订广温热论》等为我们留下了丰富的外感辨治模型。

2. 内伤

内伤是长期内外因素的不良影响，导致的脏腑、气血、阴阳失衡。从疾病状态来说，内伤表现为持续、慢性的过程，在漫长的病程中症状常常游走、变化，表现多样，涉及全身各脏腑，迁延而不剧烈。其成因是脏腑功能衰退，气血阴阳不足，导致人体自我调控能力不足，邪气虽微，却无力处理，无法达到阴平阳秘的健康状态，因而会经常出现类似外感的症状，或者诸脏腑交替出现不同程度的病态。色素性皮肤病、多种皮肤病的迁延期、系统性红斑狼疮等自身免疫性疾病的稳定期都属于内伤范畴。内伤的治疗首重扶正。《金匮要略》中即有薯蓣丸、炙甘草汤、大黄䗪虫丸、肾气丸等内伤治疗方剂，张元素《医学启源》开内伤辨治之先河，李东垣《内外伤辨惑论》立从脾胃论治内伤之先河，朱丹溪《格致余论》、张介宾《景岳全书》、陈士铎《石室秘录》等历代名著更为我们留下了多角度辨治内伤的丰富经验。

3. 杂病

杂病是一种相对缓慢的疾病状态，病情相对稳定，一般局限于某一部位、经络或脏腑，而不涉及全身，但往往痛苦明显，症状剧烈而不传变。张仲景作《伤寒杂病论》，其中《伤寒论》论外感，《金匮要略》论杂病。李东垣作《内外伤辨惑论》，以补中益气汤、枳术丸为核心，前者论内伤，后者论杂病。杂病实际上是外感或者内伤疾病的后果。因为短时间内剧烈的正邪斗争，或者长时间阴阳失衡的累积，导致人体的气血津液出现了异常的停滞、积聚，进而出现相关症状表现，这种状态即杂病。杂病相对稳定，是一个慢性过程，与内伤相比，杂病的部位比较局限，但表现更加严重。与外感相比，二者症状都非常剧烈、非常痛苦，但外感是一个快速变化的过程，杂病是一个持续稳定的过程。经典的疥癣类皮肤病，如神经性皮炎、慢性湿疹、斑块状银屑病、结节性痒疹、皮肤淀粉样变均属于杂病的范畴，病位局限于外在五体（皮毛、脉、肉、筋、骨）。杂病的治疗首重祛邪，以祛除气血津液异常积聚导致的痰饮水湿瘀为目的。继发于外感的杂病治法记录在《伤寒论》《金匮要略》《温病条辨》《感症宝筏》等外感著作中；继发于内伤的杂病治法记录在《脾胃论》《内外伤辨惑论》《丹溪心法》《景岳全书》等内伤著作中。《赵炳南临床经验集》《简明中医皮肤病学》则记载了完备的针对皮损的皮肤杂病气血津液辨治体系，是中医皮肤学科的奠基之作。

（二）从外感、内伤、杂病角度分类辨治：以银屑病为例

1. 处于外感状态的银屑病

寻常型银屑病的进行期，病情急剧加重，快速发展为红皮病型或泛发性脓疱型银屑病以及关节病型银屑病的活动过程都属于外感状态。疾病处于剧烈的加剧过程中，旧皮损面积迅速扩大，新皮损不断产生，红斑水肿、皮损边缘迅速扩展；原来局限于皮肤这一器官的疾患诱发了全身性的症状反应，出现高热、恶寒、淋巴结肿大、肢体肿胀、大面积糜烂渗出等症状。由于皮损面积广泛，皮肤屏障功能受损，经常会继发细菌感染，进而形成脓毒症、败血症，引起严重的水电解质失衡，威胁患者生命。银屑病的这个发展过程具有外感的全部特点，即变化剧烈，发展迅速，在短时间内有较大的变化，甚至可能危及生命。在这种状态下，从脏腑角度考虑气血津液的盛衰关系不切急用，必须迅速切断病势，避免不良转归。

红皮病型银屑病、泛发性脓疱型银屑病的进展期，疾病初发即进入最严重的阶段，未经历卫气阶段直接出现血分证，需要从外感伏气温病体系去辨治，遵循温病九传的规律有预见性地指导治疗。余师愚清瘟败毒饮、叶氏神犀丹、赵炳南解毒凉血汤、解毒清营汤均是正确的选择。

寻常型银屑病进行期，初期常有伤寒太阳表证或温病卫分证，疾病按照六经顺序或卫气营血顺序逐次传变，伴随皮损的加重，常提前或同步出现恶寒、发热、身痛、口干、咽喉疼痛、乳蛾肿大等症状，但早期不会出现神志昏谵、走黄内陷、热入心包等表现。这属于伤寒或新感温病，可以选择六经体系、卫气营血体系辨治。麻黄汤、桂枝汤、小青龙汤、大青龙汤、祛风败毒汤、银翘散、白虎汤、竹叶石膏汤、消风散、防风通圣散，均可适证应用。

如果在加重过程中，皮损潮红、肿胀、糜烂、渗出、结痂、渗出倾向明显，血常规升高，则属于湿热染毒，适用湿温病治疗体系。经典方剂萆薢渗湿汤、三仁汤、甘露消毒丹、蒿芩清胆汤，以及赵老的清热除湿汤、除湿解毒汤等方剂堪当重任。

外感状态的银屑病治疗原则是截断病势，要时时顾护正气，防止邪去正虚。尤其是属于伏气温病者，虚实转换常在瞬间，刚刚在考虑如何清热凉血，转瞬可能就要回阳固脱。故临床关注点在于正邪进退，保胃气存津液，力求截断病情，扭转病势，争取在较短的时间内使剧烈的正邪斗争被遏制，阻止疾病进一步恶化。

2. 处于内伤状态的银屑病

银屑病也有相对较轻微的状态：皮损散在，面积较小，浸润较轻，疹色较淡，鳞屑较少，偶尔瘙痒，皮损常较长时间没有大的变化，或者此处消退两三个，彼处新出

两三个，病情虽轻，但缠绵不愈。这属于内伤状态。此状态多是由外感、杂病状态经过治疗或者自然演化而来；也有起病即属内伤者。此状态皮损起而不能多，消而不能绝，乃正邪两虚，自身调节能力降低，阴阳不能自和所致。出现皮损常常是脏腑功能异常欲取道于表自解，或阴阳两虚，阳气浮越于外的表现。发疹而不能大发，也是正气不足，有心自救却无力托毒外出的结果。内伤状态的银屑病治疗原则是扶正，立法亟须调补正气，正气复则邪气退。正气不足有气虚、血虚、阴虚、阳虚之分，又有脏腑的不同，临证需仔细斟酌。若没有明显皮肤表现，此属气血不足于五体，可以选用托里透脓汤、托里排脓汤、阳和汤等外科经典名方，也可以选用赵炳南先生健脾润肤汤、软皮丸、回阳软坚汤、温经通络汤等经验方剂。有明确的脏腑功能异常时，则舍皮损而辨脏腑，依据脏腑功能状态而取不同的治疗策略。从脏腑气血阴阳角度考虑，四君子汤、四物汤是补益的基础；香砂六君子汤、胃爱丸、归脾汤、肾气丸、薯蓣丸、左归丸、右归丸等温补之品和二至丸、滋补肝肾丸、知柏地黄丸等清补之品常联合应用。从调整脏腑关系角度看，肝脾关系、脾肾关系、心肾关系、肺肾关系需优先考虑。逍遥散、清暑益气汤、滋水清肝饮、金水六君煎、黄连阿胶汤、附子理中汤是调整脏腑关系的典型代表方剂。

3. 处于杂病状态的银屑病

临床所见银屑病更多处于静止而顽固的杂病状态，在有限的范围内呈现不同程度的进退变化。皮损常呈现斑块状、地图状，鳞屑常呈现云母状、蛎壳状、砺石状，颜色呈暗红、紫黑、皮色或伴发色素沉着，并且会有阵发的剧烈瘙痒。这些都是外在五体气血津液不同程度停滞、积聚，形成痰饮水湿瘀的表现。它们互相交织，密不可分。例如，血热与血瘀常并存：皮损色泽深红但肥厚增生，薄膜现象、点状出血持续存在却不再进一步扩大。血瘀与湿阻也常并存：皮损肥厚但不紫暗或皮损紫暗但搔抓之后会有渗出，外用药物之后斑块变平，鳞屑消失，但其下暗红充血的斑片久久不能消退。此状态下皮损阵发剧烈的瘙痒，肥厚的斑块周围出现的脓疱，刺激之后皮损周围出现的水肿红斑无不提示风、火、热、毒的存在。

在杂病状态下，正邪斗争呈现胶着状态：邪气不能进一步深入，故疾病没有继续加重的趋势；正气不足以祛邪，故不会在可预见的时间内减轻。此时不再发生更多的新皮损，旧皮损面积也不再继续扩大，没有剧烈的全身症状，但是皮损常常很重：肥厚浸润，大量脱屑伴有剧烈的皮肤瘙痒。从正气角度看，这是继发于外感或内伤的气血津液的异常停聚；从邪气角度看，这是痰、饮、水、湿、瘀在局部的积聚。

杂病状态的银屑病治疗原则是祛邪，这与赵老基于皮损的气血津液辨治体系对之进行的认识和处理是一致的：气的积聚表现为风、火、热、毒，症见剧烈瘙痒、皮损鲜红、高突、灼热，抓后出血明显，可以选择犀角地黄汤、黄连解毒汤、白虎汤、紫雪丹等经典方剂或赵老的解毒清热汤、消痈汤、解毒凉血汤、清热除湿汤等经验方治之；津液的积聚表现为痰饮水湿，参苓白术丸、二陈汤、启脾丸、越鞠丸、八正散、二妙散、疮科流气饮等经典名方和赵老的健脾除湿汤、除湿胃苓汤、清热除湿汤、除湿丸均是有效方剂；血的积聚表现为血瘀、血热，温经汤、桂枝茯苓丸、血府逐瘀汤、少腹逐瘀汤等经典方剂和赵老的凉血五花汤、凉血五根汤、凉血活血汤、活血散瘀汤、活血逐瘀汤均是对证良方。

（三）按疾病状态分类辨治银屑病的意义

从中医角度看，银屑病的状态是有限的，而银屑病可能出现的证型是无限的。几十年来，银屑病辨证分型从最初的三型，逐渐扩展，不断增加，直至目前报道的几十型，为医者临证提供了越来越多的参考，但也造成了不同程度的困惑。

1. 分型辨治的困惑及其成因

（1）证型众多，无法指导临床操作。2006年的文献综述中报道的北京地区寻常型银屑病的证型即达19个，其后10年新的证型不断涌现，证型众多，却一直没有公认的分类纲领。诸医家辨治银屑病或从脏腑，或从六淫，或从经络，或独重血瘀，或独重毒邪，莫衷一是。医生已经无法在临床实践中，在有限的时间内，完成对如此众多的证型的比对进而从中选出最恰当的方案。证型分类纲领的缺失造成数据的无效堆积，分型论治经验失去参考意义，陷于无法指导操作的境地。

（2）视角不同，导致无效讨论。众多医家在具体的时空背景下，从个人临床实践出发，真实记录自己的经验，总结个人常见证型，形成文献并分享。在交流过程中，大家关注到证型的不同，却未能关注到相似证型有规律地出现于相同的疾病状态；未能关注到不同的证型来自具有很大差异的环境、群体和疾病状态。在忽视以上问题的基础上，将个人经验的适用范围扩大，并根据自己的经验去评判别人的经验，往往造成无效的讨论。

（3）见解不同的成因。从客观上看，由于没有对证型进行分类，理清证型间的内在联系，形成有清晰线索的证型库，导致各家经验如散落的珍珠，真实却无法应用，不能在临床重复，影响了经验传播和使用。由于未对不同证型存在的时相性进行准确标示，学者使用单一标准对处于外感、内伤、杂病不同状态下的不同证型进行评判，出现评价标准的适用性错误，导致大家互不理解，各言其是。从主观上看，则是讨论者没有站在疾病状态的角度审视不同经验产生的原因，反而将个人经验的适用范围扩大到经验产生的时空范围之外；没有用经典对疾病状态的认识作为标准去判断，而以个人经验作标准去审视他人。

2. 用外感、内伤、杂病框架分类辨治银屑病的意义

面对如此状况，必须建立清晰的临床辨治路径，将前人总结的众多分型辨治经验归纳于清晰的框架之内，将证型放置于连续的疾病发生发展状态之中，才能形成有效的辨治路径，引导经验的合理使用。正如《金匮要略》所言“千般疢难，不越三条”，外感、内伤、杂病构成了中医最简单的疾病状态分类。当我们面对具体的银屑病患者，迷惑于纷繁复杂的细节，掌握众多分型辨治经验却无所适从时，如果能从整体的框架确定其外感、内伤、杂病的状态归属，就能够快速获得诊疗思路。所有已经或尚未被提出的银屑病的证型都可以归入外感、内伤、杂病这三种状态之内。无论何时、何地、何人，只要发生银屑病，就会处于外感、内伤、杂病三种疾病状态之一。在这一体系框架下，风寒型、风热型、风湿型、湿热型、热毒型、胃肠实热型、气滞血瘀型、血虚风燥型、肺脾气虚型、肝肾阴虚型、冲任不调型、脾肾阳虚型等不再混为一谈，而是被分别清晰地归入三种状态之下。而与不同疾病状态相对应的则是古人成熟的治疗体系。外感有伤寒六经体系、新感温病有卫气营血体系、伏气温病有温热九传体系、湿温病有三焦辨证体系等；内伤病有阴阳辨证体系及从五脏立论结合气血津液的不同辨证体系；杂病则有《金匮要略》所开辟的以气血津液异常状态与脏腑功能异常相结合的辨证体系、赵老开创的基于皮损的气血津液辨治体系。所有的不同视角下提出的证型均能获得精准的定位，并与相应的疾病状态及治疗体系建立准确的对应关系。

用这三种状态为框架对已经报道的银屑病诸多证型进行归类，能够更清晰地凸显各个证型的适用范围及其在疾病发生发展的立体网络中的位置，使临床医生在工作中有清晰的思路可循。

先辨外感、内伤、杂病，再辨外感传变类型、杂病邪气类型、内伤脏腑所在，最后确定具体的证型。这样的三步走的分类辨治路径能使众多分型经验摆脱无用的信息冗余状态，使现有的经验被充分使用。同样，借助外感、内伤、杂病的框架，学者们可以对自己的经验进行清晰的归类，了解自己与他人经验差异的原因，进而减少无效讨论；发现自己的不足，进而不断提高临床水平。

二、赵炳南辨治皮肤湿病理法探究

赵炳南先生在几十年的临床实践中，学习经典，专注临床，形成了系统的皮肤湿病辨治体系。他提出“皮肤病统称风湿疡”，强调“湿”在皮肤病发病中的首要地位，这是他学术创见的核心；而关于皮肤湿病形成、发展与治疗的深刻认识，更是他一生学术的结晶。张苍教授学习赵老经验多年，对其皮肤湿病辨治体系略有体会，现简单介绍如下。

（一）皮肤湿病概念浅解

1. 皮肤湿病的概念

皮肤湿病是指以湿为核心病机，以湿象为主要临床表现的皮肤疾患。它既包括急性湿疹、自身敏感性皮炎、传染性湿疹样皮炎、变应性接触性皮炎、荨麻疹、带状疱疹、天疱疮等以皮肤红斑、水肿或糜烂、渗出为主要表现的急性、亚急性过程；又包括慢性湿疹、神经性皮炎、结节性痒疹、皮肤淀粉样变等以皮肤肥厚增生、结节、苔藓样变为主要表现的慢性过程。皮肤湿病是由津液异常积聚所致，与血分蕴毒所致的红皮病型银屑病、血管炎、红斑狼疮、皮肌炎等病对举而称。

2. 皮肤湿病的分类

赵老治病首辨阴阳，他以湿热性和湿气性为纲对皮肤病进行分类。例如，赵老将阴证皮肤病归为湿气性，将阳证皮肤病归为湿热性；又将急性湿疹称为湿热性湿疡，将慢性湿疹称为湿气性湿疡。按此规则，皮肤湿病也可以分为两类：湿热性皮肤湿病和湿气性皮肤湿病。前者处于皮肤湿病的急性或亚急性过程，表现为水肿、水疱、大疱、糜烂、渗出、结痂；后者处于皮肤湿病的慢性阶段，表现为肥厚的斑块与坚实的结节。两类疾病皮损不同，但均是津液的异常积聚状态，后者在受到较强刺激时，也会出现糜烂、渗出等湿象就是明证。

临床所见，皮肤湿病大多处于发作与缓解交替的过程：平时邪气潜伏，活动时因感而发；病程漫长，周期性加重。皮肤湿病反复发作后，可能形成顽湿疡、湿痹。赵老对皮肤湿病的发生、发展过程均有深刻的认识，形成了完备的治疗方案，并创制或拓展了系列方剂，他认为，对于皮肤湿病，应发作期疏散邪气，直折伏火；顽固期破其窠巢，搜风除湿。

（二）皮肤湿病源于蕴湿

脏腑功能失调会导致津液输布障碍，津液异常积聚则化为湿。津液在六腑或经络的异常积聚导致内科湿病；津液在外在五体的异常积聚导致皮肤湿病。蕴湿的存在为发病埋下了种子。正如赵老所说："皮之下肌之外蕴藏有湿热、湿气，外遭风侵袭，即可得皮肤病。"这里强调了几方面的问题：其一，发病之前，已有蕴湿；其二，蕴湿藏于皮之下肌之外；其三，蕴湿有偏湿、偏热之分；其四，外邪引动蕴湿就会发病。

皮肤蕴湿自何处来？自内而来。《素问·经脉别论》云："饮入于胃，游溢精气，上输于脾，脾气散精，上归于肺，通调水道，下输膀胱，水精四布，五经并行。”人体津液的生成输布涉及胃、脾、肺、膀胱等环节，任一环节的气化停滞都会导致部分津液转化为“湿”。包括皮肤在内的外在五体与上述脏腑密切相关，脏腑异常可以影响外在五体。内生之湿也可以循经络传到五体，伏于皮之下肌之外，长期存在，成为皮肤湿病发生的内因。

（三）皮肤蕴湿必因阳邪引动而发作

人生于天地之间，必然受到天地的影响。天作用于人者为四时更替，地作用于人者为风、寒、暑、湿、燥、火六气客主加临。若人五脏安和，元真通畅，虽遭大风邪气，亦不为病，而素有蕴湿者感应到天地的变化则易发病。蕴湿属阴，主静，趋下趋内，不能自病，必因外界六气的变化，或体内伏火的蒸腾，方能泛滥皮毛腠理肌肉，从而发为皮肤湿病。其间情形有二：其一为素体蕴湿，感于地气，为风、寒、暑、湿、燥、火变化所引动，外达于皮肤而生湿病，此脚气、湿疹之属，为新感，轻而易治；其二为脏腑积热，因天而变，伏火外达，蕴湿随之，火盛水沸，外现为湿，此天疱疮之属，为伏气，重而难疗。

1. 蕴湿感于六气之变，发于皮肤，其病轻

蕴湿是皮肤湿病潜伏或休止阶段最常见的状态。六气之变引动蕴湿属于新感，相对轻而易治。蕴湿属阴，其性静而不动，若无外界力量引发，必藏于一隅而无所为。蕴湿属阴而配地，易感于地之变。风、寒、暑、湿、燥、火六气为地之变，而风、暑、火又为地之阳，主动，蕴湿易被其引动而表现为风湿、暑湿、湿热，发于五体而成不同类型的皮肤湿病，其中最典型的是湿疹。湿疹可以在不同季节发作，患者常有各种各样的诱因，可以检测出多种过敏原，在诱因的激发下可能短时间内加重，又常在诱因去除后自发缓解，复归于蕴湿状态。这些诱因、过敏原皆可以归于六气之变。从六气引动蕴湿的角度去考虑，从去除诱因和解除蕴湿两个角度入手治疗这类皮肤湿病，常能收到满意的效果。

疏风除湿汤用于六气之变引动蕴湿的最早阶段，取“在上者因而越之，在下者引而竭之”之意，用于治疗上部水肿。在皮肤湿病的框架里，疏风除湿汤主治素体蕴湿，为六气之变或理化刺激所激发，达于体表而成的皮肤湿病。荆芥穗、防风、蝉蜕、野菊花散风解表，开鬼门以解六气之感；生薏苡仁、生白术、黄柏、枳壳、车前子运化中焦、利水渗湿以解除蕴湿之因。全方治在太阳、太阴，其意在复开阖之机。治脾不健运，湿邪内蕴，外感于风，引动湿邪上犯于头面、皮肤者也。

需要强调的是，疏风除湿汤主治的是初始阶段，而非治疗疾病全程。外因去除后，疾病不一定痊愈；风、暑、火已去而蕴湿独留，此时皮损不红、不热、不疼而糜烂渗出更甚，水疱、大疱更多，须以健脾除湿为法，以治其本，赵老以加减除湿胃苓汤治之。除湿胃苓汤源自《医宗金鉴·外科心法要诀》，由平胃散合五苓散加减而成，用治水丹。赵老将其拓展应用于各种皮肤湿病，治在太阴、太阳，善治蕴湿不解。皮肤湿病急性发作阶段过后，热去湿留，蕴湿仍占主导地位。除湿胃苓汤去平胃散中和胃之姜枣，五苓散中温化之桂枝，而加除湿热之黄柏、滑石，以热未尽除，防其再炽也。方中平胃散促脾胃运化而消蕴湿，除积滞而通阳明；五苓散利水而助气化，通太阳腑，令气升水布而湿不再生。

还有部分患者，急性发作之后皮损基本消失，外象仅见舌淡胖、有齿痕，苔白腻，脉濡缓等表现，此时则宜健脾除湿改善体质，不给蕴湿以再生之机，应用赵老的健脾除湿汤有可能防止皮肤湿病的复发。

2. 伏火感于四时之变，蒸湿外达，其病重

《黄帝内经》曰："冬不藏精，春必病温。"又曰："冬伤于寒，春必病温。"伏火的生成有多种原因：物欲无穷，喜怒常积于心；所求不遂，五志皆可化火。火蕴于内则五脏不能安和，人体必然借二便、呼吸、歌哭呼笑呻等多种方式而向外宣散，以求阴平阳秘。

五脏应天，伏火为阳而无形，易感于天之变。在四时发生开阖转变时，伏火最易升腾变动外犯皮肤，蒸腾蕴湿泛滥皮肤，突然爆发重症皮肤湿病，古人称之为"天行"。伏火外达，蒸动蕴湿，虽感于天，而属伏气。在皮肤湿病中因伏火感于四时之变而成者最典型的是天疱疮，炽燃、暴烈、燎浆大疱，发则遍身，治之甚难，不治则死。又如植物日光性皮炎，皮肤肿胀、溃破、糜烂、疼痛，重症者由火毒盛极而厥脱甚至死亡。对于这类发病急骤，泛发全身，病情较重而无明显诱因者，从伏火角度考虑可令治疗有章可循。

伏火外发，蒸动蕴湿而成的皮肤湿病，起病急骤却不能发现明确诱因，因其应于天而非应于地故无象可见，因此必须对其病势胸有定见，才能从容处治。伏火外达，火盛水沸，湿象、火象并见：既有充血红斑、皮损灼热、肿胀巨痒等火象，又有水疱、糜烂、渗出的湿象。但其发生源自伏火外达，伏火是因，湿象是果。故其立法以清热凉血治本，直折伏火；以清热除湿治标，主次分明。清热除湿汤是治疗此类病证的常用方剂，该方源自《医宗金鉴·外科心法要诀》龙胆泻肝汤，赵老在龙胆泻肝汤的基础上加滑石、车前草清热利湿；加大青叶、生石膏、白茅根、牡丹皮、赤芍等药以凉血解毒，全方凉血解毒之力明显大于除湿。本方治在厥阴、阳明，适用于皮肤湿病中的急重症如天疱疮、系统性红斑狼疮、重症药疹、各种红皮病的活动期，只要出现气血两燔兼见湿象，即可予之，用之即可取效；若以血热毒盛为主，而无湿象，则当以解毒凉血汤、解毒清营汤治疗。

伏火外达，经治疗后病势稍挫，湿仍在而津液已伤，津已伤而伏火未去，火腑不通，大便难下，此时赵老常选用清脾除湿饮。本方用于与清热除湿汤主治相同的发病过程中，可能出现在清热除湿汤证之后，常常作为清热除湿汤的后续方使用；也可能直接出现于津液相对不足的人发病之初。龙雷之火已被部分遏制，而伏火外达的继发问题开始显现：津液沸腾所化湿象更加明显，津液受损所致燥象开始显现。火热未去，津液已伤，湿存在于体表，燥存在于脏腑。以生地黄、麦冬救阴；栀子、竹叶、灯心草、生甘草清心；苍术、白术、茯苓、泽泻利小便；芒硝咸寒润通大便。治在少阴、阳明，与增液承气汤、猪苓汤同法。少阴有三急下，此方则兼利二便以清湿热而救少阴，常用于天疱疮、类天疱疮、泛发性湿疹、植物日光性皮炎等病的亚急性期，以及已经用过清热除湿汤、解毒凉血汤，湿热未解而气阴已伤阶段。

（四）皮肤湿病迁延则成湿痹

皮肤湿病在急性发作阶段之后，可能出现以下几种转归。其一，邪势已挫，湿热仍在而热盛，进入亚急性期，可按杂病治法，用清热除湿汤、清脾除湿饮，小其制而用之。其二，邪势已挫，湿热仍在而湿盛，常见于亚急性湿疹，可用除湿胃苓汤、健脾除湿汤之属。其三，湿邪滞表，随风入络，形成湿痹，表现为慢性湿疹、结节性痒疹、皮肤淀粉样变等顽固性皮肤病，可用苍术膏、白术膏、苍耳膏、多皮饮、除湿止痒汤、搜风除湿汤等系列方。

“风寒湿三气杂至，合而为痹”，在疾病急进状态过去之后，热去湿留，由于风邪的裹挟，寒邪的阻滞，导致湿陷入外在五体的络脉之中，形如窦道，易入难出，皮损抵抗治疗，不能完全消散，表现为肥厚结节、斑块、增生、苔藓样变，从而形成湿痹。赵老指出皮肤结节、斑块也是“湿痹”的一种，这一认识深化了对众多顽固性皮肤病的理解，同时也为治疗顽固性皮肤病打开了思路。湿滞皮肤，侵袭肌肉、皮肤、筋骨，更深入络脉结为窠巢，使结节、斑块顽固难消，并为下一次的急性复发埋下隐患。

风湿相搏，形成湿痹，是皮肤湿病最顽固的类型。痹有不同深浅，慢性荨麻疹以风为主，是皮肤湿病中的行痹；淀粉样变，以顽厚为主，是皮肤湿病中的着痹；结节性痒疹以剧痒为主，是皮肤湿痹中的痛痹。针对湿痹的不同类型及痹阻部位的不同深浅，赵老有系列方剂治之。痹阻皮肤腠理，以顽固风团为主，用多皮饮、麻黄方治之。痹在皮肤肌肉，以肥厚斑块为主，用除湿止痒汤治之。痹阻络脉，剧烈瘙痒，见血不解，用全虫方、搜风除湿汤治之。由于风湿搏结，藏于络脉之中，病在半表半里，故汗下诸法皆无良效。唯有入络搜风，破邪窠巢，将搏结藏匿的风湿邪气逐层托出，由表而解，方堪取效。如治疗湿痹的代表方搜风除湿汤，方中既有全蝎、蜈蚣、海风藤、威灵仙搜剔入于络脉的风湿邪气，使之外出于肌肉；又有白术、薏苡仁针对凝滞于肌肉、筋骨的风湿邪气，使之透出于皮肤；还有白鲜皮、川槿皮针对凝滞于皮肤、肌肉的风湿邪气，使之透达于体表。诸药配合，使藏于络脉之中的邪气由深而浅逐层外透，最终外达皮毛而解，取法于外科托法而灵活变通用于皮肤科，允为稳妥之方。

赵老指出："善治湿者，当可谓善治皮肤病之半。"他以丰富的临床经验有针对性地创制或借用了从疏风除湿汤到搜风除湿汤等10多个治湿方剂，将皮肤湿病治法归于同一系列，线索清晰，为后学者学用其经验提供了参照。从赵老的经验中，我们可以清晰地看到他学用新感温病、伏气温病、湿温病体系，并将其理法引入皮肤科，用于建立皮肤湿病的诊疗体系的思路。

赵老强调"首辨阴阳"。在发病学上，他提出湿热、湿气潜伏的病机；在皮肤湿病的治疗中，他对发作期和缓解期各有清晰的治疗思路；对于发作期的皮肤湿病，他有意识地区分新感、伏气，权衡伏火、蕴湿轻重而用不同的处置手段；在顽固性的皮肤湿病的治疗上他提出了"湿痹"这一重要的概念，并根据痹阻部位的不同制定了一系列方剂，使后学者深受启迪。

从赵老的经历中，我们可以认识到，中医学的发展都是建立在对经典学习的基础上，只有结合经典做临床，才有可能在危重疑难疾病的诊治中有所创新，提高临床疗效。

第三章　赵炳南皮肤科流派特色疗法

皮肤病在中医学中属外科范畴，古代文献对皮肤病的记载极为丰富，两千年前的《黄帝内经》中可以看到疮、疡、痤等皮肤病名以及关于皮肤病病因病理的记载。汉代张仲景的《伤寒论》《金匮要略》二书中就有瘾疹（荨麻疹）、浸淫疮（急性湿疹）、皮痹（硬皮病）、狐惑病（白塞综合征）等记述，且书中主张用黄连粉治疗浸淫疮，仍为今日治疗湿疹所采用。元代齐德之的《外科精义》首创了溻渍的方法，与今日皮肤科常用之湿敷相同。对于皮肤病的论治无外乎内治、外治两个方面，多数情况下是内外合治。赵炳南学术流派在皮肤病的中医疗法方面体现在“详析病机辨证用药”“创外用药剂独树一帜”等。

赵炳南论治皮肤病的学术思想，远宗《黄帝内经》，近承明清，汲取历代皮肤科精华，融会贯通，颇具创新，形成了自己的风格。第一，遣药组方重视整体观念。认为阴阳之平衡，卫气营血之调和，脏腑经络之通畅，与皮肤病的发生及预后息息相关。第二，将“首辨阴阳”的学术思想作为辨治皮肤病的核心，以调和阴阳，中和气血立论，纠正皮肤病论治普遍存在的重视实证不重视虚证，重阳证不重阴证的误区。第三，首创两大辨证体系：气血及津液。滋阴养血药物的比例优势足以证实这一点。气血辨证体系彰显外科学术思想烙印，《医宗金鉴·外科心法要诀》云：“痈疽原是火毒生，经络阻隔气血凝。”赵老由此派生解毒之道，清解之中蕴养阴扶正；而津液辨证体系的确立是其在皮肤病论治中的开拓性创举，即认识到津液输布异常是皮肤病区别于其他外科病的主要特点，该认知促使其能够按照宏观体系设计皮肤疾病的方剂组合，即遵循《神农本草经》《本草纲目》《外科证治全生集》等古医籍的制方规矩。第四，赵老将皮损用药定位在血分，依照病位上下浅深酌情选取养血、活血及凉血药物。最后，对于正虚邪实型皮肤病则反对苦寒直折、雄烈克伐，提倡清营解毒、益气敛阴、凉血护心。

皮肤病中医特色外治法的使用对于治疗效果起着至关重要的作用。吴尚先在《理瀹骈文》中强调，中药外治要“先辨证、次论治、次用药”，并指出辨证有五，“一审阴阳，二察四时五行，三求病机，四度病情，五辨病形，精于五者，方可辨证分明”。这再一次体现了中医外治皮肤病的特色与优势，这需要我们不断发展创新，才能继续保持。皮肤科疾病种类繁多，顽固难愈，部分疾病目前仍无根治方法，如银屑病、湿疹，因此皮肤病的中医外治讲究综合治疗。我们需理解中医治疗精髓包括原理、作用、适应证及禁忌证等，医者应该根据患者的病情、体质、年龄，综合制订适合患者的外治方案，而不是盲目选择，徒增患者负担。赵老医术精湛，在外用药剂的使用方面更是独树一帜。赵老治疗神经性皮炎、慢性湿疹、皮肤淀粉样变、皮肤瘙痒症、银屑病等病，常选用熏药疗法，给药途径简便，经济实用。赵老还自创三种拔膏（黑色拔膏棍、脱色拔膏棍、稀释拔膏）温热后外敷患处，主治带状疱疹、神经痛、多发性毛囊炎、结节性痒疹、寻常疣、手足癣等。赵老创制黑布药膏主治瘢痕疙瘩；创制祛湿散治疗湿疹。

总之，赵炳南皮肤科流派继承赵老学术思想，灵活掌握经旨，遣药切中，用药精当，药少力专，抓住主证，内外结合，药到病除。

第一节　内治法

一、止痒法

瘙痒是皮肤病最常见的伴随症状，赵炳南先生将瘙痒分为风痒、湿痒、虫痒、血虚痒等。风痒的特点是痒无定处，遇风加剧；湿痒的特点是缠绵不愈，反复发作，伴有渗出，或皮损肥厚；虫痒的特点是痒若虫行，痒痛有匡；血虚痒的特点是皮损干燥、肥厚或皲裂脱屑等。瘙痒剧烈严重影响患者的生活质量。某些皮肤病，患者反复搔抓，加重病情，以致疾病迁延不愈。止痒是皮肤科最重要的对症治疗之一，也是临床难题之一。《黄帝内经》有云：“诸痛痒疮，皆属于心。”所以治疗时，除采用治风、除湿、杀虫、养血等常规方法外，还采用多种调节情志的方法，如清心、清肝、镇肝、疏肝等。赵炳南皮肤科流派在治疗瘙痒性皮肤病方面，主要分型论治，从病因着手，认为风、湿、热、虫皆可作痒。临证根据不同情况采取不同的止痒策略。

（一）风盛作痒

瘙痒无休，发无定处。急性发作者多为外风侵袭，予以疏风止痒治之，常用药物有荆芥、防风、薄荷、蝉蜕等；病程日久，风邪入络，需搜风止痒，常用虫类药物有僵蚕、乌梢蛇、全蝎、蜈蚣等。

（二）湿盛作痒

持续瘙痒，缠绵难愈，伴有渗出或皮损肥厚。急性发作者多为湿热浸淫，治宜清热除湿，常用龙胆草、黄芩、苦参、白茅根、白鲜皮、地肤子等清热除湿；病程长，反复不愈者多为脾虚湿蕴，常用苍术、茯苓、白术、薏苡仁等。

（三）虫痒

痒若虫行，痒痛有匡。宜杀虫止痒，常采用外洗方法，用百部、蛇床子、苦参、黄柏等药。

（四）血虚作痒

疾病后期，病程日久，皮损干燥、肥厚或皲裂脱屑。治宜养血润肤止痒，常用的药物有白蒺藜、当归、鸡血藤、玉竹等。阴虚明显者，可加用沙参、麦冬、龟板。伴有心烦易怒，夜寐难安者，给予栀子、莲子心、煅龙骨、珍珠母、煅磁石等以清心、重镇安神、止痒。

临床应用时，往往合用多种方法，从多方面止痒，能取得较好的疗效。

二、清热凉血泻火解毒法

清热凉血泻火解毒法用于火热之邪引起的皮肤病。临床表现有口干、唇燥、发热、烦躁、大便干、小便黄少、舌质红或绛、舌苔黄或黄腻、脉滑数或浮大而数，皮肤红斑、灼热、出血斑、血疱等，甚至有皮肤红肿热痛。常见于急性湿疹及皮炎类疾患，过敏性紫癜、出血性红斑、大疱性皮肤病、药疹、剥脱性皮炎、皮肌炎、急性系统性红斑狼疮等。常用药物有生石膏、生玳瑁、黄芩、黄连、黄柏、栀子、龙胆草、生地黄、牡丹皮、白茅根、紫草根、茜草根、赤芍、地骨皮、大青叶及牛黄散、紫雪散、羚羊角粉或犀角（水牛角代替）粉等。

赵老根据皮肤病的临床发展规律，精习古方，不断进行优化创新，创制了解毒系列方、凉血系列方，临床应用效果显著。

临床代表方剂如下。

龙胆泻肝汤：龙胆草6g，黄芩9g，栀子9g，泽泻9g，木通6g，当归3g，生地黄6g，柴胡6g，生甘草6g，车前子6g。

清热除湿汤（湿疹一号）：龙胆草9g，黄芩9g，生地黄15g，白茅根30g，车前草

15g，大青叶 15g，生石膏 30g，六一散 15g。

黄连解毒汤：黄连 9g，黄芩 9g，黄柏 9g，栀子 9g。

解毒凉血汤：犀角（水牛角代替）0.6g，生地黄炭 15g，金银花炭 15g，莲子心 9g，白茅根 15g，天花粉 15g，紫花地丁 15g，生栀仁 6g，重楼 15g，生甘草 6g，川黄连 9g，生石膏 60g。

凉血活血汤（白疕一号）：生槐花 30g，紫草根 15g，赤芍 15g，白茅根 30g，生地黄 30g，丹参 15g，鸡血藤 30g。

三、活血化瘀软坚内消法

活血化瘀软坚内消法用于因经络阻隔气血凝滞所引起的皮肤病。临床表现为皮肤瘀斑、浸润块、有形肿物、过度肥厚角化浸润，舌质暗淡或紫暗，舌苔白，脉象缓、弱。该法主要用于银屑病血瘀型、带状疱疹气滞血瘀型等，还可以用于结节性红斑、硬结性红斑、瘢痕疙瘩、淋巴结结核、结节病、慢性盘状红斑狼疮、脉管炎血瘀期等。常用药物有桃仁、红花、苏木、三棱、莪术、赤芍、鬼箭羽、丹参、夏枯草、僵蚕（或僵蛹）、土贝母、牡蛎、海藻、大黄等。

临床常用代表方剂有活血散瘀汤。

活血散瘀汤（白疕三号）：苏木 9g，赤芍 9g，白芍 9g，草红花 9g，桃仁 9g，鬼箭羽 15g，三棱 9g，莪术 9g，木香 3g，陈皮 9g。

四、温经散寒养血通络法

温经散寒养血通络法用于阳气衰微，寒凝气滞，以致四肢厥冷，皮肤冷硬或疮疡破溃，色暗而淡，久不收口或形成窦道、瘘管者，舌质淡，舌苔薄白，脉沉细。常见的皮肤疾病有硬皮病、穿孔性溃疡、雷诺病、瘀血性红斑、慢性瘘管等，常用药物有黄芪、肉桂、桂枝、炮姜、白芥子、细辛、补骨脂、附子、鹿角、麻黄等。

临床常用代表方剂如下。

当归四逆汤：当归 12g，桂枝 9g，芍药 9g，细辛 3g，通草 6g，大枣 8 枚，炙甘草 6g。

阳和汤：熟地黄 30g，鹿角胶 9g，白芥子 6g，肉桂 3g，炮姜炭 1.5g，麻黄 1.5g，甘草 3g。

五、祛湿法

祛湿法用于由内湿或外湿引起的皮肤病。许多皮肤病的发病与湿邪密切相关，因此，在临床实践中，皮肤病的从湿治疗应得到重视。如由于气候潮湿、涉水淋雨、居处湿地等外湿侵袭人体致病；或由于饮食不节，脾失健运，水湿停聚而成内湿；临床上更常见外湿、内湿相合且夹热、夹寒、夹风为病者。中医学以湿命名的皮肤病很多，也相当形象，如《医宗金鉴·外科心法要诀》中描述的“浸淫疮”即西医诊断的“急性湿疹”，临床表现为皮疹泛发，糜烂渗出倾向。又如“湿毒疡”“风湿疡”“湿毒流注”“天疱疮”“田螺疮”等，相当于西医的“接触性皮炎”“传染性湿疹样皮炎”“自身敏感性皮炎”“结节性红斑”“天疱疮”“汗疱型足癣”等，无论从发病病因抑或皮损表现看，都与湿邪密切相关，故从“湿”入手进行治疗，常有良效。

（一）除湿法的临床应用

皮肤病临床表现有皮肤水疱、糜烂、水肿、渗出，或皮肤肥厚，病变缠绵不愈，舌质淡，舌体胖大或有齿痕，脉沉缓或弦滑，都与湿有关，除湿法常用于湿疹、脾湿型带状疱疹、脂溢性脱发、皮肤瘙痒症、女阴溃疡、天疱疮、下肢溃疡、结节性痒疹等慢性湿润性皮肤疾患的治疗中。常用药物有苍术、白术、厚朴、陈皮、藿香、薏苡仁、萆薢、车前子、泽泻、茯苓、白扁豆、茵陈、防己、滑石、猪苓、萹蓄、瞿麦、川木通等。临床治疗时，还要注意湿与脏腑，湿与六淫的关系。脾虚湿盛者宜健脾燥湿，肾虚水泛者宜温阳利水，肺气不宣宜宣肺利水，湿邪夹寒宜温燥，夹热宜清利，夹风宜疏散。其主要内容大概可以归纳为以下四个方面。

1. 脾虚湿盛，蕴湿不化

临床多表现为病程久、缠绵不愈、反复发作，食后脘腹胀满，大便常不成形，舌质淡，舌体胖、有齿痕，苔白滑，脉沉细或缓。皮肤局部肥厚粗糙，色素沉着，有水疱或轻度渗出、糜烂。常见病如慢性湿疹、神经性皮炎、特应性皮炎、红斑型天疱疮、疱疹样皮炎、银屑病及一些慢性角化性、湿润性皮肤病等。治疗应健脾除湿、润肤止痒。方用除湿胃苓汤加减（白术、茯苓、厚朴、陈皮、扁豆、泽泻、猪苓、薏苡仁、车前子、白鲜皮等）。

2. 蕴湿化热，湿热俱盛

临床大多病程较短，呈急性发作，心烦口渴，大便燥结，小便黄赤，局部皮肤灼热肿胀、水疱、糜烂、渗出，津水浸淫，剧烈瘙痒，舌质红，苔黄或腻，脉弦滑或数。

常见病如急性湿疹、传染性湿疹样皮炎、自身敏感性皮炎、接触性皮炎、过敏性皮炎、带状疱疹、脓皮病、急性期天疱疮等急性渗出性皮肤病。治宜清热除湿、利水消肿。方可选用清热除湿汤加减（黄芩、栀子、龙胆草、牡丹皮、黄连、冬瓜皮、生地黄、马齿苋、车前草、六一散等）。

3. 湿从寒化，气不化水，水湿壅盛

临床上病程长短不定，口不渴或渴而不欲饮、胃脘痞闷、手足不温、舌质淡、苔白滑、脉沉细。皮肤见丘疹、水疱，轻度湿润糜烂，亦可见皮肤肥厚角化。常见病如慢性湿疹、寒湿型疱疹样皮炎、慢性期天疱疮、毛囊角化病、慢性脓皮病、寒湿型带状疱疹、渗出型银屑病、寒湿型多形红斑等。治宜温阳化气、利水除湿。方用苓桂术甘汤加减（白术、茯苓、桂枝、猪苓、厚朴、大腹皮、干姜、车前子、泽泻、六一散等）。

4. 湿浊内停，水湿不化

临床病程多较短，多发于暑湿季节，常伴有脾胃不和、脘腹胀满、口中无味、不思饮食、舌苔白腻，脉弦滑。局部皮肤可有红斑、丘疹、水疱或轻度渗出。常见病如亚急性湿疹或皮炎、过敏性皮炎、植物日光性皮炎、中毒性红斑、药疹、脓皮病等。治宜芳香化浊、除湿辟秽。方用藿香正气散加减（藿香、佩兰、扁豆、陈皮、白术、大腹皮、厚朴、薏苡仁、六一散、半夏等）。

（二）除湿法的应用要点

《灵枢·经脉》言："盛则泻之，虚则补之……不盛不虚，以经取之。"张志礼教授将之应用于皮肤病的治疗，"补益肝肾"相当于"虚则补之""调和阴阳""调理气血"（不盛不虚）相当于"以经取之"；那么，皮肤科的"盛则泻之"是什么呢？虽然内容很多，但"除湿"无疑是最主要的。

《素问·至真要大论》指出："诸湿肿满，皆属于脾。"脾主运化，一指运化水谷精微，二指运化水湿。如脾阳被遏或脾气亏虚，脾失健运，则水湿停滞，或湿困于脾，或积聚为痰饮。同时，脾又喜燥恶湿，水湿停留，湿困于脾，又会反过来影响脾胃的受纳、运化功能，进一步使脾失健运，更易招致外湿的侵袭。脾虚湿困，又易被风、寒、湿邪侵袭。治法以健脾燥湿、祛风散寒为主。代表方剂如除湿胃苓汤，可健脾除湿，适用于脾虚运化失职，水湿停滞，或湿从内生，皮肤水肿渗出、湿烂者；五皮散（生姜皮、茯苓皮、大腹皮、桑白皮、陈皮），可健脾化湿、理气消肿，适用于脾虚湿滞，皮肤肿胀、糜烂渗出的皮肤病；芳香化湿汤（藿香、佩兰、大腹皮、车前子、桂枝、豆蔻、砂仁、薏苡仁等），有良好的醒脾化湿作用，可温化水湿、芳香化浊，适用于湿浊不化而引起的皮肤病。此外，理气药如木香、陈皮、枳壳、砂仁、莱菔子、香附之类可疏利气机、促进运化，并具芳香醒脾作用，故在健脾燥湿法中为良好佐药。苦寒之品如黄连、黄芩、黄柏、栀子、龙胆草也有清热燥湿作用。苦能燥湿，寒能清热，故苦寒药对脾胃湿热型尤宜。苦寒之品虽可败胃，但只要恰当配合甘温补气之品，对脾虚湿困而无热象者也有益无损，需要注意的是，用量要小，这也符合现代药理中苦味健胃的论点。

治湿时，当辨明寒热、虚实、表里、上下，湿邪侵袭，因素体不同、毒邪各异，而应辨证有别。治疗时也就有清脾除湿、健脾燥湿、疏风散寒除湿等不同方法。治湿时还应当分清脾虚和湿热的主次，灵活运用。临床上以湿夹热证、湿热内蕴最为常见，当湿热并重时宜清热利湿并用。常用的方剂有石兰草合剂（龙胆草、生石膏、板蓝根、黄芩、干地黄、牡丹皮、车前草、六一散等），适用于湿热内蕴、热盛于湿而皮肤焮红肿胀、糜烂渗出者；萆薢分清饮加减（萆薢、茯苓、车前子、茵陈、黄柏等）可清热利湿，适用于湿热互结、水湿壅盛、湿从热化而皮肤肿胀渗出者。

健脾益气与除湿利湿是两个相辅相成、紧密配合的治则，不可偏废。湿热者宜清利；寒湿者宜温燥；脉证俱实，水湿壅盛者宜泻其实，可用攻逐；脉证俱虚，形气不足者宜补其虚。上焦宜宣，中焦宜燥，下焦宜利为用药的原则。脾虚则湿生，肾虚则水泛，肺气不宣则通调失职，膀胱不利则小便不通，凡此诸脏腑皆与水湿为病有关。所以在使用祛湿法则时，联系各脏腑的关系实为关键。此外，对于阴虚津枯之证用利湿法应注意不要伤津耗液。

临床常用代表方剂如下。

除湿胃苓汤：苍术9g，厚朴9g，陈皮9g，猪苓9g，泽泻9g，赤苓9g，白术9g，滑石9g，防风9g，山栀子9g，木通9g，肉桂3g，甘草3g。

健脾除湿汤：生薏苡仁15g，生扁豆15g，山药15g，枳壳9g，萆薢9g，黄柏9g，白术9g，茯苓9g，芡实9g，大豆黄卷9g。

清脾除湿饮：赤苓9g，白术9g，苍术9g，黄芩9g，玄明粉9g，枳壳9g，泽泻9g，麦冬9g，栀子9g，生地黄30g，生甘草6g，连翘15g，茵陈12g，灯心草3g，竹叶3g。

除湿止痒汤（湿疹二号）：白鲜皮30g，地肤子15g，炒薏苡仁15g，干地黄15g，茯苓皮15g，苦参9g，白术10g，陈皮9g，焦槟榔9g。

六、调肝理脾法

调肝理脾法适用于肝郁气滞，气机不畅，脾胃虚弱之证。临床常见肝郁化火，脾虚湿蕴于肌肤诸症，如带状疱疹、神经性皮炎、皮肤瘙痒症以及气机不畅，痰滞湿阻所致的痰核流注、瘰疬肿物；或因肝郁气滞，肾水不足所致的一些色素性皮肤病，如黄褐斑、黑变病等。常用药物有柴胡、郁金、香附、青陈皮、川楝子、枳壳、厚朴、木香等。

临床常用代表方剂为逍遥散。

逍遥散：柴胡9g，当归9g，白芍9g，白术9g，茯苓9g，甘草3g，生姜3g，薄荷3g。

七、补益肝肾强筋壮骨法

补益肝肾强筋壮骨法常用于治疗因肝肾不足而导致的体弱羸瘦、面容憔悴、口干咽燥、虚烦不眠、骨蒸潮热、低热不退、腰膝痿软、手足不温、舌红少苔或舌淡体胖、脉细数无力之症。常见有两种情况，一种是素体阴虚，另一种是严重全身性或高热性皮肤病后期，伤及阴分而致阴虚。临床上常见如系统性红斑狼疮、天疱疮、白塞综合征、剥脱性皮炎及药疹后期或色素性皮肤病等。常用药物有沙参、麦冬、熟地黄、生地黄、玄参、石斛、女贞子、枸杞子、龟板、鳖甲、玉竹、墨旱莲、黄柏、知母等；此外有一些患者常出现阴阳两虚，特别常见于一些色素性皮肤病或内分泌失调引起的皮肤病如肝斑、黑变病或严重皮肤病引起的肾脏病变等。见到此情况则应阴阳双补，常加入仙茅、淫羊藿、菟丝子、补骨脂等。必要时也可用附子、肉桂等。在补益肝肾药中加入养血活血药如鸡血藤、首乌藤、赤芍、白芍等，则更有利于强筋壮骨。

临床常用代表方剂如下。

六味地黄丸：熟地黄24g，山萸肉12g，干山药12g，泽泻9g，牡丹皮9g，茯苓9g。

滋补肝肾丸：当归9g，熟地黄9g，首乌藤15g，女贞子15g，墨旱莲15g，五味子9g，北沙参12g，麦冬12g，续断15g，陈皮9g，浮小麦15g。

金匮肾气丸：干地黄24g，山药12g，山茱萸12g，泽泻9g，茯苓9g，牡丹皮9g，桂枝3g，附子3g。

八、调和阴阳顾护气血法

调和阴阳顾护气血法适用于气血虚弱或久病消耗气血，临床常见的严重皮肤病，如系统性红斑狼疮、剥脱性皮炎、天疱疮等的后期或严重感染性疾患如痈、蜂窝织炎等的恢复期。病体虚弱，正气不足，皮损颜色暗淡无光，疮口久不化脓或溃疡久不收口等，亦有因久病大病之后而致阴阳不调、气血失和、上火下寒、上实下虚、水火不济、心肾不交的严重证候，均可用此法。常用药物有黄芪、党参、沙参、首乌藤、鸡血藤、天仙藤、白术、当归、茯苓、熟地黄、黄精、赤芍、白芍、丹参、人参等。

临床常用代表方剂如下。

冲和汤：首乌藤60g，刺蒺藜60g，鸡血藤60g，丹参60g，当归30g，鬼箭羽30g。

秦艽丸：秦艽30g，苦参30g，大黄30g，黄芪60g，防风45g，漏芦45g，黄连45g，乌梢蛇肉15g。

八珍汤：当归9g，川芎6g，白芍9g，熟地黄15g，党参15g，白术9g，茯苓9g，炙甘草4.5g。

应用此法时，气虚重者可加人参6～10g，阴寒盛时可加肉桂面1.5g，余热未尽时可加双花藤15～30g。阴阳不调表现明显时可用天仙藤、鸡血藤、钩藤、首乌藤四药。

第二节　外治法

一、湿敷

中药湿敷法是采用中草药煎汤或取汁后用纱布直接敷于局部病变部位的一种治疗方法。本疗法是在传统的中草药捣烂外敷疗法的基础上发展起来的，曾广泛流传于民间，属中医外治法的“溻渍法”范畴。《外科精义》中说：“夫溻渍疮肿之法，宣通行表，发散邪气，使疮内消也。盖汤水有荡涤之功……此谓疏导腠理，通调血脉，使无凝滞也。”

根据药液温度的不同，湿敷可分为冷湿敷和热湿敷，每种湿敷又可分为开放性湿敷和闭锁性湿敷两种。此法主要是通过皮肤血管的收缩或扩张后，使之进一步反射性地收缩而达到消炎和抑制渗出的作用，又可以通过冷热减少末梢神经的冲动而达止痒的目的，还可以清除患处表面的污垢或刺激物。临床常用开放性冷湿敷。

在临床应用中，赵老等专家多根据不同病证变化，拟方遣药，并强调鲜药的应用。

（一）操作方法

（1）物品准备。准备湿敷盆（盆内放入遵医嘱配置好的药液）、湿敷垫（湿敷垫大小依冷敷面积而定）数块、塑料薄膜、绷带、一次性隔离单、干毛巾、大镊子2把和无菌手套、无菌棉球、水温计，必要时需备屏风。

（2）关闭门窗，暴露换药部位（如在隐私处须以屏风遮挡），下垫隔离单，注意保暖。

（3）用棉签蘸取甘草油清洁患处皮肤的附着物、痂皮、渗液等。

（4）将湿敷垫（6～8层的纱布垫）浸入药液中，如为开放性冷湿敷，药液温度为10℃；以双镊夹起或戴无菌手套将其挤干（以不滴水为度）后，将湿敷垫紧贴在患部（中间不能有空隙），大小与皮损处相吻合；用绷带将四肢、颜面部位的湿敷垫绑紧。

（5）隔15～20分钟更换1次，持续时间为40分钟，每日1～2次。

（二）适应证

一般来说，开放性湿敷多用于冷湿敷，主要用于皮肤潮红、肿胀、糜烂及渗出明显者，如接触性皮炎、急性湿疹、丹毒、脓疱疮等；闭合性湿敷多用于热湿敷，主要用于慢性肥厚、角化性皮损，或有轻度糜烂、少量渗液者，如慢性单纯性苔藓、慢性湿疹等。

（三）禁忌证

疮疡脓肿迅速扩散者不宜湿敷。

（四）注意事项

（1）湿敷面部时，在相当于眼、鼻、口的部位将湿敷垫剪孔，露出鼻孔，以免影响呼吸。耳部湿敷时，外耳道可酌情塞棉球，以防溶液流入耳道。

（2）操作时湿敷垫与患处皮肤之间应紧密接触，特别是头面、腋窝、阴囊处。

（3）对于耳后、颜面、肛周、外阴、指缝间等部位，应特别注意面积不可过大；如若大面积湿敷时，注意不要超过身体面积的1/3；超过此面积时，可分批湿敷。

（4）由于婴儿、老年人对冷热的耐受力差，反应迟钝，描述耐受力不准确，因此在治疗过程中要加强巡视，注意观察局部皮肤变化。冬季最好勿在颈、心前区等部位应用冷湿敷。

（5）湿敷溶液有可能引起个别患者的不良反应，如炎症加重、渗液增多或出现过敏反应，应注意观察，及时报告医生，协助对症处理。

（6）湿敷垫如反复使用，应清洗晾干后，高压灭菌消毒。操作时注意消毒隔离，避免交叉感染。

（五）常用药物

湿敷所用药物，一般应选择具有清热、渗湿、收敛作用的中草药，如龙胆草、马齿苋、黄柏、苦参、生地榆、土大黄、千里光、蛇床子、虎杖、明矾、鬼箭羽、野菊花、徐长卿、桑叶等，将药物水煎为2%～5%溶液，或用水浸液，可起到抗菌、收敛、止痒、消炎的作用，均有较好疗效。

附：热罨包

热罨包属于封闭式冷热交替湿敷，是利用其冷热交替作用达到改善末梢血管舒缩功能的目的，有助炎症的减轻与消散的一种皮肤科外治方法。

热罨包的作用主要表现在：由于热的蒸发和棉花纤维的引流作用，可吸附疮面渗液及分泌物；罨包湿敷时，由于热的作用，可抑制皮肤末梢神经的病理性冲动，故止痒效果好，热又能使部分血管扩张，促进血行，使炎性浸润消散，提高局部白细胞的吞噬作用，改善机体抗菌能力；罨包作用一定时间后，逐渐由热变冷，由于冷热交替作用，可改善末梢血管的舒缩功能，有助炎症的减轻和消散；且由于罨包绷带的加压作用，可促使药物透入皮肤；同时罨包还可以保护创面，隔绝外界刺激，防止继发感染。

（一）操作方法

（1）物品准备。准备湿敷垫数块、绷带数根、一次性隔离单、治疗巾、干毛巾、长把镊子、湿敷盆、塑料薄膜（带孔）、根据医嘱配置的药液（将药液加热至50℃），必要时备屏风。

（2）备齐用物，注意药液温度，防止烫伤。

（3）以镊子夹起或挤干敷垫（以不滴水为度）。将湿敷垫紧敷在患者患处，外用带孔的塑料薄膜将湿敷垫严密包住，后用绷带绑紧。

（4）每隔1个小时更换1次，持续时间为2个小时。操作中注意局部皮肤变化及观察患者的生命体征，注意为患者保暖。

（二）适应证

热罨包适用于急性湿疹或其他急性炎症性皮肤病渗出显著、瘙痒剧烈时；亚急性皮肤炎症，局部血行不畅，且有瘀血情况时；慢性溃疡，有脓性分泌物、肉芽不新鲜者以及有皮下刺激性炎症浸润硬结的患者。

（三）禁忌证

疮疡脓肿迅速扩散者不宜湿敷。

（四）注意事项

（1）药液的温度为50℃，不宜过热，避免烫伤患者，老年人及幼儿对热的耐受性差，温度宜偏低。

（2）操作时要先用湿敷垫触及患者皮肤，询问患者是否能够耐受。操作中间更换湿敷垫时要重新加热，湿敷垫要紧密贴于皮损处，塑料薄膜要用针扎出多个小孔。

（3）视局部炎症轻重程度，一般每隔1个小时更换1次，持续时间为2个小时。若炎性渗出明显时，敷料更换时间可适当缩短，否则，不仅使效果减低，且可使敷料黏着于糜烂的皮损面，增强对糜烂面的刺激。

（4）对于耳后、颜面、肛周、外阴、指趾等部位，罨包时应以棉花浸湿药液垫于凹陷部，使敷料密着于皮损面。对颈、胸等部位应用时，缠包绷带的松紧度应适宜，以患者感到舒适为度。

（5）关于罨包所用棉花的厚度以及敷料更换的一些问题。热罨包所用棉花的厚度应适宜，过薄则药液易于蒸发，湿度亦不易保持，所用棉花以3～4cm厚为宜（挤拧后约2cm厚）。如皮损有糜烂时，在更换敷料时徐徐取下，如发现敷料黏着皮面时，可于敷料上滴注药液，使其浸透，然后轻轻取下，切勿强行剥取，以免损伤皮损表面。

（6）如脱脂棉不易备办时，亦可用清洁柔软毛巾（毛巾以纯棉、白色为宜，如有吸水力较强的新毛巾更好）折叠为4～6层，以代替脱脂棉，但其效果稍逊于脱脂棉。

（7）操作过程中应密切观察，加强巡视，患者如有不适反应，应立即停止操作，并报告医生协助对症处理。

（五）常用药物

同湿敷。

二、倒膜

倒膜又称为硬膜，主要由熟石膏、矿物粉、药物或护肤品组成，具有升高皮肤温度、促进血液循环的作用。倒膜疗法是将护肤品或药物、按摩及理疗有机地结合起来，以达到治疗损美性皮肤疾病和改善皮肤状况的一种治疗方法。

倒膜可分为热倒膜和冷倒膜两种。热倒膜可扩张毛细血管、改善微循环、促进护肤品或药物的吸收，主要用于黄褐斑、慢性皮炎等治疗。冷倒膜有消炎、消肿、止痒、杀菌等作用，可用于寻常痤疮、脂溢性皮炎、激素依赖性皮炎等的护理。

（一）操作方法

1. 准备工作

（1）准备材料及用具。材料包括洗脸盆、温水、棉片、乙醇、调膜碗、倒膜棒或小软刷、面巾纸、各种膜粉、头巾、肩巾。

（2）包头巾、搭肩巾。患者躺下后将头巾包好，肩巾搭上。

（3）卸妆、洗面。倒膜前必须彻底清洁倒膜部位的皮肤。

（4）上纸巾。将面巾纸对折成三角形，用折边将头巾保护好。

（5）上底霜。一般的面膜、软膜涂敷前无须上底霜，只有硬膜涂敷前应在倒膜部位的皮肤上用营养霜或专用底霜打底，眼周搽眼霜，底霜应涂抹均匀。可将湿纱布剪出气孔，盖在面上进行倒膜，以便于清洗。

（6）调膜。除膏状面膜可直接涂敷而无须调制外，其余的硬膜、软膜以及面膜粉都要加水调成糊状再使用，调膜器具应消毒，调膜时动作要迅速，需在 1 分钟内完成。

2. 倒膜的方法

用消毒后的小软刷或倒膜棒将调成糊状的膜直接涂敷，涂敷顺序为额、面颊、鼻、下巴、颈、口周，涂敷走向是从中间到两边。涂硬膜时眼眉处和唇部应用湿棉片遮盖，将鼻孔留出，全脸涂满；涂面膜和软膜时，眉毛、眼周和唇应留出不涂膜。眼部可用专用眼膜涂敷。

（二）适应证

倒膜疗法适用于痤疮、脂溢性皮炎、激素依赖性皮炎、扁平疣、黄褐斑等皮肤疾病。

（三）注意事项

（1）天气冷时可用温水调医用石膏，以达到最佳效果。石膏倒膜后作用不能少于 30 分钟，以 35 分钟为宜。

（2）不能平卧的心肺疾病、呼吸道感染以及面部多发性皮炎、化脓性炎症、传染性疾病及皮肤过敏性疾病患者应禁用。

（四）常用药物

倒膜疗法的常用药物是茵陈、黄芩、黄连、黄柏、大黄、白花蛇舌草，以及金银花、蒲公英、紫花地丁等具有清热解毒、活血化瘀、抗炎收敛作用的药。

三、邮票贴敷

疱病清疮贴敷法是对局部皮损进行清洁处理后，再用被药液浸湿的单层纱布平整的贴敷于创面上，其所用纱布的大小类似于邮票，贴敷时要求纱布与疮面的面积相吻合，故也将其称之为邮票贴敷法。此换药方法的优势在于单层纱布附着力强、透气性好；纱布上浸有抗菌的药液，具有抗感染的能力；当其贴敷于受损的部位时起到了类似于表皮的作用，能有效地保护疮面、控制感染，从而加速了上皮的新生，促进了皮损的愈合。此法是大疱性皮肤病治疗中不可低估的有效方法之一，也是赵炳南皮肤科流派治疗水疱、大疱样皮损的特色疗法，解决了外治护理中的一个难题。

（一）基本操作方法

（1）物品准备。一次性无菌弯盘 2 个、镊子 2 把、无菌剪刀 1 把、无菌棉球若干、无菌纱布若干，一次性隔离单 1 个、无菌手套、遵医嘱配置好的药液（庆大霉素、小檗碱、乳酸依沙吖啶溶液等），必要时备屏风。

（2）关闭门窗，根据皮损部位协助患者摆好舒适的换药体位，暴露换药部位（如在隐私处须以屏风遮挡），下垫隔离单。

（3）操作时先用无菌盐水浸湿的棉球将皮损处清洁干净。必要时先行分泌物培养。如疮面上原有纱布，要先用棉球将纱布浸透，以便揭下；干燥翘起的痂皮或纱布，应用棉球浸湿后剪掉。皮损处若有疱液清的水疱可用注射器将疱液抽出，保持疱壁完整，避免诱发感染。脓疱或血疱则需用无菌剪刀沿疱壁底部剪开，将疱壁完全清除干净，暴露出基底部的疮面，用盐水棉球将脓液及血液清洁干净。

（4）用无菌剪刀将纱布剪成大小与皮损疮面相当的纱布块，并用药液浸湿，然后用小镊子夹住单层纱布，平整的贴敷于暴露的疮面上。

（5）换完一侧后再换对侧，步骤同前。

（6）贴敷完成后，协助患者摆好舒适体位。必要时使用支被架，整理床单。详细询问患者的主诉，注意换药后的反应。

（7）一般来讲，贴好的药物纱布附着牢固，在次日换药时，若纱布干燥无感染可直接在纱布上淋洒药液，边缘翘起的部分用剪刀剪除；若纱布下面有脓液溢出或附着不牢，同时伴有皮损周围红晕者，说明有继发感染，应将纱布取下，更换新的纱布。

（8）严格执行操作规程，疮面要清洗干净，头面部位的皮损换药时，应嘱患者闭眼，避免药液流入，刺激眼睛引起不适；皮损在头皮部位时应先剪去头发；换药中勿损伤新生肉芽组织，动作要轻柔，纱布要浸透才能揭掉，以减轻患者的痛苦。

（二）药物配制

一般可直接应用0.9%氯化钠溶液。也可根据分泌物培养结果，应用敏感抗生素（多采用庆大霉素注射液）结合0.9%氯化钠溶液。药液要现配现用，不能超过24小时。

（三）适应证

天疱疮、带状疱疹等有水疱、脓疱、血疱的皮损和局部表皮剥脱的皮损。

（四）注意事项

在疱病清疮贴敷操作中，要注意严格执行无菌操作技术，所有物品每人一套，用后敷料、换药盘、镊子放焚烧袋内统一销毁。剪刀用500mg/L的健之素消毒剂浸泡30分钟，再用清水清洁，擦干，送消毒室高压灭菌，防止交叉感染。

操作前要注意调节室温，操作中注意患者保暖。在换药期间应密切注意皮损的变化，直至皮损处干燥结痂，疱病清疮贴敷即可停止。

四、中药穴位贴敷

中药穴位贴敷法是根据患者所患病证选取不同的中药配方，将药物贴于患者经穴部位，以发挥疏经通络、祛风逐湿、利气导滞、活血祛瘀、散结止痛、止痒、安神等功效的一种外治法。

（一）操作方法

（1）物品准备。准备治疗盘、药物、贴膜、剪刀、纱布、胶布、棉签等材料。

（2）患处要保持清洁干燥；贴敷药膏时周围皮肤出现过敏反应，如皮肤发红、丘疹、水疱、痛痒等，应立即取下膏药，通知医护人员。

（3）清洁局部皮肤，必要时剃去毛发，如有膏药痕迹可用医用汽油等擦拭。

（4）用棉签取药膏均匀涂抹于贴膜上，贴于选取的患者穴位上。

（二）适应证

本法根据不同中药配方，适用于多种疾病的治疗。

（三）禁忌证

对某种药物过敏，易起丘疹、水疱的患者应慎用本法。

（四）注意事项

（1）贴药时间一般为6～8个小时，需按时取下，每日更换1次。

（2）除去膏药后，如有残留的膏药，应用酒精擦拭痕迹。

（3）注意患者用药后的反应，敷贴膏药后若周围皮肤出现过敏反应，如皮肤发红、丘疹、水疱、痛痒等，应立即取下膏药，通知医生。

五、黑布药膏疗法

黑布药膏是赵炳南先生在行医过程中收集的一个民间的有效家传秘方，用于治疗“背痈”等化脓性疾病的一种外治方法。它用药工艺手法独特，是赵老创制的“三大特色外治疗法”之一，具有破瘀软坚、聚毒催脓的功用，对于结节囊肿、瘢痕疙瘩等坚实顽固疾患有奇效。

（一）黑布药膏的制作

1. 药物组成

老黑醋2500ml，五倍子840g，金头蜈蚣10条，蜂蜜180g，梅花冰片3g。

2. 制法

将盛有黑醋的砂锅置于火上熬开30分钟后，加入蜂蜜再熬至沸状，用铁筛将五倍子粉慢慢撒入，边撒边顺着同一方向搅拌，撒完后改为文火熬成膏，离火再加入蜈蚣粉和梅花冰片，搅匀即成。做成的黑布药膏质量要求光亮、黑润，储存瓷罐或玻璃罐中备用（勿用金属器皿储存）。

（二）操作方法

（1）物品准备。准备治疗盘、一次性无菌弯盘1个、镊子2把、无菌剪刀1把、无菌盐水及75%酒精棉球若干、干棉球若干、换药碗1个（内盛茶水）、黑布药膏罐、经消毒处理的黑布或多层无菌纱布垫、软膏刀、软膏板、胶布、绷带、一次性隔离单1个。

（2）贴敷药膏处要保持局部干燥。如用药后局部有瘙痒、疼痛等不适，及时通知医护人员。

（3）以盐水棉球清洁患处周围健康皮肤，将患处按无菌换药法清洁干净。

（4）将经消毒处理的黑布置于软膏板上，用软膏刀将药膏均匀涂于黑布上，厚度为2～3mm，然后敷于患处，用胶布固定。也可在清洁患处皮肤后将此药外涂2～3mm厚，用黑布或厚布盖上。

（三）适应证

本法适用于瘢痕疙瘩、疖、痈、毛囊炎初起及乳头状皮炎等皮肤病。

（四）禁忌证

急性炎症和糜烂渗出性皮肤病禁用。

（五）注意事项

（1）每2～3日换药1次，化脓性皮肤病每日换药1次。

（2）疖肿溃破周围渗出液较多者慎用。

（3）黑布药膏宜储存于搪瓷罐或玻璃罐中备用，勿用金属器皿储存和金属器械涂药。

六、拔膏疗法

拔膏疗法是赵炳南先生在1958年根据临床实际需要，吸收了前人的经验，不断摸索和改进而创制的可改善局部血液循环、促进炎症吸收、软化角质和瘢痕的一种皮肤科外治疗法。拔膏疗法就是使用黑色拔膏棍、脱色拔膏棍与稀释拔膏，温热后外贴患处，治疗某些皮肤病，其药味组成和剂型源于古代的膏药。其用药繁多，工艺复杂，操作手法独特，是赵老“三大特色外治疗法”之一。

（一）药物组成及制法、功用

拔膏有黑色拔膏棍、脱色拔膏棍与稀释拔膏三种。其基本药物（群药）组成相同，但是由于所加的基质类药物不同，而各有其特点。

1. 药物组成

（1）群药类。群药类包括鲜羊蹄根（土大黄）、鲜羊蹄梗、鲜羊蹄叶、大风子、百部、皂角刺各60g，鲜凤仙花、羊踯躅花、透骨草、马钱子、苦杏仁、银杏、蜂房、苦参子各30g，穿山甲（属于保护动物，现一般用5～15g皂角刺替代）、川乌、草乌、全蝎、斑蝥各15g，金头蜈蚣15条。

（2）药面类。药面类包括白及面30g，藤黄面、轻粉各15g，硇砂面10g。

2. 制法

将香油4000g，生桐油1000g倾入铁锅内，浸泡群药后，文火炼成深黄色，离火后过滤，再将药油置武火熬炼至滴水成珠（温度约为240℃），然后下丹。

黑色拔膏棍：每500g药油加樟丹300g，药面90g，松香60g。

脱色拔膏棍：每500g药油加官粉420g，樟丹60g，药面60g，松香60g。

稀释拔膏：每500g药油加樟丹30g，官粉210g，药面30g，松香60g。

3. 功用

拔膏疗法总的作用为杀虫、除湿、止痒、拔毒提脓、通经止痛和破瘀软坚。其中，黑色拔膏棍作用较强；脱色拔膏棍作用与之相同，因脱去黑色，外贴时较为美观；稀释拔膏作用较为和缓。目前北京中医医院皮肤科临床较为常用的是黑色拔膏棍。

（二）操作方法及用法

1. 操作方法

（1）物品准备。治疗盘内盛酒精灯、火柴、胶布、剪刀、棉签、75%酒精、医用汽油、药膏（黑色拔膏棍）。

（2）贴敷药膏处要保持局部干燥。如用药局部有痒痛、水疱等不适，及时通知医护人员。

（3）用75%酒精消毒皮肤，将2cm宽的胶布沿患处贴于正常皮肤上，以保护正常皮肤。

2. 用法

（1）热滴法。用胶布保护正常皮肤，拿取拔膏棍的一端，将药棍另一端放在酒精灯上热熔后，对准皮损使药物滴于患处，上敷胶布。本法适用于角化浸润明显且面积较小的皮损。

（2）摊贴法。准备方形胶布一块，大小以患处而定，将热熔后药物滴于胶布上，迅速贴敷于患处。本法适用于面积较大的皮损。

（3）蘸烙法。将药棍一端热熔后对准皮损，快速烙贴患处，上敷胶布。本法适用于孤立散在的角化性小面积皮损。

（三）适应证

本法适用于带状疱疹后遗神经痛、神经性皮炎、毛囊炎、结节性痒疹、寻常疣、鸡眼、甲癣、瘢痕疙瘩及大部分肥厚性角化性皮肤疾患。

（四）禁忌证

急性炎症和糜烂渗出性皮肤病禁用。

（五）注意事项

（1）每3日更换1次，方法同上。换药时如遇遗留的胶布印迹应用棉签蘸医用汽油擦拭干净。

（2）拔膏贴敷皮肤时要温热适宜，防止烫伤。

（3）正常皮肤如局部出现小水疱，不必处理，可自行吸收；若水疱较大，消毒局部皮肤后，用注射器吸出液体，覆盖消毒敷料。

七、熏药

熏药疗法是在灸法的基础上发展起来的治疗外科疾病和皮肤科疾病的一种外治法。民间流传有用桑枝、谷糠、草纸等各种中药配方点燃后烟熏治疗疾病的方法。赵老学习并总结发展了这种疗法，将其应用于治疗皮肤疾患上，并不断改良熏疗器具。熏药疗法多用于慢性肥厚性皮损，或慢性溃疡、久不收口的阴疮寒证、久不愈合的手术后窦道等的治疗，效果显著。

（一）药物组成

1. 癣症熏药

【组成】苍术9g，黄柏9g，苦参9g，防风9g，大风子30g，白鲜皮30g，松香12g，鹤虱草12g，五倍子15g。

【功效】除湿祛风，杀虫止痒，软化浸润。

2. 回阳熏药

【组成】肉桂10g，炮姜10g，人参芦10g，川芎10g，当归10g，白芥子30g，蕲艾30g，白蔹15g，黄芪15g。

【**功效**】回阳生肌，助气养血。

3. **子油熏药**

【**组成**】大风子 30g，地肤子 30g，蓖麻子 30g，蛇床子 30g，蕲艾 30g，苏子 15g，苦杏仁 15g，银杏 12g，苦参子 12g。

【**功效**】软坚润肤，杀虫止痒。

（二）基本操作手法

（1）纸卷法。用易燃的草纸卷药燃熏。

（2）火盆熏法。在已燃的煤球上撒药末燃熏。

熏的距离以不觉灼热为宜，每次 15～20 分钟，每日 1 次或 2 次为宜，熏完后局部表面有一层黄色烟油，不应擦掉。生于面额部及身体皮肤凹面处的损害不宜采用火盆熏法，宜用纸卷法。

（三）适应证

（1）癣症熏药适用于神经性皮炎、慢性湿疹、外阴瘙痒症、皮肤淀粉样变，以及其他慢性肥厚性、瘙痒性皮肤疾患等。

（2）回阳熏药适用于慢性溃疡、窦道久不收口、属阴寒之证。

（3）子油熏药适用于银屑病、鱼鳞病、皮肤淀粉样变。

（四）注意事项

（1）治疗慢性顽固性病损要有信心，坚持治疗。

（2）皮肤有急性或亚急性皮损不可熏。

（3）熏药疗法一般没有不良反应，但对严重高血压、心功能不全、喘证、孕妇、身体虚弱者、对熏药烟味不能耐受者要慎用或禁用。

（4）皮损粗糙肥厚者，熏时宜浓烟高温，应注意勿引起烧烫伤。

（5）熏完后皮损表面往往有一层油脂（烟油），不要立即擦掉，保持时间越久，疗效越好。

（五）熏药使用经验

（1）方法简便，经济实用，易于推广。熏药疗法经多年来的临床使用已逐步成为我们外治法的一种独特的给药途径。该法适用于多种顽固性、慢性皮外科病证。在中药烟熏之后，可以不用敷料保护或配合其他相应外用药，也未见不良的反应。

（2）对于角化过度和瘙痒明显的皮肤病，止痒和软化皮肤作用较好。一般轻症熏药五次后，瘙痒减轻，皮疹有白色落屑失去原来光泽；有的熏药十次后，瘙痒即止；皮肤粗糙而厚者20余次后，皮肤明显变软变薄。

本法在临床使用过程中，往往一开始疗效较快，但使用一个阶段后见效渐慢；如果中断治疗，便会前功尽弃，坚持使用，才能治愈。

（3）皮损较大而且粗糙变厚者，熏疗时应浓烟温度高，但也不能过高，一般50～70℃为宜。应经常用手试温，以免引起烧伤。

（4）熏完后，皮损表面往往有一层油脂（烟油），不要立即擦掉，保持时间越久，治疗作用越好。

（5）临床实践证实，熏药的药烟并无任何毒性，对人体也没有任何严重的损害。尤其是药卷烟熏，因其烟熏部位比较集中，烟量不大，不会引起剧烈的反应。但是由于药味组成中大都是祛湿杀虫的药物，因此在药烟中也含有一些刺激性臭味，对呼吸道黏膜、眼结膜有一定的刺激，个别患者可能引起轻微的头痛、咳嗽及眼结膜的不适，停止烟熏后很快就会消失。

但为了慎重起见，一般严重高血压、孕妇和体质较弱的患者慎用或禁用。对于病损比较局限的患者，根据其耐受情况适当地缩短熏疗时间。对于急性炎症性皮损，一般禁用。

八、搓药

搓药法是把药丸放在皮损处或穴位上，稍加力滚动搓擦的治疗方法。本方法通过持续加压可使药丸内的药物不断缓慢释放，同时对穴位或患处产生轻柔的压迫及刺激作用，因而有利于药物的透入，并通过经络作用，而起到调整人体生理功能平衡的作用。

（一）操作方法

（1）合掌搓法。将药丸放到左、右手掌心之间，然后稍用力合掌滚动搓之，至仅余药物残渣为止。每日2～3次，2周为1个疗程。

（2）膻中穴搓法。以手心托药丸对准膻中穴，然后稍用力，滚动搓之，至仅余药物残渣为止。每日1次，2周为1个疗程。

（3）皮损搓法。将药丸放到皮损上。用手掌压住，然后稍用力，滚动搓之，要均匀搓遍皮损，至余留药物残渣为止。每日1次，2周为1个疗程。

（二）适应证

（1）局限性慢性肥厚、浸润性皮肤病，如慢性皮炎、银屑病、皮肤淀粉样变等。

（2）顽固瘙痒性皮肤病，如皮肤瘙痒症等。

（三）注意事项

（1）急性皮肤炎症忌用。

（2）糜烂、渗出皮损忌用。

（3）搓药时不能用力过猛，以防把皮肤搓破。

（4）对汞过敏者忌用含汞的搓药。

（5）治疗完毕，及时洗手。

（四）技法要点

（1）搓药时手掌用力要轻巧、均匀，以药物在手掌处滚动为主。

（2）搓皮损时，要按一定顺序，以免有遗漏的部位。

九、药线（药捻）

药捻又称药线，是用棉纸、棉花、丝线等裹药或蘸药制成线状，或直接用药粉加水搓成细条而成。药捻因其形状细长，适合把药直接用到疮口上，可使疮面深的部位引流通畅，又不损伤新鲜疮面，防止疮口假愈合。本法随所含药物的不同而有化腐拔毒、生肌长肉、收敛伤口、回阳生肌等不同作用，多用于窦道、瘘管、疮疡溃后久不收口者。

（一）药线的作用

（1）药线本身有物理引流的作用。

（2）药线中药物有清热、解毒、化腐、提脓、生肌等作用。

（3）抗菌实验表明，回阳生肌药线及红血药线所含药粉对金黄色葡萄球菌、溶血性链球菌及铜绿假单胞菌有抗菌作用。

（二）药物组成及适应证

1. **甲字提毒药捻**

【组成】什净轻粉30g，京红粉30g，冰片6g，麝香0.9g，朱砂9g，血竭12g，琥珀9g。

【制法】 以上7味药混合研成细面，用棉纸卷成纸捻。

【功效】 化腐，提毒，生肌。

【用法】 用甲字提毒药捻按需要长度剪成小段，用镊子夹持插入伤口内，至底部稍提出半厘米。

【注意事项】 对汞过敏及新鲜肉芽创面者禁用。

2. 甘乳药捻

【组成】 炉甘石6g，龙骨6g，赤石脂6g，海螵蛸6g，乳香6g。

【制法】 以上5味药混合研成细面，用棉纸卷成纸捻。

【功效】 收敛伤口，生肌长肉。

【适应证】 久不收口的窦道、瘘管。

【用法】 用甘乳药捻按需要长度剪成小段，用镊子夹持插入伤口内，至底部稍提出半厘米。

十、引血疗法

引血疗法又称刺血、刺络法，是中医传统的外治法。本法是根据“血实宜决之”“其受邪气蓄则肿热，砭射之也”的治疗原则而直接针刺于络脉，使之出血的一种外治法，适用于疮面经久不愈属阴证、虚证、寒证的慢性下肢溃疡（锁口疮）。引血疗法通过针刺其局部瘀积的血，可以“通其经脉，调其血气”，激活慢性溃疡的僵化状态，变静为动，变瘀为通，从而使血脉流行，营复滋养，阴阳调和，达到回阳化腐、生肌长肉固皮的目的。

（一）操作方法

（1）物品准备。准备治疗盘、弯盘、镊子、盐水棉球、三棱针、棉签、剪刀、无菌纱布、胶布、手套、一次性隔离单等材料。

（2）关闭门窗，根据皮损部位协助患者摆好体位，暴露换药部位，下垫隔离单。

（3）以盐水棉球清洁患处周围健康皮肤。

（4）消毒伤口周围皮肤，用镊子去除疮口边缘的锁口皮。

（5）取三棱针沿疮面周围快速垂直啄刺，针法由密至疏，由深至浅，针距0.3～1cm，以拔针见血如珠为度。

（6）引血完毕，用消毒棉球将出血部位擦干净，按外科换药法将疮面用红纱条包扎。

(7) 观察病患情况，针刺疮面力度以患者耐受程度为准。

(二) 适应证

引血疗法临床多用于流火（丹毒）、红丝疔（急性淋巴管炎）、炸筋腿（下肢静脉曲张），其中缠腰火丹（带状疱疹）引起的慢性下肢溃疡应用此法效果最佳。

慢性下肢溃疡因发于形似镰刀的胫骨两侧，故又名“臁疮”，在女性又称为“裙边疮”“裙风”“裤口疮”，其顽疮久不收口，如同被锁住而称其为“锁口疮”。因其病程长久，好发于多筋、多皮、多骨、少气、少血之处，疮面经久不愈合，周边可见形似橡皮圈灰白色厚坚皮称之为“锁口皮”，疮周乌黑僵硬，斑斑沉着，肉芽晦暗，脓汁稀少。

(三) 禁忌证

应用本法时，需注意观察疮面以辨虚实，并遵循“三不用”原则，即无锁口皮不用、疮面塌陷者不用、疮面周围无紫色瘀斑者不用。

(四) 注意事项

(1) 针刺时以拔针见血如珠为度。

(2) 每周 2 ~ 3 次，待疮周转至红色为止。

十一、药浴

中药药浴（简称药浴）是在浴水中加入一定量的中草药，以适当的温度通过一定的方法洗浴全身或局部，以达到缓解疾病的一种外治方法。广义药浴是运用中药配制的药液，通过湿敷、熏洗、熏蒸、淋洗、浸浴等方法进行全身或局部洗浴；狭义药浴是运用中药煎煮取汁，将躯体及四肢浸泡于药液中的方法，即浸浴疗法。

根据范围不同，药浴可分为全身沐浴和局部洗浴。全身沐浴又可分为全身擦洗、全身淋洗、全身浸洗和全身熏洗等。局部洗浴又分局部擦洗、局部淋洗、局部浸洗、局部熏洗和局部荡洗等；根据药浴部位的不同而分为头面浴、目浴、手足浴、坐浴等；根据有效成分不同，分为淀粉浴、硫黄浴、糠浴等。赵老、张老等还创制了一系列疗效显著的洗浴方药。

（一）全身洗浴

本法是借浴水的温热之力及药物本身的功效，使周身腠理疏通，毛窍开放，起到发汗退热、祛风除湿、温经散寒、疏通经络、调和气血、消肿止痛、祛瘀生新等作用。

（1）全身擦洗。适用于全身广泛性瘙痒、抓痕血痂，如泛发性皮肤瘙痒症等。

（2）全身淋洗。适用于全身多数水疱、脓疱皮损，如天疱疮、类天疱疮继发感染、脓疱型银屑病等。

（3）全身浸洗。适用于全身多数粗糙、角化、脱屑、肥厚、苔藓化皮损，如泛发性神经性皮炎、泛发性银屑病等。

（4）全身熏洗。适用于全身皮肤广泛硬化及某些感染、瘙痒，如系统性硬皮病、疥疮等。

（二）局部洗浴

本法是借助热力和药物的综合作用，直透局部皮肤腠理，而发挥清热解毒、消肿除湿、祛风杀虫、止痒、活血行气、软化角质、祛腐生肌等作用，从而达到治疗目的。

1. 按方法分类

（1）局部擦洗。适用于局部瘙痒，如局限性皮肤瘙痒症等。本法多选用具有养血活血、润肤止痒功效的中药，药液浓度较高，药液量较少，流动性亦较小，可根据需要选择药液的温度。

（2）局部淋洗。适用于脓疱、脓痂，如趾间浸渍型手足癣、手足癣继发感染等。本法多选用具有燥湿杀虫、清热解毒、散风止痒功效的中药，药液浓度中等，药液量较多，流动性亦较大，根据需要选择药液的温度。

（3）局部浸洗。适用于角化、粗糙、肥厚、脱屑、深在性水疱，如汗疱疹、汗疱型手足癣等。本法多选用具有活血化瘀、养血滋阴、解毒止痒功效的中药，药液浓度中等，药液量较多，无流动性，根据需要选择药液的温度。

（4）局部熏洗。适用于角化、粗糙、肥厚伴色素沉着者，患处皮肤多有硬化，如局限性神经性皮炎、冻疮、角化型手足癣、局限性硬皮病等。本法多选用具有活血化瘀、燥湿杀虫、温经止痒功效的中药，药液浓度中等，药液量较多，药液温度高时，利用蒸汽的作用进行熏蒸，药液温度降低时可进行淋洗或泡洗，药液有一定的流动性，多根据需要选择偏热的药液。

（5）局部荡洗。适用于皮肤窦道，如坏疽性脓皮病、皮肤结核等。本法多选用具有除湿解毒、化腐生肌功效的中药，药液浓度较高，药液量较少，流动性大，多根据需要选择偏温的药液。

2. 按部位分类

（1）头面浴。头面浴主要是将中药浴液倒入清洁消毒的脸盆中，待浴液温度适宜，进行沐发、洗头、洗面。该浴法在面部皮肤美容及护发、美发方面具有显著的疗效，同时对头面部疾病也有治疗作用。其注意事项为沐发洗面时要注意避风受寒，同时也应注意防止浴后受风，面部急性炎症性渗出明显的皮肤病应该慎用。

（2）目浴。目浴是将煎剂滤清后淋洗患眼，洗眼时可用消毒纱布或棉球渍水，不断淋洗眼部；亦可用消毒眼杯盛药液半杯，先俯首，使眼杯与眼窝缘紧紧靠贴，然后仰首，并频频瞬目，后进行眼浴，每日 2～3 次，每次 20 分钟。临床运用此法多是先熏后洗，可使药物直接作用于眼部，达到疏通经络、退红消肿、收泪止痒等效果，由于药液的温热作用，亦可使眼部气血流畅。该法使用时要注意药液温度不宜过高，以免烫伤；洗剂必须过滤，以免药渣进入眼内；同时，一切器皿、纱布、棉球及手指必须消毒，尤其是眼部黑暗有陷翳者，用洗法时更须慎重；眼部有新鲜出血或患有恶疮者，忌用本法。

（3）手足浴。该疗法是临床经常使用的治病护肤的方法。手部洗浴除可治疗皮肤病、软组织损伤等外，还具有护肤保健作用。手的美感是洁净、细嫩和滋润，适度地洗浴手部，不仅能清洁皮肤，而且有防止皮肤老化的作用。洗浴足部要用温水，而不能使用冷水，洗完或泡好后要擦干，不要受凉。四肢洗浴要根据患病部位的不同，来决定药液量的多少，洗浴的方法是浸泡、淋洗或半身沐浴。若治疗癣类皮肤病，可将药物浸泡在醋液中，或煎汤后加醋，制成药溶液进行洗浴。治疗股癣，浸洗液浓度不能过高。

（4）坐浴。坐浴是用药物煮汤置盆中，让患者坐浴，使药液直接浸入肛门或阴部，以治疗某些疾病的方法。该法可使药液直接作用于病变部位较长时间，并借助热力，促使皮肤黏膜吸收，从而发挥清热除湿、杀虫止痒、活血化瘀、收涩固脱等作用。药汤温度要适宜，坐浴时不可太热，以免烫伤皮肤或黏膜，也不可太冷，以免产生不良刺激，一般以 40～50℃为宜。对肛周脓肿已化脓者，则应先经手术切开引流后，再用坐浴疗法。

（三）药浴的作用

药浴过程中，存在着药物的吸收及水的理化刺激，因此中药药浴是药物治疗与物理治疗的协同，具有疏通经络腠理、活血化瘀、通行气血、清热解毒、消肿止痛、杀虫止痒等作用。

清洁作用：因所用药物不同，药浴又有消毒、杀菌、杀虫、收敛、止痒、消炎、抗皮脂溢等不同作用，清洁可提高治疗作用。在上药前，将皮损上的痂皮和以前涂用的药物清除后，可增加新上药物的吸收；在进行紫外线照射时，可增强紫外线的治疗作用。对有渗出的皮肤病，将渗出物清除后，可减少细菌的感染，减少渗出物分解后的产物对皮肤的刺激，减少分解物被吸收后诱导皮肤致敏的机会。

温度作用：温水浴的水温为36～37℃，具有良好的镇静、止痒、安抚作用。热水浴的水温为38～40℃，可使皮肤充血，改善皮肤血液循环、改善体内氧化过程、促进新陈代谢功能、促进浸润的吸收。

药物作用：中药药浴以不同中草药配伍组方而成，在治疗皮肤病方面具有更强的针对性和灵活性。

（四）药浴的作用机制

1. 整体作用机制

药浴的整体作用是指药物通过皮肤、孔窍、腧穴等部位的直接吸收，进入经脉血络，输布全身而发挥其药理效应。近年来，人们对中药药浴外治机制的研究也在不断深入，认为药浴外治除直入血液循环发挥其本身的药理作用外，还能调整各系统组织器官功能和机体免疫功能。中药经皮肤吸收的途径有以下几方面。

（1）药物通过皮肤黏膜吸收。药物可通过角质层转运（包括细胞内扩散、细胞间质扩散）和表皮深层转运而被吸收，另外角质层经水合作用，又可使药物通过一种或多种途径进入血液循环。

（2）药物对皮肤局部的刺激。药浴刺激可使局部血管扩张，促进血液循环，改善周围组织营养，从而起到消肿作用；另外通过药物作用于局部而引起的神经反射可激发机体的自身调节作用，促使机体某些抗体的形成，借以提高机体的免疫功能。总之，通过皮肤的刺激作用，可达到调整脏腑功能、防治疾病、恢复健康的目的。

2. 局部作用机制

药浴的局部作用，是指中药对病灶局部发挥的保健和治疗作用。中药药浴将药物作用于局部组织，可使局部组织内的药物浓度显著高于其他部位，故局部疗效明显，而且收效迅捷。近年来的药理研究表明，黄连、黄芩、黄柏、金银花、板蓝根、大青叶等中药，均有抗菌、抗病毒的化学成分，因此对局部有良好的抗感染作用。蛇床子、苦参、百部、土槿皮等中药，对皮肤真菌有杀灭或抑制作用，常被用于癣类、妇科霉菌性阴道炎等疾病的治疗；通过对此类药物祛腐生肌作用的研究发现，此类药物还有促进细胞增生分化与肉芽组织增长的作用；促进巨噬细胞吞噬细菌、异物和坏死组织碎片，提高局部抗感染的能力；改善创面血液循环，加快其新陈代谢，从而促进愈合的能力。

此外，有些美容药物作用于面部皮肤后，通过皮肤局部吸收，可达到疏通经络、运行气血、祛除污秽、洁净皮肤、滋润皮肤、除皱增白、祛除外邪、防御外邪侵袭等目的。从西医学角度分析，中药面浴能使皮肤组织得到滋润和营养，提供必要的新陈代谢环境，使面部皮肤组织细胞直接获得营养物质而达到美容的目的。

药浴作用机制概言之，系药物作用于全身肌表、局部、患处，并经吸收，循行于经络血脉，内达脏腑，由表及里，因而产生效应。药浴洗浴，可起到疏通经络、活血化瘀、祛风散寒、清热解毒、消肿止痛、调整阴阳、协调脏腑、通行气血、濡养全身等养生作用。现代药理研究也证实，药浴后能增加血液中某些免疫球蛋白的含量，增强肌肤的弹性和活力。

十二、熏洗（中药蒸汽疗法）

中药蒸汽疗法是通过药液加热蒸发产生的含有药物的蒸汽对皮肤病进行治疗的一种方法。此方法既有药汽直接渗透皮肤腠理产生的作用，又有药汽从口鼻吸入而产生的作用。

（一）操作方法

患者在蒸汽浴室中，裸露，控制室温从30℃渐升至45℃，一般治疗时间15～30分钟，蒸后安静卧床休息，不需冲洗，每日或隔日1次。

（二）适应证

皮肤瘙痒症、荨麻疹、花斑癣、硬皮病、泛发性神经性皮炎等。

（三）注意事项

（1）有高血压、心功能不全、严重的肺心病、恶性肿瘤、癫痫者不宜应用此法。

（2）皮肤的急性炎症不宜用此法。

（四）技法要点

（1）根据不同的病证，采用不同的方剂，用水煮沸使产生大量含有药物的蒸汽。

（2）蒸汽浴室要设观察窗口，随时观察患者情况，如有异常变化，应及时停止治疗并做相应处理。

十三、针灸疗法

针灸是通过刺激经络、腧穴而调动机体内在抗病因素，调整脏腑组织功能，促进气血运行来达到治疗或保健目的的一种方法。针灸分针刺法、灸法、拔罐法，每种方法又有诸多不同的操作方法。如针刺法又分毫针刺法、三棱针刺血法、火针法、水针法、电针法等；灸法又分艾炷灸、艾条灸、温针灸等；拔罐法又分火罐法、闪罐法、走罐法、刺络拔罐法等。针灸常用穴位为天枢、丰隆、足三里、合谷、肺俞、肝俞、脾俞、头维、阳白、印堂、太阳、丝竹空、迎香、颊车等。

针灸疗法是一项很重要的治疗手段，早在晋代《针灸甲乙经》一书中，就有针灸治疗皮肤病的记载。近年来，采用针灸治疗皮肤病的研究有了很大的进展。此疗法见效快、安全可靠、易于推广。张志礼教授曾用针灸方法治疗过多种皮肤病，近期疗效非常显著。王莒生教授应用针法及灸法调和阴阳气血，治疗白癜风等难治性皮肤病，收效显著。

（一）取穴原则

取穴通常是根据病变的性质、皮损的部位与脏腑经络的关系，选用不同的穴位。常用取穴法如下。

（1）因证取穴。以脏腑作为病位，结合病因病机，辨明证候，选取相应的穴位。如疏肝取太冲，宣肺取列缺、合谷，化痰取丰隆，利湿取阳陵泉，止痒取曲池等。

（2）循经取穴。按经络循行的路线选取相应的穴位。根据辨证判明疾病与脏腑、经络的关系，选用不同的穴位。如少商治汗，尺泽治咳嗽，大迎治项痛。面部口鼻周围病选肺、胃经穴，侧面部耳周围病选胆经穴，上肢屈侧选膀胱经穴，下肢内侧选肾经穴等。

（3）视病配穴。根据疾病的部位，选用相应的配穴。如口面部疾病，取曲池、合谷、足三里；躯干部疾病，取血海、曲池、三阴交；腹部、阴部疾病，取公孙、三阴交、会阴等穴。

（4）俞募配穴。募穴在前，俞穴在后，两者相互配合，亦称前后配穴。一般主张与五脏有关的病以俞穴为主，配以募穴。如与肾经有关的病以肾俞为主，与肺经有关的病以肺俞为主穴。与六腑有关的病取募穴为主，配以俞穴。如与胃经有关的病，取中脘为主穴；与大肠经有关的病，取天枢为主穴等。

（5）远近配穴。采用病变周围的穴位，配以远部位的穴位以达到调节整体功能、缓解局部病灶的作用。如肛门湿疹取长强配百会，酒渣鼻取迎香配足三里，小腿病变取阳陵泉配曲池等。

（6）表里经取穴。根据病变与脏腑经络的关系，选用表里经穴位。如肺经病选大肠经穴位和肺经穴位同用，肾经病选膀胱经穴位和肾经穴位同用。

（7）局部选穴。取病变部位或周围的穴位进行治疗。

（二）针刺手法

根据“虚者补之，实者泻之”的原则，分别施用补泻手法。一般急性病、实证、痛痒剧烈、发展快的病多采用泻法；虚证、慢性病、自觉症状轻微的病多采用补法。在临床上常用的补泻手法有提插、捻转及开合三种。

此外，采用穴位照射及穴位氦氖激光照射等方法，亦可以治疗很多皮肤病。

针灸治疗上，既要明确阴阳在临床上诊断和治疗的重要性，“审之阴阳，刺之有方……内合于五脏六腑，外合于筋骨皮肤”（《灵枢·寿夭刚柔》）；也要在具体操作时，“适事为故”，以避免“刺之害，中而不去则精泄，不中而去则致气，精泄则病益甚而恇，致气则生为痈疡”（《灵枢·九针十二原》）。

十四、拔罐疗法

拔罐法是利用排除罐内空气，产生负压，使其吸附于施术部位，产生溶血现象或机械刺激而治疗疾病的一种方法。拔罐法又分火罐法、闪罐法、走罐法、刺络拔罐法等。我们应用拔罐疗法治疗慢性红斑鳞屑性皮肤病等疗效显著。

（一）拔罐的作用

（1）机械刺激。拔罐疗法通过负压作用，机械性地刺激了施术部位的神经、肌肉、血管以及皮下的腺体，从而引起一系列的神经内分泌反应，达到调节血管舒缩功能和改善血管通透性的效果。

（2）负压效应。拔罐疗法的负压效应可使局部毛细血管迅速充血甚至破裂，红细胞受到破坏，发生溶血现象。红细胞被破坏后所释放的血红蛋白，通过神经系统对组织器官的功能进行双向调节，同时促进白细胞的吞噬作用，提高皮肤对外界变化的敏感性及耐受力，从而增强机体免疫力。其次，负压的强大吸拔力可使汗毛孔充分张开，汗腺和皮脂腺的功能受到刺激而增强，皮肤表层衰老细胞脱落，从而使机体内的毒素、废物得以加速排出。

（3）温热作用。拔罐局部的温热作用不仅使血管扩张、血流量增加，而且可以增强血管壁的通透性和细胞吞噬能力。拔罐处的血管紧张度及黏膜渗透性的改变，淋巴循环加速，吞噬作用增强，对感染性病灶，无疑形成一个抗生物性的病因的良好环境。另外，溶血现象可产生类组胺的物质，随机体散布全身，增强器官的功能，对人体起到保健及治疗作用。

（二）适应证

湿疹、荨麻疹、结节性痒疹、银屑病、白癜风等。

（三）操作方法

（1）根据病情、拔罐部位选择合适的体位（常用的体位有仰卧位、侧卧位、俯卧位、坐位），暴露拔罐部位，注意保暖和遮挡。

（2）根据部位和拔罐方法选择合适的罐具，并检查罐口边缘是否光滑无缺损。

（3）吸拔。根据不同的部位和治疗的需要选择不同的拔罐方法。

拔火罐法。火罐是临床最常用的一种拔罐方法。其适用的罐子以竹罐、陶罐、玻璃罐为宜。它是利用燃烧时火焰的热力排出罐内的空气，形成负压，可以将罐吸附于体表。

闪火法。一手持镊子或止血钳夹住95%酒精棉球，也可取一粗细适中的铁丝，在其一端缠上用脱脂棉和纱布包裹成一小鼓槌状，吸取酒精点燃。另一手握住罐体，罐口朝下，将点燃的酒精棉球伸入罐的底部或中部绕圈后迅速抽出，立即将罐扣在应拔的部位即可吸住。罐内负压的大小可通过改变闪火的时间、罐体大小、扣罐速度来调整。需要吸拔力大时，可选用大号罐延长闪火时间，加快扣罐速度即可。拔罐时注意酒精棉球不能太湿，蘸完后应挤出多余的酒精，以免流溢烧伤皮肤。另外，闪火时不要把火焰烧到罐口，以防烫伤。本法适用于各种体位，特别适用于闪罐法和走罐法。

贴棉法。将蘸有适当酒精的小片棉花，贴于罐子内壁中、下段或罐底，点燃后迅速将罐子扣于所选的部位上即可吸住。操作时注意棉片不宜太厚，吸取的酒精不宜太多，以免造成贴棉脱落或酒精流溢灼伤皮肤。本法适用于侧面横位。

投火法。将酒精棉球或纸片，点燃后投入罐内，乘火最旺时，迅速将火罐扣在要拔部位。此法适用于拔身体的侧面，使罐体横置，以免燃烧物落下烫伤皮肤。本法简便安全，适合家庭保健治疗。

水（药）煮罐法。是指用水（或药液）煮罐以形成罐内负压的拔罐方法。将竹罐或陶罐放入煮沸的水或药液中煮3～5分钟，然后用镊子或筷子将罐挟出，使罐口朝下，甩去水珠，用折叠的毛巾紧扣罐口，既降低罐的温度，又能保持罐内热气，然后趁热将罐扣在应拔部位上，手持罐稍加压半分钟。此方法温热作用较好，特别是药煮罐法起到罐与药的双重作用。

（4）留罐过程中要随时观察罐口吸附的情况、皮肤的颜色和患者的全身情况。

（5）起罐时，一手扶住罐体，另一手用拇指或中指按压罐口皮肤，使空气进入罐内即可起去。

（四）注意事项

（1）体位须适当，局部皮肉如有皱纹、松弛、疤痕凹凸不平及体位移动等，皆可能导致火罐脱落。

（2）根据不同部位，选用大小合适的罐。应用投火法拔罐时，火焰须旺，动作要快，使罐口向上倾斜，避免火源掉下烫伤皮肤。应用闪火法时，棉花棒蘸酒精不要太多，以防酒精滴下烧伤皮肤。用贴棉法时，须防止燃着的棉花脱下。用煮水罐时，应甩去罐中的热水，以免烫伤患者的皮肤。

（3）在使用多罐时，火罐排列的距离一般不宜太近，否则皮肤被火罐牵拉会产生疼痛，同时罐子互相排挤，也不宜拔牢。

（4）起罐时手法要轻缓，一手抵住罐边皮肤，按压一下，使空气进入，罐子即能脱下，不可硬拉或旋动。

附：刺络拔罐

刺络拔罐疗法是运用皮肤针叩刺患处，再在局部拔上火罐，以防治疾病的一种方法。本疗法是在刺络法和拔罐法结合而成的基础上发展的。

（一）分类

（1）局部叩刺拔罐。在病变局部，由外围向中心叩刺，再在被扣部位拔罐。

（2）穴位叩刺拔罐。在选定的某些穴位上叩刺后拔罐。

（3）循经叩刺拔罐。取疾病与脏腑络属相关的经络或循行经过病处的经络为主进行叩刺拔罐。叩刺及拔罐的顺序应同经脉的循行路线相一致。

（4）整体叩刺拔罐。根据病情需要，合理选择上述2～3种方法结合进行治疗。

（二）操作方法

（1）叩刺方法。皮肤常规消毒，右手握针柄，以无名指、小指将针柄末端固定于小鱼际处，以拇指、中指夹持针柄，食指置于针柄中段上面，叩刺病变部位。叩刺完毕，即在被叩刺部位拔罐，约5分钟后起罐。

（2）刺激强度。叩刺分轻刺、重刺和中等刺法三种，不论轻刺、重刺都应注意运用腕部弹力，针尖刺到皮肤后，由于反作用力而使针弹起，可减轻叩刺时的疼痛。①轻刺：用力较小，针尖接触皮肤的时间愈短愈好。临床常以患者无疼痛感，仅皮肤略有潮红为度。②重刺：用力稍大，针尖接触皮肤的时间可稍长。患者稍觉疼痛，皮肤潮红，但无渗血为度。③中刺：介于轻刺和重刺之间。

（3）刺激速度。速度要均匀，防止快慢不一、用力不均地乱刺。针尖起落要呈垂直方向，即将针垂直地刺下，垂直地提起，如此反复操作。不可将针尖斜着刺入和向后拖拉起针，这样会增加患者的疼痛。

（三）适应证

急性炎症、带状疱疹、硬皮病、慢性单纯性苔藓、银屑病等。

（四）禁忌证

局部皮肤有创伤及溃疡者，不宜使用本疗法。

（五）注意事项

（1）注意检查针具，当发现针尖有钩毛或缺损、针锋参差不齐时，要及时更换。

（2）针具及针刺局部皮肤（包括穴位）均应消毒。针具一般用75%酒精浸泡30分钟即可使用。重刺后，局部皮肤须用酒精棉球消毒，并应注意保持针刺局部清洁，以防感染。刺络拔罐后，24小时内不要沐浴。

（3）本疗法的疗程，一般视病情轻重和患者体质而定，通常隔天1次，临床多以1～3次为1个疗程。

第四章　赵炳南皮肤科流派中药甄选

中药是指在中医理论的指导下，用于预防、诊断及治疗疾病，并且具有康复及保健作用的物质。中药的应用在我国有着悠久的历史，它对于维护人民的健康作出了巨大的贡献。中药主要来源于天然的植物、动物、矿物及其加工品。根据其各自的功效不同，一般分为解表药、清热药、泻下药、祛风湿药、化湿药、利水渗湿药、温里药、理气药、消食药、驱虫药、止血药、活血化瘀药、化痰止咳平喘药、安神药、平肝息风药、开窍药、补益药、收涩药、涌吐药、解毒杀虫燥湿止痒药、拔毒化腐生肌药。

在历代文献中，用于皮肤病治疗及皮肤保健的中药大约有2000余种。现甄选出本流派临床常用的中药百余种，根据功效不同，将其分类详述。

例如，使用解表药时，针对外感风寒、风热表邪不同，相应选择长于发散风寒或风热的药物。在本流派中，解表药常用于表证初起，风邪客于肌表，皮肤瘙痒，起红色丘疹或风疹块样损害的皮肤病。由于感受风热或风寒的不同，在临床上可表现有发热、恶寒、口渴、咽疼、脉浮数或浮缓等症状，常见于急性瘙痒性皮肤疾患，如急性荨麻疹、急性湿疹、皮肤瘙痒症等。常用药物有防风、荆芥、牛蒡子、桑叶、浮萍、蝉蜕等。

皮肤病常表现出红斑、炎性丘疹，甚至脓疱等，与热、毒相关，热常与湿搏结，可以稽留气分，亦可波及血分，是皮肤科最常见的病理变化。清热药在皮肤科临床应用最为广泛。使用清热药时应辨别热证的虚实。实热证有气分实热、营血分热及气血两燔之别，应分别予以清热泻火、清热凉血、气血两清。虚热证则予以养阴清热。若里热兼有表证，当先解表后解里，或与解表药同用，以表里双解；若里热兼有积滞者，宜配通腑泻下药。本流派坚持“热者寒之”“疗热以寒药”的用药原则。

第一节　解表药

凡以发散表邪为主要功效，常用以治疗表证的药物，称解表药。本类药物大多辛散轻扬，主入肺、膀胱经，偏行肌表，能促进肌体发汗，使表邪由汗出而解，从而达到治愈表证，防止疾病传变的目的。即《黄帝内经》所谓："其在皮者，汗而发之。"此外，部分解表药兼能利水消肿、止咳平喘、透疹、止痛、消疮等。解表药主要用治恶寒发热、头身疼痛、无汗或有汗不畅、脉浮之外感表证。部分解表药还可用于水肿、咳喘、麻疹、风湿痹痛、疮疡初起等兼有表证者。

常用的解表药如下。

麻黄，味辛、微苦，性温。归肺、膀胱经。功能发汗平喘、利水、散风寒，麻黄可使客于皮毛间的风、寒、湿邪从表散，常用来治疗风水水肿、小便不利、风邪顽痹、皮肤不仁、风疹瘙痒等症。一般用量1～6g。在皮肤科临床上，麻黄配防风、荆芥、薄荷治疗荨麻疹、痒疹；配干姜治疗寒凝气滞而引起的手足发凉，破溃流水，久不收口等症；配石膏、甘草、杏仁又可治疗风水引起的皮肤肿胀而有热象者以及由肺气不宣而引起的皮肤肿胀及过敏性哮喘。

桂枝，味辛、甘，性温。归心、肺、膀胱经。功能温经通脉、发汗解肌、调和营卫、祛皮肤风湿，专行上臂肩部，能引药至痛处，除肢节间痰凝血滞，并可通心阳。一般用量5～10g。本品配茯苓、白术、泽泻，能健脾利水、通心阳，可温化水湿，治疗红斑狼疮肾炎水肿、营养不良性水肿、由阳气不足所致的下肢慢性湿疹、水肿等；配桃仁、赤芍、丹参，能温阳活血通络，治疗雷诺现象、手足青紫症、皮肤血管炎、结节性静脉炎等；配黄芪、鸡血藤、秦艽，可祛风湿、散寒止痛，治疗关节型银屑病、红斑狼疮关节痛、皮肌炎肌肉关节痛、结节性脂膜炎等。

荆芥，味辛，性微温。归肺、肝经。功能祛风解表、理血。荆芥可祛皮里膜外之风，以疏散在表之风邪为主；荆芥穗效用更强，为血中之风药，可清血中风热；炒黑可止血。荆芥一般用量3～10g。皮肤科取其祛风解表之功效，可作止痒之用。本品配防风能入肌肤，宣散风邪，止痒之效更强，常用于治疗急性荨麻疹、皮肤瘙痒症等。皮肤科还取其炒黑能止血的效果，常用以治疗一些出血性皮肤病，如皮肤紫斑、过敏性紫癜等。亦有报道用荆芥穗30g，研细装纱布袋内，直接揉搓皮肤瘙痒处，有止痒的疗效。

防风，味辛、甘，性微温。归膀胱、肝、脾经。功能祛风解表胜湿，为风药中之润剂，可通治一切风邪。本品祛风之力强于荆芥，能入骨肉，善搜筋骨之风，故诸风之证皆可配用，一般用量3～10g。皮肤科取其祛风胜湿之功，可达止痒、止痛之效。本品配蝉蜕、猪牙皂、天麻，用荆芥水送下，可治疗风、疥、癣、疮、皮肤瘙痒、荨麻疹等瘙痒性皮肤病；配黄芪、白术可治疗自汗、预防荨麻疹；配羌活、白芷可祛上半身之风，用于头面部湿疹、皮炎等；配独活可祛下半身之风，用于下肢湿疹、皮炎；配当归、牡丹皮可祛血风，用于玫瑰糠疹、多形红斑；配苏叶、麻黄可祛风寒，用于寒冷性荨麻疹；配黄芩、黄连、桑叶可祛风热，用于风热型荨麻疹。

羌活，味辛、苦，性温。归膀胱、肾经。功能祛风胜湿、散表寒，并可通畅血脉、托里排脓、破溃生肌，可治疗由风、寒、湿引起的皮肤瘙痒、疼痛、风水浮肿及痈、疽、疮毒不溃等。一般用量 3 ~ 10g。本品配防风、荆芥治疗荨麻疹、皮肤瘙痒症；配赤芍、金银花、蒲公英治疗疖、痈等感染性皮肤病；配独活、苍术、鸡血藤等治疗银屑病关节炎；配当归、白芍、菟丝子、天麻等治疗脱发、头痒等。

白芷，味辛，性温。归肺、胃、大肠经。功能解表散寒、祛风止痛、宣通鼻窍、燥湿止带、消肿排脓。一般用量 3 ~ 10g。本品辛温香燥，对于疮疡初起，红肿热痛者，可有散结消肿止痛之功，与金银花、当归等药配伍。王莒生教授多用其治疗湿疹、荨麻疹、皮肤瘙痒症、白癜风、咳嗽等。陈彤云教授多用于治疗损美性疾病，认为其为足阳明经祛风散湿主药，治疗阳明经头面诸症，如面黑瘢疵；可作膏药面脂，润颜色，治皮肤风湿瘙痒症等。

细辛，味辛，性温。归心、肺、肾经。功能祛风散寒、通窍止痛、温肺化饮。一般用量 1 ~ 3g。皮肤科常取其疏风散寒之功，配伍温经养血通脉药物，如当归、芍药、桂枝等，治疗雷诺病、脉管炎、冻疮、肢端硬化症、手足青紫症以及系统性红斑狼疮、硬皮病等；或配伍如荆芥、防风等疏风散寒药物，治疗瘾疹。

苍耳子，味苦、辛，有毒，性温。归肺经。功能散风寒、通鼻窍、祛风湿、止痒。一般用量 3 ~ 10g。皮肤科取其祛风止痒的功效，治疗风湿瘙痒。如王莒生教授就多用其治疗湿疹、荨麻疹、皮肤瘙痒症、脉管炎等。

薄荷，味辛，性凉。归肺、肝经。功能疏散风热、清利头目、利咽透疹、疏肝行气。一般用量 3 ~ 6g，宜后下。薄荷叶长于发汗解表，薄荷梗偏于行气和中。皮肤科临床常用其治疗咽喉口齿诸病、瘰疬、疮疥、风疹瘙痒以及粉刺等。病发于头面部多属肝火上攻，可配川芎、菊花以疏散肝经风热。

蝉蜕，味甘，性寒。归肺、肝经。功能祛风宣肺、定痛止痒。一般用量 3 ~ 6g。皮肤科临床常用其治疗风热痘疹。本品配芍药、川木通、紫草、甘草可治疗痘疹不出；配地骨皮、桑白皮可治疗肺热皮肤发痒；配薄荷可治疗风邪客于皮肤的瘙痒。皮肤科还取其以皮达皮的作用，配全蝎治疗一些顽固的皮肤瘙痒，如泛发性神经性皮炎等。

桑叶，味苦、甘，性寒。归肺、肝经。功能祛风清热、凉血明目。一般用量 10g。皮肤科取其发散风热作用，治疗由风热引起的荨麻疹、湿疹、皮肤瘙痒等疾患。本品配白茅根、生地黄可清热凉血，治疗急性皮炎、过敏性紫癜；配防风、荆芥可疏风，增强其止痒之效。

菊花，味辛、甘、苦，性微寒。归肺、肝经。功能疏风散热、明目解毒，并可平肝益肝。本品可分白菊、黄菊、野菊三种。疏散风热多用黄菊，平肝益肝多用白菊，清热解毒多用野菊。皮肤科临床多用黄菊和野菊，一般用量为10g。本品配桑叶、防风、薄荷可治疗一身游风、皮肤瘙痒，如急性荨麻疹、皮肤瘙痒症；配龙胆草、石膏可治疗目赤面肿，如头面部急性湿疹、过敏性皮炎等；野菊花配金银花、蒲公英、赤芍可治疗头面丹毒、疖肿；配熟地黄、山药、山茱萸等可治疗肝肾不足引起的眼、口溃烂生疮，如白塞综合征。

柴胡，味辛、苦，性微寒。归肝、胆、肺经。功能疏散退热、疏肝解郁、升举阳气。一般用量3～10g。皮肤科常将其与其他理气理血药配伍，治疗因内分泌障碍而引起的皮肤疾患，如黄褐斑。

升麻，味辛、微甘，性微寒。归肺、脾、胃、大肠经。功能发表透疹、清热解毒、升举阳气。一般用量3～10g。

淡豆豉，味苦、辛，性凉。归肺、胃经。功能解表、除烦、宣发郁热。一般用量6～12g。

浮萍，味辛，性寒。归肺、膀胱经。功能祛风、发汗、行水，可治疗斑疹不透、皮肤瘙痒、风热瘾疹、皮肤水肿等。一般用量5～10g，鲜者可用30g。临床上，皮肤科取其发汗透表之功，可将皮里膜外之风透于肌表，而达止痒之效。本品常配防风、荆芥治疗荨麻疹；配防己、车前子、茯苓皮可消皮肤水肿，治疗急性皮炎、湿疹、血管神经性水肿；配黄芩、赤芍、白芍、熟地黄、当归、川芎可治疗血虚瘙痒；配牛蒡子、薄荷可治风热引起的皮肤瘙痒。又因浮萍入气分而又兼清血热，既善清火，又能导热下行，故皮肤科亦常用其调和气血，如治白癜风可用浮萍一味制成丸药，每日2次，每次服10g，有一定疗效。古书记载多以浮萍煎水外洗治疗汗斑，又以浮萍研为细末，擦面部可消黑斑等。

木贼，味甘、苦，性平。归肺、肝经。功能疏散风热、明目退翳。一般用量3～9g。本品与紫草、板蓝根等药配伍组成紫蓝方，解毒消疣；或与狗脊、地肤子、白矾配伍外洗活血解毒、软坚，治疗扁平疣、寻常疣。

第二节　清热药

凡以清解里热为主要功效，常用以治疗里热证的药物，称清热药。本类药物药性寒凉，沉降入里，清热药通过清热泻火、清湿热、凉血、解毒及清虚热等不同作用，使里热得以清解。即《黄帝内经》“热者寒之”，《神农本草经》“疗热以寒药”的用药原则。本类药物药性大多寒凉，易伤脾胃，故脾胃虚弱，食少便溏者慎用。并且苦寒药物易化燥伤阴，热证伤阴或阴虚者慎用。清热药禁用于阴盛格阳或真寒假热之证。在本流派中，清热药常被用于治疗火热之邪引起的皮肤病，如急性湿疹及皮炎类疾患、过敏性紫癜、出血性红斑、大疱性皮肤病、药疹、剥脱性皮炎、皮肌炎、急性系统性红斑狼疮等。临床表现为皮肤红斑、灼热，出血斑、血疱等，甚至有皮肤红肿热痛。常用药物有生石膏、黄芩、黄连、黄柏、栀子、龙胆草、生地黄、牡丹皮、白茅根、紫草根、茜草根、赤芍、地骨皮、大青叶及牛黄散、紫雾散、羚羊角粉或犀角（水牛角代替）粉等。清热药也适用于毒热过盛的皮肤病，其中主要包括感染性化脓性皮肤疾患，如痈、疖、丹毒、蜂窝织炎、淋巴管炎、毛囊炎、脓疱病等一切感染性疾患。临床上有皮肤潮红、肿胀、化脓现象，常伴有发热、恶寒、大便干、小便赤少、口干等全身症状。常用药物有金银花、连翘、蒲公英、赤芍、紫花地丁、败酱草、野菊花、重楼、大青叶、马齿苋等。

常用的清热药如下。

一、清热泻火药

石膏，味辛、甘，性大寒。归肺、胃经。功能清热泻火、除烦止渴，长于清气分实热及清肺胃之热。一般用量 15 ~ 30g。本品在皮肤科临床用于治疗急性发热性皮肤病。本品配牡丹皮、玄参可清热凉血，用于过敏性皮炎、药疹、重症多形红斑等气血两燔、高热发斑等病；配大青叶、金银花可用于疱疹样脓疱病、深脓疱疮、掌跖脓疱病、疖等化脓性皮肤病；配生地黄、黄芩可用于面部红斑、酒渣鼻等肺胃热火亢盛的疾病；配知母可退热；配玄参、锦灯笼可用于口舌生疮。石膏煅后研面配青黛、黄柏可外用治疗脓皮病。

知母，味甘、苦，性寒。归肺、胃、肾经。功能清热泻火、滋阴润燥，可清热除烦、泻肺止渴，长于清肺胃气分之热，并可滋肾。一般用量 10g。本品配石膏、竹叶可用于皮肤病伴高热者，以清邪热；配黄柏可用于皮肤病伴低热者，以滋阴降火；配玄参、石斛可用于阴虚火旺、口舌生疮。

芦根，味甘，性寒。归肺、胃经。功能清热泻火、生津止渴、除烦、止呕、利尿。皮肤科取其清热生津的作用，配天花粉、白茅根，治疗由毒热引起的皮肤病伴有发热者。

天花粉，味甘、微苦，性微寒。归肺、胃经。功能清热解毒、消肿排脓，亦能退五脏郁热、生津止渴，并有清肺热化痰的作用，善治痈疮肿疖，解疮疡之毒。一般用量10～15g。本品配蒲公英、金银花、赤芍，可解毒消肿排脓，治疗一切感染性皮肤病；配芦根、白茅根，可清热凉血、生津止渴，治疗由毒热引起的皮肤病伴有发热者；配生地黄、玄参、天冬、麦冬，可养阴解毒、生津止渴，治疗较严重的发热性皮肤病后期有伤阴者，如天疱疮、皮肌炎、疱疹样脓疱病、系统性红斑狼疮、药疹等，本品也可治疗口舌生疮。天花粉又常配赤小豆和滑石共研末外用，用水调匀后涂抹局部，有消肿之效，可治痈肿未溃者。

淡竹叶，味甘、淡，性寒。归心、胃、小肠经。功能清热泻火、除烦止渴、利尿通淋。一般用量6～10g。

栀子，味苦，性寒。归心、肺、三焦经。功能清热泻火、除烦利湿，并凉血解毒，炒炭可以止血。一般用量5～10g。本品配黄连、连翘、黄芩、生地黄、牡丹皮可治疗火毒炽盛、气血两燔而引起的皮肤病、过敏性皮炎、药疹、丹毒、红皮病等；配菊花、甘草可治头面部红斑类皮肤病，特别是眼周围皮炎或红眼病等；配白茅根、生地黄、牡丹皮可凉血止血，治疗出血性皮肤病，如过敏性紫癜、血管炎等。

夏枯草，味辛、苦，性寒。归肝、胆经。功能清肝泻火、明目、散结消肿。一般用量9～15g，皮肤科常取其散结消肿之功，用于浸润较深的斑块、肿物如结节性红斑、结节性脉管炎，瘢痕疙瘩等。本品配沙参、红糖熬膏可治疗浸润性肺结核、皮肤结核。

决明子，味甘、苦、咸，性微寒。归肝、大肠经。功能清肝明目、润肠通便。

二、清热凉血药

生地黄，味甘，性寒。归心、肝、肾经。功能清热凉血、养阴生津。鲜地黄清热凉血作用大，干地黄滋阴凉血作用大，生地黄炭可凉血止血，并清血分毒热，一般用量15～30g。皮肤科临床取鲜地黄配金银花、连翘等可清热解毒凉血，治疗痈、疖、丹毒等感染性皮肤病；取干地黄配青蒿、地骨皮等可滋阴凉血，清血分毒热，用于严重皮肤病后低热不退；配侧柏叶、生荷叶可凉血止血，用于血热毒盛、皮肤发斑；配黄芩、牡丹皮用于急性湿疹、急性皮炎等红斑类皮肤病；配玄参、麦冬可用于热盛伤阴引起的肠燥便秘。

玄参，味甘、苦、咸，性微寒。归肺、胃、肾经。功能滋阴凉血、解毒散结。一般用量10～30g。本品在皮肤科临床配生地黄、金银花、黄连，可治疗温热入于营血而致皮肤发斑的皮肤病，如过敏性紫癜、环状红斑、药疹、系统性红斑狼疮的皮疹明显时；配生地黄、麦冬、桔梗，可治疗阴虚内热，虚火上炎而导致的口舌生疮、咽喉肿痛；配生地黄，可滋阴润燥，治疗大便秘结；配贝母、僵蚕、牡蛎，可解毒、软坚散结，治疗皮肤结核、淋巴结结核、硬皮病、皮肤结节病（皮肤类肉瘤）；配当归、红花，可治疗血栓闭塞性脉管炎；配生地黄、大黄、竹叶，可治疗三焦积热、解疮毒。

牡丹皮，味辛、苦，性微寒。归心、肝、肾经。功能清热凉血、活血消瘀，长于凉血热、行血滞。一般用量10～15g。本品配犀角（水牛角代替）、赤芍、生地黄可治疗血热炽盛、皮肤发斑的疾病如红皮病、药疹、系统性红斑狼疮急性发作、皮肌炎急性发作等；配青蒿、地骨皮可治疗热伏血分、夜热早凉或低热缠绵的皮肤病，如白塞综合征、系统性红斑狼疮的后期等；配桂枝、桃仁、茯苓可活血行瘀，用于血管炎、结节性红斑、硬红斑等；配乳香、没药、赤芍可治疗跌仆损伤疼痛。

赤芍，味苦，性微寒。归肝经。功能清热凉血、散瘀止痛。一般用量6～12g。皮肤科临床多用于血热、血瘀之证，配清热凉血药物可治疗皮肤疮疡类；配牡丹皮、生地黄多用于血热引起的皮肤病，如过敏性紫癜、玫瑰糠疹、环状红斑等；配合理血行气药可活血行瘀，治疗血瘀型银屑病、带状疱疹、硬结性红斑、酒渣鼻等有血瘀症者。

紫草，味甘、咸，性寒。归肝、心经。功能凉血活血、清热解毒透疹，长于清理血分之热，可治疗一切血热妄行的实火病。一般用量10～15g。本品在皮肤科临床主要用于清血热，配赤芍、槐花、白茅根、生地黄，更加强凉血之功效，常用于治疗血热型银屑病、结节性红斑、过敏性紫癜、玫瑰糠疹等红斑出血性疾患；配大青叶、板蓝根可治扁平疣；配金银花、连翘、蒲公英可凉血解毒，用于疮、痈、疖、肿等皮肤感染性疾患及丹毒的治疗；配山豆根、牛蒡子可治疗咽喉肿痛。紫草用植物油炸或浸泡后滤过取汁有消炎、止痛、止痒之效，可外用于烧烫伤、虫咬伤等。

水牛角，味苦，性寒。归心、肝经。功能清热凉血、解毒、定惊。一般用量15～30g。皮肤科常取其清热凉血解毒之功，配伍清热解毒凉血的药物，治疗系统性红斑狼疮、疔毒、疖、药疹、剥脱性皮炎、红皮病、激素依赖性皮炎等。

三、清热燥湿药

黄芩，味苦，性寒。归肺、胆、脾、大肠、小肠经。功能清热泻火、燥湿解毒（炒炭可止血），长于清肺，泻上焦之火。一般用量10g。皮肤科临床取其清肺泻火之功，常用于湿热引起的皮肤病，如湿疹、皮炎、红斑类疾患。本品配豆蔻、滑石、通草可泻火解毒，治疗皮肤湿烂、瘙痒；配桑白皮、地骨皮可泻肺热，治疗系统性红斑狼疮、皮肌炎引起的颜面红肿；配生石膏、山栀子、金银花、连翘可清气分实热及解毒，用于治疗丹毒、蜂窝织炎、皮肤感染引起的高热、壮热，并可治疗咽喉肿痛、扁桃体炎等。黄芩炭配白茅根、生地黄，可凉血止血解毒，治疗毒热引起的出血发斑；配白蔹、黄芪、赤小豆可治疗淋巴结结核、瘘管；配黄连可解热中之湿；配白术可安胎，治疗妊娠引起的皮肤病。黄芩研末外用，可消炎抑制渗出。

黄连，味苦，性寒。归心、脾、胃、肝、胆、大肠经。功能泻火解毒、清热燥湿。黄连长于清胃火、清心经之热，并可杀虫。一般用量5～10g。本品配黄芩、栀子可清三焦之热，治疗湿热引起的皮肤痈、疖、急性湿疹、急性皮炎及颜面红斑类疾病等，并可泻心经实火，治疗口舌生疮、咽喉肿痛；配阿胶、白芍、首乌藤可清热养血安神，治疗泛发性神经性皮炎、皮肤瘙痒症等；配黄芩、大黄可清血热，治疗多形红斑、环状红斑等；配黄柏可治疗妇人阴中肿痛、阴痒等。黄连粉外用有收敛止痒之效，可治疗多种皮肤病。

黄柏，味苦，性寒。归肾、膀胱经。功能清热泻火、燥湿解毒、长于清下焦实火、清肾火。一般用量10～15g。本品配苍术、牛膝治疗足膝肿痛；配车前子、苦参、白果可治白带、阴痒、阴肿、下肢湿疹、阴茎生疮等；配栀子、黄连、大黄可清血分湿热，治疗皮肤发黄、瘙痒、湿疹、天疱疮等；配荆芥、苦参、防风可治疗荨麻疹；配知母、玄参可治疗肾阴不足、虚火妄动引起的口舌生疮。

龙胆草，味苦，性寒。归肝、胆经。功能泻肝胆经实火、清热燥湿，长于清下焦湿热。一般用量5～10g。本品配苦参、黄芩、黄柏、栀子用于治疗带状疱疹、急性湿疹、阴囊湿疹、女阴瘙痒、过敏性皮炎等；配黄连、菊花治疗头面风热引起的红肿、疼痛、瘙痒等病；配生地黄、牡丹皮可用于多形红斑、环状红斑等。龙胆草单味水煎作冷敷，治疗急性渗出性皮肤病。

秦皮，味苦、涩，性寒。归肝、胆、大肠经。功能清热燥湿、收涩止痢、止带、明目。一般用量6～12g。皮肤科取其清热燥湿收敛之功，配伍白头翁、黄柏、黄连等清热解毒，治疗粉刺、酒渣鼻等；或配伍白头翁10g以清利下焦湿热，治疗月经先期、量多者。

苦参，味苦，性寒。归心、肝、胃、大肠、膀胱经。功能除湿止痒、清热杀虫。一般用量5～10g。因其以清利湿热为专长，又有除湿止痒杀虫的作用，故皮肤科临床常用其配白鲜皮、防风、刺蒺藜治疗神经性皮炎、皮肤瘙痒症、慢性荨麻疹等疾病；配车前子、防己治疗湿热下注、腿足肿胀、湿烂；配牡丹皮、赤芍治疗玫瑰糠疹；配黄柏治疗下焦湿热、外阴湿烂，如白塞综合征所导致的阴部溃疡、阴囊湿疹等。苦参亦常外洗或研面外用，均有较好的止痒杀虫效果。

白鲜皮，味苦，性寒。归脾、胃、膀胱经。功能祛风、燥湿、清热、解毒，可治疗风热湿疮、疥癣、皮肤痒疹等。皮肤科临床常用其止痒、消肿之效，为皮肤科治疗瘙痒性皮肤病的常用药，一般用量为15～30g。

四、清热解毒药

金银花，味甘，性寒。归肺、心、胃经。功能清热解毒，可治诸疮痈肿、疖毒，又可治时感发热咳嗽，炒炭可清血分毒热，亦可止血。一般用量15～30g。本品配连翘、蒲公英、赤芍，可治疗一般感染化脓性皮肤疾患，如丹毒、脓皮病、痈、疖、蜂窝织炎等；配紫花地丁、败酱草，可治疗小儿痱毒、汗腺炎等；配大青叶、野菊花，可治疗腮腺炎及其他各部感染化脓；配生地黄炭、白茅根，可清解血分毒热，治疗败血症；鲜品捣烂外敷可治疗疮肿。

连翘，味苦，性微寒。归肺、心、小肠经。功能清热解毒、散结消肿，善清心而散上焦之热，散诸经血结气聚，有排脓的作用；偏于治血分功多，又可透肌表、清热逐风、托毒外出；连翘心可清心火解毒，为疮家要药。一般用量10～15g。本品常配与其用途相仿的金银花。本品配黄连、黄芩消炎作用强；配蒲公英、贝母、夏枯草可软坚散结，治疗淋巴结结核、皮肤结核（寻常狼疮）、结节性红斑等病；配黄柏、甘草可治疗口舌生疮。

大青叶，味苦，性寒。归心、胃经。功能清热解毒、杀虫、凉血消斑，既能清心胃热毒，又能泻肝胆实火。一般用量15～30g。本品配板蓝根、紫草，可泻火解毒，治疗感染性皮肤疾病，如丹毒、深脓疱疮，特别对病毒感染性皮肤病更为有效，如带状疱疹、单纯疱疹、腮腺炎、扁平疣、传染性软疣等；配生地黄、栀子、赤芍，可清火化斑，治疗紫癜、环状红斑、荨麻疹等；配玄参、山豆根，可治疗口疮、咽喉肿痛、口唇糜烂等；鲜大青叶捣烂外敷局部，有消肿止痛之效，可治疗急性炎性肿块。

板蓝根，味苦，性寒。归心、胃经。功能清热解毒杀虫、凉血消斑，作用与大青叶相似。一般用量15～30g。本品在皮肤科临床常用于治疗细菌感染性皮肤病及病毒性皮肤病，如皮肤血管炎、结节性红斑、硬结性红斑等，常配伍白茅根、紫草、茜草解毒消炎；配赤芍、连翘、蒲公英，可清热解毒，治疗丹毒、痈、疖等；配大青叶、薏苡仁，治疗疣症；单味板蓝根煎服，可治疗喉痛、流感等。

青黛，味咸，性寒。归肝经。功能清热解毒、凉血消斑、泻火定惊。一般用量1～3g。皮肤科取其清热解毒功效，配伍金银花、连翘等药物，加强清热解毒之功，治疗疖、痈、疔等体表化脓性感染。

蒲公英，味苦、甘，性寒。归肝、胃经。功能清热解毒、利湿散结，为解毒凉血之要药。一般用量15～20g。本品配金银花、连翘，解毒之功更著，可治疗一切感染化脓性皮肤病；配夏枯草、牡蛎、连翘，能解毒软坚，可治疗皮肤结核、淋巴结结核等；配板蓝根、玄参、锦灯笼可治疗咽喉肿痛；配赤芍、牡丹皮、大黄可治疗皮肤丹毒等；配青葙子、谷精草可治疗目赤肿痛；配茵陈可治疗由湿热引起的皮肤病、湿疹继发感染、臁疮。

紫花地丁，味苦、辛，性寒。归心、肝经。功能清热解毒、除湿消肿，并有凉血作用，善治诸疮毒症、痈疽发背。一般用量 15～30g，鲜者可用 60～90g。本品配金银花、连翘、蒲公英可治疗一切化脓性皮肤病，如痈、疔、疖、深脓疱疮等；配野菊花、赤芍、大青叶可治疗丹毒、腮腺炎等；鲜紫花地丁加雄黄适量捣烂外敷可解蛇毒，治疗毒蛇咬伤。

野菊花，味苦、辛，性微寒。归肝、心经。功能清热解毒、泻火平肝。一般用量 9～15g。除与菊花相似功效外，本品还有较强的解毒消肿作用，广泛地适用于痈、疖等化脓性皮肤疾患。新鲜的野菊花捣烂并可外敷疮疖，可达消炎止痛的作用；配玫瑰花、鸡冠花，可治疗头面部红斑类疾患，如酒渣鼻、痤疮等。

重楼，味苦，性微寒。归肝经。功能清热解毒、消肿止痛、息风定惊，可治痈肿、疔疮、瘰疬、喉痹、蛇虫咬伤等。一般用量 10～15g。本品配金银花、连翘、蒲公英、赤芍等，常用于一些感染化脓性皮肤病，如丹毒、深脓疱疮、痈、疖、蜂窝织炎、淋巴结炎等；配钩藤、生地黄炭、金银花炭，可治疗脓毒败血症；亦可用鲜药捣碎外敷，有消炎止痛作用。

漏芦，味苦，性寒。归胃经。功能清热解毒、消痈、下乳、舒筋通脉。一般用量 5～9g。皮肤科常取其清热解毒、消痈之功。临床用于实热壅盛、大温大热导致的痈疮初起、红肿热痛，以及邪热壅滞导致乳汁不下、乳房肿痛等。现代研究表明，漏芦水浸剂（1:3）有抑制皮肤真菌的作用。

土茯苓，味甘、淡，性平。归肝、胃经。功能解毒、除湿、利关节，又可解汞毒，治疗梅毒、疔疮、痈肿、瘰疬等。一般用量 10～30g。本品在皮肤科临床单味煎服可治疗杨梅疮毒；配白茅根可治疗血淋；配槐花、甘草，可除湿解毒，治疗亚急性湿疹、皮炎、脂溢性皮炎、银屑病等，配薏苡仁、车前子，可治疗天疱疮；配夏枯草、牡蛎，可治疗瘰疬；配天仙藤、鸡血藤，可治疗皮肤病伴关节痛者，如关节型银屑病；配赤石脂、芡实，可治疗湿浊白带引起的外阴瘙痒及湿疹等。

败酱草，味辛、苦，性微寒。归肝、胃、大肠经。功能清热解毒、排脓破瘀、消痈散结止痛，可治疗痈、疖、肿毒、毒风顽痹等，本品还可利水消肿，宜用于实热之体，善排脓破血。一般用量 10～15g，鲜者用量 60～80g。本品在皮肤科临床配蒲公英、赤芍可解毒消炎，治疗疮痈、疖未化脓者；配大青叶、紫草，可治疗皮肤疣症；

配薏苡仁、附子可治疮、痈已成脓者；或用20% ~50%的败酱草煎剂，每服20 ~30ml或代茶饮，可治疗腮腺炎、痈、疖、乳腺炎、淋巴管炎、丹毒等；亦可用鲜败酱草适量加石膏15 ~30g共捣烂，用一个鸡蛋清调匀，敷于肿痛处，24小时后取下，再敷第2次，可治疗一般急性感染性炎症。

马齿苋，味酸，性寒。归大肠、肝经。功能清热解毒、散血消肿，最善解痈肿毒热，可治疗痈肿热疮、丹毒、瘰疬。一般用量15 ~30g。本品在皮肤科临床配蒲公英、赤芍、黄芩可加强清热解毒之功，治疗痈、疖、丹毒等皮肤感染性疾患；配白鲜皮、浮萍可止痒消肿，治疗急性荨麻疹、急性湿疹等；配黄连可治口腔溃疡；单味煎水（3% ~4%浓度），冷湿敷有明显的收敛、消炎、止痒作用，可治疗急性渗出性糜烂性皮肤病；鲜马齿苋捣烂加适量化毒散、如意金黄散外敷可治疗急性炎症、红肿热痛者；用鲜马齿苋揉搓皮肤，可治疗皮肤瘙痒症。

白花蛇舌草，味微苦、甘，性寒。归胃、大肠、小肠经。功能清热解毒、利湿通淋。一般用量15 ~60g。皮肤科常用其清热解毒之功，治疗粉刺、白疕、疣目等病；或配伍活血化瘀的药物，如红花、桃仁、三棱、莪术，治疗血瘀型银屑病等。

山慈菇，味甘、微辛，性凉。归肝、脾经。功能清热解毒、化痰散结。一般用量3 ~9g。陈彤云教授常用其配合紫蓝方及海藻、夏枯草、半夏、土贝母等药，加强化痰软坚散结的功效，治疗疣目。

五、清虚热药

青蒿，味苦、辛，性寒。归肝、胆经。功能清虚热、除骨蒸、解暑热、截疟、退黄。一般用量6 ~12g。

地骨皮，味甘，性寒。归肺、肝、肾经。功能清热凉血、善清肺热，并能清骨中之热，泻火下行。一般用量10 ~15g。本品在皮肤科临床配白茅根、牡丹皮可凉血止血，用于出血性皮肤病；配鸡冠花、凌霄花用于面部红斑；配青蒿、知母可清虚热、退低热；配桑白皮可清肺经热，治疗皮肤发疹；配防风、甘草可治骨蒸肌热、解一切虚热烦躁；地骨皮煎水外洗可治阴痒。

第三节　祛风湿药

凡以祛除风寒湿邪，解除痹痛为主要作用的药物，称祛风湿药。祛风湿药适用于风寒湿邪所致的肌肉、经络、筋骨、关节等处疼痛、重着、麻木和关节肿大、筋脉拘挛、屈伸不利等症。此外，部分药物还分别有舒筋活络、止痛、强筋骨等作用。应用本类药物时，可根据疾病类型、病程新久，或邪犯部位不同，做适当的选择和相应的配伍。如风邪偏盛者，宜选善能祛风的祛风湿药，佐以活血养血之品；湿邪偏重者，宜选温燥的祛风湿药，佐以燥湿、利湿健脾药；郁久化热、关节红肿者，选用寒凉的祛风湿药，佐以凉血清热药；感邪初期，病邪在表，多配解表药；病久入里，肝肾虚损，腰膝酸软无力，当选用强筋骨的祛风湿药，配补肝肾之药等。

常用的祛风湿药如下。

独活，味辛、苦，性微温。归肾、膀胱经。功能祛风湿、止痛、解表。煎服，3～9g；外用适量。本品常用于风湿痹痛，皮肤科又用于损美性疾病，如皮肤湿痒、白癜风以及多种瘢痕。

威灵仙，味辛、咸，性温。归膀胱经。功能祛风湿、通经络、消骨鲠。煎服，5～15g。治骨鲠可用30～50g。研究证实，威灵仙水浸剂在试管内对奥杜盎小芽孢癣菌有抑制作用，并有利尿作用。本品临床用于风湿湿痹，尤对下肢风湿疼痛及四肢麻木疼痛效果明显；常配桂枝，可祛寒湿止痛，与散风药合用又可止痒。

乌梢蛇，味甘，性平。归肝经。功能祛风湿、通经络、止痉、祛风止痒、生发。煎服，9～12g；研末，每次2～3g；或入丸剂、酒浸服；外用适量。皮肤科多取其祛风通络之力，与秦艽、苦参、白鲜皮等药相配伍治疗瘙痒性皮肤病以达祛风止痒之效；又用于治疗结缔组织疾病伴有风湿痹症状者可达通络止痛的效果。注意：血虚生风者慎用。

木瓜，味酸，性温。归肝、脾经。功能祛风湿、舒筋、化湿和胃、润发乌发。煎服，6～10g。木瓜可用于治疗风湿痹证、吐泻转筋、水肿、痢疾。皮肤科常用于治疗经络阻隔、气血凝滞所引起的结节性皮肤病或湿热引起的下肢水肿、炎症性皮肤病。

伸筋草，味微苦、辛，性温。归肝、脾、肾经。功能祛风湿、舒经活络。煎服，10～25g。伸筋草常用于风湿痹痛、四肢关节酸痛、伸屈不利、皮肤不仁。《本草拾遗》云："久服去风血风瘙，好颜色，变白不老。"皮肤科可用于治疗关节型银屑病及结缔组织病伴关节不利等。

秦艽，味苦、辛，性平。归胃、肝、胆经。功能祛风湿、止痹痛、退虚热、清湿热。煎服，5～15g，大剂量可用至30g。医学研究表明，其有一定的抗过敏、抗休克及抗组胺作用，并能使毛细血管通透性明显降低，有皮质类固醇样作用。此外，秦艽还对多种细菌有抗菌作用，其水浸剂对皮肤真菌有不同程度的抑制作用。皮肤科临床常与全虫或乌梢蛇并用，治疗顽固性瘙痒性疾病及一些皮肤病合并关节疼痛者。本品配地骨皮，可除骨蒸劳热；配乌梢蛇，可祛风通络、调和气血；配黄芪、党参、鸡血藤，可治血虚性关节疼痛、肢节不用。

防己，味苦，性寒。归膀胱、肺经。功能祛风湿、止痛、利水消肿。煎服，5～10g。医学研究报道，防己有镇痛、解热、消炎的作用，并有扩张血管的作用，可降血压。皮肤科临床常用于治疗由湿热而引起的下肢肿胀、结节性红斑、丹毒等疾病。

桑枝，味微苦，性平。归肝经。功能祛风湿、利关节、乌发充颜。煎服，9～15g；外用适量。本品可用于风湿痹痛、四肢拘挛、水肿。《本草撮要》："桑枝，功专祛风湿拘挛，得桂枝治肩臂痹痛，得槐枝、柳枝、桃枝洗遍身痒。"陈彤云教授常用其治疗损美性疾病，如脚气、发白、颜衰。

丝瓜络，味甘，性平。归肺、胃、肝经。功能祛风通络、解毒化痰。煎服，6～10g，大剂量可用至60g。有研究表明丝瓜络中含有VC、多酚类物质，具有较强的抗氧化活性，能有效地清除羟自由基和超氧阴离子自由基。皮肤科常用其配合柴胡、白术、白芍、薄荷等，改善面部黄褐斑。

桑寄生，味苦、甘，性平。归肝、肾经。功能祛风湿、补肝肾、强筋骨。煎服，9～15g；入散剂，浸酒或捣汁服；外用适量。本品常用于治疗筋骨痿弱。《神农本草经》："充肌肤，坚发齿，长须眉。"陈彤云教授常用其治疗皮肤科损美性疾病，如除头面风湿，令头发速生及黑润。

狗脊，味苦、甘，性温。归肝、肾经。功能祛风湿、补肝肾、强腰膝。煎服，10～15g。狗脊在临床常用于治疗风湿痹痛、足膝软弱等。陈彤云教授常用狗脊配合地肤子、木贼、白矾组成扁平疣洗方，用以治疗扁平疣、寻常疣等。

蜂房，味甘，性平。归胃经。功能攻毒杀虫、祛风止痛。煎服，6～12g；外用适量，研末油调敷；或煎水漱、洗患处。皮肤科常用其外用治疗疥疮、头癣，也可内服用于治疗荨麻疹、痒疹、神经性皮炎、皮肤瘙痒症等顽固性瘙痒性疾病。

第四节　芳香化湿药

凡气味芳香，性偏温燥，具有化湿运脾作用的药物，称芳香化湿药。脾恶湿，脾土爱暖而喜芳香，若湿浊内阻中焦，则脾胃运化水谷的功能受阻而致病。芳香之品能醒脾化湿，温燥之药可燥湿健脾，故本类药物适用于湿浊内阻，脾为湿困，运化失常所致的脘腹痞满、呕吐泛酸、大便溏薄、食少体倦、舌苔白腻等症。应用时，应根据不同证候作适当配伍。如脾胃虚弱，配补脾健胃药；湿阻气滞，脘腹胀满者，配行气药；里湿化热者，配清热燥湿药等。

常用的芳香化湿药如下。

藿香，味辛，性微温。归脾、胃、肺经。功能化湿、止呕、解表、乌发、香体、泽面悦色。一般用量5～10g，鲜品加倍。现代研究表明，藿香在试管内对常见的致病性皮肤真菌有较强的抑制作用，并对胃肠神经有镇静作用，能促进胃液分泌，增强消化能力，故有健胃作用。皮肤科用于暑湿之邪侵犯而致的脓疱病、丘疹性荨麻疹等，对于一些暑湿困脾引起的食欲不振、恶心呕吐、皮肤水肿等症，本品常配扁豆、茯苓、薏苡仁等醒脾开胃利水。注意：阴虚血燥者不宜用，胃弱欲呕或胃热作呕者禁用。

佩兰，味辛，性平。归脾、胃、肺经。功能化湿、解表、润肤醒脑、爽口。一般5～10g，鲜品加倍。现代研究证实，佩兰中含有一些萜烯类、酸、醇、醛、酮、萘、酚、醚等物质，对细菌、酵母、霉菌均有较强的抑菌作用，可能是这些物质的分子结构特征与生物膜分子结构特征相似，容易进入菌体从而发挥抑菌作用，它们综合作用能较强地抑制微生物的生长。皮肤科可用于治疗损美性疾病，可使肌肤润泽。注意：阴虚、气虚者忌服。

苍术，味辛、苦，性温。归脾、胃、肝经。功能燥湿健脾、祛风湿、解表、明目洁肤、增香。一般用量5～10g。苍术含有大量维生素A和维生素D，皮肤科用于治疗因内湿或外湿引起的皮肤病，如天疱疮、女阴溃疡、带状疱疹（脾湿型）等，亦可用于维生素缺乏等疾患。注意：阴虚内热、气虚多汗者忌用。

厚朴，味苦、辛，性温。归脾、胃、肺、大肠经。功能燥湿、行气、破宿血、明耳目。一般煎服3～10g；或入丸、散。现代研究表明，厚朴有较强的抗菌作用，尤其对金黄色葡萄球菌有较强的抑制作用。皮肤科常用于治疗脾虚湿盛所致湿疹、脂溢性皮炎等，并可用于一些痰湿凝滞所致的结节性皮肤疾患。注意：本品辛苦温燥，易耗气伤津，故气虚津亏者及孕妇慎用。

砂仁，味辛，性温。归脾、胃、肾经。功能化湿行气、温中止呕止泻、安胎。一般煎服用量5～10g，宜后下。现代研究表明，砂仁水提液具有减缓免疫球蛋白（IgE）介导的皮肤过敏反应，减少组胺释放，降低p38有丝分裂原蛋白激酶活性等作用，能抑制肥大细胞介导的过敏性反应的作用；砂仁水煎液对革兰氏阳性菌（G＋）有抑制作用，说明砂仁对金黄色葡萄球菌有抑制作用。皮肤科常用其治疗脾虚湿盛所致湿疹、脂溢性皮炎等。

第五节 利水渗湿药

凡能通利水道，渗泄水湿，以治疗水湿内停病证为主要作用的药物，称利水渗湿药。本类药物味多甘淡，具有利水消肿、利尿通淋、利湿退黄等功效，适用于小便不利、水肿、湿疮、泄泻等水湿所致的各种病证。应用利水渗湿药，须结合病证，作适当配伍。如有表证，配伍宣肺发汗药；脾肾阳虚者，配温补脾肾药；湿热合邪者，配清热药等。此外，气行则水行，气滞则水停，故利水渗湿药还常与行气药配伍以提高疗效。

常用的利水渗湿药如下。

茯苓，味甘、淡，性平。归心、脾、肺、肾经。功能渗湿利水、健脾、宁心安神、生发润肤。煎服，9～15g。现代医学研究表明，茯苓有利尿作用。皮肤科取其健脾渗湿利水之功，治疗水肿瘙痒性皮肤病，如急慢性湿疹、皮肤瘙痒、脂溢性皮炎等。茯苓皮治疗慢性荨麻疹，可消皮肤水肿。本品也可用于水肿脱发、面色晦暗等损美性疾病。注意：虚寒精滑及气虚下陷者忌服。

薏苡仁，味甘、淡，性凉。归脾、胃、肺经。功能渗湿利水、健脾止泻、舒筋、清热排脓。煎服，9～30g，清利湿热宜生用，健脾止泻宜炒用。临床用于湿热下注所致脚气足肿等，皮肤科取其健脾利湿之功，用于急慢性湿疹及扁平疣以及由于脾湿不运所引起的天疱疮、女阴溃疡等病。现代研究证实，薏苡仁有抑制某些细胞增殖作用。注意：津液不足者慎用。

猪苓，味甘、淡，性平。归肾、膀胱经。功能利水渗湿。煎服，5～10g。现代医学研究报道，猪苓有明显的利尿及降压作用。皮肤科常用猪苓配赤苓、滑石等以清热利水消肿，来治疗急慢性湿疹、带状疱疹、皮炎及一些小疱、大疱类疾患。注意：无水湿者忌用。

泽泻，味甘、淡，性寒。归肾、膀胱经。功能渗湿利水、泻热、养颜。煎服，5～10g。实验研究表明，泽泻在试管中可抑制结核杆菌生长，有降低血中胆固醇，缓和动脉粥样硬化的倾向，并能增加尿量、尿素及氯化物的排泄量。皮肤科取其清利湿热之功，用于急慢性湿疹、带状疱疹、大疱性皮肤病的治疗。

冬瓜皮，味甘，性凉。归脾、小肠经。功能利水消肿。煎服，15～30g。皮肤科用冬瓜皮与赤苓、扁豆皮、大腹皮等药促脾利水，用以治疗湿疹、慢性荨麻疹及一切皮肤水肿、渗出性皮肤病。

车前子，味甘，性寒。归肾、肝、肺、小肠经。功能利尿通淋、渗湿止泻、清肝明目、清肺化痰。煎服，10~15g，宜布包。现代研究表明，车前子不仅能增加水分的排泄，也能促进尿素、氯化钠及尿酸的排泄。皮肤科用于湿疹、脂溢性皮炎、丘疹性荨麻疹等下肢水肿，及一些严重性皮肤病所引起的小便不利等症。

滑石，味甘、淡，性寒。归膀胱、肺、胃经。功能利尿通淋、清热解暑；外用收湿敛疮。煎服，10~20g，宜包煎；外用适量。皮肤科常用滑石或六一散治疗急性或亚急性湿疹、丘疹性荨麻疹及一切由湿热引起的水疱糜烂等疾患。滑石煅后有清热止痒及吸收水湿作用，可作外用的粉剂。注意：脾虚、热病伤津者及孕妇忌用。

通草，味甘、淡，性微寒。归肺、胃经。功能清热利湿、通气下乳。煎服，5~10g。皮肤科取其清热利湿之功，治疗急性或亚急性湿疹、丘疹性荨麻疹及一切由湿热引起的水疱糜烂等疾患。

地肤子，味辛、苦，性寒。归肾、膀胱经。功能清热利湿、止痒。煎服，10~15g；外用适量。皮肤科常用于治疗皮肤风疹、湿疹、周身瘙痒等由湿热引起的疾患。外阴湿痒者，可与苦参、龙胆草、白矾等煎汤外洗患处。

灯心草，味甘、淡，性微寒。归心、肺、小肠经。功能利尿通淋、清心除烦。煎服，1.5~2.5g，或入丸散。皮肤科可用于治疗急性或亚急性湿疹等一切由湿热引起的疾患。

萆薢，味苦，性平。归肾、胃经。功能利湿去浊、祛风除湿。煎服，10~15g。皮肤科用于治疗脂溢性皮炎、天疱疮及下焦湿热引起的疮毒及结节性红斑等病。注意：肾阴亏虚、遗精滑泄者慎用。

茵陈，味苦、辛，性微寒。归脾、胃、肝、胆经。功能清利湿热、利胆退黄。煎服，10~30g；外用适量。现代医学报道，茵陈有促进胆汁分泌的作用。皮肤科常用茵陈配赤苓皮利水消肿；配黄芩清热利水。皮肤科常用茵陈治疗湿热内蕴，热重于湿的皮肤湿疹、天疱疮、疱疹样皮炎、脓疱疮等。本品配栀子、大黄清热利湿的作用更显著，不仅对传染性肝炎黄疸效果好，而且治疗急性皮炎效果亦明显。注意：蓄血发黄及血虚萎黄者慎用。

金钱草，味甘、淡、咸，性微寒。归肝、胆、肾、膀胱经。功能除湿退黄、利尿通淋、解毒消肿。煎服，30~60g，鲜品加倍；外用适量。研究表明金钱草对金黄色葡萄球菌有抑制作用。皮肤科取其解毒消肿之功，治疗恶疮肿毒。也可用鲜品捣烂取汁饮，并以渣外敷。

虎杖，味苦，性微寒。归肝、胆、肺经。功能利胆退黄、清热解毒、活血祛瘀、祛痰止咳。煎服，10~30g；外用适量。皮肤科常用于治疗湿疹、烧烫伤、痈肿疮毒、毒蛇咬伤等。水烫火伤可单用研末，香油调敷，亦可与地榆、冰片共研末，调油敷患处；若湿毒蕴结所致痈肿疮毒，可烧灰贴，或煎汤洗患处；毒蛇咬伤，取鲜品捣烂敷患处，亦可煎浓汤内服。注意：孕妇忌服。

第六节　理气药

以疏通气机、消除气滞、平降气逆为主要作用的一类中药，称理气药。其主要用于治疗“气滞”引起的诸证，又称行气药。本类药物多辛、苦，性温，气味芳香，具有理气健脾、疏肝解郁、行气止痛、破气散结等功效。赵炳南皮肤科流派主要使用的理气药物有陈皮、青皮、枳实、木香、川楝子、香附、玫瑰花、大腹皮等。川楝子常用于带状疱疹中以行气止痛；玫瑰花常用于凉血消斑。有些理气药作为对药使用，如木香、陈皮理气行气偏于温散，使“气行则血行”。

常用的理气药如下。

陈皮，味辛、苦，性温。归脾、肺经。功能理气开胃、燥湿化痰。煎服，3～9g。陈皮常用来治疗胸脘胀满、食少呕吐、咳嗽痰多等症。皮肤科用其疏理肝气、行气活血、理气散结消肿等功效，治疗结节性疾病、破溃久不收口的溃疡等。本品常与健脾药合用增加其除湿运化的功用。

青皮，味苦、辛，性温。归肝、胆、胃经。功能疏肝破气、消积化滞。用量3～10g，煎汤内服，或入丸、散。本品用于治疗胸胁胀痛、疝气疼痛、乳癖、乳痈、食积气滞、脘腹胀痛。针对久病或重病后出现脾胃虚弱之证者，如硬皮病、皮肌炎，以及角化性肥厚性皮肤病的治疗等，可酌情使用青皮增强理气和胃之功。

枳实，味苦、辛、酸，性微寒。归脾、胃经。功能破气消积、化痰散痞。用量3～9g，水煎服；或入丸、散；外用适量，研末调涂；或炒热熨。枳实常用于治疗饮食积滞所致的脘腹痞满胀痛、热结便秘、腹痞胀痛、湿热泻痢、里急后重、胃下垂、子宫脱垂、脱肛等。枳实也可用于治疗损美性疾病，如肝郁气滞、湿热内蕴所致黧黑斑、面游风、白驳风、蛇串疮等。

木香，味辛、苦，性温。归脾、胃、大肠、三焦、胆经。功能行气止痛、健脾消食。煎服，用量3～10g，或入丸、散；外用适量，研末掺；调敷；或熬膏涂。木香常用于治疗胸胁、脘腹胀痛，泻痢后重，食积不消，不思饮食。煨木香实肠止泻，用于泄泻腹痛。木香可打粉以中药面膜形式外用，每周2～3次，用于皮肤保养，起到收敛、通透、软化等作用。

川楝子，味苦，有小毒，性寒。归肝、小肠、膀胱经。功能疏肝、行气、止痛、驱虫。用量4.5～9g，煎汤内服，用于治疗胸胁、脘腹胀痛，疝痛，虫积腹痛。皮肤科常用川楝子治疗带状疱疹。

香附，味辛、微苦、微甘，性平。归肝、脾、三焦经。功能行气解郁、调经止痛。用量6～9g，煎汤内服。香附用于治疗肝胃不和，气郁不舒，胸腹、胁肋胀痛，痰饮痞满，月经不调，崩漏带下等证。皮肤科将其用于红斑狼疮、鳞状细胞癌的治疗，临床上也常用香附30g、木贼草30g煎水外用治疗寻常疣。

玫瑰花，味甘、微苦，性温。归肝、脾经。功能行气解郁、和血止痛。用量3～6g，水煎服；浸酒或泡茶饮。玫瑰花用来治疗肝胃不和、胁痛脘闷、胃脘胀痛，月经不调、经前乳房胀痛，跌仆损伤、瘀肿疼痛等。本品在皮肤科临床上常用于治疗玫瑰痤疮。

大腹皮，味辛，性微温。归脾、胃、大肠、小肠经。功能行气宽中，行水消肿。煎服，6～12g；或入丸、散；外用适量，研末调敷；或煎水洗。本品用于治疗湿阻气滞、脘腹胀闷、大便不爽、水肿胀满、脚气浮肿、小便不利。皮肤科常用其治疗慢性荨麻疹、脚湿气等。

第七节　止血药

凡能制止体内外出血的药物，称止血药。血液为人体重要的物质，凡出血之证，如不及时采取有效的止血措施，会致使血液耗损，造成机体衰弱，甚至危及生命，故止血药的应用具有重要的意义。止血药主要适用于各部位出血病证，如咯血、衄血、吐血、尿血、便血、崩漏、紫癜及创伤出血等。止血药的药性各有不同，如药性寒凉，功能凉血止血，适用于血热所致出血；药性湿热，能温经止血，适用于虚寒出血；兼有化瘀作用，功能化瘀止血，适用于出血而兼有瘀血者；药性收敛，功能收敛止血，可用于出血日久不止等。皮肤科主要用止血药来治疗银屑病、过敏性紫癜、色素性紫癜等血分病变的疾病。

常用的止血药如下。

小蓟，味甘、苦，性凉。归心、肝经。功能凉血止血、祛瘀消肿。本品常用于治疗衄血、吐血、尿血、便血、崩漏下血、外伤出血、痈肿疮毒。

大蓟，味甘、苦，性凉。归心、肝经。功能凉血止血、散瘀消肿。大蓟常用于治疗衄血、咯血、吐血、尿血、功能失调性子宫出血、产后出血、肝炎、肾炎、乳腺炎、跌仆损伤、外伤出血、痈疖肿毒。

槐花，味苦，性微寒。归肝、大肠经。功能清热凉血止血，长于清大肠热。一般用量15～30g。本品配生地黄、紫草可加强清热凉血作用，多用于血热性皮肤病，如急性银屑病、过敏性紫癜、多形红斑、玫瑰糠疹等；配黄芩可清肺经之热，治疗急性皮炎、急性湿疹等；配荆芥穗可治疗大肠下血。

侧柏叶，味苦、涩，性寒。归肺、肝、脾经。功能凉血止血、化痰止咳、生发乌发。临床用侧柏叶治疗吐血、衄血、咯血、便血、崩漏下血、肺热咳嗽、血热脱发、须发早白。皮肤科主要将其用于痤疮、酒渣鼻、脱发、白发等。

白茅根，味甘，性寒。归肺、胃、膀胱经。功能凉血止血、清热利尿。本品用于治疗血热吐血、衄血、尿血、热病烦渴、肺热咳嗽、胃热呕吐、湿热黄疸、水肿尿少、热淋涩痛。

三七，味甘、微苦，性温。归肝、胃经。功能散瘀止血、消肿定痛。可用于治疗咯血、吐血、衄血、便血、崩漏、外伤出血、胸腹刺痛、跌仆肿痛。本品在临床上常配伍丹参，丹参活血凉血，祛瘀甚佳，兼能养血；三七粉祛瘀活血、通络止痛。两药配伍，养血活血、化瘀止痛作用增强，常用于治疗皮肤病血瘀型患者。

茜草，味苦，性寒。归肝经。功能凉血止血、活血祛瘀、通经活络。一般用量10～15g。本品配紫草、白茅根治疗血热引起的皮肤病（见紫草）；配大蓟、小蓟、牡丹皮重在凉血止血，可治疗出血性疾患如紫癜、血管炎等；配桃仁、红花、赤芍可活血通络，治疗跌仆损伤、关节疼痛、瘀滞、皮肤肿痛及结节性红斑、风湿性红斑等。

蒲黄，味甘，性平。归肝、心包经。功能止血、化瘀、通淋。常用于吐血、咯血、衄血、便血、崩漏、外伤出血、心腹疼痛、经闭腹痛、产后瘀痛、痛经、跌仆肿痛、血淋涩痛、带下、重舌、口疮、聤耳、阴下湿痒。皮肤科临床上常用蒲黄配伍延胡索，二者伍用，有活血祛瘀、行气止痛之功效，用于治疗血瘀气滞所致带状疱疹、痛经、产后瘀血腹痛等证。

藕节，味甘、涩，性平。归肝、肺、胃经。功能收敛止血，化瘀。本品用于吐血、咯血、衄血、尿血、崩漏。

艾叶，味辛、苦，性温。归肝、脾、肾经。功能温经止血、散寒止痛；外用祛湿止痒。本品可用于治疗吐血、衄血、崩漏、月经过多、胎漏下血、少腹冷痛、经寒不调、宫冷不孕；外治皮肤瘙痒。醋艾炭温经止血，用于治疗虚寒性出血。

第八节　活血药

凡能通利血脉、促进血行、消散瘀血的药物，称活血祛瘀药。其中活血祛瘀作用较强者，又称破血药或逐瘀药。血液为人体重要物质之一，但必须通行流畅以濡养周身，如有阻滞瘀积则往往发生疼痛、肿块等症状，活血祛瘀药功能行血散瘀，解除由于瘀血阻滞所引起的各种病证，故临床应用甚为重要。活血药主要适用于瘀血阻滞引起的带状疱疹、瘀积性皮炎、硬皮病、胸胁疼痛、风湿痹痛、癥瘕结块、疮疡肿痛、跌仆伤痛以及月经不调、经闭、痛经、产后瘀滞腹痛等病证。活血药味多辛、苦、咸，性寒、温、平不一，主要归肝、心二经。

常用的活血药如下。

川芎，味辛，性温。归肝、胆、心包经。功能活血行气、祛风止痛。一般用量3～10g。临床上本品常用于内科病，如瘀血阻滞所致痛证、头痛、风湿痹痛。皮肤科常用其治疗损美性疾病，如痤疮。川芎也可乌发、悦颜色、丰肌。本品温燥，故阴虚火旺者慎用，孕妇忌用。

延胡索，味辛、苦，性温。归肝、心、脾经。功能活血、散瘀、理气、止痛。主心腹腰膝诸痛、月经不调、癥瘕、崩中、产后血晕、恶露不尽、跌仆损伤。本药有理气活血止痛作用，皮肤科主要用于疼痛性疾病，如带状疱疹、关节痛等疾病。

郁金，味辛、苦，性寒。归心、肝、胆、肺经，芳香透达，可升可降。功能行气活血、疏肝解郁、清心开窍、清热凉血。主治胸胁脘腹疼痛、月经不调、痛经经闭、跌仆损伤、热病神昏、惊痫、癫狂、血热吐衄、血淋、砂淋、黄疸。郁金配伍香附、柴胡、白芍可奏疏肝解郁、行气活血、缓急止痛之功效，用于治疗肝郁气滞所致带状疱疹、胸胁胀痛、月经不调或经行腹痛等。

姜黄，味辛、苦，性温。归肝、脾经。功能活血行气、通经止痛。煎服，3～10g；外用适量。姜黄尤长于行肢臂而除痹痛，皮肤科可用其配大黄、白芷、天花粉外敷治疗痈肿疔毒。

乳香，味辛、苦，性温。归心、肝、脾经。功能活血调气止痛、消肿散结生肌，为治疗痈疽疮疡、心绞痛的要药。一般用量3～10g。本品配没药可增强活血功能，常用于治疗痈疽疮疡；配赤芍、丹参、红花、延胡索等药可治疗皮肤病引起的神经性疼痛及跌仆损伤引起的瘀血疼痛；配解毒药金银花、连翘、当归可治疗急性皮肤感染，如痈、疖、丹毒等；配秦艽、鸡血藤能增强活血止痛之效，用于皮肤病合并关节疼痛者；乳香研细末外用，常治疗疮疡破溃后久不收口，可化腐生肌。

没药，味辛、苦，性平。归心、肝、脾经。功能散血祛瘀、散结消肿止痛、善破宿血、推陈出新、生肌长肉，为皮肤科治疮疡的要药。一般用量3～10g。本品与乳香并用治疗皮肤疮疡、无名肿毒、跌仆损伤的瘀血疼痛。研面外用可提毒化腐生肌。

丹参，味苦，性微寒。归心、肝经。功能活血祛瘀、安神宁心、排脓止痛，亦有研究认为其可破宿血、补新血。一般用量10～20g。本品配当归、泽兰、益母草可治疗气血凝滞所致的皮肤病，如系统性红斑狼疮、皮肌炎等，兼见闭经、关节疼痛；配乳香、没药、当归可治疗血栓闭塞性脉管炎；配桃仁、红花、黄芪可治疗硬皮病；配金银花、连翘、乳香、穿山甲可清热解毒、活血消肿，治疗痈、疖等感染性皮肤病；配玄参、生地黄、黄连可养阴、清血分之热，可治疗急性发热性皮肤病，如疱疹样脓疱病、系统性红斑狼疮、剥脱性皮炎等引起的心烦不眠；配首乌藤、柏子仁、酸枣仁可养血宁心，治疗神经性皮炎、皮肤瘙痒症；丹参一味做成注射液，静脉滴注或肌内注射，可治疗湿疹、硬皮病、静脉炎等。

红花，味辛，性温。归心、肝经。功能活血通经、祛瘀止痛、散肿消斑，能通男子血脉、妇人经水。一般用量10g。皮肤科临床常用红花治疗气滞血瘀，经络阻隔凝聚肌肤血脉引起的皮肤病。本品配赤芍、紫草、牛膝可治疗结节性红斑、硬红斑；配苏木、桃仁、赤芍可治疗结节性静脉炎、血管炎等；配桂枝、黄芪、丹参、茯苓可治疗硬皮病；配三棱、莪术可治疗血瘀型银屑病、皮肤肿块、细胞浸润及肉芽肿等病；配桃仁、丹参、乳香、没药可治疗跌仆损伤的疼痛；1%红花酒外擦可促进皮肤血液循环，预防褥疮。

另外，番红花（藏红花），味甘，性寒，有与红花相似的活血祛瘀通经作用，而力量较强。两者临床应用也基本相同，唯番红花兼有凉血解毒作用，皮肤科常用于治疗热入血分之大热发斑的皮肤病，如皮肌炎、系统性红斑狼疮等急性发作期，用量1.5～3g。

桃仁，味苦、甘，性平。归心、肝、大肠经。功能活血破瘀、润肠通便，可治皮肤血热瘙痒，一般用量10g。本品常配红花、当归、赤芍等同用，以增强活血破瘀止痛的效果，用治血热风燥引起的皮肤瘙痒；配红花、牡蛎、夏枯草可软坚散结，治疗皮肤肿块及结节性皮肤病；配僵蚕、黄芪、丹参、桂枝、茯苓可治疗硬皮病、血管炎等；配大黄、穿山甲、红花可消痈肿，治跌仆损伤的疼痛。

益母草，味苦、辛，微寒。归肝、心包、膀胱经。功能活血调经、利尿消肿、清热解毒。煎汤内服或熬膏，入丸剂；外用适量捣敷或煎汤外洗。本品用于治疗月经不调、痛经经闭、恶露不尽、水肿尿少。皮肤科主要将其用于治疗痤疮、酒渣鼻、黄褐斑、疮痈肿毒、皮肤瘾疹等伴有月经失调者。

泽兰，味苦、辛，微温。归肝、脾经。功能活血祛瘀、利水消肿、生发润发乌发。煎汤内服或可捣汁或煎水熏洗。皮肤科常用泽兰治疗痈肿、头发脱落失泽等。

牛膝，味苦、甘、酸，性平。归肝、肾经。功能补肝肾、强筋骨、活血通经、引火（血）下行、利尿通淋。牛膝在临床上常用于治疗腰膝酸痛、下肢痿软、血滞经闭、痛经、产后血瘀腹痛、癥瘕、胞衣不下、热淋、血淋、跌仆损伤、痈肿恶疮、咽喉肿痛等病证。皮肤科主要用其治疗发生于下肢的疾病，如湿疹、结节性红斑、过敏性紫癜等。

鸡血藤，味苦、甘，性温。归肝、肾经。功能补血、活血、通络。本品临床上常用于治疗月经不调、血虚萎黄、麻木瘫痪、风湿痹痛。皮肤科主要用其治疗银屑病、慢性湿疹、神经性皮炎、皮肤淀粉样变等慢性肥厚性疾病。

王不留行，味苦，平。归肝、胃经。功能活血通经、下乳消肿、利尿通淋。本品用于治疗经闭、痛经、乳汁不下、乳痈肿痛、淋证涩痛。

月季花，味甘，性温。归肝经。功能活血调经、疏肝解郁。本品常用于治疗气滞血瘀而导致的月经不调、痛经、闭经、胸胁胀痛。皮肤科主要用于治疗痤疮、酒渣鼻、黄褐斑等伴有月经失调者。

凌霄花，味甘、酸，性寒。归肝、心包经。功能凉血祛瘀、能祛血中之伏火，可治疗血热生风导致的瘙痒。一般用量5～10g。本品配鸡冠花、玫瑰花可凉血活血、泻血热，治疗酒渣鼻、玫瑰痤疮及颜面红斑类皮肤病；配白茅根、紫草可加强凉血之效，治疗玫瑰糠疹、日光性皮炎等；配羊蹄根与其等量，酌加白矾研末外擦患处，可治皮肤湿癣。

莪术，味辛、苦，性温。归肝、脾经。功能破血行气、消积止痛、积散结、破血祛瘀、消食化积。本品配桃仁、红花、三棱用于一些气血瘀滞引起的皮肤硬块、瘢痕疙瘩、无名肿毒、静脉炎、肥厚大片的银屑病等（三棱与莪术常共用，但三棱活血之力优于莪术，莪术行气之力优于三棱）。

三棱，味辛、苦，性平。归肝、脾经。功能行气破血、软坚止痛，可破血中之气。一般用量5～10g。三棱可内服，可外用，常与莪术搭配使用，临床上常用于治疗气血凝滞、癥瘕积聚、跌仆损伤、疮肿坚硬等。

水蛭，味咸、苦，性平。归肝经。水蛭气腥善行，入血破散，故有破血逐瘀、通经、消癥瘕的功效。该品破血力大，适用于瘀血停滞引起的经闭、肿瘤包块以及跌仆肿痛等病证。该品苦降开泄，味咸入血，善破血分瘀滞而消肿，为作用强烈的破血逐瘀药，主治血瘀重症。本品在皮肤科临床用于治疗一些气血瘀滞引起的皮肤硬块、苔藓样变、瘢痕疙瘩等。

第九节　平肝息风药

具有平肝潜阳、平息肝风功效的药物，称平肝息风药。平肝息风药主要用于治疗肝阳上亢及肝风内动等证。此类药物皆入肝经，多为介类、昆虫等动物药及矿物药。皮肤科主要用于治疗“风胜则痒”诸疾，如赵炳南老先生喜用全蝎、蜈蚣等动物药搜剔深入络脉之风邪，使用刺蒺藜以增止痒之功。

常用的平肝息风药如下。

石决明，味咸，性寒。归肝经。功能平肝潜阳、清肝明目。用量3~15g，先煎。本品主治头痛眩晕、目赤翳障、视物昏花、青盲雀目。皮肤科常用方搜风除湿汤需要配合重镇的药物之一即为石决明。

珍珠母，味咸，性寒。归肝、心经。功能平肝潜阳、定惊明目。用量10~25g，先煎，或入丸、散。珍珠母主治头痛眩晕、烦躁失眠、肝热目赤、肝虚目昏。本品可外用美白，内服安神，皮肤科多用于治疗损美性疾病以及各类病证伴有失眠多梦等表现者。

牡蛎，味咸，性微寒。归肝、胆、肾经。功能重镇安神、潜阳补阴、软坚散结，煅牡蛎收敛固涩。用量9~30g，先煎；外用适量，研末撒或调敷。牡蛎主治惊悸失眠、眩晕耳鸣、瘰疬痰核、癥瘕痞块。煅牡蛎主治自汗盗汗、遗精崩带、胃痛泛酸。皮肤科取其化痰软坚的作用，常用于治疗较深的浸润斑块和有形的肿物如淋巴结结核、瘢痕疙瘩、深层静脉炎、结节性脉管炎、类肉瘤等。其煅用可固涩下焦，故又可用于湿浊。

刺蒺藜，味辛、苦，有小毒，性微温。归肝经。功能平肝解郁、活血祛风、明目、止痒。用量6~9g，水煎服；或入丸、散；外用适量，水煎洗；或研末调敷。本品主治头痛眩晕、胸胁胀痛、乳闭乳痈、目赤翳障、风疹瘙痒。此外，还可用于肝气郁结、胸胁不舒等。临床上常配草决明、青葙子等治头痛、头晕等证。可配菊花、地肤子、苦参等治皮肤瘙痒风疹，去刺研末为丸，治疗白癜风等病。

羚羊角，味咸，性寒。归肝、心经。功能平肝息风、清肝明目、散血解毒。用量1~3g，宜单煎2小时以上，或磨汁、研粉服，每次0.3~0.6g。羚羊角主治高热惊痫、神昏痉厥、子痫抽搐、癫痫发狂、头痛眩晕、目赤翳障、湿毒发斑、痈肿疮毒。皮肤科治疗痘糠疹使用羚羊角粉0.3~0.6g冲服。日光性皮炎高热不退可用羚角粉。

钩藤，味甘，性凉。归肝、心包经。功能清热平肝、息风定惊。用量3～12g，煎服或入散剂。钩藤主治头痛眩晕、惊厥抽搐、妊娠子痫及高血压。本品与首乌藤、鸡血藤等配伍，用于治疗经络阻隔、气血凝滞导致的结节性红斑、多形红斑、慢性湿疹、结节性痒疹，并对慢性消耗性疾病引起的阴阳不调有治疗作用。

天麻，味甘，性平。归肝经。功能平肝息风止痉。用量3～9g，煎服。天麻主治头痛眩晕，肢体麻木，小儿惊风，癫痫抽搐，破伤风。皮肤科用于健发的治疗。

地龙，味咸，性寒。归肝、脾、膀胱经。功能清热定惊、通络、平喘、利尿。用量4.5～9g，煎服或入丸散；外用适量，捣烂、化水或研末调敷。本品主治高热神昏、惊痫抽搐、关节痹痛、肢体麻木、半身不遂、肺热咳嗽、尿少水肿、高血压。皮肤科常用其治疗湿疹、银屑病、荨麻疹等疾病。

全蝎，味辛，有毒，性平。归肝经。功能息风镇痉、攻毒散结、通络止痛。用量2.5～4.5g，煎服；外用适量。本品主要用于治疗小儿惊风、抽搐痉挛、中风口㖞、半身不遂、破伤风、风湿顽痹、偏正头痛、疮疡、瘰疬。王莒生教授常用全蝎3～10g治疗白癜风、湿疹、银屑病、皮炎、荨麻疹等疾病。

蜈蚣，味辛，性温。归肝经。功能息风镇痉、攻毒散结、通络止痛。用量3～5g，煎服或入丸、散；外用适量，研末调敷。蜈蚣主治小儿惊风、抽搐痉挛、中风口㖞、半身不遂、破伤风、风湿顽痹、疮疡、瘰疬、毒蛇咬伤。皮肤科常用蜈蚣1～3条，取其息风止痉之功效，治疗过敏性皮炎、湿疹、银屑病、荨麻疹等疾病。

僵蚕，味咸、辛，性平。归肝、肺、胃经。功能祛风定惊、化痰散结。用量5～9g，煎服或入丸、散。本品主治惊风抽搐、咽喉肿痛、皮肤瘙痒、颌下淋巴结炎、面神经麻痹。白僵蚕亦为陈彤云教授治疗黧黑斑的必用之品。僵蚕为虫蚁之品，可祛风化痰，善搜络邪而走头面，《神农本草经》记载其能“减黑皯，令人面色好”，常为使药。

石菖蒲，味辛、苦，性温。归心、胃经。功能开窍、豁痰、理气、活血、散风、祛湿。用量3～6g；或入丸散；外用煎水洗或研末调敷。本品主治癫痫、痰厥、热病神昏、健忘、气闭耳聋、心胸烦闷、胃痛、腹痛、风寒湿痹、痈疽肿毒、跌仆损伤等。皮肤科用其清利湿热之功，治疗下焦湿热引起的皮肤病如女阴溃疡、阴部湿疹、臁疮等。

第十节　补益药

以补益人体物质亏损、增强人体活动功能、提高抗病能力、消除虚弱证候为主要作用的一类中药，称补益药。此类药物具有益气、养血、滋阴、助阳的作用。其作用可概括为补虚扶弱，多用于慢性顽固性皮肤疾患和免疫相关性皮肤疾患。皮肤科疾患纯虚证者甚少，故正确处理祛邪与扶正的关系十分重要。分清主次，或先攻后补，或先补后攻，或攻补兼施，以祛邪而不伤正，补虚而不留邪为度。

常用补益类药物如下。

西洋参，味甘、微苦，性凉。归心、肺、肾经。功能补气养阴、清热生津，又可益肺阴、清虚火、生津止渴，治肺虚久嗽、失血、咽干口渴、虚热烦倦等。红皮病等热病后期气阴大伤，此时正气不能鼓邪外出，此时毒邪未尽，若再过用苦寒清解之剂中伤脾胃，则正气更衰，致使毒邪滞留膏肓，不能逆转，故以益气养阴为主，重点在于扶正佐以清热，使正复邪去，宜使用西洋参。另外，在润肤霜中加入西洋参、珍珠粉、维生素 E 以润泽皮肤。赵老本人对于西洋参情有独钟，据说当年赵老由于诊务繁忙，说话较多，每感气力不足时，便于舌下含一片西洋参以生津润燥，增加气力。

党参，味甘，性平。归脾、肺经。本品既能补中益气、生津止渴，又能补气养血，可代人参。一般用量 15 ~ 30g。本品配茯苓、白术、黄芪，可健脾益气，治疗一切脾虚所致的皮肤病，如湿疹、慢性荨麻疹、天疱疮、疱疹样皮炎等，并可减少狼疮肾炎的蛋白尿；配黄芪、当归、熟地黄、白术，可大补气血，治疗由虚弱引起的皮肤病、严重皮肤病后期所致气血两亏之证及出血性皮肤病，如皮肤血管炎、紫癜等。党参偏于阴而补中，尤其适用于系统性红斑狼疮脾肾阳虚、阴阳不调、气血两虚证型的治疗。现代研究证实，党参可以调节免疫系统，提高自身免疫力，还有抗脂质过氧化、清除自由基、防止黑素细胞自毁等作用。

太子参，味甘、微苦，性平。归脾、肺经。功能益气健脾、生津润肺。《本草再新》谓之能“治气虚肺燥，补脾土，消水肿，化痰止渴”。其多用于脾肾阳虚、肺肾不足的系统性红斑狼疮等疾病。气虚明显者重用黄芪、太子参以大补脾胃之元气，令气旺血行，瘀去络通。

黄芪，味甘，性微温。归脾、肺经。本品质轻、皮黄、肉白，质轻升浮，入表实卫，既能升阳举陷，又能温分肉、实腠理、补肺气、泻阴火，具有补气升阳、益卫固表、托毒生肌、利水消肿等功效。本品炙用补中益气升阳，为重要的补气药。本品配人参或党参，可治疗严重皮肤病如痈、系统性红斑狼疮后期气虚体弱；配附子、人参，可治疗气虚阳衰、四肢发凉、畏冷多汗的狼疮肾炎、硬皮病及皮肤阴疮（结核性）久不收口、慢性瘘管等；配白术，可治疗脾气虚弱，运化失职，水湿停滞导致的皮肤湿痒等，如天疱疮后期；配当归、白芍，可治疗由气血虚弱而致的脱发、神经性皮炎、皮肤瘙痒症等；配防风、白术，可补益卫外阳气、固表止汗，治疗慢性寒冷性荨麻疹、皮肤瘙痒症等；配麻黄根、浮小麦，可固表止汗，治疗多汗证；配当归、穿山甲、皂角刺、川芎，可托毒排脓生肌，治疗痈疮脓成不溃或溃后久不收口；配白术、茯苓、车前子，可治疗气虚脾弱而致的皮肤水肿、小便不利；配丹参、川芎、当归、桂枝，可补气活血，用于静脉炎、皮肤血管炎、血栓闭塞性脉管炎；配金银花、连翘，可益气解毒，用于体弱之人痈疮久不成脓，亦不消退者。

白术，味苦、甘，性温。归脾、胃经。功能健脾益胃、燥湿和中，亦有固表止汗安胎的作用，主要用于脾胃气虚运化失常，可祛诸经之湿而理脾胃。一般用量5～10g，王莒生教授多用白术30g治疗久病脾虚、脾虚湿蕴的皮肤病。白术可安胎，可用于治疗妊娠引起的皮肤病。临床上常用白术配党参、茯苓、黄芪补中益气、健脾燥湿，可用于慢性湿疹、系统性红斑狼疮稳定期、天疱疮后期、皮肌炎后期；白术配茯苓、猪苓、泽泻可健脾除湿消肿，用于亚急性或慢性湿疹、汗疱疹、脂溢性皮炎、疱疹样皮炎等；炒白术配桂枝、茯苓可温阳利水，治疗下肢肿胀或慢性皮炎、臁疮；白术配防风、黄芪可固表止汗，抵御风邪侵袭；白术配薏苡仁、枳壳、萆薢可除蕴湿解毒，治疗掌跖脓疱病、顽固性湿疹；配芡实、赤石脂可除湿止白带，治疗阴痒（阴囊湿疹、外阴湿疹）。

山药，味甘，性平。归肺、脾、肾经。功能益气养阴、补脾肺肾，可补脾养胃、生津益肺、补肾涩精。山药补阴宜生用，健脾止泻宜炒黄用。本品可用于系统性红斑狼疮兼见脾虚泄泻、食少便溏、消渴、肺虚咳喘等。此外还可用于治疗损美性疾病，如黄褐斑、湿疹等。山药是药食同源，药膳保健之佳品。

白扁豆，味甘，性微温。归脾、胃经。功能健脾化湿、消暑和中，可止泄泻、消暑、健脾胃、除湿热，生用除湿养胃，炒用健脾止泻。一般用量10～30g。本品配白术、茯苓、山药健脾除湿，可治疗慢性湿疹、皮炎及肥厚性皮肤病；配藿香、佩兰、厚朴，可用于夏季因暑湿熏蒸而引起的皮肤病，如汗疹、日光性皮炎等；白扁豆衣配白术、薏苡仁，可治疗脾虚引起的泄泻、皮肤水肿及荨麻疹等。

甘草，味甘，性平。归心、肺、脾、胃经。功能补脾益气、润肺止咳、缓急止痛、缓和药性。甘草生用性微寒，可清热解毒、调和诸药；炙用可补中缓急、健脾利水祛湿。甘草多用于治疗皮肤皲裂、痈疽疮疡、狐臭等，还可用于慢性系统性皮肤病兼见脾胃虚弱而致食少便溏、咳嗽气喘、药食中毒、脘腹作痛。外用时可用棉签蘸取甘草油清洁患处皮肤的附着物、痂皮、渗液等。甘草有类激素样作用，对激素性皮炎患者可大剂量使用，一般用30g以上。现代研究证实，本品具有很好的抗过敏作用，对于气道高反应性所致大量白色泡沫样痰有很好的治疗作用。

大枣，味甘，性温。归脾、胃、心经。功能补中益气、养血安神、缓和药性。本品可用于脾虚食少、乏力便溏、妇人脏躁。辅助应用或食用可增强补益气血、益寿延年、美肤养颜的功效。皮肤科常用大枣治疗面色淡白或萎黄、皮肤干枯无泽、爪甲苍白等损美性疾病。

仙茅，味辛，有毒，性热。归肝、肾、脾经。仙茅具有补肾助阳、益精血、强筋骨和行血消肿的作用，并能益精神、明目、黑须发。本品主要用于肾阳不足所致的阳痿遗精、虚痨内伤和筋骨疼痛等病证，又可用于治疗痈疽、瘰疬。

杜仲，味甘，性温。归肝、肾经。功能补肝肾、强筋骨、安胎。杜仲常用于治疗肝肾不足之腰膝酸软、足膝痿软、胎动不安。皮肤科临床多用其治疗损美性疾病，如须发早白、面色无华、黄褐斑。

续断，味苦、辛，性微温。归肝、肾经。功能补肝肾、续筋骨、调血脉。续断可治疗腰背酸痛、足膝无力、胎漏、崩漏、带下、遗精、跌仆损伤、金疮、痔漏、痈疽疮肿，对痈疡有排脓、止血、镇痛、促进组织再生的作用。

肉苁蓉，味甘、咸，性温。归肾、大肠经。功能补肾阳、益精血、润肠道。肉苁蓉主要用于治疗肾阳虚衰，精血不足所致阳痿、遗精、白浊、尿频余沥、腰痛脚弱、耳鸣目花、月经衍期、宫寒不孕、肠燥便秘。皮肤科治疗中主要用其益髓、悦颜色、延年的功效。

补骨脂，味辛、苦，性温。归肾、脾经。补骨脂有温肾助阳、补肾暖脾、纳气止泻的功效，助命门之火而暖丹田。本品多用于治疗阳痿遗精、遗尿尿频、腰膝冷痛、肾虚作喘、五更泄泻。补骨脂亦可外用治疗白癜风、斑秃等病证。皮肤科多用其治疗脾肾两虚引起的色素性皮肤病，如白癜风、黑变病、黄褐斑等；配当归、白芍、菟丝子，可治疗脱发；配首乌藤、白鲜皮，可治神经性皮炎属血虚、肾虚者。现代药理研究成果认为，补骨脂素及其衍生物均为光敏性化合物，日光照射会使酪氨酸酶活性增加，增加皮肤黑色素生成的速度和数量，故在白驳风治疗中常加入补骨脂以增强疗效。

菟丝子，味辛、甘，性平。归肾、肝、脾经。功能滋补肝肾、固精缩尿、安胎、明目、止泻。菟丝子是一味平补肾、肝、脾之良药，临床主要应用于肾虚腰痛、阳痿遗精、尿频、宫冷不孕、目暗便溏的肾阴阳虚证。它既可补阳，又可益阴，具有温而不燥，补而不滞的特点。临床研究表明，菟丝子还有固精安胎与性激素样作用。

沙苑子，味甘，性温。归肝、肾经。沙苑子具有补肾固精、清肝明目之效，主治腰膝酸痛、遗精早泄、遗尿、尿频、白带、神经衰弱及视力减退、糖尿病等。皮肤科多用本品治疗系统性红斑狼疮、硬皮病、白癜风等肝肾不足之证。

当归，味甘、辛，性温。归肝、心、脾经。功能补血和血、活血止痛、润肠通便，可破恶血养新血、补五脏、生肌肉，为常用之补血药。当归头止血，当归身和血，当归尾破血。一般用量5～10g。本品配白芍、熟地黄，用于治疗血虚引起的皮肤病、紫癜、皮肤瘙痒等；配党参、黄芪，用于治疗系统性红斑狼疮、皮肌炎等全身虚弱性皮肤疾患；配赤芍、红花、丹参，活血化瘀、止痛，治疗皮肤血管炎、静脉炎、血栓闭塞性脉管炎、带状疱疹等；配黄芪、黄连、瓜蒌、木香，治疗诸疮肿已破或未破、焮肿甚者。

熟地黄，味甘，性微温。归肝、肾经。功能补血滋阴、通血脉、益气力、填精髓、长肌肉、生精血、补五脏。一般用量10～30g。本品在皮肤科临床配当归、白芍，可加强补血之效果，治疗系统性红斑狼疮引起的贫血和白细胞、血小板减少等，还可治疗紫癜；配山药、山茱萸、枸杞子，可补肾阴，治疗肝肾阴虚的黑变病；配地骨皮、当归、秦艽、银柴胡、知母，可治疗慢性皮肤病引起的低热不退；配当归、赤芍、丹参、夏枯草，可治疗皮肤炎性肉芽肿病。

白芍，味苦、酸，性微寒。归肝、脾经。本品具有补血养血、平抑肝阳、柔肝止痛、敛阴止汗等功效，适用于阴虚发热、月经不调、胸腹、胁肋疼痛、四肢挛急、泻痢腹痛、自汗盗汗、崩漏带下等症。白芍配当归、熟地黄，用于治疗由血虚引起的皮肤瘙痒等疾病或出血性皮肤病，如老年皮肤瘙痒或产后皮肤瘙痒；亦用于治疗血小板减少性紫癜。赤芍、白芍二者合用可养血润肤、活血止痒润燥，用于治疗血燥型银屑病、老年性皮肤干燥瘙痒；配柴胡、郁金可治疗由肝气郁滞而引起的黄褐斑、荨麻疹等。现代药理研究表明，白芍具有显著的镇痛、镇静、抗惊厥、抗炎和免疫调节的作用，能增加酪氨酸酶的活性，同时也具有显著的保肝护肝作用。故王莒生教授在临床上治白癜风多用白芍，且用量常在30～60g。

阿胶，味甘，性平。归肺、肝、肾经。功能补血止血、滋阴润肺。本品多入汤剂烊化冲服，止血宜蒲黄炒，润肺宜蛤粉炒。阿胶适用于血虚眩晕、心悸及吐血、便血、心烦、失眠、虚劳咳喘或阴虚燥咳。皮肤科用其治疗血虚失养所致的疾病，如黄褐斑、手足皲裂、脱发等。

何首乌，味苦、甘、涩，性微温。归肝、心、肾经。功能补血益精、截疟解毒、润肠通便。何首乌用于治疗精血亏虚所致头晕眼花、腰酸脚软、肠燥便秘。皮肤科用其解皮肤疮疹疥癣之毒、须发早白、白癜风、皮肤瘙痒等，一般用量10～15g。本品亦能滋补肝肾、养血退斑，也可一味首乌代茶饮，而补肝肾之功更强。何首乌配天冬、麦冬、赤芍、白芍，可养血润肤；配牛膝可治疗腰膝痛、遍身痒；配防风、苦参、薄荷，煎水外洗可治疗皮肤瘙痒、疼痛。药理研究证实，何首乌对酪氨酸酶有激活作用，对于色素性皮肤病治疗尤见良效。

龙眼肉，味甘，性温。归心、脾经。功能补益心脾、养血安神。本品常用于治疗气血不足、心悸怔忡、健忘失眠、血虚萎黄。其大补气血，擅治思虑过度，劳伤心脾所致的健忘、怔忡。故凡慢性皮肤疾患，遇虚劳、心血衰少、夜卧不宁之类用此皆有良效。

楮实子，味甘，性寒。归肝、肾经。功能补肾清肝、明目、利尿。本品常用于治疗腰膝酸软、虚劳骨蒸、目生翳膜、水肿胀满等病。皮肤科常用其养容颜、充肌肤的功效。

北沙参，味甘、微苦，性微寒。归肺、胃经。功能养阴清肺、祛痰止咳。质坚性寒，养阴润肺、益胃生津，效力较强。在皮肤科临床上，南北沙参常共用，配石斛、麦冬、玉竹，用于严重皮肤病后期肺胃阴伤或阴虚内热者，如系统性红斑狼疮、白塞综合征等；配天花粉、玄参、生地黄，用于急性发热性皮肤病阴分已伤、低热缠绵者，如疱疹样脓疱病、重症药疹、痈、蜂窝织炎等；配玄参、知母、贝母，可治疗虚火上炎、口舌生疮等。

南沙参，味甘，性微寒。归肺、胃经。功能养阴清肺、祛痰止咳。南沙参长于清肺泻火解毒、祛痰止咳，效力较弱；与北沙参配伍使用，互相促进。在治疗系统性红斑狼疮气阴两伤证型中，病情处于邪退正虚阶段，二药相伍，共奏养阴清热、生津止渴、润肺止咳之功效。

百合，味甘，微寒。归心、肺经。功能润肺止咳、清心安神。百合可治疗阴虚肺热久嗽，痰中带血，热病后期，余热未清，或情志不遂所致的虚烦惊悸、失眠多梦、精神恍惚及痈肿、湿疮。王莒生教授主要用其治疗白癜风、湿疹等疾病，且常与生龙骨、生牡蛎、首乌藤、合欢皮、合欢花等相配伍使用，用于睡眠欠佳的患者，效果甚好。陈彤云教授多用于药膳调养，创制百合苡仁煲鲜藕调养酒渣鼻、石膏玉竹百合粥调养白疕血燥型等。本品也是面色暗淡，皮肤干燥者的日常药膳的滋润性美容养颜食品。

麦冬，味甘、微苦，性微寒。归肺、胃、心经。功能润肺养阴、益胃生津、清心除烦。本品用于治疗肺燥咳嗽、咯血、吐血、肺痿、肺痈、虚劳烦热、失眠、消渴、便秘。皮肤科用其治疗损美性疾病，如面色枯槁，毛发干枯易折等。清养肺胃之阴宜去心用；滋阴清心多连心用。

天冬，味甘、苦，性寒。归肺、肾经。功能滋阴润燥、清肺降火。天冬常用于治疗肺燥干咳、顿咳痰黏、腰膝酸痛、骨蒸潮热、内热消渴、热病津伤、咽干口渴、肠燥便秘。

石斛，味甘，性微寒。归胃、肾经。功能养阴清热、益胃生津。石斛治疗热病伤津，病后虚热，阴伤目暗，口干烦渴，功长于养胃阴，一般用量 10 ~ 20g。本品配玄参、生地黄，治疗胃阴不足，虚火上炎，口舌生疮，如白塞综合征所致口腔溃疡；配麦冬、生地黄、天花粉，可治疗急性发热性皮肤病，如败血症、系统性红斑狼疮、疱疹样脓疱病、重症药疹等后期有低热或口干舌燥者；配清热解毒药对治疗急性感染性疾病，可顾护阴液。

玉竹，味甘，性微寒。归肺、胃经。功能养阴、润燥、清热、生津、止咳。玉竹主治热病伤阴，虚热燥咳，用于红皮病、系统性红斑狼疮等。

黄精，味甘，性平。归脾、肺、肾经。功能补肾阴、益脾气、润心肺、强筋骨。一般用量 10 ~ 30g。黄精常用于治疗损美性疾病，如须发早白，风癞癣疾，面黑无华等气血两虚之证。本品配南沙参、北沙参、麦冬、玉竹，可养阴润肺、清阴虚热，可治疗系统性红斑狼疮、白塞综合征、皮肌炎等引起的低热不退、口舌生疮等；配白及、丹参、百部，可治疗皮肤结核；配枸杞子、当归、熟地黄，可作强壮剂，亦可治疗血虚所致皮肤瘙痒；配党参、山药，可健脾胃，治疗肌肤甲错；黄精捣碎用 95% 酒精浸 1 ~ 2 日，蒸馏去酒精浓缩，外用可治疗表皮癣菌。药膳方黄精煨猪肘，具有补益气血、健身延年的功效。

枸杞子，味甘，性平。归肝、肾经。功能滋肾、润肺、补肝、明目。皮肤科临床多用其治疗脱发、黄褐斑、硬皮病、系统性红斑狼疮等肝肾不足者。本品亦可用于饮食补养，起到驻颜、乌发、益寿延年之功。

墨旱莲，味甘、酸，性寒。归肝、肾经。功能滋补肝肾、益肾养血、凉血止血、乌须黑发。墨旱莲常用于治疗肝肾阴虚所致头昏目眩、牙齿松动以及阴虚血热所致吐血、便血等。皮肤科常用其治疗须发早白、黄褐斑。本品与女贞子合用，有交通季节、顺应阴阳之妙用，二药均入肝、肾两经，相须为用，互相促进，可补肝肾之阴、强腰脊、壮筋骨、凉血止血、乌须发，二者配伍，用于治疗系统性红斑狼疮、白塞综合征、脱发、白发病等。

女贞子，味甘、苦，性凉。归肝、肾经。功能滋补肝肾、清热明目乌发。《本草备要》称之能“益肝肾，安五脏，强腰膝，明耳目，乌须发，补风虚”。女贞子可用于治疗肝肾阴虚所致的头晕目眩、耳鸣、目暗不明、腰膝酸软。皮肤科多用其治疗黄褐斑、色素异常、须发早白及免疫性疾病肝肾不足之证。

桑椹，味甘、酸，性寒。归心、肝、肾经。功能补肝益肾、生津润燥、乌发明目。桑椹主治肝肾不足和血虚精亏的头晕目眩、腰酸耳鸣、须发早白、失眠多梦、津伤口渴、消渴、肠燥便秘等。王莒生教授主要用其治疗白癜风、脱发、腰腿痛等疾病。

黑芝麻，味甘，性平。归肝、肾、大肠经。功能补益精血、润燥滑肠。黑芝麻主治精血不足导致的头晕眼花、肠燥便秘。皮肤科用其治疗损美性疾病，如须发早白、脱发、头面油风等。

龟甲，味咸、甘，性微寒。归心、肾、肝经。功能滋阴、潜阳、补肾、健骨。龟甲主治骨蒸劳热、吐血、衄血、久咳、遗精、崩漏、带下、腰痛、骨痿、久痢、久疟、痔疮、小儿囟门不合。皮肤科多用其治疗慢性疾患，如脱发、白癜风、系统性红斑狼疮等具有肝肾不足之症。

鳖甲，味咸，性微寒。归肝、肾经。功能养阴清热、平肝息风、软坚散结。鳖甲治劳热骨蒸、阴虚风动、劳疟疟母、癥瘕痃癖、经闭经漏、小儿惊痫。古书载其烧存性，研掺外用，治疗痈疽不敛，不拘发背一切疮及治丈夫阴头痈肿。脾胃虚寒，食少便溏及孕妇禁服。

第五章　赵炳南皮肤科流派常用效验方

中医学的理法方药是不可分割的完整的理论体系。方剂是其中的重要组成部分。方剂学具有基础和临床的双重属性，联系中医基础和临床，沟通中医和中药，衔接传统中医和现代生命科学。

赵炳南先生将其宝贵经验从理法方药不同的层面展示给我们，尤以其中100多首常用方剂所体现出来的辨证规范、组方思路、效力等级、关注层面、加减法度更具有重要的临床指导价值。

我们把赵炳南皮肤科流派的方剂分为内服和外用两部分，内服方根据功能主治之不同，主要分为疏风解表剂、清热解毒类方、和解剂（疏肝理气、调和脾胃、调和阴阳气血）、祛风除湿止痒剂、理血剂（凉血、活血、养血）、补益剂（补益气血、补益肝肾、温阳通络）、软坚散结化瘀剂七大类；另有10余首外洗方。这些方剂组方精当，药少力专，疗效确切。除部分经典方药外，大多都是赵老及其主要传承人经验的总结。

第一节　疏风解表剂

一、麻黄方

【出处】《赵炳南临床经验集》。

【组成】麻黄3g，干姜皮3g，浮萍3g，杏仁4.5g，白鲜皮15g，丹参15g，陈皮9g，牡丹皮9g，僵蚕9g。

【功效】开腠理，和血止痒。

【主治】慢性荨麻疹。

【用法】水煎服，每日1剂，分2次服。

【方解】本方是赵老治疗慢性荨麻疹的常用经验方之一。从其治疗特点来看，其主治为血虚又外受寒湿之邪传经入里而致的痦瘟。方中以麻黄、杏仁、干姜皮为主药，取其辛温宣肺以开腠理，推邪外出；佐以浮萍、白鲜皮走表而扬散寒湿；丹参、牡丹皮、僵蚕（或用白僵蛹代替）养血润肤、和血止痒；陈皮、干姜皮同伍，能理气开胃、醒脾化湿，以期内外兼治；干姜皮与麻黄相配，能缓和麻黄辛温透发之性，以免大汗伤正。所以对于年老因寒湿而引起的急性荨麻疹，本方也可以应用。

【按语】本方是赵老从《伤寒论》麻黄汤化裁而来，可用以治疗由于血虚又外受寒湿所导致的荨麻疹及其他皮肤病。

麻黄方，有开腠理、和血止痒之功效，主治慢性荨麻疹血虚寒湿证型，病机为外有寒湿，内有血虚，临床症见风团反复发作，病程相对较长，风团色淡，遇冷加重，或年老体弱、阴血亏虚之人患荨麻疹，舌淡、苔白、脉浮紧等。本方是一个表里同治的方剂，常用于外有寒湿之邪久稽，内有阴血耗伤；或本就阴血亏少，寒湿之邪不易祛除导致的皮疹反复发作，故本方适用于慢性荨麻疹或急性荨麻疹证属阴血亏虚者（如老年人）。不仅如此，本方还可用于治疗血虚又外受寒湿所导致的其他皮肤病，临床以瘙痒为主要症状，病程一般较长，伴有血虚等表现，如慢性湿疹、结节性痒疹等。一些内科病，如感冒、咳嗽、哮喘等辨证属血虚外受风寒者，也可辨证使用。

关于本方中的麻黄，其功效不仅是散风，更重要的是祛湿。麻黄本就有发汗解表、宣肺平喘、利水消肿之功效，尤其对于存在于皮肤的表湿疗效显著。而此种存在于皮肤体表之风湿，往往正是一些顽固、剧烈瘙痒的根源所在。故麻黄方以及含麻黄的方剂对于一些慢性、顽固、剧烈的瘙痒性皮肤病有很好的疗效，只要辨证准确，使用正确，就不会因为辛温发散而加重瘙痒和皮疹。

本方是风湿搏于血分的代表方。本方药性温和而偏凉，不可望文生义而以为此方是辛温解表之剂而弃之不用。本方可以治疗表闭、风湿、血不和的证候。麻黄3g，无桂枝配伍，开腠理而不发汗，可以放心使用。本方常用于治疗银屑病血燥型，对于皮损干燥，色泽暗红，浸润不深，瘙痒明显者，也能起到良好效果。如果瘙痒剧烈，则以全虫方加养血之品为后备。

本方可以看成是“麻黄类方”的一部分，“麻黄类方”出自《伤寒论》，包括麻黄汤、麻杏石甘汤、麻杏薏甘汤、麻黄连翘赤小豆汤等。我们不妨将麻黄方与其他“麻黄类方”对比学习。

“麻黄类方”中大多含有麻黄、杏仁、甘草等药物，具有发汗解表、宣肺平喘之功效。不同之处在于，麻黄汤配伍桂枝、甘草，发汗之力强，为治疗风寒表实无汗之方；麻杏石甘汤，配伍石膏、甘草，内清阳明大热，主治表寒里热证；麻杏薏甘汤，配伍薏苡仁、甘草，内祛湿邪，主治表寒里湿之证；麻黄连翘赤小豆汤，配伍连翘、赤小豆、大枣、桑白皮、生姜，有清热利湿的功效，主治湿热内蕴、表邪不解之证。

以上诸方皆有治疗荨麻疹的作用，可以辨证选用。另外，麻黄方也不是仅仅针对荨麻疹，凡是病机为内有血虚外有寒湿的皮肤病，甚至其他科疾病，都可辨证选用。

二、荆防方

【出处】《赵炳南临床经验集》。

【组成】荆芥穗6g，防风6g，僵蚕6g，浮萍6g，生甘草6g，金银花12g，牛蒡子9g，牡丹皮9g，生地黄9g，黄芩9g，薄荷4.5g，蝉蜕4.5g。

【功效】疏风解表，清热止痒。

【主治】急性荨麻疹、血管神经性水肿。

【用法】水煎服，每日1剂，分2次服。

【方解】本方是赵老治疗急性荨麻疹的常用经验方之一。以荆芥、防风、薄荷、蝉蜕为主药。荆芥辛、苦而温，芳香而散，气味轻扬入气分，驱散风邪；防风其气不轻扬，能散入于骨肉之风，故宣在表之风邪，用防风必用荆芥；薄荷清轻凉散，善解风热之邪，又能疏表透疹解毒；蝉蜕凉散风热、开宣肺窍，其气清虚，善于透发。以上4味主药，清热疏风，表散的作用较强，因而被赵老视为本方的第一线辛散解表清热药组；而牛蒡子、浮萍、僵蚕为第二线药组，作用稍缓。牛蒡子疏散风热、解毒透疹；浮萍轻浮升散，善开毛窍；僵蚕祛风散结，单用也可治风疮瘾疹。此3味药可协助4味主药以透达表热之邪。金银花、黄芩解毒清肺热以泄皮毛之邪；牡丹皮、生地黄理血和血；生甘草解毒、调和诸药。

【按语】本方适用于急性荨麻疹偏于风热者，为病程在一个月以内的专用方。症见风团初起，发病急骤，风团色红灼热痒剧，遇热明显，可伴有发热、恶寒、咽喉肿痛，以及呕吐、腹痛、舌红、苔薄白或薄黄、脉浮数。辨证为风热束表，肺卫失宣，治以辛凉透表、宣肺清热。一些慢性荨麻疹，症见以上风热证候者，也可加减使用。若见恶寒重，发热轻，风团皮损偏白者属于风寒，本方去薄荷，重用荆芥，另加干姜皮也可使用。若服用一二剂后皮损逐渐消退，可以减去第一线药组，以免辛散太过，大汗伤气。若兼见高热不必另加其他药物，但可增加服药的次数，每日服药4次。若兼见吐泻、腹痛等胃肠道症状时，可加服周氏回生丹，每次7~10粒，效果较好。

荆防方源自《外科正宗》之消风散。消风散由当归、生地黄、防风、蝉蜕、知母、苦参、胡麻、荆芥、苍术、牛蒡子、石膏、甘草、木通组成，有养血祛风、清热燥湿之功效，原书主治风湿浸淫血脉，致生疮疥，瘙痒不绝，及大人、小儿风热瘾疹，遍身云片斑点，乍有乍无等病证。现代中医外科或皮肤科教材中，大多以消风散治疗荨麻疹（瘾疹）风热型者。但消风散实为“复方”，包含祛风、除湿、清热凉血、养血等诸多功效的药物，并非单纯疏散风热。故赵老将此方进行化裁，去掉养血润燥之当归、胡麻，祛湿之苍术、木通，清热之石膏、知母；加入浮萍、薄荷、僵蚕、金银花等以加强清热解表之力；加入牡丹皮凉血，黄芩清上焦肺热。荆防方的功效专于疏风解表、清热止痒，较之消风散更适用于荨麻疹风热初起之证。事实上，古今医家用消风散治疗荨麻疹风热型，也有类似的化裁，如广安门医院朱仁康教授，将《外科正宗》消风散化裁为“凉血消风散”和“养血消风散”，分别针对血热生风、风燥诸证和血虚风燥证型。日本汉方治疗荨麻疹风热型也常用消风散加减。这些经验可以与荆防方一并理解和记忆。

本方由五部分组成：荆芥穗、防风散风；蝉蜕、僵蚕取升降散之意宣泻郁火；浮萍、薄荷散风热；生甘草、金银花、牛蒡子解毒；牡丹皮、生地黄、黄芩凉血。临证可以灵活加减。本方主治热邪郁积，不能透达，其中荆芥、防风非必选之品，适用于表闭明显的情况，如果有汗、脉不紧，可以不用。如果口干明显可以加生石膏；大便干有蝉蜕、僵蚕足矣，如果担心蛋白过敏，可以用大黄替代。

三、人参败毒散

【出处】《太平惠民和剂局方》。

【组成】柴胡6g，前胡6g，川芎6g，枳壳6g，羌活6g，独活6g，茯苓6g，桔梗6g，人参6g，甘草6g，生姜6g，薄荷6g。

【功效】益气解表，散寒祛湿。

【主治】用于气虚外感风寒湿邪所致恶寒、发热、无汗、口不渴、头痛、肢体酸痛沉重、乏力、咳嗽、鼻塞、流清涕以及腹泻、痢疾等证属气虚外感者等。皮肤科适用于气虚体弱之人外感风寒湿之邪所导致的痈疽、疮疡、癣疥等。

【用法】水煎服，每日1剂，分2次服。

【方解】本方为体虚外感风寒湿邪而设。方中羌活、独活辛温发散，通治一身上下之风寒湿邪，通络止痛，合而为君；柴胡辛散解肌，川芎活血行气祛风，并为臣药，助君药解表散寒祛湿而除痛；枳壳降气，桔梗宣肺，前胡祛痰，茯苓渗湿，共为佐药，以畅脾肺而宽胸膈，除痰湿而止咳嗽，再以少量人参益气，一则助正气以利解表，二则使祛邪而不伤正，三则防邪复犯，亦为佐药；甘草益气和中，生姜、薄荷发散外邪，三药均为佐使。诸药相合，共奏益气解表、散寒祛湿之功。

四、荆防败毒散

【出处】《摄生众妙方》。

【组成】羌活5g，独活5g，柴胡5g，前胡5g，枳壳5g，茯苓5g，荆芥5g，防风5g，桔梗5g，川芎5g，甘草3g。

【功效】发汗解表，消疮止痛。

【主治】疮肿初起，症见红肿疼痛、恶寒发热、无汗不渴、舌苔薄白、脉浮数者。

【用法】水煎服，每日1剂，分2次服。

【方解】本方即人参败毒散去人参，加荆芥、防风而成，使得本方散风解表之力增强，补虚之力减弱。

【按语】本方为中医外科常用方，所谓“汗之则疮已”，凡痈疽初起，恶寒发热，头身疼痛，若体质壮实，可用汗法，常选用本方；若体质较弱，可兼补虚，选用人参败毒散等。纵观《医宗金鉴·外科心法要诀》等中医外科典籍，“汗法”及荆防败毒散使用频率非常高。《医宗金鉴·外科心法要诀》言“内消表散有奇功，脉证俱实用最灵，脉证俱虚宜兼补，发渴便秘贵疏通”，说明痈疽初起，宜用“内消表散”之法，不可过早、过多地使用寒凉药物，这对于现代中医皮外科临床大量滥用寒凉药物，肆用清热解毒法之“时弊”，很有借鉴意义。

本方由大量风药组成，符合“其上者，因而越之”的原则。“其上者”可理解为：①表浅；②上部；③新发。所谓风药，其性属阳，具有流动、生长、升发的特点，所以荆防败毒散通过调整风药的用量即可达到出理气、升阳、运脾、温阳等效果。

荆防败毒散在《医宗金鉴·外科心法要诀》中被大量使用，所治病证众多，其用法总结起来大致有两种。

一种为治疗痈疽初起，正如《医宗金鉴·外科心法要诀》中说道：“（脑疽、偏脑疽）……初起有表证，令人寒热往来，宜服荆防败毒散。”

另一种为治疗癣疥等皮肤病，此时不一定有发热，但有瘙痒和（或）疼痛等症状，同样为风邪束表的表现，同样可用荆防败毒散治疗。如《医宗金鉴·外科心法要诀·赤白游风》中说道：“赤白游风如粟形，浮肿焮热痒兼疼，表虚风袭怫郁久，血赤气白热化成。此证发于肌肤，游走无定，起如云片，浮肿焮热，痛痒相兼，高累如粟，由脾肺燥热，而兼表虚腠理不密，风邪袭入，怫郁日久，与热相搏，则化热益盛而成……初俱宜荆防败毒散疏解之……”又如《医宗金鉴·外科心法要诀·疥疮》一章说道：“疥……初起有余之人，俱宜防风通圣散服之，虚者服荆防败毒散透发之……”

总之，无论痈疽、癣疥，只要病机为风邪束表者，即可考虑使用荆防败毒散。

五、防风通圣丸

【出处】《黄帝素问宣明论方》。

【组成】防风 15g，川芎 15g，当归 15g，白芍 15g，大黄 15g，薄荷叶 15g，麻黄 15g，连翘 15g，芒硝 15g，石膏 30g，黄芩 30g，桔梗 30g，滑石 90g，生甘草 60g，荆芥穗 7.5g，白术 7.5g，栀子 7.5g。

【功效】解表通里，清热解毒。

【主治】用于外寒内热，表里俱实，症见恶寒壮热、头痛咽干、小便短赤、大便秘结。皮肤主要用于瘰疬初起、风疹湿疮。

【用法】每次 6～9g，日 2 次，温开水送服。

【方解】本方为中医外科治疗痈疽、疮疡、癣疥的常用方。方中防风、麻黄、荆芥穗、薄荷叶疏风解表，使表邪从汗而解；大黄、芒硝泻热通便；栀子、滑石清热利湿，使里热从小便分消，共为主药。辅以石膏、黄芩、连翘、桔梗清散肺胃之热，如此则上下分消，表里同治，以助君药表里并治。佐以当归、川芎、白芍养血活血，白术健脾燥湿。使以生甘草调和诸药。诸药相配，汗、清、下、利四法俱备，上、中、下三焦并治，汗不伤表，下不伤里，共奏解表通里、清热解毒之功。

【按语】疮疡疥癣发生在脉、肉、筋、骨、皮外在五体，局部气机郁结即生火毒，局部风湿蕴阻即成疥癣。五体直接与外界相关，往往因为六淫邪气的影响而发病，表现为玄府开合异常，同时，人体的升降出入互为因果，二便失调等也会导致玄府闭塞。防风通圣丸为河间学派名方，以疏通人体各大窍道为能，以祛邪为法，临床以二便快利、汗出表解为效验，不可常服。

六、桑菊饮

【出处】《温病条辨》。

【组成】桑叶 9g，菊花 9g，杏仁 9g，桔梗 9g，甘草 3g，薄荷 3g，连翘 9g，芦根 12g。

【功效】疏风清热，宣肺止咳。

【主治】荨麻疹、皮肤疮疡初起，兼有表证，偏于风热者。

【用法】水煎服，每日 1 剂，分 2 次服。

【方解】方中桑叶味甘苦，性寒，疏散上焦风热，用以为君；菊花散风热，杏仁、桔梗宣利肺气，三者共为臣药；连翘清热解毒，薄荷疏散风热，芦根清热生津，共为佐药；甘草调和诸药，为使。诸药相伍，使上焦风热得以疏散。

七、消风散

【出处】《医宗金鉴》。

【组成】荆芥3g，防风3g，当归3g，生地黄3g，苦参3g，苍术3g，蝉蜕3g，胡麻仁3g，牛蒡子3g，知母3g，石膏3g，甘草1.5g，川木通1.5g。

【功效】疏风消肿，清热除湿。

【主治】皮肤瘙痒症、神经性皮炎、慢性湿疹。

【用法】水煎服，每日1剂，分2次服。

【方解】方中荆芥、防风、牛蒡子、蝉蜕疏风止痒，以祛除在表之风邪，为君药；配伍苍术祛风燥湿，苦参清热燥湿，川木通渗利湿热俱为臣药；更佐以知母、石膏清热泻火，当归、生地黄、胡麻仁养血活血；甘草清热解毒、调和诸药，为使药。

【按语】风热或风湿之邪侵袭人体，浸淫血脉，内不得疏泄，外不得透达，郁于肌肤腠理之间，故皮肤出现瘙痒或津水流溢。本方以祛风为主，配伍祛湿、清热、养血之品，如此则祛邪与扶正兼顾，既能祛风除湿，又可养血以助疏风。风湿得去，血脉调和，则瘙痒自止。

八、苍耳子散

【出处】《重订严氏济生方》。

【组成】辛夷仁6g，苍耳子5g，香白芷9g，薄荷叶3g。

【功效】疏风止痛，通利鼻窍。

【主治】湿疹、荨麻疹等变态反应性疾病伴有过敏性鼻炎症状，如喷嚏、鼻塞、流涕、头痛等。

【用法】上药晒干，为细末，每服6g，食后用葱、茶清调服。

【方解】苍耳子温和通达，味辛散风，苦燥湿浊、通窍止痛；辛夷仁辛温发散、芳香通窍，能散风邪、通鼻窍；香白芷辛温，发表散风、芳香通窍，尤善散阳明经风湿之邪；薄荷叶辛凉能疏风散热，功善疏散上焦风热而清头目、利咽喉。诸药合用，共奏疏风散邪、通鼻窍之效。

【按语】 陈彤云教授认为，此时出现的鼻塞、鼻流浊涕、头晕头涨等症状，是风邪上攻的表现，可以在治疗皮肤病的同时，加用苍耳子散疏风通窍，对于缓解鼻部症状有效。夹热者，可加蝉蜕6g、僵蚕9g、黄芩10g、金银花10g等清热散风；夹寒者，可加细辛3g、麻黄6g、桂枝9g、葛根10g等发散风寒；夹湿者，可加苍术10g、羌活10g等散风祛湿；夹毒者，可加板蓝根15g、大青叶15g等清热解毒。

九、浮萍丸

【出处】《医宗金鉴·外科心法要诀》。

【组成】 紫背浮萍（洗净）500g。

【功效】 散风祛湿，清热解毒，调和气血。

【主治】 脱发、皮肤瘙痒症、白癜风、荨麻疹等。

【用法】 研细末，炼蜜为丸，如梧桐子大。每服6g，日服2次，温开水送下。

【方解】《神农本草经》记载：浮萍，味辛、寒，主暴热，身痒，下水气，胜酒，长须发，止消渴。浮萍是治疗皮肤病的常用药物。按照《诸病源候论》的论述，浮萍可以治疗风湿与气相搏；按照三痹归类，其可以治疗行痹。

【按语】 本品轻清，药力不强，治病疗疾需要久服。

十、玉屏风散

【出处】《医方类聚》。

【组成】 黄芪30g，白术60g，防风30g。

【功效】 益气固表止汗。

【主治】 虚寒型荨麻疹。

【用法】 上药共研末。每服6g，日3次。

【方解】 方中黄芪甘温，内可大补脾肺之气，外可固表止汗，为君药；白术健脾益气，助黄芪以加强益气固表之力，为臣药，两药合用，使气旺表实，则汗不外泄，邪亦不易内侵；佐以防风，走表而祛风邪，合黄芪、白术则扶正为主，兼以祛邪。表虚腠理不密，则易为风邪所袭。本方以补气固表药为主，配伍小剂量祛风解表之品，补中寓散。

第二节　清热解毒类方

一、仙方活命饮

【出处】《校注妇人良方》。

【组成】 白芷6g，贝母6g，防风6g，赤芍6g，当归尾6g，甘草节6g，皂角刺（炒）6g，穿山甲（炙）6g，天花粉6g，乳香6g，没药6g，金银花9g，陈皮9g。

【功效】 清热解毒，消肿溃坚，活血止痛。

【主治】 阳热毒壅滞证。痈疡肿毒初起，症见局部红肿热痛，甚至伴有身热凛寒、脉数有力等。

【用法】 水煎或水酒各半煎服，每日1剂，分2次服。

【方解】 热毒壅聚，营气郁滞，气滞血瘀，聚而成形，故见局部红肿热痛；邪正交争于表，故身热凛寒；正邪俱盛，相搏于经，则脉数有力。当以清热解毒、消肿溃坚、活血止痛为治则。方中金银花清热解毒疗疮，重用为君；当归尾、赤芍、乳香、没药、陈皮行气活血通络、消肿止痛，共为臣药；疮疡初起，其邪多羁留于肌肤腠理之间，予白芷、防风相配，通滞散结、外透热毒，贝母、天花粉清热化痰散结，消未成之脓，穿山甲、皂角刺通行经络、透脓溃坚，可使脓成即溃，均为佐药；甘草清热解毒，并调和诸药；煎药加酒者，借其通瘀而行周身，助药力直达病所，共为使药。诸药合用，共奏清热解毒、消肿溃坚、活血止痛之功效。

【按语】 本方被称为“疮疡之圣药，外科之首方”“疡门开手攻毒之第一方”。主治之证多由热毒壅聚，气滞血瘀痰结所致。

二、神授卫生汤

【出处】《外科正宗》《医宗金鉴·外科心法要诀》。

【组成】 羌活2.4g，防风1.8g，白芷1.8g，穿山甲（土炒，研）1.8g，沉香1.8g，红花1.8g，连翘1.8g，石决明（煅）1.8g，金银花3g，皂角刺3g，当归尾3g，甘草节3g，天花粉3g，乳香1.5g，大黄（酒拌炒）6g。

【功效】 宣热散风，行瘀活血，解毒消肿，疏通脏腑。

【主治】痈疽发背，疔疮对口，一切丹瘤恶毒诸证。

【用法】水400ml，煎至320ml。病在上部，先服药，随后饮酒适量；病在下部，先饮酒适量，随后服药，以行药势，使未成者即消，已成者即溃。

【方解】本方为中医外科常用方，方中羌活、防风发表散风湿；金银花、连翘、甘草清热解毒散结；白芷、天花粉散结排脓；穿山甲、皂角刺软坚散结；红花、乳香、当归尾、酒大黄活血化瘀止痛；沉香行气止痛；煅石决明平肝止痛。诸药合用，共奏宣热散风、行瘀活血、解毒消肿之功效。当痈疽发背等病表证未解而传里，出现表里同病时，当以此方表里双解之。正如《医宗金鉴·外科心法要诀》中说道："神授卫生汤，服之宣热散风，行瘀活血，消肿解毒，疏通脏腑，乃表里两实之剂，功效甚速。"

【按语】仙方活命饮用酒煎，有发散之力，具透托之能，药性和平，壮弱皆宜。神授卫生汤药力峻猛，乃表里两实之剂，汗、下同步，功效甚速，老弱用之当酌减。

三、消痈汤

【出处】《赵炳南临床经验集》。

【组成】金银花15～30g，连翘9～15g，鲜生地黄15～30g，赤芍9～15g，天花粉9～15g，白芷6～9g，川贝母9～15g，陈皮9～15g，重楼9～15g，龙葵9～15g，蒲公英15～30g。

【功效】清热解毒，散瘀消肿，活血止痛。

【主治】蜂窝织炎、痈证初起、深部脓肿等化脓感染及一切深部感染。本方适用于毒热壅阻经络，气血阻隔诸证。

【用法】水煎服，每日1剂，分2次服。

【方解】本方适用于痈证、蜂窝织炎等一切深部感染等属于毒热壅阻经络，气血阻隔诸证。方中大剂金银花、连翘、蒲公英、龙葵、重楼清热解毒；天花粉、赤芍、鲜生地黄凉血活血护阴；川贝母、白芷、陈皮理气活血透脓。诸药协同，脓未成则促其内消，脓已成则促其溃破。

【按语】本方所治之证，为毒热壅阻经络，气血阻隔所致。正如《医宗金鉴·外科心法要诀》云："痈疽原是火毒生，经络阻隔气血凝。"本方主要具有清热、凉血、解毒、散结之功效，治疗痈疽阳证者，有仙方活命饮之风格。比较二方，皆是针对阳证而设，除清热外，仙方活命饮散结、活血之力显著；消痈汤清热凉血之力显著。

四、解毒清热汤

【出处】《赵炳南临床经验集》。

【组成】 蒲公英30g，野菊花30g，大青叶30g，紫花地丁15g，重楼15g，天花粉15g，赤芍9g。

【功效】 清热解毒。

【主治】 疔、疖、痈、急性丹毒初期及一切体表感染初期。

【用法】 水煎服，每日1剂，分2次服。

【方解】 本方为赵老清热解毒的首选经验方，力专清热解毒。方中蒲公英解毒之效长于消痈；紫花地丁解毒之效长于治疔毒；大青叶解毒清热凉血，常用于治疗瘟疫斑疹、丹毒等证；重楼能解肝胆之郁热，熄上扰之火毒，善治上焦痈肿疮毒；佐以赤芍凉血活血散瘀，天花粉清热生津护阴。药少力专，各尽其用。本方既能协同解毒清热，又各有专长，故适用于疔、疖、痈肿、急性丹毒等一切体表感染的初期。

【按语】 本方源于《医宗金鉴》之五味消毒饮。五味消毒饮由金银花、蒲公英、紫花地丁、冬葵子、野菊花等组成，具有清热解毒、消散疔疮之功效。主治疔疮初起，发热恶寒，疮形如粟、坚硬根深、状如铁钉；以及痈疡疖肿、红肿热痛，舌红，苔黄，脉数。我们可以借助五味消毒饮来理解解毒清热汤。五味消毒饮力专清热解毒，解毒清热汤是在此基础上加入凉血之大青叶、赤芍，散结之天花粉，解毒之重楼等，使清热解毒之力加强，又有凉血、散结之力，可用于阳证之疖、疔、疮、丹毒，但限于轻症。

痈疖肿毒初起之红肿热痛以辛苦寒消散之，当用本方；脓毒内陷入营，心神被扰，解毒清营汤主之；脓毒动血，解毒凉血汤主之；劫后余生，解毒养阴汤主之。

五、清血散

【出处】《赵炳南临床经验集》。

【组成】 生石膏60g，滑石60g，木香60g，升麻60g，玄参60g。

【功效】 凉血清热。

【主治】 温病发疹、咽痛等。

【用法】 熬汁，取皮硝500g合拌阴干。每服3～6g，1日2次，温开水送服。

【方解】 生石膏、滑石均能清热，滑石尚能收湿敛疮；升麻、玄参均能清热解毒，升麻尚能解表透疹，玄参尚可滋阴凉血、解毒利咽；木香行气，以助透疹敛疮。

六、托里透脓汤

【出处】《医宗金鉴·外科心法要诀》。

【组成】党参（人参）12g，黄芪 15g，生白术 10g，当归 10g，穿山甲 10g，皂角刺 10g，白芷 6g，升麻 6g，青皮 10g，甘草 6g。

【功效】益气内托，透脓止痛。

【主治】一切痈疽肿毒脓成未溃者。

【用法】水煎服，每日 1 剂，分 2 次服。

【方解】本方亦为中医外科透托法的代表方剂之一，由补中益气汤去柴胡、陈皮，加青皮、穿山甲、皂角刺、白芷等组成，亦可看作是补中益气汤与透脓散的合方。方中以补中益气汤益气外托，加穿山甲、皂角刺软坚散结；白芷排脓；青皮易陈皮以增强行气止痛作用。诸药合用，共奏益气内托、透脓止痛之功效，适用于痈疽已成未溃者。

七、托里排脓汤

【出处】《医宗金鉴·外科心法要诀》。

【组成】当归 10g，白芍 10g，党参（人参）10g，白术 10g，茯苓 10g，连翘 10g，金银花 15g，浙贝母 10g，黄芪 10g，陈皮 10g，肉桂 3g，桔梗 6g，牛膝 10g，白芷 6g，甘草 6g。

【功效】益气排脓，解毒内托。

【主治】疽、疮、疔肿脓将成者。现代临床用于治疗痈疽以及一切肿毒，脓成已溃，脓出不畅，余毒未尽者。

【用法】水煎服，每日 1 剂，分 2 次服。

【方解】本方为中医外科透托法的代表方剂之一，由补中益气汤去柴胡、升麻，加白芍、茯苓、金银花、连翘、浙贝母、肉桂、桔梗、牛膝、白芷等组成。方中以补中益气汤益气外托，加白芍养血止痛；茯苓健脾利湿；金银花、连翘清热解毒散结；白芷、桔梗排脓；浙贝母化痰散结；肉桂、牛膝温通经脉。诸药合用，共奏益气排脓、解毒内托之功效，适用于疽、疮、疔肿脓将成者。

八、解毒清营汤

【出处】《赵炳南临床经验集》。

【组成】金银花15～30g，连翘15～30g，蒲公英15～30g，干地黄15～30g，白茅根15～30g，生玳瑁9～15g，牡丹皮9～15g，赤芍9～15g，川黄连3～9g，绿豆衣15～30g，茜草根9～15g，生栀子6～12g。

【功效】清营解毒，凉血护心。

【主治】疔、疖、痈肿毒热炽盛，气营两燔及化脓性感染所致的脓毒血症早期。

【用法】水煎服，每日1剂，分2次服。

【方解】本方适用于皮外科一般感染，毒热入营攻心，症见高热、烦渴，甚或出现神志方面的症状，相当于败血症的初期征象。金银花、连翘、蒲公英清热解毒；生栀子清三焦热，配合川黄连重在清心热；牡丹皮、赤芍、茜草根清热凉血活血；干地黄、白茅根养阴凉血护心；生玳瑁清热解毒、镇心平肝；绿豆衣清心中邪热。诸药相辅相成，清解之中又能养阴扶正，养阴之中又能凉血活血。若见高热显著者，可重用生玳瑁，另加犀角（水牛角代替）粉0.3～0.6g水煎兑服或冲服。大便干燥数日未解，可加大黄。

【按语】解毒清热汤与解毒清营汤相比较，解毒清热汤适用于疔、疖、痈、急性丹毒初期及一切体表感染初期，属于邪在气分；解毒清营汤，用于疔、疖、痈肿毒热盛，气营两燔及化脓性感染走黄内陷所致的脓毒血症早期，属于营分热盛或气营两燔证。解毒清营汤由清热解毒药和清热凉血药组成，其中玳瑁是一味特色药物，为赵老所习用。玳瑁味甘、咸，性寒，归心、肝经，有平肝定惊、清热解毒之功效，主治热病高热、神昏谵语抽搐、小儿惊痫、眩晕、心烦失眠、痈肿疮毒等。营血为心、肝所主，诸痛痒疮，皆属于心，火毒邪气内陷必入心肝，犀角解乎心热，今为禁药，可以水牛角代替，绿豆衣解毒清心，是古方护心散的组成部分。

九、解毒凉血汤

【出处】《赵炳南临床经验集》。

【组成】犀角（水牛角代替）0.6～1.2g，生地黄炭15～30g，金银花炭15～30g，莲子心9～15g，白茅根15～30g，天花粉15～30g，紫花地丁15～30g，生栀仁6～12g，重楼15～30g，生甘草6g，川黄连9g，生石膏60～120g。

【功效】清营，凉血，解毒。

【主治】皮外科感染性疾病，毒热入于营血，相当于败血症阶段。

【用法】水煎服，每日1剂，分2次服。

【方解】方中犀角清热凉血、解毒定惊；生地黄炭、金银花炭能入血分，清血分之毒热，又能养阴护心，根据赵老经验，两药同伍可有犀角之功能；紫花地丁、重楼清热解毒；天花粉、白茅根、莲子心养阴凉血清心；生栀仁、川黄连清三焦毒热而重点在于清心热；生甘草解毒、调和诸药。煎煮方法为用生石膏先煮水后，去渣，煮群药，以增强清热之功。

【按语】解毒凉血汤与解毒清营汤相比，解毒凉血汤所治疾病有动血的表现，类似重症感染过程中，脓毒血症继发的凝血机制障碍，故所用药物多具凉血止血之能，尤其是生地黄炭、金银花炭止血之外还能透邪外出，赵老最喜用之，谓其功似犀角而价廉。

十、解毒养阴汤

【出处】《赵炳南临床经验集》。

【组成】西洋参3～9g（另煎兑服），南沙参15～30g，北沙参15～30g，耳环石斛15～30g，黑玄参15～30g，佛手参15～30g，生黄芪9～15g，干地黄15～30g，紫丹参9～15g，金银花15～30g，蒲公英15～30g，天冬9～18g，麦冬9～18g，玉竹9～15g。

【功效】益气养阴，清热解毒。

【主治】本方适用于两种情况：①皮外科感染性疾病，正邪相持不下，毒热伤气伤阴，正气大伤阶段；②感染性疾病恢复期，气阴两伤，余毒未尽。本方也可以按方证思路使用。

【用法】水煎服，每日1剂，分2次服。

【方解】本方适用于皮外科感染性疾病，毒热伤气伤阴，正气已伤而毒热未尽的阶段，相当于败血症的后期。方中以西洋参、南北沙参、耳环石斛、黑玄参、佛手参、天冬、麦冬、玉竹大剂养阴清热为主；生黄芪、丹参补气血活血；金银花、蒲公英解余毒。热病后期气阴大伤，正气不能鼓邪外出，虽见毒邪未尽，若再过用苦寒清解之剂中伤脾胃，则正气更衰，致使毒邪滞留膏肓，不能逆转，故以益气养阴为主，重点在于扶正佐以清热，使之正复邪去，扶正以祛邪。

【按语】正邪剧烈斗争，正气衰败，人命将不保，此时仍继续清热解毒，会更伤正气，加速死亡，留人治病成为主要矛盾。所以有“大万能”不能控制的重症感染，可以考虑用扶阳气的补中益气汤或益气养阴的解毒养阴汤治疗。赵老治疗热病后期，注重养阴，这是其学术思想中非常重要的一环。对于感染性皮肤病和红斑性皮肤病，如红皮病等，当病情急性期时，以血热为主，重视清热凉血解毒；后期热退阴伤，注重养阴。解毒养阴汤中有大量养阴药，其中尤其以西洋参最为重要。西洋参性凉，味甘、微苦，有补气养阴、清热生津之功效，可益肺阴、清虚火、生津止渴，治肺虚久嗽、失血、咽干口渴、虚热烦倦等。另外，临床使用本方，不可过早，若病邪仍在，即用补阴，难免恋邪。阴伤的表现，除皮损由红转淡、由炎性水肿转为干燥脱屑，以及口渴欲饮等症状外，更重要的是观察舌象。这里有一个问题需要注意，那就是舌红，甚至绛红，不一定是伤阴，还要看舌体，以及舌上是否有津液。舌色红绛、舌体干瘦、少苔甚至无苔、干裂、无津液才是伤阴。

十一、安宫牛黄丸

【出处】《温病条辨》。

【组成】牛黄30g，郁金30g，犀角（水牛角代替）30g，黄芩30g，黄连30g，雄黄30g，山栀子30g，朱砂30g，冰片7.5g，麝香7.5g，珍珠15g，金箔为衣。

【功效】清热解毒，辟秽通窍。

【主治】温热病，邪热内陷心包，痰热壅闭心窍，以及中风昏迷、小儿惊厥属邪热内闭者。症见高热烦躁、神昏谵语。皮肤科主要用于疔疮走黄等，症见高热、神昏等。

【用法】口服，每次1丸，1日1次；儿童酌减。

【方解】方中以牛黄清心解毒、豁痰开窍；犀角清心、凉血、解毒；麝香开窍醒神，此3味为主药；辅以黄芩、黄连、山栀子助牛黄、犀角以泻心包火而清热毒；雄黄助牛黄以豁痰解毒，再以郁金、冰片草木之香，芳香去秽、通窍开闭，助牛黄、麝香内透包络，以金箔、朱砂、珍珠镇心安神，均为佐使药。以上诸药合用，共奏清热解毒、辟秽通窍之效。

【按语】本方为温病“凉开三宝”之一，为治疗热闭的常用方。本方可用于皮肤病危重症，症见高热、神昏等，如疔疮走黄（相当于西医之脓毒血症）等。

十二、至宝丹

【出处】《太平惠民和剂局方》。

【组成】 生乌犀屑（水牛角代替，研）30g，朱砂（研、飞）30g，雄黄（研、飞）30g，生玳瑁屑（研）30g，琥珀（研）30g，麝香（研）0.3g，冰片（研）0.3g，金箔（半入药、半为衣）50片，银箔（研）50片，牛黄（研）15g，安息香45g。

【功效】 清热解温，镇静安神。

【主治】 中暑、中风及温病痰热内闭，以及小儿惊厥属于痰热内闭者。症见神昏谵语、身热烦躁、痰盛气粗、舌红、苔黄垢腻、脉滑数。皮肤科主要用于治疗疔疮走黄等，症见高热、神昏等。

【用法】 口服，每次1丸，每日1次，小儿减量。

【方解】 方中麝香、冰片、安息香辟秽化浊、豁痰开窍，共为君药。犀角、牛黄、玳瑁屑清热解毒、下降心火；雄黄劫痰解毒，用以醒神开窍，为臣药。朱砂、琥珀、金箔、银箔重镇安神，共为佐使。

【按语】 本方为温病"凉开三宝"之一，有逐瘀开窍、清热解毒之功效，可治疗热邪内盛，痰闭心包所致之神昏谵语、身热烦躁、痰盛气粗等。本方药物多为珍稀难求之动物、矿物和树脂类药材，价格昂贵，且功效卓著，故名为"至宝"。本方芳香辛燥之药较多，有耗阴劫液之弊，凡中风昏厥属肝阳上亢者禁用。

十三、紫雪散

【出处】《外台秘要》引《苏恭方》。

【组成】 麝香3.6g，寒水石150g，石膏150g，滑石150g，磁石150g，升麻250g，玄参250g，炙甘草250g，犀角（水牛角代替）150g，羚羊角150g，沉香150g，木香150g，丁香30g。

【功效】 清热开窍，息风止痉。

【主治】 温热病，热邪内陷心包，引动肝风，以及小儿热盛惊厥。症见高热烦躁、神昏谵语、痉厥、口干唇焦、尿赤便闭。皮肤科主要用于疔疮走黄等，症见高热、神昏、惊厥、抽搐等。

【用法】 以上并捣锉，入水中煎，去滓，后入药。芒硝1000g、硝石1000g提净，入前药汁中，微火煎。不住手用柳木搅，候汁欲凝，再加入后2味。水飞辰砂90g、当门子36g，2味另研细，入前药拌匀，合成，退火气。冷水调服3～6g。

【方解】 本方为温病"凉开三宝"之一。方中石膏、寒水石、滑石大寒清热泻火、除烦止渴；犀角（水牛角）清心凉血、解毒安神；羚羊角凉肝息风止痉；麝香芳香开窍。以上诸药共为君药。臣以玄参、升麻、甘草清热解毒；玄参并能养阴生津；朱砂、磁石重镇安神；木香、丁香、沉香宣通气机；芒硝、硝石泻热通便。诸药共奏清热开窍、息风止痉之功。

【按语】安宫牛黄丸、至宝丹、紫雪丹三方，皆用于温热毒邪内陷心包的热闭证，临床症见高热、神昏、谵语、痉厥抽搐等症状。三方皆用于病情危急之热闭证，属于急救用药，为“救命”之药，故有“凉开三宝”之称。三方皆具清热开窍之功效，但侧重点不同。安宫牛黄丸长于清热解毒，最为寒凉，多用于以高热为突出表现之证；至宝丹长于开窍醒神、化浊辟秽，适用于痰浊偏盛，神昏较重之证；紫雪清热解毒之力不及安宫牛黄丸，开窍之力逊于至宝丹，但长于息风止痉，故针对热闭心包及热盛动风，神昏而有痉厥抽搐之证。本品含朱砂，不宜过量久服。肝肾功能不全者慎用。

十四、绿雪散

【出处】《赵炳南临床经验集》。

【组成】生寒水石1440g，滑石1440g，生磁石1440g，生石膏1440g，以上4味，计重5760g；青木香150g，玄参（去芦）480g，沉香150g，升麻480g，丁香30g，甘草240g，菖蒲150g，以上7味，计重1680g；玄明粉4800g，火硝960g。每180g药粉兑研水牛角（粉）3g，青黛15g，朱砂24g。

【功效】清热镇惊，息风开窍。

【主治】温热病，热邪内陷心包，肝风内动证，以及小儿热盛惊厥。症见高热烦躁、神昏谵语、痉厥、口干唇焦、尿赤便闭。皮肤科主要用于疔疮走黄等，症见高热、神昏、惊厥、抽搐等。

【用法】每服1.5～3g，温开水送服。

【方解】本方与紫雪散组成、功效相近，其中生寒水石、滑石、生石膏，“三石”大寒，清上中下三焦之火热，生磁石重镇安神，此四者清热镇惊为君；水牛角、青黛辅助“三石”清热凉血，并能消斑；朱砂合磁石重镇安神，为臣药；升麻、甘草、玄参清热解毒，玄参并能养阴生津；木香、丁香、沉香宣通气机；玄明粉、火硝泻热通便；菖蒲化痰开窍，共为佐使。诸药合用，共奏清热镇惊、息风开窍之功效。

【按语】紫雪散与绿雪散均含有犀角（水牛角）、寒水石、石膏、磁石、滑石、沉香、丁香、木香、玄参、升麻、甘草等药，都具有清热镇惊、行气开窍之功效，但紫雪散还含有羚羊角，有较强的清肝热、息肝风之功效，适用于温热毒邪内陷心包，引动肝风，以高热神昏、痉厥抽搐为主要表现；绿雪散中虽也有清肝热之青黛，但药力不如羚羊角，除此之外还含有化痰开窍之石菖蒲，通腑泻热之玄明粉、火硝，以及重镇安神之朱砂等，较之紫雪散，其清热泻火，安神开窍之力更强，临床当以高热烦躁、大便秘结等实热闭证为适应证。

十五、小儿健肤糖浆（合剂）

【出处】《张志礼皮肤病医案选萃》。

【组成】金银花、栀子、白鲜皮、淡竹叶、灯心草、焦麦芽、地骨皮、绿豆衣。

【功效】清热除湿，健脾消导。

【主治】小儿湿疹、丘疹性荨麻疹等。

【用法】每服10～20ml，日2次，或遵医嘱。

【方解】本方以金银花、栀子为君药，清热解毒祛湿。白鲜皮、地骨皮祛风止痒；淡竹叶、灯心草清心火为臣。佐以焦麦芽、绿豆衣健脾消导。全方以清热解毒、清心止痒为主，兼健脾消导护胃。

【按语】诸痛痒疮，皆属于心，本方治疗小儿湿疹热盛型，重在清心与小肠之火，治湿热病热重于湿者。本方用于儿童，主治在心。临床出现鲜红灼热的斑片、丘疹，瘙痒剧烈，可以伴有糜烂渗出，渗出液黄稠等表现者即可应用上方。病在于上部，饭后服，在于下部，饭前服；体质壮实者可以每次服用较大的量，体质一般、脾胃功能欠佳者则可少量频服。热盛者加黄芩、生槐花；湿热明显者加六一散。本方也是张志礼教授治疗小儿以脾虚为主的皮肤病的基本方。

十六、枇杷清肺饮

【出处】《外科正宗》。

【组成】枇杷叶9g，桑白皮9g，黄柏9g，黄连6g，生甘草6g，人参6g。

【功效】清肺泻热。

【主治】因肺胃湿热所致的酒渣鼻、痤疮及面部脂溢性皮炎。

【用法】水煎服，每日1剂，分2次服。

【方解】本方以枇杷叶、桑白皮泻肺中郁闭之气；黄连清泻肺胃上中二焦之火；黄柏清泻下焦相火；人参培补正气；生甘草清热解毒兼调和诸药。肺主气，肺气降则一身之气皆随之而降，火热自平，肺胃之热皆清。

十七、枇杷叶膏

【出处】《简明中医皮肤病学》。

【组成】枇杷叶 5000g。

【功效】清解肺热，化痰止咳。

【主治】酒渣鼻、痤疮、脂溢性皮炎等。

【用法】去毛洗净，加水适量，煎煮 3 小时后，过滤去渣，浓缩至 1500g 成膏，兑入蜂蜜适量。每次 9～15g，日 1 次，温开水送服。

【方解】本品味苦，性凉，善降，既能清肃肺气以化痰止咳，又能和胃降逆，为清肃肺胃良药，《食疗本草》谓之："煮汁饮，主渴疾，治肺气热嗽及肺风疮，胸、面上疮。"故可治面部红斑。

十八、清肺抑火丸

【出处】《寿世保元》。

【组成】黄芩 210g，黄柏 60g，前胡 60g，栀子 120g，桔梗 120g，天花粉 120g，知母 90g，苦参 90g，大黄 180g，贝母 135g。

【功效】清热通便，止咳化痰。

【主治】用于治疗肺胃实热引起的大便秘结、咽喉肿痛、咯血、鼻出血、便血，以及因痰热阻肺、肺失宣肃所致的咳嗽、咳痰不畅、气粗、痰多色黄稠黏、口干咽痛、大便干燥、小便黄赤等症。皮肤科可用于治疗因肺经实热引起的酒渣鼻、痤疮等。

【用法】每服 6g，日服 2 次，温开水送下。

【方解】方中黄芩清肺泻火、清热止血，治疗肺热咳嗽，为君药。黄柏清热燥湿，治疗阴虚火旺；栀子清热利尿、凉血解毒、消炎；苦参清热燥湿；知母、天花粉既能清肺润燥，又能养阴生津；大黄清热除湿、凉血止血、通腑泻热、引肺火下行，共为臣药。桔梗宣肺祛痰利咽，前胡降气化痰，共为佐药。诸药相合，共奏清肺止咳、化痰通便之功。

【按语】生活、工作、学习的快节奏，以及快餐业的迅猛发展，改变了人们的饮食结构，加上过度的吸烟、饮酒、嗜食酥脆油炸食品，使人体内阴阳失调，更容易引起热结的疾病，清肺抑火丸能有效地治疗和预防这方面的疾病，用于临床，可取得满意效果。

十九、清肺解毒饮

【出处】北京中医医院皮肤科协定方。

【组成】黄芩10g，桑白皮10g，金银花15g，连翘10g，紫花地丁15g，牡丹皮10g，赤芍10g，苦参10g，茵陈15g，马齿苋30g。

【功效】清肺解毒，凉血消痈。

【主治】肺热蕴毒而致的痤疮、毛囊炎、面部皮炎、酒渣鼻等。

【用法】水煎服，每日1剂，分2次服。

【方解】本方中黄芩味苦性寒，有清热燥湿、泻火解毒之功，入肺经而有清肺泻火之效。桑白皮甘寒入肺，有泻肺平喘、利尿消肿之功，与黄芩同用加强清肺之功。金银花、连翘性寒入肺经，有消痈散结之效。紫花地丁苦泻辛散，性寒能清热，具有清热解毒、凉血消痈的功效。牡丹皮、赤芍均为清热凉血之品，凉血而不留瘀，清血中伏热而起到凉血消斑的作用。茵陈味苦，性微寒，具有清热利湿功效，苦参功善清热燥湿，二者常相须为用，使湿祛热清。马齿苋清热解毒并可凉血。诸药合用，共奏清肺解毒凉血之功。

二十、紫蓝方

【出处】《简明中医皮肤病学》。

【组成】紫草15g，板蓝根30g，马齿苋60g，生薏苡仁15g，红花15g，赤芍15g，大青叶30g。

【功效】解毒消疣。

【主治】扁平疣、寻常疣及其他疣证。

【用法】水煎服，每日1剂，分2次服。

【方解】本方中板蓝根、大青叶、生薏苡仁解毒；赤芍、红花活血，配用紫草、马齿苋以调和气血，全方共奏调和气血、活血解毒、散瘀之功效，以达到消疣的目的。

二十一、黄连解毒汤

【出处】《简明中医皮肤病学》。

【组成】黄连9g，黄芩9g，黄柏9g，栀子9g。

【功效】清热解毒泻火。

【主治】三焦火毒证。症见大热烦躁、口燥咽干、错语不眠；或热病吐血、衄血；或热甚发斑，或身热下利，或湿热黄疸；或小便黄赤、舌红苔黄、脉数有力等。适用于治疗疖、痈、过敏性紫癜及一切感染性疾患证见火毒充斥三焦者。

【用法】水煎服，每日1剂，分2次服。

【方解】本方所治之证多因火毒充斥三焦所致。火毒炽盛，上扰神明，故见烦热谵语；血热妄行，故为吐血；血溢肌肤，故见发斑；热盛伤津，故见口燥咽干；舌红苔黄、脉数有力为热毒炽盛之症。故治以清热泻火解毒。方中黄连清泻上焦心火，兼泻中焦胃火，为君药；黄芩泻上焦之火，为臣药；黄柏泻下焦之火；栀子泻三焦之火，导热下行，引邪热从小便而出，为佐药。诸药合用，共奏清热解毒泻火之功。

【按语】汉方流行之后，温清饮、荆芥连翘汤盛行，黄连解毒汤也被频繁应用。赵老弟子陈凯教授治疗癣疾的十二方大多是以此为底本而创制的，治疗银屑病，疗效颇佳。

二十二、栀子金花丸

【出处】《中国医学大辞典》。

【组成】栀子116g，金银花40g，黄芩192g，大黄116g，黄柏60g，天花粉60g，知母40g，黄连4.8g。

【功效】泻热润燥，生津止渴。

【主治】因肺胃热盛导致的口舌生疮、牙龈肿痛、目赤眩晕、咽喉肿痛、大便秘结等。皮肤科可用于因肺胃湿热上蒸引起的酒渣鼻、痤疮、脂溢性皮炎以及疖、毛囊炎等化脓性疾病。

【用法】每服6g，日2次，温开水送下。

【方解】本方为黄连解毒汤、泻心汤等合方加减而成，集栀子、黄芩、大黄、黄柏、黄连五大苦寒药于一方，具有强大的清热燥湿、泻火通便之力。加之金银花清热解毒，知母清热泻火，天花粉清热生津止渴。诸药合用，共奏泻热润燥、生津止渴之功效。

二十三、小败毒膏

【出处】《赵炳南临床经验集》《寿世新编》。

【组成】大黄 150g，黄柏 150g，赤芍 150g，蒲公英 300g，陈皮 120g，木鳖子 30g，银花 30g，乳香 30g，甘草 30g，当归 30g，白芷 90g，天花粉 90g。

【功效】清瘟散结，消肿止痛。

【主治】疖、痈、痤疮、酒渣鼻以及其他感染性皮肤病。

【用法】每服 15g，日 2 次，热开水冲服。

【方解】大黄、黄柏、蒲公英、银花、甘草合用共奏清热解毒之功，大黄尚能逐瘀以疗疮毒，黄柏燥湿以助消痈，蒲公英尚可消肿散结；白芷、天花粉合用以消肿排脓。赤芍、乳香、当归、甘草均能止痛，其中赤芍清热散瘀止痛，乳香活血消肿止痛，当归活血止痛，甘草缓急止痛；木鳖子攻毒疗疮、消肿散结；陈皮理气以助诸药散结消肿、解毒排脓。

二十四、大败毒膏

【出处】《北京市中药成方选集》。

【组成】大黄 300g，蒲公英 600g，陈皮 240g，木鳖子 60g，白芷 180g，天花粉 180g，金银花 60g，黄柏 300g，乳香 60g，当归 60g，赤芍 300g，甘草 60g，蛇蜕 15g，干蟾 10 个，蜈蚣 20 条，全蝎 9g，芒硝 300g。

【功效】清血败毒，消肿止痛。

【主治】痈疽疮疡坚硬不消、鱼口便毒、杨梅疥疮、皮肤结节性痒疹等。

【用法】每服 15g，1 日 2 次，开水调服。

【方解】大黄、蒲公英、金银花、甘草合用共奏清热解毒之效，大黄尚能逐瘀以疗疮毒，蒲公英尚可消肿散结；白芷、天花粉合用以消肿排脓；芒硝清热消肿；黄柏清热燥湿、泻火解毒。赤芍、乳香、甘草、当归、干蟾均能止痛，其中赤芍清热散瘀止痛，乳香活血消肿止痛，甘草缓急止痛，当归活血止痛，干蟾解毒消肿止痛；木鳖子攻毒疗疮、消肿散结；全蝎、蜈蚣攻毒散结、通络止痛；陈皮理气以助诸药散结消肿、解毒止痛；蛇蜕解毒止痒。

二十五、连翘败毒丸

【出处】《六科准绳》。

【组成】连翘 120g，防风 120g，白芷 120g，黄连 120g，苦参 120g，薄荷 120g，当归 120g，荆芥穗 120g，天花粉 120g，甘草 120g，黄芩 120g，赤芍 120g，柴胡 240g，

麻黄240g，羌活240g，黄柏240g，金银花1200g，紫花地丁1800g，大黄1800g。

【功效】清热解毒，散风消肿。

【主治】皮肤感染性疾患，如毛囊炎、汗腺炎、疖、脓疱病、丹毒以及足癣继发感染等。

【用法】上为细末，过罗，用冷开水泛为小丸，滑石为衣。每服9g，温开水送服，日2次。

【方解】本方以荆芥、防风解表散风；金银花、连翘、黄连、黄芩、黄柏、紫花地丁、大黄清热解毒；麻黄发汗散寒、利水消肿；白芷祛风、燥湿、消肿；苦参清热燥湿利尿；羌活散表寒、祛风湿；薄荷辛凉发汗、利尿化痰；柴胡、当归、赤芍、甘草调和阴阳、活血调经；天花粉则有清热泻火、生津止渴、消肿排脓之功。全方共奏清热解毒、散风消肿之功。

二十六、五福化毒丹

【出处】《赵炳南临床经验集》《太平惠民和剂局方》。

【组成】桔梗1500g，生地黄1500g，牛蒡子1500g，赤芍1500g，玄参1800g，甘草1800g，连翘1800g，青黛600g，芒硝150g，黄连150g。

【功效】清热解毒，化滞祛湿，通利大便。

【主治】疖肿。

【用法】每服1丸，日服2次；小儿酌减。

【方解】连翘、青黛、黄连、牛蒡子、甘草5味药均能清热解毒，其中连翘又能消肿散结，青黛可凉血泻火，黄连还可燥湿，牛蒡子能透疹消肿。玄参、生地黄、赤芍均可清热凉血，而赤芍尚能散瘀，玄参又能解毒，桔梗宣肺行气、排脓解毒，芒硝通利大便。

二十七、化毒丸

【出处】《寿世保元》。

【组成】桔梗150g，生地黄150g，赤芍150g，牛蒡子150g，玄参180g，连翘180g，甘草180g，芒硝15g，黄连15g，兑研犀角（水牛角代替）粉30g。

【功效】清热化毒。

【主治】小儿皮肤感染性疾患，如脓疱病、小儿多发粟粒性脓肿、婴儿湿疹、丘疹性荨麻疹伴随感染者。

【用法】每日1丸，日2服，薄荷汤或温开水冲服；周岁以内小儿酌减。

【方解】方中生地黄、赤芍、玄参入血分而清热凉血解毒；桔梗、连翘、牛蒡子散风热利咽喉；芒硝通腑泻热；犀角、黄连入心经清心解毒。诸药合用，共奏清热化毒之妙，适用于热毒炽盛的小儿皮肤感染性疾患。

二十八、犀角化毒丹

【出处】《简明中医皮肤病学》。

【组成】犀角（水牛角代替）、连翘、大黄、朱砂。

【功效】清热化毒。

【主治】小儿皮肤感染性疾患，如脓疱病、小儿多发粟粒性脓肿、婴儿湿疹、丘疹性荨麻疹伴随感染者。

【用法】每日1丸，日2服，薄荷汤或温开水送服；周岁以内小儿酌减。

【方解】本方以犀角、朱砂、连翘入心经清心解毒，连翘尚可散结消肿；大黄活血止痛，推陈致新。诸药合用，共奏清热化毒之效，适用于热毒炽盛的小儿皮肤感染性疾患。

二十九、活血解毒丸

【出处】《赵炳南临床经验集》。

【组成】乳香（醋炙）30g，没药（醋炙）30g，菖蒲膏（干）4.5g，蜈蚣6g，雄黄15g，黄米（蒸熟）25.5g。

【功效】解毒消肿，活血止痛。

【主治】用于小儿身热烦躁、咽喉肿痛、口舌生疮、皮肤疮疖、口臭便秘、疹后余毒未尽。

【用法】每服3～6g，1日2次，温开水送服。

【方解】方中菖蒲膏、乳香与没药相配伍活血止痛；蜈蚣攻毒散结；雄黄解毒消肿止痛、杀虫；黄米固护胃气。诸药配伍可解毒消肿、活血止痛。

三十、龙胆泻肝丸（汤）

【出处】《医方集解》引《太平惠民和剂局方》。

【组成】龙胆草（酒炒）6g，黄芩（炒）9g，栀子（酒炒）9g，泽泻9g，木通6g，当归（酒炒）3g，生地黄（酒炒）6g，柴胡6g，生甘草6g，车前子6g。

【功效】泻肝胆实火，清肝经湿热。

【主治】治肝胆实火引起的胁痛、头痛、目赤口苦、耳聋耳肿，以及肝经湿热下注之阳痿阴汗、小便淋浊、阴肿阴痛、妇女带下等。皮肤科可用于治疗一些热盛型的急性渗出性皮肤疾病，如带状疱疹、急性湿疹、皮炎等。

【用法】水煎服，每日1剂，分2次服。

【方解】方中龙胆草善泻肝胆之实火，并能清下焦之湿热为君。黄芩、栀子、柴胡苦寒泻火，车前子、木通、泽泻清利湿热，使湿热从小便而解，均为臣药。肝为藏血之脏，肝经有热则易伤阴血，故佐以生地黄、当归养血益阴。甘草调和诸药为使。诸药合用，共奏泻肝胆实火、清肝经湿热之功效。

三十一、清热除湿汤（湿疹一号）

【出处】《简明中医皮肤病学》。

【组成】龙胆草9g，黄芩9g，生地黄15g，白茅根30g，车前草15g，大青叶15g，生石膏30g，六一散15g。

【功效】清利湿热，佐以凉血。

【主治】湿热所致的急性皮肤病，如急性湿疹、过敏性皮炎、药疹、带状疱疹、疱疹样皮炎、丹毒、玫瑰糠疹等。

【用法】水煎服，每日1剂，分2次服。

【方解】本方是赵炳南先生、张志礼教授根据龙胆泻肝汤化裁而来的，是我科治疗急性皮炎、湿疹等皮肤病最经典的一个方子。方中龙胆草、黄芩清利肝胆湿热；白茅根、生地黄、大青叶清热凉血消斑；生石膏清热除烦；车前草、六一散利湿清热消肿。全方共奏清热利湿、凉血解毒之功效。本方主治湿热内蕴，热重于湿所致的急性皮肤病，如急性湿疹、过敏性皮炎、药疹、带状疱疹、疱疹样皮炎、丹毒、玫瑰糠疹等，临床见症当以急性、水肿性红斑为主要表现，可以有水疱、糜烂、渗出等症状。一般急性皮炎湿疹，可直接按原方使用；若水肿明显，渗出多者，可加茯苓皮、冬瓜皮；瘙痒明显时，可以加白鲜皮、地肤子等药；对于一些严重的过敏性皮炎以及药疹等，本方凉血之力稍显不足，可加入凉血药物，如牡丹皮、赤芍甚至羚羊角粉等，一般原方加茯苓皮30g、冬瓜皮30g、羚羊角粉0.3～0.6g，5剂药即可收到明显疗效。银屑病，一般从血论治，但很多患者同时也有湿热的存在，这时可以凉血与清热利湿一起进行，我科的一个经验就是应用凉血活血汤和清热除湿汤交替服用，效果良好。另外，我科还在清热除湿汤的基础上，加入牡丹皮、赤芍等药物，以加强凉血消斑之力，制成院内制剂，名为“石兰草合剂”。

三十二、石兰草合剂

【出处】《张志礼皮肤病临床经验辑要》。

【组成】生石膏30g，板蓝根30g，龙胆草10g，车前草30g，黄芩10g，干地黄30g，牡丹皮15g，赤芍15g，马齿苋30g，六一散10g。

【功效】清热凉血，除湿解毒。

【主治】急性、热性、热盛于湿的皮肤病如急性湿疹、皮炎、急性银屑病、急性丹毒等。

【用法】水煎服，每日1剂，分2次服。

【方解】全方诸药配合，共奏清热除湿、凉血解毒之功，热清湿利而皮疹得消。本方取龙胆泻肝汤之主药龙胆草、黄芩、干地黄以清利肝胆湿热、凉血护阴；取白虎汤之石膏以清气分热邪、除烦止渴；加上板蓝根、马齿苋清热解毒。

【按语】龙胆泻肝汤一变而为加减龙胆泻肝汤，原方去掉了当归、柴胡，加上了牡丹皮、连翘，寒热易而归经未变。二变而为清热除湿汤，去掉木通，将车前子替换为车前草，增加了生石膏、茅根、大青叶，则凉血清热之力大为增强。三变而为石兰草合剂，增加板蓝根、赤芍、马齿苋则解毒清热之力明显增强。三方的变化反映了不同时代患者群体的体质变化：内热由弱到强，由气分渐渐波及血分，由弥散的热渐变为凝聚的毒。这一过程与生活节奏的变化息息相关。

三十三、普济消毒饮

【出处】《东垣试效方》。

【组成】黄芩15g，黄连15g，连翘3g，玄参6g，板蓝根3g，马勃3g，牛蒡子3g，僵蚕2g，升麻2g，柴胡6g，陈皮6g。

【功效】清热解毒，疏散风热。

【主治】急性湿疹、皮炎、颜面丹毒、日光疹。

【用法】水煎服，每日1剂，分2次服。

【方解】方中重用黄连、黄芩清泄上焦热毒为君药；牛蒡子、连翘、僵蚕疏散上焦风热为臣药；玄参、马勃、板蓝根清利咽喉，并增强清热解毒作用，陈皮理气而疏通壅滞，使气血流通而有利于肿毒消散，共为佐药；升麻、柴胡升阳散火、疏散风热，使郁热疫毒之邪宣散透发，并协助诸药上达头面，共为使药。诸药合用，使疫毒得以清解，风热得以疏散。

三十四、龙胆合剂

【出处】《医宗金鉴》。

【组成】龙胆草9g，连翘15g，干地黄15g，车前子12g，黄芩9g，栀子3g，牡丹皮9g，泽泻6g，川木通9g，甘草9g。

【功效】泻肝胆火，清利湿热。

【主治】急性湿疹、带状疱疹、传染性湿疹样皮炎、接触性皮炎、脂溢性皮炎等。

【用法】水煎服，每日1剂，分2次服。

三十五、化斑解毒汤

【出处】《医宗金鉴》。

【组成】玄参15g，知母6g，石膏15g，黄连6g，连翘9g，干地黄12g，凌霄花9g，甘草6g。

【功效】清热解毒，活血化斑。

【主治】丹毒、接触性皮炎、紫癜。

【用法】水煎服，每日1剂，分2次服。

三十六、抗毒片

【出处】《赵炳南临床经验集》。

【组成】金银花180g，连翘180g，紫花地丁180g，天花粉180g，干地黄150g，桔梗150g，大青叶90g，板蓝根90g，龙胆草60g，蒲公英60g，没药30g，朱砂30g，青黛30g，寒水石45g，黄连15g，梅片4.5g，牛黄4.5g。

【功效】清热解毒，凉血止痛。

【主治】疖、痈、疔等体表化脓性感染。

【用法】共为细末，水泛为丸如绿豆大。每次6g，日服2次，温开水送下。

三十七、过敏煎

【出处】祝谌予经验方。

【组成】防风10g，银柴胡10g，乌梅10g，五味子10g，甘草10g。

【功效】解表和里。

【主治】主治过敏性鼻炎、荨麻疹。

【用法】水煎服，每日1剂，分2次服。

【方解】祝谌予所制“过敏煎”，组方简单，药味平淡，但立方确有巧思，非常严谨。方中银柴胡味甘性微寒，清热凉血；防风味辛甘性温，祛风胜湿；乌梅味酸性平，收敛生津；五味子味酸性寒，敛肺生津、滋肾涩精；甘草味甘性平，清热解毒、调和诸药。诸药配合，有收有散，有补有泄，寒热共济，阴阳并调。在临床应用中随证加减，应用广泛，值得推广借鉴。

三十八、痤疮煎方

【出处】《张志礼皮肤病临床经验辑要》。

【组成】金银花、连翘、苦参、当归、桑白皮、枇杷叶、丹参、黄芩、栀子、瓜蒌等。

【功效】清热除湿，解毒。

【主治】肺热型痤疮、脂溢性皮炎。

【用法】水煎服，每日1剂，分2次服。

【方解】痤疮煎是张志礼教授治疗肺热型痤疮、脂溢性皮炎的常用方剂。痤疮煎组方以金银花、枇杷叶、桑白皮清泻肺热、清热解毒为主的同时，除了使用连翘、黄芩、栀子、瓜蒌、苦参清热燥湿外，还以当归、丹参为使药，取两者养血活血、补血调经之功，又有当归甘温，防大量苦寒药长期服用伤及脾胃，冰伏邪气，这与古方枇杷清肺饮中应用人参治疗痤疮有异曲同工之妙。

【按语】痤疮煎方主要用于肺热型痤疮的治疗。现代药理研究证实，黄芩、连翘可以降低毛细血管的通透性，减少炎性渗出；黄芩还可以降低垂体分泌促性腺激素；丹参有较强的抗炎作用，可调节内分泌紊乱。在临床治疗时以中医基础理论为依据，并结合现代病因学和药理研究遣方用药，是张志礼教授组方用药的原则，也是其在临床应用时能取得良好疗效的原因之一。

三十九、五味消毒饮

【出处】《医宗金鉴》。

【组成】金银花20g，野菊花15g，蒲公英15g，紫花地丁15g，紫背天葵子15g。

【功效】清热解毒，消散疔疮。

【主治】疔疮初起，发热恶寒，疮形如粟、坚硬根深、状如铁钉；以及痈疡疖肿、红肿热痛，舌红，苔黄，脉数。

【用法】水煎服，每日1剂，分2次服。

【按语】陈彤云教授常选用五味消毒饮加减治疗黄水疮，她认为黄水疮多因夏秋季气候炎热，暑湿交蒸，热毒外侵而发病。症见脓疱密集，色黄，周围有红晕，破溃后糜烂面鲜红，伴瘙痒、舌质红、苔黄腻、脉数。治以清热利湿、凉血解毒为法。若暑气重者，可加荷叶10g、佩兰10g、青蒿10g清热解暑；湿气重者，可加萆薢15g、泽泻10g、苍术6g清利湿热；小便短赤者，可加灯心草10g、竹叶6g清心火。

四十、清营汤

【出处】《温病条辨》。

【组成】犀角（水牛角代替）30g，生地黄15g，玄参9g，竹叶心3g，麦冬9g，丹参6g，黄连5g，银花9g，连翘6g。

【功效】清营解毒，透热养阴。

【主治】热入营分证。身热夜甚、神烦少寐、时有谵语、目常喜开或喜闭、口渴或不渴、斑疹隐隐、脉细数、舌绛而干。

【用法】水煎服，每日1剂，分2次服。

【方解】陈彤云教授多用清营汤治疗由邪热内传营分，耗伤营阴所致的丹毒。邪热传营，伏于阴分，入夜阳气内归营阴，与热相结，故身热夜甚；营气通于心，热扰心神，故神烦少寐、时有谵语；邪热深入营分，则蒸腾营阴，使血中津液上潮于口，故本应口渴但不渴；若邪热出入营分，气分热邪未尽，灼伤血络，血溢脉外之征。方中犀角清解营分之热毒，故为君药。生地黄凉血滋阴，麦冬清热养阴生津，玄参滋阴降火解毒，三药共用，既清热养阴，又助清营凉血解毒，共为臣药。温邪初入营分，故用银花、连翘、竹叶清热解毒，营分之邪外达，此即“透热转气”的应用；黄连清心解毒，丹参清热凉血、活血散瘀，可热与血结。以上5味药为佐药。

【按语】《温病条辨》之清营汤可清营解毒、凉血护阴，治疗毒热发斑，皮肤科常用于治疗重症药疹、系统性红斑狼疮等。

四十一、白虎汤

【出处】《伤寒论》。

【组成】知母12g，石膏（先煎）60g，甘草6g，粳米9g。

【功效】清热生津。

【主治】气分热盛证。壮热面赤、烦渴引饮、汗出恶热、脉洪大有力。

【用法】水煎至米熟，汤成，去滓温服。

【方解】本方原为阳明经证的主方，后为治疗气分热盛的代表方。本证是由伤寒化热内传阳明经所致。里热炽盛，故壮热不恶寒；胃热津伤，故烦渴引饮；里热蒸腾，逼津外泄，则汗出；脉洪大有力为热盛于经所致。气分热盛，但未致阳明腑实，故不宜攻下；热盛津伤，又不能苦寒直折。方中石膏辛甘大寒，入肺、胃二经，功善清解、透热出表，以除阳明气分之热，故为君药；知母苦寒质润，一助石膏清肺胃热，一滋阴润燥。佐以粳米、炙甘草益胃生津。

四十二、麻黄连翘赤小豆汤

【出处】《伤寒论》。

【组成】麻黄6g，连翘9g，杏仁9g，赤小豆30g，大枣12枚，桑白皮10g，生姜6g，甘草6g。

【功效】宣散表邪，清热利湿退黄。

【主治】《伤寒论》第262条曰："伤寒，瘀热在里，身必发黄。麻黄连翘赤小豆汤主之。"

【用法】水煎服，每日1剂，分2次服。

【方解】清代尤在泾在《伤寒贯珠集》谓："麻黄、杏仁、生姜之辛温，以发越其表；赤小豆、连翘、桑白皮之苦寒甘，以清热于里；大枣、甘草甘温悦脾，以为散湿祛邪之用。用潦水者，取其味薄，不助水气也。合而言之，茵陈蒿汤，是下热之剂；栀子檗皮汤，是清热之剂；麻黄连翘赤小豆汤，是散热之剂也。"伤寒发热，是为表热；如果热邪传里，应该传到阳明、少阳。但本方热瘀在里，说明热既没从表汗而退，也未里传阳明，而是瘀在太阳膀胱和太阴肺，并且热瘀在里已成热毒，所以要解毒。

方名麻黄、连翘、赤小豆，就点明了本方三大作用和三种治法：发汗、解毒、利尿，仍以发汗、宣肺为主。与一般的发散表汗方法相比，本方多了利尿解毒。

【按语】陈彤云教授多用此方治疗急性荨麻疹。她认为急性荨麻疹外有表证，内有湿热型，多因肺虚、脾虚致肺气壅闭，气机不利，气滞湿阻，湿气留于皮肤而发病；或饮食不当，脾运失健，湿热内蕴，而肺失开阖，皮毛失宣，复感风邪，风、湿、热邪郁于皮毛肌腠之间，阻于经络，内不得疏泄，外不得透达，营卫失和，气机失调，发为本病。陈彤云教授认为本型急性荨麻疹病因病机与麻黄连翘赤小豆汤组方寓意治法相同。陈教授还重视临床用药随症加减。伴有发热、口渴、口臭、便秘或大便臭、舌质红苔黄、脉滑数者，可加生石膏20g、生栀子10g、川大黄6g泻热通便；若伴腹痛者，可加白芍20g柔肝止痛；瘙痒难忍者，可加地肤子10g、白鲜皮10g清热祛湿止痒；若病情反复发作者，可加防风10g、黄芪30g益气固表。

四十三、大承气汤

【出处】《伤寒论》。

【组成】大黄12g，厚朴24g，枳实12g，芒硝9g。

【功效】峻下热结。

【主治】阳明腑实证。症见大便不通、频转矢气、脘腹痞满、腹痛拒按、按之则硬，甚或潮热谵语、手足濈然汗出、舌苔黄燥起刺或焦黑燥裂、脉沉实。

【用法】水煎服，先煎厚朴、枳实，后下大黄，芒硝溶服。

【方解】本证是由伤寒之邪内传阳明之腑，入里化热，或温病邪入胃肠，热盛灼津所致。治疗方法以峻下热结为主。实热内结，胃肠气滞，腑气不通，故大便不通、频转矢气、脘腹痞满、腹痛拒按；里热炽盛，上扰神明，故谵语；舌苔黄燥起刺或焦黑燥裂、脉沉实是热盛伤津之征。方中大黄泻热通便、荡涤肠胃，为君药。芒硝助大黄泻热通便，并能软坚润燥，为臣药，二药相须为用，峻下热结之力甚强；积滞内阻，则腑气不通，故以厚朴、枳实行气散结，消痞除满，并助芒硝、大黄推荡积滞以加速热结之排泄，共为佐使。

【按语】陈彤云教授应用本方加减治疗痤疮。她认为青年人阳热偏盛，如若过食辛辣、油腻之品，湿热内生，结于肠腑，则可见大便秘结；郁而化热，阻滞经络，凝滞肌肤而发为痤疮。治疗以通腑邪热、解毒除湿为法，常选用大承气汤合枇杷清肺饮加减。主要药物有大黄、芒硝、枳实、厚朴、枇杷叶、桑白皮、黄芩、野菊花、生槐花、赤芍等。若伴腹胀、舌苔厚腻者，可加山楂10g、鸡内金10g、厚朴10g行气消食，下气除满；皮疹色暗红、结节囊肿多发等血瘀较重者，可加鸡血藤15g、桃仁6g活血化瘀；若结节难消者，可加皂角刺、三棱、莪术各10g活血化瘀，软坚散结。

四十四、白头翁汤

【出处】《伤寒论》。

【组成】白头翁15g，黄柏12g，黄连4～6g，秦皮12g。

【功效】清热解毒，凉血止痢。

【主治】热毒痢疾。腹痛、里急后重、肛门灼热、下痢脓血、赤多白少、渴欲饮水、舌红苔黄、脉弦数。

【用法】水煎服，每日1剂，分2次服。

【方解】本方证是因热毒深陷血分，下迫大肠所致。热毒熏灼肠胃气血，化为脓血，而见下痢脓血、赤多白少；热毒阻滞气机则腹痛里急后重；渴欲饮水、舌红苔黄、脉弦数皆为热邪内盛之象。治宜清热解毒、凉血止痢，热退毒解，则痢止而后重自除。故方用苦寒而入血分的白头翁为君，清热解毒、凉血止痢。黄连苦寒，泻火解毒、燥湿厚肠，为治痢要药；黄柏清下焦湿热，两药共助君药清热解毒，尤能燥湿治痢，共为臣药。秦皮苦涩而寒，清热解毒而兼以收涩止痢，为佐使药。四药合用，共奏清热解毒、凉血止痢之功。

【按语】陈彤云教授应用本方治疗酒渣鼻毒热结聚之证，取其清热解毒之意，泻肠腑热邪，使毒热随之而解。局部脓疱伴肿痛者，可加金银花30g、连翘10g、蒲公英30g清热解毒；面部脂溢明显者，可加茵陈15g、荷叶10g、生侧柏叶15g清热利湿消脂；伴有脘腹胀满者，可加神曲10g、山楂15g消食化滞；伴有呃逆者，可加半夏10g、陈皮6g、木香10g理气和胃。

四十五、茵陈蒿汤

【出处】《伤寒论》。

【组成】茵陈18g，栀子9g，大黄9g。

【功效】清热，利湿，退黄。

【主治】治湿热黄疸，一身面目俱黄、色鲜明如橘子，腹微满，口中渴，小便不利，舌苔黄腻，脉沉实或滑数。

【用法】水煎服，每日1剂，分2次服。

【方解】方中茵陈清热利湿、疏利肝胆为君；栀子清泄三焦湿热，并可退黄为臣；大黄通利大便、导热下行为佐，三药相配，使湿热之邪从二便排泄，湿去热除，则发黄自退。

【按语】陈彤云教授对于痤疮、酒渣鼻、脂溢性皮炎等脾胃积热型、丘疹脓疱期患者常用本方合枇杷清肺饮加减治疗。主要药物有枇杷叶、桑白皮、栀子、黄芩、牡丹皮、茵陈、大黄。方中枇杷叶、桑白皮、栀子、黄芩清肺热；茵陈清热利湿；牡丹皮清热凉血、活血散瘀退红斑；大黄泻下攻积、清热解毒。若面部皮疹色红热盛者，可加黄连6g、黄柏10g、赤芍15g、连翘15g、大青叶10g、生地榆10g加强清热凉血功效；胃胀满者，可加木香10g、白术10g、神曲10g、砂仁6g理气和胃，消食导滞；胃部反酸者，可加吴茱萸10g温中降逆止呕；女性患者伴性情急躁，经前乳房胀痛者，可加柴胡6g、香附6g、郁金10g等疏肝理气；若口渴甚者，可加生石膏30g清热生津。

四十六、大黄黄连泻心汤

【出处】《伤寒论》。

【组成】大黄6g，黄连3g。

【功效】泻火解毒，燥湿泻热。

【主治】治伤寒大下后，复发汗，心下痞，按之濡，其脉关上浮者，不可下，宜此药攻其痞。

【用法】用麻沸汤200ml渍之，须臾绞去滓，分2次温服。

【方解】本证为热痞证，由无形邪热结于心下（胃脘部），气室不通而成。盖心下居中焦，乃阴阳气机升降之要道，邪气阻滞，则气机痞塞，故临床以心下痞满为特征，因无实物结聚，故按之不硬不痛。用大黄黄连泻心汤以泻热消痞。本方不必煎煮，以沸水浸泡片刻，然后绞汁去渣，即可服用。此取其气之轻扬，不欲其味之重浊，以利清上部无形邪热。本方临床运用广泛，不仅治疗热痞，而且可治疗火邪所致诸般血证，以及上焦有热的目赤肿痛、头痛、牙痛、口舌生疮、胸膈烦躁之证。

【按语】带状疱疹初起多为肝经湿热所致，症见皮肤上出现成簇水疱，伴疼痛，口干、口苦等；若肝火犯胃，脾胃湿热，则多伴有大便秘结、心下痞满或疼痛、反酸、烧心等症状，此时在应用清利肝胆湿热药物的同时，加入大黄黄连泻心汤，可加强泻火解毒、燥湿泻热的功效，改善便秘、口苦、反酸、烧心等症状。不仅如此，大黄还可活血化瘀，对于带状疱疹的疼痛有很强的缓解作用，赵老喜用大剂量大黄治疗带状疱疹神经性疼痛，临床疗效显著。疼痛明显者，可加川楝子10g、延胡索10g行气止痛；皮损水疱、炎性红斑水肿明显者，可加茯苓皮 15g、冬瓜皮 15g 利水消肿；血热者，可加牡丹皮 10g、赤芍 10g 凉血消斑等。

四十七、浮楮清热除湿汤

【出处】王莒生教授自创方。

【组成】首乌藤 30g，龙胆草 6g，浮萍 10g，淡竹叶 10g，楮桃叶 15g，蒲公英 15g，苦参 10g，白鲜皮 15g，苍术 6g，黄柏 10g，荆芥 10g，防风 10g。

【功效】祛风凉血，清热燥湿。

【主治】湿重于热型的急性、亚急性湿疹。

【用法】水煎服，每日 1 剂，分 2 次服。

【方解】本方以龙胆草清利肝胆湿热，楮桃叶凉血解毒、润肤止痒为君药。苦参、白鲜皮、蒲公英走中焦脾胃，清热解毒、燥湿止痒。苍术、黄柏清热燥湿，祛下焦湿热；浮萍、淡竹叶、荆芥、防风祛风清热凉血，疏上焦风热。首乌藤通络祛风而不伤正。

【按语】王莒生教授的浮楮清热除湿汤适用于湿重于热型的急性、亚急性湿疹。辨证要点为皮损色红，局部有渗出，伴有剧烈瘙痒、舌红、苔白腻、脉滑。舌苔厚腻，痰浊壅盛，取“二陈汤”意，用半夏、陈皮、茯苓；胸膈满闷，反酸，取“左金丸”意，用黄连、吴茱萸；顽湿，用灯心草 2～3g，利水渗湿；脾虚便溏，重用生薏苡仁 30g；水泻不止，加乌梅、诃子，酸敛脾肺。王莒生教授常喜用楮桃叶 10～20g 内服凉血解毒、润肤止痒或用皂角 15g 止痒。

第三节　和解剂

一、泻肝安神丸

【出处】北京中医医院经验方。

【组成】生石决明 30g，珍珠母 30g，生地黄 30g，生龙骨 15g，生牡蛎 15g，炒枣仁 15g，龙胆草 9g，栀子 9g，黄芩 9g，当归 9g，麦冬 9g，茯神 9g，白蒺藜 9g，泽泻 9g，柏子仁 9g，远志 9g，车前子 9g，甘草 3g。

【功效】平肝泻火，养心安神。

【主治】因心肝火旺导致的瘙痒性皮肤病并伴有头晕、耳鸣、心烦、失眠者。

【用法】每晚服9g，温开水送服。

【方解】本方为龙胆泻肝汤、柏子养心丹合方化裁而成，原针对失眠，皮肤科将其用于治疗相同病机导致的顽固瘙痒。具体来讲，肝阳上亢，故见头晕耳鸣；心火上炎，故见心烦失眠；心肝火旺，阳气外浮，故见瘙痒。本病治以平肝泻火、养心安神，故予大苦大寒之龙胆草，上泻肝胆实火，下清下焦湿热，泻火除湿；黄芩、栀子皆苦寒，入肝、胆、三焦经，泻火解毒、燥湿清热，助龙胆草加强清热除湿之力；泽泻、车前子清热利湿，导湿热从水道排除；肝为藏血之脏，肝经有热，本易耗伤阴血，方中苦寒燥湿之品，再耗其阴，故用生地黄、当归滋阴养血以顾肝体，使邪祛而不伤正；生石决明、珍珠母、生龙骨、生牡蛎皆为重镇之品，以之潜镇上犯的肝阳和心火，可达到重镇安神、重镇止痒之效；再以酸枣仁、柏子仁、远志、茯神、麦冬养心安神；白蒺藜息风止痒；甘草调和诸药并有防苦寒败胃之用。诸药合用，使肝火熄，心火降，心神得养。

【按语】本方适用于因心肝火旺，肝阳上亢，心火上炎而导致的多种临床症状，如头痛目赤、胁痛、口干口苦、阴肿、阴痒、夜寐欠安、小便淋浊、妇女带下黄臭、舌质红、苔黄或黄腻、脉弦数有力等。许多皮肤病如湿疹、神经性皮炎、老年瘙痒症等，除皮肤起红斑、水疱外，多伴有剧烈的瘙痒及心烦急躁、睡眠不佳、大便干燥等症状，此亦心肝火旺，肝阳上亢，心火上炎所致，故常用此方治疗。

本方止痒效果明显，集多种止痒方法为一炉。龙胆草、黄芩清利肝胆止痒；麦冬、茯神、柏子仁、远志养心安神止痒；白蒺藜、当归养血息风止痒。最为典型的是，本方为重镇止痒的代表方，方中生石决明、珍珠母、生龙骨、生牡蛎皆质重沉降之品，可息肝风、降肝阳、止瘙痒，适用于肝经湿热，肝阳上亢所致之顽固、剧烈之瘙痒，临床应用广泛。

二、白驳丸

【出处】《简明中医皮肤病学》。

【组成】鸡血藤30g，首乌藤30g，当归30g，赤芍30g，红花30g，黑豆皮30g，防风30g，白蒺藜60g，陈皮15g，补骨脂15g。

【功效】养血活血，通经络，退白斑。

【主治】白癜风。

【用法】每服 1 丸，日 2 次，温开水送服。

【方解】本方中当归、赤芍、红花养血活血；鸡血藤、首乌藤养血通络；白蒺藜、防风疏风；补骨脂、黑豆皮补肾乌须；陈皮理气健脾。以上药物共奏养血益气疏风、调和气血之功。

三、秦艽丸

【出处】《太平圣惠方》《医宗金鉴·外科心法要诀》。

【组成】秦艽 30g，苦参 30g，大黄 30g，黄芪 60g，防风 45g，漏芦 45g，黄连 45g，乌梢蛇肉 15g。

【功效】散风止痒，清血解毒。

【主治】原书主治脓窠疥，现用于治疗慢性湿疹（顽湿疡）、神经性皮炎（顽癣）、皮肤瘙痒症（瘾疹）、寻常狼疮（流皮漏）、盘状红斑狼疮。

【用法】每服 1 丸，日 2 次，温开水送服。

【方解】秦艽丸是赵炳南先生比较推崇的方剂之一，原出自宋《太平圣惠方》卷 65，由秦艽 60g，黄芪 60g，漏芦 45g，乌梢蛇 120g，防风 45g，黄连 45g，苦参 60g，大黄 60g 组成，炼蜜成丸，以温酒送服，主治遍身生疥，干痒，搔之皮起。《医宗金鉴·外科心法要诀》收载此方，主治脓窠疥。两书所载秦艽丸组成相同，区别仅在于乌梢蛇的用量，由 120g 减为 15g。

本方扶正与祛邪兼施，搜风入络、清血解毒。方中秦艽为君祛风湿、舒筋络、清虚热，其可作用于深部，一般皮疹浸润深适合使用。乌梢蛇善搜剔血中伏风；防风祛风解表、胜湿、止痛、解痉。二者共为臣药，可辅助秦艽祛除肌表、经络之风湿而止痒。苦参味苦，性寒，清热燥湿、祛风杀虫、利尿；黄连味苦，性寒，清热燥湿、泻火解毒；漏芦味苦、咸，性寒，能清热解毒、消痈脓、下乳汁。三药配合，能佐助君药、臣药除湿热而解毒。大黄味苦，性寒，主泻下攻积、清热泻火、解毒、活血祛瘀，既配合苦参、黄连、漏芦清热解毒，又加强秦艽、乌梢蛇入血入络之功而活血祛瘀，为佐药。黄芪味甘，性微温，能补气升阳、益卫固表、托毒生肌、利水退肿，亦为佐药。诸药配合，能散能降，寒温并调，攻补兼施，可使风去、湿除、热清、毒解、瘀散。

【按语】在赵炳南皮肤病湿邪论治体系中，龙胆泻肝汤针对热重于湿；除湿胃苓汤针对湿重于热；全虫方针对顽湿；除此之外还有一个重要方剂，即秦艽丸，针对顽湿伤正者。所以秦艽丸是首攻补兼施的方剂，适合皮肤病病程日久，正气已有亏损之证。临床应用时，要抓住湿毒蕴久入血而又伤正的特征，亦即病程日久，湿热蕴毒窜经入络，顽固不去，兼见气虚体弱者。秦艽丸可用于多种皮肤病，如慢性湿疹、神经性皮炎、皮肤瘙痒症、寻常狼疮、盘状红斑狼疮等，属于湿毒蕴于血分者。对于系统性红斑狼疮而病情稳定，也可用其巩固疗效。

秦艽丸祛风兼清热、解毒、燥湿、化瘀、补气扶正，功效齐全，适合以“风”“湿”“热”“毒”以及“虚”为主要病因的各类皮肤病的治疗，尤其对于反复发作、迁延不愈、皮肤瘙痒明显、皮损肥厚粗糙的皮肤病，契合其“风”“湿”“热”“毒”“瘀”“虚”并存的病机。

本方所治之病证很多，赵老还将本方化裁，组成秦艽五味方。其组成有秦艽、黄连、乌梢蛇、漏芦、白花蛇舌草等，有散风清热、除湿解毒、调和气血的功效。赵老晚年常用秦艽五味方、“四藤”合方，以散风清热、除湿解毒、调和阴阳。

四、五皮五藤饮

【出处】赵炳南经验方。

【组成】牡丹皮、白鲜皮、海桐皮、地骨皮、桑白皮、海风藤、天仙藤、夜交藤、双钩藤、青风藤。

【功效】祛风胜湿，清热解毒，通络和血。

【主治】荨麻疹。

【用法】水煎服，每日1剂，分2次服。

【方解】本方成于赵炳南先生，发扬于张炳厚教授。方中白鲜皮清热利湿止痒；牡丹皮凉血和血化斑；地骨皮、桑白皮泻肺而清皮毛；海桐皮祛风除湿；青风藤、海风藤、天仙藤辛散、苦燥、温通，既可祛风止痒燥湿，又可温通经络气血；夜交藤养血安神、祛风通络，专止夜间皮肤瘙痒；钩藤清肝与心包之火，即清血分之热、解血分之毒，轻清透热，达邪外出，以杜疹源。全方以皮达皮，皮属肺，能利水消肿，给邪以出路。以藤达络，络通风祛则痒止，血行则疹消。皮、藤各臻其妙。合用透风于热外，渗湿于热下，清中有行，行中有清，效能愈彰。全方共奏祛风胜湿、清热解毒、通络和血之功效。

【按语】方中天仙藤含马兜铃酸，有肾毒性。

五、逍遥丸（散）

【出处】《太平惠民和剂局方》。

【组成】柴胡9g，当归9g，白芍9g，白术9g，茯苓9g，甘草3g，生姜3g，薄荷3g。

【功效】疏肝解郁，健脾和营。

【主治】色素性皮肤病如黄褐斑等，以及慢性炎性皮肤病如结节性红斑、神经性皮炎等证属肝郁血虚脾弱证者。

【用法】水煎服，每日1剂，分2次服。

【方解】方中柴胡疏肝解郁，使肝气得以调达，为君药。当归甘辛温，养血和血；白芍酸苦微寒，养血敛阴、柔肝缓急，二者为臣药。白术、茯苓健脾祛湿，使运化有权，气血有源；甘草益气补中、缓肝之急，三者共为佐药。本方用法中加入薄荷少许，疏散郁遏之气，透达肝经郁热；烧生姜温胃和中，为使药。诸药合用，共奏疏肝解郁、健脾和营之功效。

六、清眩止痛汤

【出处】《赵炳南临床经验集》。

【组成】茺蔚子9～15g，制香附9～15g，钩藤9～15g，菊花9～15g，川芎3～9g，桂枝6～12g，生甘草9g。

【功效】调气和营，消风止痛。

【主治】由于外科、皮肤科某些严重病患而引起的头痛、眩晕等。

【用法】水煎服，每日1剂，分2次服。

【方解】方中茺蔚子活血止痛；制香附理气止痛；菊花、钩藤平肝息风止痛；桂枝、川芎调和气血而止痛；生甘草缓急止痛。

【按语】皮肤科常见疾病中以疼痛为主要表现者，首推带状疱疹，所以对于头面部带状疱疹所引起的头痛，且证属肝风内动者，可以使用本方治疗。其他头痛病证，如神经性头痛、偏头痛，也可辨证使用。另外，一些系统性疾病，如狼疮等结缔组织病，长期气血耗损，血不养肝，出现肝风头痛等，也可辨证使用。

清眩止痛汤所治疗之头晕、头痛，多见于外科、皮肤科某些严重病患而引起的头痛、眩晕，属于内伤头痛范畴，可以与川芎茶调散比较记忆。川芎茶调散由川芎、白芷、羌活、细辛、防风、薄荷、荆芥、甘草等组成，有疏风止痛之功效，用于风邪头痛，常有恶寒、发热、鼻塞等症状，属于外感头痛范畴。分析二方组成，都包含川芎、甘草。除此之外，清眩止痛汤还有菊花、钩藤平肝息风止痛，制香附疏肝行气止痛，茺蔚子清肝止痛。其中茺蔚子味辛、苦，性微寒，归心包、肝经，有活血调经、清肝明目之功效，可治疗月经不调、痛经、闭经、产后瘀滞腹痛、肝热头痛、头晕、目赤肿痛、目生翳障等病证。桂枝有平冲降逆的作用。川芎茶调散还有白芷、羌活、细辛、防风、薄荷、荆芥，此6味皆为散外风之药。所以，此二方同样是针对头痛，同样是因“风”致病，同样都用川芎，但川芎茶调散主要针对外感风邪为患；清眩止痛汤主要针对内生之风为患，具体来说主要针对“肝风”。

七、小儿香橘丹

【出处】《景岳全书》。

【组成】茯苓90g，苍术90g，白术90g，陈皮90g，香附90g，山药60g，法半夏60g，白扁豆60g，炒薏苡仁60g，莲子肉60g，枳实60g，姜厚朴60g，焦山楂60g，焦麦芽60g，焦神曲60g，砂仁30g，泽泻30g，甘草30g，木香15g。

【功效】调理脾胃，消食止泻。

【主治】小儿湿疹、荨麻疹、丘疹性荨麻疹、单纯疱疹等辅助治疗。

【用法】共研细末，炼蜜为丸，每丸重3g。每服1丸，日2次，温开水送下；周岁以内小儿酌减。

【方解】本方由19味药组成。用于治疗小儿脾胃虚弱、食滞中焦所致不思饮食、嗳腐吞酸、恶心呕吐、脘腹胀满、大便溏泄酸臭等症。方中苍术、白术、茯苓、甘草、山药、白扁豆、炒薏苡仁、莲子肉、泽泻甘淡微温，健脾益气、补中除湿、和胃降气以止呕，健脾和湿以止泻，共为主药；陈皮、砂仁、木香、法半夏芳香燥湿、疏通气机、宣化湿浊共为辅药；香附、枳实、厚朴能下气宽中、消胀除满，焦神曲、焦麦芽、焦山楂消积导滞、健脾和胃、增进食欲。全方合用，共奏和胃止呕、健脾止泻之功。

八、启脾丸

【出处】《寿世保元》。

【组成】人参100g，白术（炒）100g，茯苓100g，莲子（炒）100g，泽泻50g。

【功效】和胃，健脾，止泻。

【主治】小儿丘疹性荨麻疹、慢性湿疹、异位性皮炎，证属脾虚湿盛者。

【用法】每100g粉末加炼蜜120～140g制成蜜丸，每丸重3g。每次1丸，日2次；周岁以内小儿酌减。

【方解】本方可治疗因脾虚湿盛而致的小儿丘疹性荨麻疹、慢性湿疹、异位性皮炎者。本方以人参、白术、茯苓益气健脾，莲子肉补脾止泻、养心安神。小儿易伤食而积食火，故用泽泻加强利水、渗湿、泻热之功。本方5味药共奏和胃健脾止泻之功。

九、人参健脾丸

【出处】《景岳全书》。

【组成】人参120g，砂仁120g，枳壳120g，甘草120g，山药360g，木香90g，薏苡仁480g，山楂240g，白术240g，谷芽240g，白扁豆240g，芡实240g，莲子肉240g，陈皮240g，青皮240g，当归240g，六神曲240g。

【功效】健脾，和胃，止呕。

【主治】治疗皮肤病久病或重病后出现脾胃虚弱之证者，如硬皮病、皮肌炎。也常用于角化性肥厚性皮肤病的治疗。

【用法】每服2丸，日2次，温开水送下。

【方解】方中人参、山药、薏苡仁、白术、白扁豆益气健脾；芡实、莲子肉既能健脾，又能填精益髓；陈皮、青皮、砂仁健脾和胃；木香、枳壳理气健脾，调理中焦气机；当归补血，血能生气；六神曲、山楂、谷芽消食开胃；甘草调和诸药。诸药共奏健脾益气、和胃止呕之功。

十、至宝锭

【出处】《婴童百问》琥珀散化裁。

【组成】牛黄、胆南星、朱砂、茯苓、紫苏叶、陈皮。

【功效】清热导滞，祛风化痰。

【主治】用于小儿丘疹性荨麻疹、慢性湿疹、异位性皮炎等的辅助治疗。

【用法】每服1丸，日2次；周岁以内小儿酌减。

【方解】牛黄、胆南星、朱砂清热解毒、化痰息风；茯苓、陈皮健脾祛痰；紫苏叶理气宽中。

十一、参苓白术丸

【出处】《太平惠民和剂局方》。

【组成】白扁豆180g，人参240g，茯苓240g，白术240g，甘草240g，山药240g，

莲子 90g，桔梗 120g，砂仁 120g，薏苡仁 120g。

【功效】补气健脾，渗湿和胃。

【主治】用于脾胃虚弱、食少便溏、气短咳嗽、肢倦乏力等。皮肤科可用于手足汗疱疹、静脉炎、慢性湿疹以及因脾肺气虚所引起的皮肤病的辅助治疗。

【用法】每次 6 ~ 9g，日 2 次。

【方解】本方人参、白术、茯苓益气健脾渗湿，为君药。山药、莲子助人参益气健脾，兼能止泻；白扁豆、薏苡仁助白术、茯苓健脾渗湿，共为臣药。佐以砂仁醒脾和胃，桔梗宣肺利气，以通调水道，又载药上行，以益肺气。甘草健脾和中、调和诸药，为使药。诸药相合，共奏补脾胃、渗湿浊、行气化滞之功。

十二、平胃散

【出处】《太平惠民和剂局方》。

【组成】苍术（去黑皮，捣为粗末，炒黄色）120g，厚朴（去粗皮，涂生姜汁，炙令香熟）90g，陈皮（洗令净，焙干）60g，甘草（炙黄）30g。

【功效】燥湿健脾，消胀散满。

【主治】皮肤科可用于治疗湿浊困阻脾胃而导致的皮肤病，如湿疹、带状疱疹、热疮、痤疮、多形红斑、荨麻疹等。

【用法】共为细末，每服 4 ~ 6g，姜枣煎汤送下；或作汤剂，水煎服，用量按原方比例酌减。

【方解】本方是燥湿祛痰、行气健脾剂。苍术燥湿健脾为君药，厚朴除湿散满为臣药，陈皮理气化痰为佐药，甘草、姜、枣调和脾胃为使药。大凡脾胃病变，只要属于脾胃湿滞，呈现胸腹胀满、口淡食少、舌苔白厚而腻的，都可用本方来治疗，所以古人说它是“治脾圣药”。后世有许多健胃方剂，都是由它扩展演变而来。

【按语】平胃散在皮肤科应用还是比较广泛的，许多皮肤病的发生都是由于湿浊困阻脾胃而生，多在出现皮肤损害的同时，出现腹胀腹满、恶心纳呆等症状，此时可用平胃散加减的方剂进行治疗。如《医宗金鉴·外科心法要诀》中用除湿胃苓汤（猪苓、泽泻、赤苓、土白术、滑石、防风、生栀子、木通、生甘草等）治疗带状疱疹；用清肌渗湿汤（柴胡、木通、泽泻、白芷、升麻、土白术、生栀子、黄连、灯心草等）治疗猫眼疮；用芩连（黄芩、黄连）平胃汤治疗燕窝疮；用不换金正气散（平胃散、藿香、半夏曲）治疗瘴疽等。

赵老在除湿胃苓汤的基础上，创立加减除湿胃苓汤（滑石、炒白术、猪苓、炒黄柏、炒枳壳、泽泻、赤苓等），具有健脾燥湿、和中利水等功效，广泛应用于治疗带状疱疹（湿盛型缠腰火丹）、湿疹（湿疡）、牛皮癣（寒湿型白疕）等皮肤病。值得一提的是，平胃散还是中医外科经典外用药——如意金黄散（姜黄、大黄、黄柏、生天南星、白芷、天花粉等）的组成部分，可见其影响之大。

十三、狼疮冲剂方

【出处】北京中医医院经验方。

【组成】黄芪 10 ~ 30g，太子参 10 ~ 15g，白术 10g，茯苓 10g，女贞子 15 ~ 30g，菟丝子 15g，淫羊藿 10g，丹参 15g，鸡血藤 15 ~ 30g，秦艽 15 ~ 30g，重楼 15g，白花蛇舌草 30g。

【功效】健脾益肾，活血化瘀，清热解毒。

【主治】以脾肾两虚为主证的系统性红斑狼疮、皮肌炎、硬皮病等结缔组织病、天疱疮等大疱病、慢性湿疹等。

【用法】水煎服，每日 1 剂，分 2 次服。

【方解】狼疮冲剂方中黄芪健脾益气，女贞子益肾养阴，共为君药；太子参、白术、茯苓、菟丝子、淫羊藿补脾益肾，丹参活血化瘀，鸡血藤、秦艽活血通络，重楼、白花蛇舌草清热解毒，同为佐使。全方共奏健脾益肾、活血化瘀、清热解毒之效。

【按语】狼疮冲剂方是张志礼教授组创的治疗脾肾阳虚型系统性红斑狼疮的有效方剂。本证多见乏力纳差、浮肿、尿少、腰膝酸软、面热肢冷、足跟痛、舌质淡、舌体胖嫩、苔白、脉沉细。脾为后天之本，主运化水谷精微，为气血生化之源；肾为先天之本，藏先天之精，两者相互为用，荣养全身。因而，任何虚证的出现，都可源及脾、肾。根据临床观察统计，脾肾阳虚型在本病中占的比例较大。张志礼教授统计观察了 1994 年前北京中医医院随诊的 672 例患者，脾肾阳虚型占 64%。长期、反复应用类固醇皮质激素（简称激素）的患者，在疾病的缓解期，递减激素后可出现皮质功能低下，症见形寒肢冷、乏力、恶心纳呆、精神萎靡等脾肾阳虚的表现。由于气血同源，阴阳互根，故脾肾阳虚必然导致气血不和，阴阳失调，气血运行不畅，阻于经络，而为气血瘀滞，郁久化热而为热毒。所以脾肾阳虚者又多兼夹有气血瘀滞和毒热损伤之证。

十四、理中丸

【出处】《伤寒论》。

【组成】人参90g，干姜90g，炙甘草90g，白术90g。

【功效】温中散寒，补气健脾。

【主治】面部色白、湿疹、特应性皮炎等属脾胃虚寒证者。

【用法】上4味，捣筛，蜜和为丸，如鸡子黄许大。每次1丸，日2服。

【方解】方中干姜辛热，温中焦脾胃、助阳祛寒，为君药；人参益气健脾、培补后天之本助运化，为臣药；白术健脾燥湿，为佐药；炙甘草益气和中、缓急止痛、调和诸药，为使药。四药合用，温中焦之阳气，祛中焦之寒邪，健中焦之运化，吐泻冷痛诸症悉可解除，故方名“理中”。

十五、保和丸

【出处】《丹溪心法》。

【组成】山楂18g，神曲6g，半夏9g，茯苓9g，陈皮6g，连翘6g，莱菔子6g。

【功效】消食和胃。

【主治】皮肤科常用于小儿皮肤病兼有食积的辅助治疗。

【用法】上为末，炊饼丸如梧桐子大，每服70～80丸。食远白汤下。（现代用法：共为末，水泛为丸，每服6～9g，温开水送服）亦可水煎服，用量按原方1/10即可。

【方解】方中山楂消油腻肉食之积；神曲消酒食陈腐之积；莱菔子消面食痰浊之积；陈皮、半夏、茯苓理气和胃、燥湿化痰；佐以连翘散结清热。诸药合用，有消食导滞、理气和胃之功。

【按语】陈彤云教授多应用此方作为治疗湿疹的辅助药物。教授认为湿疹多与脾胃相关，特别是小儿患者，多因饮食失节，伤及脾胃，脾失健运，致湿热内蕴，复感风湿热邪，内外两邪相搏，浸淫肌肤而发病。小儿湿疹患者，发病较为缓慢，患病日久，多伴有食积症状。临床表现为皮损色淡红，多为丘疹、丘疱疹，皮损轻度潮红，可融合成片，伴瘙痒，抓后糜烂渗出较多，皮疹多累及四肢，常在肘窝、腘窝处；伴有腹胀、恶心、厌食、大便不规律等食积症状；舌质淡，苔白或白腻，脉缓或滑。治以消食导滞、健脾除湿，方以清脾除湿饮合保和丸加减。若食积较重者，可去枳壳加枳实10g、槟榔10g消食导滞；若舌苔黄、脉数者，可加黄连6g清热燥湿；若大便秘结者，可加大黄3g清热泻火通便；若瘙痒严重者，可加白鲜皮10g、地肤子15g、白蒺藜9g疏风止痒。

十六、调肝化瘀汤

【出处】陈彤云教授自拟方。

【组成】柴胡10g，茯苓15g，僵蚕15g，当归10g，川芎10g，白芍20g，熟地黄10g，薄荷5g（后下），桃仁10g，红花10g。

【功效】疏肝理气，活血化瘀。

【主治】黧黑斑。

【用法】水煎服，每日2次。

【方解】“无瘀不成斑”是陈彤云教授临证多年对黧黑斑的认识。本病中医辨证属肝郁气滞血瘀者，可用调肝化瘀汤加减治疗。肝藏血，主疏泄，情志不遂或暴怒伤肝，肝气郁结，疏泄失调，气血悖逆，不能上荣于面，则生褐色斑片，在辨证治疗的基础上，加用桃仁、红花、当归、川芎、泽兰、益母草等活血化瘀药物。白僵蚕亦为陈彤云教授治疗黧黑肝斑的必用之品。僵蚕为虫蚁之品，可祛风化痰，善搜络邪而走头面，《神农本草经》记载其能“减黑皯，令人面色好”，是为使药。

【按语】陈彤云教授认为，黧黑斑病因复杂，病程长，取效慢，但不论病因为何，患者均要避免日晒，否则会加重病情。教授临床治疗，讲求随症加减。若经前乳房胀痛者，可加青皮10g、王不留行10g、郁金10g、橘叶10g以疏肝理气、软坚散结；心烦易怒、口苦、便干者，可加黄芩10g、栀子10g、牡丹皮10g以清肝热并导热下行；月经后期者，可加益母草15g以活血调经；痛经者，可加乌药10g、延胡索10g以理气止痛；月经先期、量多者，可加椿皮10g或白头翁10g、秦皮6g以清利下焦湿热；月经量少者，可加阿胶10g以养血调经。

十七、四神丸

【出处】《内科摘要》。

【组成】肉豆蔻6g，五味子6g，补骨脂12g，吴茱萸（浸）6g。

【功效】温肾暖脾，涩肠止泻。

【主治】湿疹、汗疱疹等属脾肾阳虚证者。

【用法】上为末，生姜12g，红枣50枚，用水一碗，煮姜、枣，水干，取枣肉，丸梧桐子大。每服50～70丸（6～9g），空心食前服（现代用法：水煎服）。

【方解】补骨脂辛苦大温，补命门之火以温养脾土，为君药。肉豆蔻辛温，温脾暖胃、涩肠止泻，配合补骨脂温肾暖脾，为臣药。五味子酸温，固肾益气；吴茱萸辛苦大热，温暖肝脾肾以散阴寒，共为佐药。生姜暖胃散寒，大枣补脾养胃，为使药。

【按语】陈彤云教授认为部分湿疹、汗疱疹是由脾虚湿盛引起，若日久伴见脾肾阳虚之泄泻时，则可佐以四神丸治疗。治以健脾除湿止痒、温肾补脾止泻。

十八、归脾汤

【出处】《严氏济生方》。

【组成】白术30g，茯神（去木）30g，黄芪（去芦）30g，龙眼肉30g，酸枣仁（炒）30g，人参15g，木香15g，炙甘草8g，当归3g，远志（蜜炙）3g。

【功效】益气补血，健脾养心。

【主治】黧黑斑、湿疹等属心脾两虚证者。

【用法】加入生姜5片，枣1枚，水煎服，每日2次。

【方解】方中以人参、黄芪、白术、甘草甘温之品补脾益气以生血，使气旺而血生；当归、龙眼肉甘温补血养心；茯苓、酸枣仁、远志宁心安神；木香辛香而散，理气醒脾，与大量益气健脾药配伍，复中焦运化之功，又能防大量益气补血药滋腻碍胃，使补而不滞，滋而不腻。全方共奏益气补血、健脾调经之功。

【按语】黧黑斑患者因心脾两虚，气血不足，面失荣养，临床常见面色萎黄无华，斑色较淡；女性以血为本，心脾两虚，气血不足，血虚则肌肤失养，故有面色枯槁，身体羸弱之不足之象。故陈彤云教授应用本方治疗黧黑斑，意在使脾胃健，气血生化有源，气血充实，心脾安，诸症得除，从而去除面尘，恢复荣润光泽的面容。若血虚明显者，加白芍30g、熟地黄10g、阿胶10g滋阴补血；心神不宁、夜寐不安者，加合欢皮10g、柏子仁10g宁心安神助眠；女性患者经量偏少、色淡或点滴即净之肾气虚者，可加菟丝子15g、杜仲10g、枸杞子15g、山萸肉15g补肝肾、益精血；脘腹胀满者，可加茯苓15g、陈皮10g健脾益气、行气调中。

归脾汤亦用于治疗心脾两虚型的湿疹患者，皮损多颜色偏淡，瘙痒以夜间尤甚。若瘙痒明显者，可加白鲜皮15g、白蒺藜9g、苦参10g疏风清热止痒；皮损肥厚粗糙者，可加白芍15g、鸡血藤15g、首乌藤15g养血润肤；睡眠欠佳者，可加柏子仁10g、合欢皮10g宁心解郁安神；忧郁寡欢、郁闷不舒者，可加柴胡6g、郁金10g、合欢花10g疏肝活血、解郁安神。

十九、一贯煎

【出处】《续名医类案》。

【组成】北沙参9g，麦冬9g，当归身9g，生地黄18～30g，枸杞子9～18g，川楝子4.5g。

【功效】滋阴疏肝。

【主治】皮肤科常用于治疗带状疱疹属肝肾阴虚、肝气不舒型。

【用法】水煎服，日1剂，分2次服。

【方解】肝脏体阴而用阳，其性喜条达而恶抑郁。肝肾阴亏，肝失所养，疏泄失常，气郁停滞，进而横逆犯胃，致胸脘胁痛、吞酸吐苦。阴虚液耗，津不上承，故咽干、舌红少津。肝气不舒，肝脉郁滞，时间久后则结为疝气瘕聚。治疗宜滋养肝肾阴血为主，配伍疏达肝气之品。方中重用生地黄为君，滋阴养血、补益肝肾。北沙参、麦冬、当归、枸杞子为臣，益阴养血柔肝，配合君药以补肝体，育阴而涵阳。并佐以少量川楝子，疏肝泻热、理气止痛，遂肝木条达之性，该药性苦寒，但与大量甘寒滋阴养血药配伍，则无苦燥伤阴之弊。诸药合用，使肝体得以濡养，肝气得以调畅，诸症可以解除。

【按语】陈彤云教授认为带状疱疹患者，常因情志不遂，气滞肝郁日久，化热化火，久之耗伤肝阴；或素体肝肾阴虚，复感外邪；或病初用药过于苦寒，化燥伤阴，均可导致后期出现余热未清或火热伤阴等肝阴不足之证。治疗上取“肝为刚脏，非柔润不能调和”之意，在滋阴补血以养肝的基础上加用疏调气机、通络止痛之药而达到标本兼治之目的。常选用滋阴疏肝之一贯煎合桃红四物汤加减。

二十、柴胡疏肝散

【出处】《景岳全书》。

【组成】陈皮（醋炒）6g，柴胡6g，川芎5g，香附5g，枳壳（麸炒）5g，芍药5g，甘草（炙）3g。

【功效】疏肝理气，活血止痛。

【主治】面色晦暗、带状疱疹、扁平疣、白癜风等属肝气郁滞型者。

【用法】水煎服，日1剂，分2次服。

【方解】肝主疏泄，性喜条达，其经脉布胁肋循少腹。若情志不遂，木失条达，则致肝气郁结，经气不利，故见胁肋疼痛、胸闷、脘腹胀满；肝失疏泄，则情志抑郁易怒、善太息；脉弦为肝郁不舒之征。遵《黄帝内经》“木郁达之”之旨，治宜疏肝理气之法。方中以柴胡功善疏肝解郁，用以为君。香附理气疏肝而止痛，川芎活血行气以止痛，二药相合，助柴胡以解肝经之郁滞，并增行气活血止痛之效，共为臣药。陈皮、枳壳理气行滞；芍药、甘草养血柔肝、缓急止痛，均为佐药。甘草调和诸药，为使药。诸药相合，共奏疏肝行气、活血止痛之功。

第四节　祛风除湿止痒剂

一、苍术膏

【出处】《摄生众妙方》。

【组成】苍术5000g。

【功效】健脾燥湿和中。

【主治】慢性湿疹（顽湿疡）、鹅掌风、下肢慢性溃疡（臁疮）、手足汗疱疹（田螺疮）、皮损顽固肥厚者。舌苔厚腻者尤佳。

【用法】将净水50000g煮苍术5000g，煎煮6～7小时成汁，过滤再煎煮浓缩成膏1500g，加蜂蜜1500g备用。每次服6g，日服2次。

【方解】苍术味辛、苦，性温。归脾、胃经。芳香燥烈，内可化湿浊之郁，外能散风湿之邪，故能燥湿健脾、祛风除湿。单味成膏，除风湿、健脾胃、变白驻颜、补虚损、养血润燥。

【按语】动则升阳，静则生阴。肥厚的皮损，黏滞的渗出、糜烂，前者属于顽湿，后者属于湿热、寒湿，二者都是湿邪停滞于局部的阴性表现，其成因在于人体正常的运化过程被抑制。苍术犹如阳光，重启了脾胃的运化过程，水液的气化再次开始，停滞于局部的湿邪转化为津液，去到人体需要的地方，局部的皮损也就逐渐消退。

二、白术膏

【出处】《医学入门》。

【组成】白术5000g。

【功效】健脾祛湿。

【主治】慢性湿疹（顽湿）、鹅掌风、下肢慢性溃疡（臁疮）、手足汗疱疹（田螺疮），皮损顽固肥厚者。舌体胖嫩者尤佳。

【用法】将净水50000g煮白术5000g，煎煮6～7小时，过滤浓缩成膏1500g，加蜂蜜1500g备用。每次服6g，日服2次。

【方解】白术性温，味甘、苦，健脾祛湿、温中止泻、益气固表。成膏药简功专，补脾益胃、燥湿益气。

【按语】《神农本草经》记载，术，味苦温，治风寒湿痹、死肌、痉、疸，止汗除热，消食……久服轻身，延年不饥。赵老在《简明中医皮肤病学》曾专门提出：湿痹，表现为顽固肥厚的结节斑块。白术恰可主治之。“术”一药，古人以祛邪视苍术，以健脾视白术，肥厚斑块，为恶肉死肌湿痹，属气血津液的异常停积，能运化者为脾，长服数月每每取效。古人熬膏，现代人如果不便操作，也可以打粉服用。

三、苍耳膏

【出处】《外科大成》《医宗金鉴·外科心法要诀》。

【组成】鲜苍耳全草一味5000g，洗净。

【功效】祛风除湿。

【主治】白癜风、银屑病、荨麻疹、急慢性湿疹等。

【用法】将苍耳全草加水40000g煮汁3小时去渣，浓缩成膏。每300g苍耳草药液浓缩成90g，再加入等量蜂蜜，混匀储存备用。每次6～15g，日2次，开水冲服。

【方解】苍耳性寒，味苦、辛，可祛风散热、解毒杀虫。尤其擅长祛风热，其气疏散宣通，上行脑巅，下行足膝，外达肌肤，今内服外敷，可直达病所，驱散外风，疏通经络，令气血自至。故单味用药，药力专一。

【按语】苍耳草是解毒祛风祛痹的重要药物，《神农本草经》即有明确记载：苍耳，主风头寒痛，风湿周痹，四肢拘挛痛，恶肉死肌。以上病种之顽固者均为风湿相搏的皮肤痹证，或与气相搏，或与血相搏，可以试用，但须注意其毒副作用。近年我们没有使用经验。使用时需注意，苍术膏、苍耳膏虽然都可治疗湿痹，但苍耳膏还可治疗银屑病、白癜风。

四、除湿止痒汤（湿疹二号）

【出处】《简明中医皮肤病学》。

【组成】白鲜皮30g，地肤子15g，炒薏苡仁15g，干地黄15g，茯苓皮15g，苦参9g，白术10g，陈皮9g，焦槟榔9g。

【功效】健脾除湿止痒。

【主治】亚急性或慢性湿疹、皮肤瘙痒症、色素性紫癜性苔藓样皮炎。

【用法】水煎2次分服，每次约200ml。

【方解】方中白鲜皮、地肤子止痒；茯苓皮、炒薏苡仁、白术健脾利湿；陈皮、焦槟榔健脾行气；苦参清热利湿；干地黄清热凉血。诸药合用，共奏清热除湿止痒之功。

【按语】本方多用于治疗以瘙痒为主要临床表现，辨证以脾虚湿蕴为主的皮肤病，如亚急性或慢性湿疹、皮肤瘙痒症等；对发于下肢之紫癜样皮炎，证属脾虚湿蕴者，应用本方往往效果较好。临床使用本方时，若脾虚为主，可以直接原方加减主之；若湿、热都比较明显，可予清热除湿汤合方加减使用；若皮损肥厚顽固者，可合全虫方加减使用。需要注意的是，本方中白鲜皮用量大，长期服用可能会导致肝损伤。

五、止痒合剂

【出处】《简明中医皮肤病学》。

【组成】防风9g，当归9g，首乌藤30g，苦参15g，白鲜皮30g，刺蒺藜30g。

【功效】养血散风止痒。

【主治】瘙痒性皮肤病，以慢性荨麻疹、慢性湿疹、玫瑰糠疹、皮肤瘙痒症最适宜。

【用法】水煎服，每日1剂，分2次服。

【方解】方中首乌藤、当归养血活血润肤；防风、刺蒺藜、白鲜皮、苦参疏风止痒。

【按语】按照《神农本草经》记载，6味药都有止痒之功，合为一方，又有从风、从湿、从血入手之不同，是典型的气血津液辨证体系的处方，常在内伤、杂病状态下使用。对举而言，血在内，为阴；津液在外，为阳。《伤寒论》是讨论外感为主的著作，其常说的“此无阳也”，阳指的是津液；又说“此为纯阴结”，阴指的是血。所以，从某种程度上讲，赵炳南先生学术特色的主干是气血津液辨证，赵老的学术更接近于经方派。

六、全虫方

【出处】《赵炳南临床经验集》。

【组成】全虫（打）6g，皂角刺12g，猪牙皂角6g，刺蒺藜15～30g，炒槐花15～30g，威灵仙12～30g，苦参6g，白鲜皮15g，黄柏15g，炒枳壳10g。

【功效】息风止痒，除湿解毒。

【主治】慢性顽固性瘙痒性皮肤病，如慢性湿疹、慢性阴囊湿疹、神经性皮炎、结节性痒疹等。

【用法】水煎2次分服，每次约200ml。

【方解】全虫性辛平入肝经，走而不守，能息内外表里之风；皂角刺辛散温通，功能消肿托毒、治风杀虫；猪牙皂角能通肺及大肠气，涤清胃肠湿滞、消风止痒散毒。盖“热”性散、“毒”性聚，若欲祛其湿毒，非攻发、内托、辛扬不得消散，而全虫、皂角刺、猪牙皂角三者同伍，既能息风止痒，又能托毒外出，对于顽固蕴久深在之湿毒作痒，用之最为相宜。白鲜皮气寒善行，味苦性燥，清热散风、燥湿止痒，协同苦参以助全虫祛除表浅外风蕴湿而止痒；刺蒺藜辛苦温，祛风，“治诸风病疡”“身体风痒”，有较好的止痒作用。刺蒺藜协同祛风除湿通络的威灵仙，能够辅助全虫祛除深伏之风毒蕴湿而治顽固性的瘙痒。另外，脾胃气滞则蕴湿，湿蕴日久则生毒，顽湿聚毒客于皮肤则瘙痒无度，故方中佐以炒枳壳、黄柏、炒槐花，旨在行气清胃肠之结热，以期调理胃肠，清除湿热蕴积之根源，标本兼顾，寓意较深。

【按语】本方是以大败毒汤（五虎下西川）为借鉴而化裁的经验方。功在息风止痒、除湿解毒。主要是用于治疗蕴湿日久，风毒凝聚所引起的慢性顽固性以瘙痒为主症的皮肤疾患。赵老认为本方主要是针对病程日久的顽固性湿毒聚结，风盛瘙痒诸证，如局限性或泛发的慢性湿疹、阴囊湿疹、神经性皮炎、结节性痒疹等，如用之不应，可加乌梢蛇。如瘙痒甚烈，皮损肥厚，明显色素沉着或伴有大便干燥者，可加川大黄9～15g。医者常惧川大黄通下太过，岂不知川大黄能活血破瘀，少用则泻下，多用反而厚肠胃，与诸药相配合不但止痒功效增强，而且可以促进肥厚皮损的消退。

本方对慢性顽固的瘙痒性皮肤疾病偏于实证者最为相宜。而对于血虚受风而引起的瘾疹（如皮肤瘙痒症）不宜用，除非患者素来体质健康，外受风邪，复因搔抓，皮肤苔藓样变，瘙痒无度者，尚可加减使用。

七、搜风除湿汤

【出处】《赵炳南临床经验集》。

【组成】全虫6～12g，蜈蚣3～5条，海风藤9～15g，川槿皮9～15g，炒黄柏9～15g，炒白术9～15g，威灵仙15～30g，炒薏苡仁15～30g，炒枳壳9～15g，白鲜皮15～30g。

【功效】搜内外风，除湿止痒。

【主治】慢性湿疹，慢性顽固性神经性皮炎（顽癣），年久而致色素暗淡沉着、皮肤粗糙、瘙痒感显著的皮肤瘙痒症（瘾疹），皮肤淀粉样变有明显痒感者、结节性痒疹。

【用法】水煎2次分服，每次约200ml。

【方解】方中全虫、蜈蚣搜剔深入之内外风邪而止痒；白鲜皮、川槿皮、海风藤、威灵仙祛风通络止痒；炒枳壳、炒黄柏、炒白术、炒薏苡仁健脾燥湿止痒。

【按语】本方适用于风湿之邪深入肌腠的慢性瘙痒类皮肤病。疏风除湿汤中各药均为生用，适用于病情轻浅者；本方各药均为炒用，适用于病情深在者。

全虫方与搜风除湿汤的比较。

全虫方治风痹以剧痒为主者；搜风除湿汤治湿痹以皮损肥厚为主者。按照气血津液体系非常容易鉴别。二方均有搜风除湿之功效，主治顽湿风毒蕴结之证，临床以顽固瘙痒为主要表现。二方均含有全虫、炒黄柏、威灵仙、白鲜皮、炒枳壳，但全虫方还含有皂角刺、猪牙皂角、刺蒺藜、炒槐花、苦参等，不仅加强搜剔风邪之力，同时清热燥湿之力也得到加强，一派“祛实”之药，适用于体质壮实，病程短，顽湿风毒蕴结之证；搜风除湿汤还含有蜈蚣、海风藤、川槿皮以加强祛风湿之力，另外还加入炒白术、炒薏苡仁等健脾祛湿之品，属于“补虚祛实”之药，适用于脾胃虚弱，或病程较长，脾胃受累，顽湿风毒蕴结之证。全虫方之于搜风除湿汤，类似于防风通圣散之于荆防败毒散。

八、疏风除湿汤

【出处】《赵炳南临床经验集》。

【组成】荆芥穗6～12g，防风6～12g，蝉蜕6～9g，菊花9～15g，生枳壳9～15g，生白术9～15g，生黄柏9～15g，生薏苡仁15～30g，车前子15g，车前草30g。

【功效】散风消肿，清热除湿。

【主治】血管神经性水肿（唇风）、颜面部过敏性皮炎、颜面风肿、阴囊水肿初期（阴囊风肿）。

【用法】水煎2次分服，每次约200ml。

【方解】方中荆芥穗、防风、蝉蜕散风消肿；生薏苡仁、生枳壳、生白术健脾利湿消肿；车前子、车前草、生黄柏清热利湿消肿；菊花清热扬散载药上行，若热盛者可用野菊花。若见阴囊水肿则去菊花，倍用薏苡仁，另加防己以祛湿消肿。

【按语】本方适用于风湿侵犯上焦所致的头面风肿，属于过敏性疾患者。

疏风除湿汤可用于治疗颜面风肿证。何为“风肿”?《医宗金鉴·外科心法要诀·痈疽辨肿歌》记载：“虚漫实高火焮红，寒肿木硬紫黯青，湿深肉绵浅起疱，风肿宣浮微热疼，痰肿硬绵不红热，郁结更硬若岩棱，气肿皮紧而内软，喜消怒长无热红。瘀血跌仆暴肿热，产后闪挫久瘀经，木硬不热微红色，将溃色紫已成脓。人之气血，周流不息，稍有壅滞，即作肿矣……风肿者，皮肤拘皱不红，其势宣浮微热微疼。”由“风肿宣浮微热疼”“风肿者，皮肤拘皱不红，其势宣浮微热微疼”可见风肿的特点是：微红、微热、微痛、宣浮。本方常用来治疗血管神经性水肿、颜面皮炎等，尤其是一些季节性接触性皮炎。在北京的春季，大概是三四月份，此类疾病非常常见。可能是尘螨、杨柳絮等导致，临床以面部局限性水肿性红斑为主要表现，骤然起病，每年相同时节反复发作，若伴有舌淡胖、有齿痕，苔白等表现，使用本方效果明显。疏风除湿汤所治疗之颜面皮炎，当为颜面肿胀红斑，尤以双眼睑明显，颜色以淡红为主，脉浮，舌象以胖淡为主，相当于西医的颜面复发性皮炎、过敏性皮炎等，病程较短。本方治疗玫瑰痤疮等效果较差。另外一些手背、双前臂伸侧之皮疹亦可使用本方。本方经典治疗部位在于颜面，但通过调整药物用量、比例，也可以移用于下部。如果荆芥、防风用较大量则主治颜面，如果用小量，则其作用转化为升脾气、助运化，就可以用于发于下部的各种脾虚湿蕴型的皮肤病了。

本方又出现赵老常用的祛湿药对，即“薏苡仁、枳壳、白术、黄柏”，但本方都生用，适用于病情轻浅者，故本方所治的疾病，一般病程较短。疏风除湿汤上中下兼顾，风湿兼顾，类似三仁汤，但后者有湿无风；类似荆防方、消风散，但后者兼顾风热。本方略为变化，就可以统治风湿热搏于气分的各种皮肤病，包括全系列变态反应性皮肤病。

疏风除湿汤与搜风除湿汤均有祛风止痒、健脾除湿之功效，都可以治疗风湿蕴结之皮肤病。二方都含有薏苡仁、枳壳、白术、黄柏4味药，此4味药为赵老常用的健脾利湿的方根。疏风除湿汤中此四药均为生用，适用于病情轻浅者；搜风除湿汤此四药均为炒用，适用于病情深在者。除此之外，疏风除湿汤还含有荆芥穗、防风、蝉蜕、菊花以疏风消肿止痒；车前子、车前草、防己以祛湿消肿。疏风除湿汤为疏风利水之剂，适用于病程较短，风湿外袭，以“风肿”为主要表现的皮肤病。搜风除湿汤中还含有全虫、蜈蚣搜剔风毒止痒；海风藤、川槿皮、威灵仙祛风湿，治湿痹；白鲜皮清热利湿止痒，为搜剔风毒、祛除顽湿之药，适用于病程较长，以顽湿风毒久羁为主要病机的慢性的、以顽固瘙痒为主要临床表现的皮肤病。

九、多皮饮

【出处】《赵炳南临床经验集》。

【组成】地骨皮9g，五加皮9g，桑白皮15g，干姜皮6g，大腹皮9g，白鲜皮15g，牡丹皮9g，赤苓皮15g，鲜冬瓜皮15g，扁豆皮15g，川槿皮9g。

【功效】健脾除湿，疏风和血。

【主治】亚急性、慢性荨麻疹。

【用法】水煎2次分服，每次约200ml。

【方解】方中赤苓皮、冬瓜皮、扁豆皮、大腹皮健脾利湿，涤清胃肠积滞；原方五皮汤中的生姜皮改为干姜皮，取其辛温和胃固表，守而不走；白鲜皮、川槿皮祛风止痒；牡丹皮凉血和血化斑；地骨皮、桑白皮泻肺而清皮毛。本方可以常服。遇冷而复发者则重用干姜皮，遇热而发作者则去干姜皮，另加干地黄15～30g效果较好。

【按语】本方是根据《六科准绳》中五皮饮（桑白皮、地骨皮、生姜皮、大腹皮、五加皮）化裁而来。多皮饮主要是针对顽固性慢性荨麻疹，反复发作，以湿重于热为主，且用过麻黄方不效的患者为宜。对于亚急性的患者也可选用。从其功用来看，是以健脾除湿治本为主，佐以和血疏风止痒。

本方是赵老依取象比类法所拟的方剂，取以皮达皮，行皮中之水之意。皮虽多，各有不同归经，而以肺脾为主，可以称为皮肤科版的玉屏风散、健脾除湿汤。本方属于皮肤科的专方，所见诸证均集中于脉、肉、筋、骨、皮的五体系统，较少有经络、脏腑见证者为宜。若作加减，以荆芥、防风、麻黄、羌活、浮萍、蝉蜕、薄荷之类轻薄之品为主，庶不有悖于立方本意！若有经络、脏腑见证，请用疏风除湿汤、健脾除湿汤。

十、除湿胃苓汤

【出处】《医宗金鉴·外科心法要诀》。

【组成】苍术（炒）9g，厚朴（姜炒）9g，陈皮9g，猪苓9g，泽泻9g，赤苓9g，白术（土炒）9g，滑石9g，防风9g，山栀子（生研）9g，木通9g，肉桂3g，甘草（生）3g。

【功效】清热燥湿，健脾燥湿，和中利水。

【主治】带状疱疹（湿盛型缠腰火丹）、湿疹（湿疡）、银屑病（寒湿型白疕）。

【用法】水400ml，加灯心草3g，煎至320ml，空腹时服。

【方解】本方源于五苓散和平胃散。以平胃散（苍术、厚朴、陈皮、甘草）燥湿运脾、行气和胃；以五苓散（白术、泽泻、茯苓、猪苓、肉桂）健脾助阳、化气利水渗湿；加山栀子、木通、滑石清热利湿，少佐防风散肝舒脾、祛风胜湿。诸药配伍，共奏清热除湿、健脾利水之功。

【按语】本方适应证为带状疱疹、慢性及亚急性湿疹、神经性皮炎、皮肤瘙痒症、银屑病以及其他疱疹性和渗出性皮肤病等。

十一、加减除湿胃苓汤

【出处】《赵炳南临床经验集》。

【组成】苍术6g，厚朴6g，陈皮9g，泽泻9g，炒枳壳9g，炙甘草9g，炒白术12g，猪苓12g，赤苓12g，滑石12g，炒黄柏12g。

【功效】健脾燥湿，和中利水。

【主治】带状疱疹（湿盛型缠腰火丹）、湿疹（湿疡）、银屑病（寒湿型白疕）。

【用法】水煎2次分服，每次约200ml。

【方解】方中厚朴、陈皮、苍术、甘草燥湿和中；泽泻、猪苓、茯苓、白术健脾利水湿；赤苓、黄柏、滑石清热利湿；枳壳行气以助水湿之运化。

【按语】从本方的组成来看，本方是胃苓汤的加味，而胃苓汤又源于五苓散和平胃散。临床治疗湿盛型湿疹，如有湿盛热轻的特征，即可应用本方。若痒感明显者，加白鲜皮；湿滞、食滞重者，加焦槟榔或伏龙肝。

除湿胃苓汤及加减除湿胃苓汤是构成赵炳南治疗皮肤病湿邪理论学术思想的重要组成部分。赵老认为，中医诊治皮肤病须辨其为湿热性抑或湿性，也就是我们经常说的“热重于湿”或“湿重于热”，龙胆泻肝汤为治疗湿热性皮肤病的主方，除湿胃苓汤为治疗湿性皮肤病的主方。

十二、二妙丸

【出处】《丹溪心法》。

【组成】苍术、黄柏等量。

【功效】清热燥湿。

【主治】慢性湿疹、脂溢性皮炎、脓疱病、下肢溃疡、手足汗疱疹等。

【用法】泡透，阴干为末，老米饭浓汁为丸，如绿豆大，朱砂为衣，每服60丸。

【方解】苍术、黄柏为除湿常用药对。

【按语】赵炳南先生常用的除湿系列方剂的核心药组就是白术、黄柏、薏苡仁、枳壳。苍术、黄柏可以适用于湿疹从急性、亚急性到慢性的全部过程。

十三、清脾除湿饮

【出处】《医宗金鉴·外科心法要诀》。

【组成】赤苓9g，白术9g，苍术9g，黄芩9g，玄明粉9g，枳壳9g，泽泻9g，麦冬9g，栀子9g，生地黄30g，生甘草6g，连翘15g，茵陈12g，灯心草3g，竹叶3g。

【功效】清脾利湿，清热解毒。

【主治】疱疹样皮炎、天疱疮、亚急性湿疹、脂溢性皮炎、接触性皮炎、脓疱疮等。

【用法】水煎2次分服，每次约200ml。

【方解】本方以茯苓利水渗湿、健脾宁心，白术除胃热、强脾胃，苍术加强燥湿化浊之力，生地黄清热凉血、养阴生津，黄芩、栀子、泽泻、连翘加强泻热之力，枳壳理气宽中、行滞消胀，灯心草、竹叶清热除烦，玄明粉泻下攻积、润燥软坚、清热消肿，茵陈利湿退黄、解毒疗疮，麦冬养阴生津、润肺清心，生甘草补脾益气、清热解毒、调和诸药。诸药合用，共奏清脾利湿、清热解毒之功。

【按语】心火内生，则小便黄赤、大便干结；脾湿内蕴，则身起水疱渗出糜烂；久之则运化失司，火毒煎灼而致阴液受损。可以说，这是赵炳南版的滋阴除湿汤。本方与养血润肤饮，二者均具有滋阴之力，后者以津液损耗为主，没有夹杂湿热、实热，皮损表现以干燥为主，没有红斑、水疱，故应用生地黄、熟地黄、天冬、麦冬、赤芍、白芍大量养阴之品，而辅以生黄芪、升麻升阳助气化。本方的津液损伤是继发性的，需要认真检视才能发现，外观仍是一派火毒湿热表现，临床上更当和清热除湿汤相鉴别。本方是赵老治疗天疱疮的主方，对于轻症单独使用可以获效，但须同时监测皮损变化和相关免疫指标，对于重症，在系统激素治疗的基础上再辅以汤药，往往能提高疗效。

十四、除湿解毒汤

【出处】《赵炳南临床经验集》。

【组成】白鲜皮15g，金银花15g，滑石块15g，大豆黄卷12g，生薏苡仁12g，土茯苓12g，连翘12g，山栀子6g，木通6g，生甘草6g，牡丹皮9g，紫花地丁9g。

【功效】除湿利水，清热解毒。

【主治】急性女阴溃疡、急性自体过敏性皮炎、急性接触性皮炎、下肢溃疡合并感染。

【用法】水煎2次分服，每次约200ml。

【方解】方中白鲜皮、生薏苡仁、大豆黄卷、木通、滑石块、生甘草清热除湿、散风止痒，其中大豆黄卷又名清水豆卷，是由黑豆泡水出芽取其分利湿热之功；土茯苓、山栀子、金银花、连翘、紫花地丁、牡丹皮解毒、清热凉血。本方利中有清，清利相辅相成。

【按语】本方治疗由于湿毒所引起的皮肤病。赵老开始仅用于治疗急性女阴溃疡，后来扩大应用于急性接触性皮炎等，适用于湿毒而以湿盛于毒者为佳。

本方用于治疗由于湿毒所引起的皮肤病。这里涉及一个“湿毒”的概念。中医“毒”的概念常常说法不一，一般认为是邪气集聚成形，或彪悍暴戾的邪气。湿毒一般是指聚集、暴戾的湿邪。湿毒可由外感和内伤形成。外感，如接触性皮炎、漆疮，是外感接触物的毒气，加之体内湿邪而发病，皮损聚于一处，边界清楚，但可波及全身。再如，自体敏感性湿疹、癣菌疹等，先有聚集之原发病灶，又有暴戾上炎之全身症状，是为湿毒也。若湿毒下注，郁于肌肤，则易生疮痈溃疡，称之为“湿毒流注”。其热盛者，红肿疼痛；阳衰者，疮形平塌，根脚漫肿，色青或紫黑，溃破后脓水浸渍蔓延，久不收口。热盛者治以解毒除湿为法，选用除湿解毒汤。对于赵老的学术思想，后人曾总结有诸多学说，如“血热学说”“顽湿学说”“湿滞学说”“风湿学说”“湿毒学说”等。

十五、土槐饮

【出处】《赵炳南临床经验集》。

【组成】土茯苓30g，生槐花30g，生甘草9g。

【功效】清热除湿解毒。

【主治】亚急性湿疹、慢性湿疹、植物日光性皮炎、脂溢性皮炎、寻常型银屑病(白疕)、复发性疖病。

【用法】水煎2次分服，每次约200ml。

【方解】本方药少力专，土茯苓性甘淡平，清热解毒除湿，长于祛湿，多用于湿热疮毒，又为治梅毒之专药，能入络搜剔湿热之蕴毒；生槐花泻热凉血解毒，其凉血之功独在大肠，大肠与肺相表里，所以能疏皮肤风热；又槐花生用清热解毒力强，尤以槐花蕊效力更强，临床试用可代替金银花，炒用力虽缓，但易于保存。佐以生甘草，解毒和中。

【按语】本方是一除湿清热解毒方，可以煎煮服用，可以泡水代茶饮；可单独使用，也可以与其他方剂加减同伍。本方单用多适用于大病已去的善后治疗或预防治疗。临床应用于治疗或防止复发性疖病（如发际疮、坐板疮)、慢性湿疹皮损消退后；预防牛皮癣进行期、植物日光性皮炎、脂溢性皮炎等复发。

本方中土茯苓祛湿、解毒；槐花清热凉血、解毒；生甘草调和二药兼以解毒，所以本方具有清热凉血、除湿、解毒的作用。也可以说，土槐饮，虽只有3味药，但代表三个方向，即清热凉血、除湿和解毒。故土槐饮虽是小方，但依照此三个方向，可以加药化裁以增加疗效。如祛湿，可在土茯苓基础上，加萆薢、车前、泽泻等；如清热凉血，可在槐花基础上，加紫草、生地黄、牡丹皮等；若解毒，可加决明子、白花蛇舌草等。本方主治的皮肤病很多，如亚急性湿疹、慢性湿疹、植物日光性皮炎、脂溢性皮炎、寻常型银屑病（白疕)、复发性疖病等。从病机上讲，总以湿、热、毒三邪夹杂为要。故皮肤病以湿、热、毒三邪夹杂者可用本方。并且土茯苓利湿趋下；槐花趋上，故头面部、下肢、阴部等上下疾患都可治疗，如头面的毛囊炎、痤疮，下肢的湿疹等。

十六、除湿丸

【出处】《赵炳南临床经验集》。

【组成】威灵仙30g，猪苓30g，栀仁30g，黄芩30g，黄连30g，连翘30g，当归尾30g，泽泻30g，紫草45g，茜草根45g，赤苓皮45g，白鲜皮60g，粉丹皮30g，干地黄60g。

【功效】清热凉血，除湿利水，祛风止痒。

【主治】急性湿疹、婴儿湿疹、寻常型银屑病（白疕）、单纯糠疹、多形红斑等属湿热型者。

【用法】每服3～6g，1日2次，温开水送下。

【方解】本方中猪苓、泽泻、赤苓皮利湿；栀仁、黄芩、黄连清利湿热；紫草、茜草根、粉丹皮、干地黄凉血消斑；白鲜皮清热利湿止痒；当归尾养血、活血，专用当归尾，更偏于活血，有“治风先治血，血行风自灭”之妙；连翘、栀仁清心火；威灵仙祛风湿；且威灵仙、连翘尚可软坚散结。全方共奏清热凉血、除湿利水、祛风止痒之功效。

【按语】除湿丸虽名“除湿”，但细观其组成，不难看出，其功效实为凉血除湿，而且凉血的力量更大。所以本方兼具凉血、除湿、清利湿热三大功效，临床适应证颇为广泛，如皮炎湿疹类、红斑鳞屑类等多种皮肤病，只要辨证属湿热、血热者，都可应用。若开具中药饮片，可以根据证型化裁使用。

本方治疗急性湿疹、皮炎类皮肤病属湿热血热者，当以急性发病，红斑、渗出、瘙痒等为主要表现，其相比清热除湿汤，加强了凉血、止痒的功效；银屑病，临床常以血热论治，但血热兼有湿热者并不少见，表现为鳞屑较为黏腻、舌红、苔黄腻等，可使用本方治疗；另外，本方可治疗脂溢性皮炎、玫瑰痤疮等面部皮肤病，这些疾病多以红斑、脂溢为特点，凉血、除湿可分别针对红斑、多油等起作用；在此基础上，本方还可以治疗脂溢性脱发，有很好的去油功效，临床可以与四物汤、二至丸、五子衍宗丸等一同使用，以达到养血、补肾、祛湿等攻补兼施的效果。需要注意的是，本方苦寒、凉血药物较多，对于脾胃虚弱气血亏虚的患者不适合；另外，需要注意的是，本方含有大剂量的白鲜皮，临床已有病例报道，长期服用有可能导致肝功能损伤。

十七、健脾除湿汤

【出处】《赵炳南临床经验集》。

【组成】生薏苡仁15～30g，生扁豆15～30g，山药15～30g，枳壳9～15g，萆薢9～15g，黄柏9～15g，白术9～15g，茯苓9～15g，芡实9～15g，大豆黄卷9～15g。

【功效】健脾除湿利水。

【主治】慢性湿疹渗出较多、慢性下肢溃疡（湿臁疮）、慢性足癣（脚蚓）渗出液较多者、下肢水肿、盘状湿疹、下肢溃疡、女阴溃疡、糜烂性龟头炎以及脂溢性脱发等。

【用法】水煎2次分服，每次约200ml。

【方解】方中生薏苡仁、生扁豆、山药、芡实、白术、茯苓健脾利湿；黄柏、萆薢清热利湿；大豆黄卷健脾除湿。脾被湿困则湿盛，脾健湿运则病自去，旨在治本扶正以祛邪。

【按语】本方适用于脾虚湿盛的慢性渗出性皮外科疾病。方中含有的薏苡仁、枳壳、白术、黄柏，此4味药为赵老常用的健脾利湿的方根，很多方剂中都含有此方根。病情轻浅者生用，如疏风除湿汤；病情深在者炒用，如搜风除湿汤。除此之外，方中还含有生扁豆、芡实、山药、萆薢、茯苓、大豆黄卷等健脾利湿药物，基本上也是生用者居多，生用药物不仅适宜病情轻浅者，并且药物生用多具有清热作用，张志礼教授在赵老用药经验的基础上，进一步将“生”药发展，创立了“八生汤”。

十八、八生汤

【出处】《皮肤病中医特色治疗》。

【组成】生白术10g，生枳壳10g，生薏苡仁30g，生芡实10g，生地黄30g，生栀子10g，生黄柏10g，生扁豆10g，白鲜皮30g，桑白皮15g，冬瓜皮15g，地骨皮15g，苦参15g，车前子15g，泽泻15g，地肤子15g。

【功效】健脾除湿，佐以清热。

【主治】亚急性湿疹、脂溢性皮炎、汗疱疹、疱疹样皮炎、天疱疮等。

【用法】水煎2次分服，每次约200ml。

【方解】生白术、生薏苡仁、生扁豆、生枳壳、生芡实健脾利湿、宽中理气、培土生金以治本；生栀子、生黄柏、苦参、白鲜皮、地肤子清热解毒、燥湿止痒；桑白皮、车前子、泽泻、冬瓜皮利水消肿以治标实；生地黄、地骨皮既能清热凉血，又能养阴生津，防止苦寒、利水消肿药伤阴。全方共奏健脾利湿、清热解毒、消肿止痒之功效。

【按语】生用药物不仅适宜病情轻浅者，并且药物生用多具有清热作用，本方为张志礼教授在赵炳南先生用生药经验的基础上创立的。

十九、祛湿健发汤

【出处】《赵炳南临床经验集》。

【组成】炒白术15g，猪苓15g，萆薢15g，首乌藤15g，白鲜皮15g，车前子（包）9g，川芎9g，泽泻9g，桑椹9g，赤石脂12g，生地黄12g，熟地黄12g。

【功效】健脾祛湿，滋阴固肾，乌须健发。

【主治】脂溢性脱发。

【用法】水煎2次分服，每次约200ml。

【方解】方中炒白术、泽泻、猪苓、萆薢、车前子健脾祛湿利水而不伤其阴；赵老认为车前子不但能利水，而且还有养阴的作用；生地黄、熟地黄、桑椹、首乌藤补肾养血，以助生发；川芎活血，且能引药上行；白鲜皮除湿散风止痒，以治其标；赤石脂能收敛，旨在减少油脂的分泌。其收敛之力虽比枯矾缓和，但它一方面能收敛生肌，另一方面又能清解余毒。而枯矾则无解毒之功，所以当余毒未尽时，用枯矾收敛虽然迅速，但有聚毒生湿之弊。诸药协同，使湿从下走，阴血上充，皮毛腠理密固，标本兼顾。

【按语】本方是赵老用于治疗脂溢性脱发的经验方。赵老称脂溢性脱发为“发蛀脱发”。所谓“发蛀”是形容毛囊根部如同被虫蛀之后而引起的脱发。发为血之余，血为阴精所化生，肾藏精而固阴，肾阴虚则发焦黄而松动，所以阴虚湿盛为本病之根源，法宜健脾祛湿、滋阴固肾以治其本。方用祛湿健发汤，使湿从小便而走，阴血不被湿气所困阻而上充毛发，皮毛得以润养，腠理密固，而头发生长。

本方与神应养真丹之别在于：神应养真丹专注于祛风湿而用羌活、木瓜；祛湿健发汤重于治脾湿而用四苓、车前子、萆薢。天麻钩藤饮也是治疗脱发的有效方剂，但更关注于内风。

二十、健脾润肤汤（湿疹三号）

【出处】《简明中医皮肤病学》。

【组成】党参10g，云苓10g，苍术10g，白术10g，当归10g，赤芍10g，白芍10g，丹参10g，生地黄15g，鸡血藤15g，陈皮6g。

【功效】健脾燥湿，养血润肤。

【主治】慢性湿疹以及一切慢性肥厚角化性皮肤病，如银屑病、神经性皮炎、扁平苔藓等。

【用法】水煎2次分服，每次约200ml。

【方解】本方主治之病机为脾虚，气血生化不足，以致气血不能濡养皮肤，皮肤出现干燥肥厚等表现。故用党参、白术、苍术、茯苓健脾益气；白芍、当归、丹参、鸡血藤养血活血；赤芍、生地黄凉血；陈皮行气，共奏健脾燥湿、养血润肤之功效，使气血充足，皮肤得以濡养。本方主要用于慢性湿疹类皮肤病，以皮损干燥、淡红、肥厚、皲裂为特点。值得一提的是，本方用药平和，不含辛温、发散及虫蛇类药物，不易产生“过敏”“激惹”等情况，比较安全，特别适合以干燥、瘙痒为主要临床表现，且“高度敏感”之特应性皮炎。

【按语】本方为补中益气汤去掉升麻、柴胡、甘草、黄芪，加苍术、茯苓及养血药而成，以其仍有湿邪故也；当归、丹参、鸡血藤、赤芍、白芍，这一组药称为理血和血之品，以其药性平和，支撑八面，属于血分药中的平补平泻之品。

二十一、独活寄生汤

【出处】《备急千金要方》。

【组成】独活 9g，桑寄生 30g，秦艽 9g，防风 6g，细辛 3g，当归 12g，芍药 9g，川芎 6g，干地黄 15g，杜仲 15g，牛膝 6g，党参 12g，茯苓 12g，甘草 3g，桂心 6g。

【功效】益肝肾，补气血，祛风湿，止痹痛。

【主治】风寒湿痹、关节疼痛、腰膝酸痛或冷痛、肢体麻木等。皮肤科常将此方用于关节型银屑病的对症治疗，以及结缔组织病出现上述症情，证属肝肾两虚，气血不足者。

【用法】水煎服，每日 1 剂，分 2 次服。

【方解】方中重用独活为君，辛苦微温，善治伏风、除久痹，且性善下行，以祛下焦与筋骨间的风寒湿邪。臣以细辛、秦艽、桂心、防风，细辛入少阴肾经，长于搜剔阴经之风寒湿邪，又除经络留湿；秦艽祛风湿，舒筋络而利关节；桂心温经散寒、通利血脉；防风祛一身之风而胜湿。君臣相伍，共祛风寒湿邪。

【按语】本方为治疗久痹而肝肾两虚，气血不足之常用方。其证乃因感受风寒湿邪而患痹证，日久不愈，累及肝肾，耗伤气血所致。风寒湿邪客于肢体关节，气血运行不畅，故见腰膝疼痛，久则肢节屈伸不利，或麻木不仁。其证属正虚邪实，治宜扶正与祛邪兼顾。

二十二、斩痒丹

【出处】《赵炳南临床经验集》。

【组成】人参 240g，白蒺藜 60g，苦参（以酒浆、姜汁各浸泡 1 日，晾干）500g，白僵蚕 45g，石楠枝 60g，没药 60g，乳香（去油）60g，红花 60g，玳瑁 120g，甘草 15g。

【功效】益气活血，除湿止痒。

【主治】皮肤瘙痒症、慢性湿疹。

【用法】上为细末，炼蜜为丸，如绿豆大。每次30～60粒，每日1或2次，黄酒或温开水送下。

【方解】本方以苦参为君药，清热燥湿、杀虫止痒、利尿。乳香、没药、红花活血化瘀，白僵蚕祛风散结，白蒺藜、石楠枝疏风止痒，玳瑁清热解毒、镇静止痒。以人参大补元气、复脉固脱、补脾益肺、生津养血、安神益智。佐以甘草补脾益气、清热解毒、调和诸药。

【按语】斩痒丹为治疗热、湿、瘀毒相应的丸丹类经验方。

二十三、六一散

【出处】《黄帝素问宣明论方》。

【组成】滑石、甘草。

【功效】为祛暑剂，具有清暑利湿之功效。

【主治】用于感受暑湿所致的发热、身倦、口渴、泄泻、小便黄少；外用治痱子。

【用法】调服或煎服，1次6g，1日1～2次。

【方解】方中滑石味淡性寒，质重而滑，淡能渗湿，寒能清热，重能下降，滑能利窍，故能上清水源，下利膀胱水道，除三焦内蕴之热，使之从小便而出，以解暑湿之邪；少佐甘草和其中气，并可缓和滑石寒之性。二药相配，共奏清暑利湿之功。

【按语】滑石有清暑除热、利水通淋、收敛祛湿之功。临床用于暑热内迫之身热、烦渴、热痢、吐泻、小便短少以及膀胱湿热之小便不利、热淋，湿热蕴结之黄疸、水肿。皮肤科用滑石或六一散（滑石、甘草）治疗急性或亚急性湿疹、丘疹性荨麻疹及一切由湿热引起的水疱糜烂等疾患。滑石煅后有清热止痒及吸收水湿作用，可作外用之粉剂。

二十四、萆薢渗湿汤

【出处】《疡科心得集》。

【组成】萆薢、薏苡仁、黄柏、茯苓、牡丹皮、泽泻、滑石、通草。

【功效】除湿，清热，利水。

【主治】湿疹、下肢丹毒等。

【用法】水煎2次分服，每次约200ml。

【方解】 萆薢渗湿汤来源于高锦庭所著《疡科心得集》，由萆薢、薏苡仁、黄柏、茯苓、牡丹皮、泽泻、滑石、通草组成，主治湿热下注，臁疮漏蹄。方中萆薢苦平利湿、分清化浊为君药；薏苡仁、泽泻、茯苓利水渗湿，其中薏苡仁、茯苓兼可健脾，泽泻利水而不伤阴，上3味为臣药；佐以滑石、通草清热利湿，使下焦湿热从小便去；黄柏清热燥湿、泻火解毒；牡丹皮清热凉血、活血化瘀，诸药合用具有清热利湿、凉血解毒之功。纵览全方以祛湿邪为主，辅以泻火解毒。

二十五、八正散

【出处】《太平惠民和剂局方》。

【组成】 车前子、川木通、滑石、瞿麦、萹蓄、栀子仁、大黄、甘草。

【功效】 清热泻火，利水通淋，消肿。

【主治】 可治疗湿热引起的皮肤水肿和皮肤湿烂等。

【用法】 上为散，每服6g，水一盏，入灯心草，煎至七分，去滓，温服，食后临卧。小儿量力少少与之。

【方解】 本方为治疗热淋的常用方，其证因湿热下注膀胱所致。湿热下注蕴于膀胱，水道不利，故尿频尿急、溺时涩痛、淋沥不畅，甚则癃闭不通；湿热蕴蒸，故尿色浑赤；湿热郁遏，气机不畅，则少腹急满；津液不布，则口燥咽干。治宜清热利水通淋。方中以滑石、木通为君药。滑石善能滑利窍道、清热渗湿、利水通淋，《药品化义》谓之“体滑主利窍，味淡主渗热”；木通上清心火、下利湿热，使湿热之邪从小便而去。萹蓄、瞿麦、车前子为臣，三者均为清热利水通淋之常用品。佐以栀子仁清泄三焦、通利水道，以增强君、臣药清热利水通淋之功；大黄荡涤邪热，并能使湿热从大便而去。甘草调和诸药，兼能清热、缓急止痛，是为佐使之用。煎加灯心草以增利水通淋之力。

【按语】 八正散在皮肤病中常用于脚湿气、生殖器疱疹、老年性皮肤瘙痒等。

第五节　理血剂

一、凉血活血汤（白疕一号）

【出处】《赵炳南临床经验集》《简明中医皮肤病学》。

【组成】生槐花 30g，紫草根 15g，赤芍 15g，白茅根 30g，生地黄 30g，丹参 15g，鸡血藤 30g。

【功效】清热凉血活血。

【主治】血热型银屑病、急性过敏性紫癜、过敏性皮炎、多形红斑等。

【用法】水煎服，每日 1 剂或 1 剂半，分 2～3 次服。

【方解】凉血活血汤以紫草根为君药，丹参、生地黄、赤芍为臣药，白茅根、槐花、鸡血藤为佐药。其中白茅根利小便，槐花清大肠，鸡血藤通经络。全方共奏清热凉血活血之功效。

【按语】本方凉血是针对血热型的正治。病有实邪，日久血热成瘀或过用寒凉致瘀，所以既要凉血，还要活血，这样皮损才能得以顺利消退。

二、凉血五根汤 附六根煎

【出处】《赵炳南临床经验集》。

【组成】白茅根 30g，瓜蒌根 15g，茜草根 15g，紫草根 30g，板蓝根 15g。

【功效】凉血活血，清热解毒。

【主治】治疗下肢血热发斑、热毒阻络之皮肤病。多形红斑、结节性红斑、过敏性紫癜、下肢急性丹毒初起、银屑病等，且病变位于身体下部者。

【用法】水煎服，每日 1 剂或 1 剂半，分 2～3 次服。

【方解】本方五根之中，白茅根味甘性寒，补中益气、利小便，治虚羸劳伤、血痹寒热，是为君药；紫草根凉血、透疹、解毒、除湿，功效全面，为臣药；茜草根凉血止血，佐以瓜蒌根养阴生津，板蓝根清热解毒。

【按语】根性主下，所以凉血五根汤以治疗病变在下肢者为宜，如下肢丹毒（流火），下肢红斑类皮肤病，如结节性红斑、硬红斑、变应性血管炎等；紫癜类皮肤病，如过敏性紫癜、紫癜性皮炎等。凡病机属血热发斑者，都有使用的机会。五根当中，除了清热凉血的白茅根、茜草根、紫草根，和清热解毒的板蓝根外，还有清热散结的瓜蒌根。故本方尚有养阴、散结之效，不仅对治疗红斑有效，而且对治疗结节也有效。根据《神农本草经》记载，五根中有 3 味药有治水之效，有 4 味药补中而不伤正气，不但可以治疗血热发斑的原发病，还可以治疗血热、血瘀继发的湿邪。血不利则为水，湿、瘀往往相伴而行，本方兼顾湿、瘀，早期应用，可以直接截断病势。

本方凉血为主，一般适于疾病初期，颜色鲜红者。后来张志礼教授在此基础上，又加入苦参，名之为“六根煎”，使凉血之力更增。

附：六根煎

【出处】《张志礼皮肤病医案选萃》。

【组成】白茅根30g，瓜蒌根15g，茜草根15g，苦参15g，紫草根15g，板蓝根30g。

【功效】同凉血五根汤。

【主治】同凉血五根汤。

【用法】同凉血五根汤。

三、凉血五花汤 附六花煎

【出处】《赵炳南临床经验集》。

【组成】红花9g，鸡冠花9g，凌霄花9g，玫瑰花9g，野菊花15g。

【功效】凉血活血，清热解毒。

【主治】盘状红斑狼疮初期、玫瑰糠疹（风癣）、多形红斑（血风疮）及一切红斑类皮肤病的初期，偏于上半身或全身散在分布者。

【用法】水煎服，每日1剂，分2~3次服。

【方解】方中凌霄花凉血、活血、泻热为主；玫瑰花、红花理气活血化瘀；鸡冠花疏风活血；野菊花清热解毒。此方适用于血热发斑、热毒阻络所引起的发于人体上部的皮肤病。

【按语】赵老取象比类，花性轻扬，所以本方用于治疗病变在上半身或全身散发者为宜，其中尤以面部为主，如面部皮炎、玫瑰痤疮等，尤其是女性，效果明显。

辛甘发散为阳，本方所治之证多为热证，但仍寒热并用，因纯凉则趋下，不能上达，故以二温佐三凉。以其能由阴引阳也。若为上寒证，略调寒热比例即可。本方活血化瘀有三，收敛止血有一，清热有二，行气有一，祛风有一，是典型的示范方剂，临证自当调整。

张志礼教授在此基础上加入生槐花，名为“六花煎”，以加强清热凉血之力。

附：六花煎

【出处】《张志礼皮肤病医案选萃》。

【组成】生槐花30g，野菊花15g，红花10g，鸡冠花10g，凌霄花10g，玫瑰花10g。

【功效】同凉血五花汤。

【主治】同凉血五花汤。

【用法】同凉血五花汤。

四、养血润肤饮

【出处】《外科证治全书》。

【组成】生地黄6g，熟地黄6g，当归6g，天花粉6g，黄芪6g，天冬6g，麦冬6g，桃仁6g，红花6g，黄芩6g，升麻3g。

【功效】养血润肤，滋阴生津。

【主治】面游风，初起面目浮肿，燥痒起皮，如白屑风状，渐渐痒极，延及耳项，有时痛如针刺。银屑病静止期（血燥型）、慢性瘙痒性皮肤病、角化性皮肤病等。

【用法】水煎服，每日1剂，分2~3次服。

【方解】方中当归、桃仁、红花补血活血通络；黄芪健脾益气；天花粉、天冬、麦冬、生地黄、熟地黄养阴润肤；黄芩清热，升麻解毒。

【按语】本方名为养血润肤，实际是以滋补津液为主，用于皮炎湿疹类皮肤病，表现为血虚风燥证者效果更好。本方用于治疗银屑病、红皮病，能够控制脱屑，但不能减轻浸润。

五、养血解毒汤（白疕二号）

【出处】《赵炳南临床经验集》。

【组成】鸡血藤30g，土茯苓30g，当归15g，生地黄15g，山药15g，威灵仙15g，蜂房15g。

【功效】养血润肤，除湿解毒。

【主治】血燥型银屑病、神经性皮炎、慢性湿疹、扁平苔藓等。

【用法】水煎服，每日1剂，分2~3次服。

【方解】本方以鸡血藤、当归养血活血；生地黄滋阴润燥；山药滋阴益气；土茯苓、蜂房散风解毒；威灵仙祛风除湿通痹。诸药共奏养血润肤、除湿解毒之功效，适用于血虚风燥，风毒蕴结所致的银屑病、扁平苔藓、湿疹皮炎等。

【按语】血不足则干燥脱屑，血不通则皮损紫暗或形成斑块，毒邪凝聚则皮损肥厚难消。本方以鸡血藤、当归养血润肤，以生地黄、山药凉血滋阴，治血分异常；又以土茯苓解湿毒，以威灵仙、蜂房解风毒，是典型的气血津液体系的辨证处方。

六、当归饮子

【出处】《重订严氏济生方》。

【组成】当归15g，生地黄12g，白芍9g，川芎9g，何首乌15g，荆芥6g，防风6g，白蒺藜12g，黄芪12g，甘草9g。

【功效】养血润肤，滋阴润燥，祛风止痒。

【主治】皮肤科适用于治疗慢性荨麻疹、玫瑰糠疹、银屑病、慢性湿疹、皮肤瘙痒症等各种因血虚致痒的皮肤病，对于老年慢性瘙痒性皮肤病效果尤著。

【用法】水煎服，每日1剂，分2次服。

【方解】方中当归、川芎、生地黄、白芍四物补血活血，且生地黄又清热凉血；黄芪补气运血，促进血液循环；荆芥、防风、白蒺藜祛风止痒；何首乌解皮肤疮疹疥癣之毒；甘草泻火解毒，并能调和各药。诸药合用，为活血化瘀、祛风清热之剂。

【按语】《黄帝内经》云："诸痛痒疮，皆属于心。"本方所治皮肤病为心血凝滞、内蕴风热而致，临床表现为遍体疮疥，或痛或痒，或热或肿，或红或紫，或暗或明等症。本方活血化瘀、祛风清热，使心血得补，运行调畅而血不凝滞，风热得清，毒邪得解而皮肤疥疮之症自然调和而愈。

七、润肤丸

【出处】《赵炳南临床经验集》。

【组成】桃仁30g，红花30g，熟地黄30g，独活30g，防风30g，防已30g、粉丹皮45g，川芎45g，全当归45g，羌活60g，生地黄60g，白鲜皮60g。

【功效】活血润肤，散风止痒。

【主治】牛皮癣（白疕）、皮肤淀粉样变（松皮癣）、毛发红糠疹、鱼鳞癣（蛇皮癣）、脂溢性湿疹、皲裂性湿疹（鹅掌风）及其他角化肥厚性皮肤病。

【用法】每次服3～6g，日服2次，温开水送下。

【方解】本方以"桃红四物汤"（桃仁、红花、熟地黄、川芎、全当归）养血活血；生地黄、粉丹皮凉血消斑；羌活、独活、防己、防风散风除湿止痒；白鲜皮清热利湿止痒。诸药合用，共奏活血润肤、散风止痒之功效，主治风湿久羁，血虚血瘀之皮肤病。

【按语】《神农本草经》中所述之风寒湿痹、顽痹、死肌、癥瘕、积聚可对应皮肤病中的肥厚斑块。中医认为质地坚实的斑块成因与痰、瘀、湿、毒有关。其中“毒”属于无定型的概念，特指邪气凝滞于局部的状态。在痰湿瘀中，痰往往发生于经络循行部位，瘀往往与外伤有关，或与较大的血管有关，湿与孙络等小的络脉有关，是最主要的皮肤斑块的成因。对于皮肤病，赵老常使用治疗“痹证”的祛风湿药，他认为顽固性皮肤病也可以当作是一种“痹证”，其总的病机为“风湿与气血相搏”，润肤丸就是治疗顽固性皮肤病的典型代表方剂。本方以羌活、独活、防己、防风、白鲜皮散风祛湿以“除痹”，“桃红四物汤”养血、活血以“除痹”，所治之证当以慢性久病，局部皮损干燥、角化、肥厚为主，证属风湿痹阻、阴血耗伤。

八、活血解毒汤

【出处】北京中医医院皮肤科协定方。

【组成】鬼箭羽10g，白花蛇舌草15g，桃仁6g，莪术10g，红花10g，鸡血藤10g，丹参15g。

【功效】活血化瘀，解毒退斑。

【主治】血瘀型银屑病。

【用法】水煎服，每日1剂，分2次服。

【方解】本方以桃仁、红花、鸡血藤、鬼箭羽、丹参活血化瘀；莪术活血行气；白花蛇舌草化瘀解毒。诸药共奏活血化瘀、解毒退斑之功效，适用于血瘀型银屑病等皮肤病。

【按语】本方是活血散瘀汤的加减方，去掉了原方的木香、陈皮、赤芍、白芍，增加了血分药丹参、鸡血藤，是典型的中西医结合思路。

九、活血散瘀汤（白疕三号）

【出处】《赵炳南临床经验集》。

【组成】苏木9～15g，赤芍9～15g，白芍9～15g，草红花9～15g，桃仁9～15g，鬼箭羽15～30g，三棱9～15g，莪术9～15g，木香3～9g，陈皮9～15g。

【功效】活血散瘀定痛。

【主治】气滞血瘀引起的血管炎、静脉炎、雷诺现象、硬皮病、结节性疾病等。

【用法】水煎服，每日1剂，分2～3次服。

【方解】方中苏木、红花、桃仁、赤芍、白芍、鬼箭羽活血化瘀；三棱、莪术化瘀软坚；木香、陈皮理气，气行则血行。

【按语】 本方适用于气隔血聚初期，为活血轻剂。因外伤所引起者加刘寄奴、徐长卿；有热象者加大黄。

十、活血逐瘀汤

【出处】《赵炳南临床经验集》。

【组成】 丹参15～30g，乌药6～12g，白僵蚕6～12g，三棱9～15g，莪术9～15g，白芥子9～15g，厚朴6～12g，橘红9～15g，土贝母9～15g，沉香1.5～3g。

【功效】 活血逐瘀，软坚内消。

【主治】 主腹部包块（癥瘕）、乳房纤维瘤（乳癖）、体表小肿物或寒性脓肿、关节肿胀（鹤膝风）等，以及局限性硬皮病、瘢痕疙瘩或结节性疾病等。

【用法】 水煎服，每日1剂，分2～3次服。

【方解】 方中丹参、三棱、莪术、土贝母活血化瘀；白芥子、乌药温化凝滞；厚朴、橘红、沉香理气化痰散结。属于阴寒证者加炮姜、附子；肿块触之发凉者加小茴香、吴茱萸。

【按语】 本方适用于治疗气滞血凝的有形肿块，属活血方的中剂。此方所治不是湿瘀互结型，而是痰瘀互结型。痰瘀互结者往往没有剧烈的自觉症状，湿瘀互结者往往与风相伴，有剧烈的瘙痒。

十一、逐血破瘀汤

【出处】《赵炳南临床经验集》。

【组成】 水蛭6～12g，虻虫6～12g，地龙9～15g，土鳖虫6～12g，黑丑9～15g，路路通15～30g，透骨草9～15g，水红花子9～15g，盘龙参9～15g，紫草9～15g。

【功效】 活血破瘀，通经活络。

【主治】 深部栓塞性静脉炎（血痹）、腹腔瘀血（血瘕）、腹腔肿物（癥瘕）。

【用法】 水煎服，每日1剂，分2次服。

【方解】 方中水蛭、虻虫、地龙、土鳖虫破血逐瘀；紫草、水红花子软坚理气化痰；黑丑峻下，可以清除陈旧的瘀滞；路路通、透骨草活血通络化瘀；盘龙参益气滋阴而扶正。本方祛邪与扶正兼顾，但以祛邪为主。

【按语】 本方为活血重剂。六腑以通为用，重症血瘀，症状急迫，不能等待活血化瘀药物慢慢取效，必须取道于大便，直接破血，其机制不是把积存在肠道里的血块排出来，而是促使肠道出血，从而启动人体自身的调节机制。大黄、黑白丑是其主药，扫荡人体最大的通道——消化道，虫蚁搜剔络脉，作用剧烈，本方取法《伤寒论》，以药后下血为取效标准。寒凉重者，可加紫油肉桂3～6g。

十二、大黄䗪虫丸

【出处】《金匮要略》。

【组成】䗪虫30g，干漆30g，生地黄30g，甘草90g，水蛭60g，赤芍120g，杏仁60g，黄芩60g，桃仁60g，虻虫60g，蛴螬60g，大黄75g。

【功效】破血化瘀，通络散结。

【主治】五劳虚极，干血内停证。形体羸瘦、少腹挛急、腹痛拒按，或按之不减、腹满食少、肌肤甲错、两目无神、目眶暗黑等。皮肤科用于治疗结节性红斑、瘢痕疙瘩、血栓闭塞性脉管炎、盘状红斑狼疮以及酒渣鼻后期、结节性痒疹等慢性炎症性皮肤病等。

【用法】共为细粉，炼蜜为丸，每丸重3g。每服3g，日服1～2次，温开水送服。

【方解】大黄逐瘀攻下、凉血清热；䗪虫破散癥积瘀血，二药共为君药。桃仁、干漆、蛴螬、水蛭、虻虫活血通络、攻逐瘀血，共为臣药。黄芩清热，助大黄以除瘀热；杏仁降气，脾气行则血行，并协桃仁以润燥；生地黄、芍药养血滋阴，此五者共为佐药。甘草和中补虚、调和诸药，为使药。

【按语】此方为化瘀缓剂，祛瘀生新，所谓缓中补虚，寓补血于祛瘀之中，养血而不留瘀，祛瘀而不伤正；药物取其猛，剂型用其丸，剂量服其微，则猛而不峻，渐消缓散。

十三、银乐丸

【出处】《简明中医皮肤病学》。

【组成】当归15g，牡丹皮15g，赤芍15g，白芍15g，蜂房15g，苦参15g，丹参30g，鸡血藤30g，首乌藤30g，大青叶30g，土茯苓30g，白鲜皮30g，白花蛇舌草30g，三棱9g，莪术9g。

【功效】解毒润肤，活血化瘀。

【主治】银屑病及其他角化肥厚性皮肤病。

【用法】每服6g，1日2服。

【方解】本方以三棱、莪术化瘀为君药；以当归、牡丹皮、赤芍、白芍、丹参、鸡血藤、首乌藤和血为臣药；病久成毒，以蜂房解风毒，大青叶解火毒，土茯苓、苦参、白鲜皮、白花蛇舌草解湿毒，共为佐药。诸药合用，共奏解毒润肤、活血化瘀之功效。

【按语】本方适用于血虚、血瘀蕴毒之银屑病，临床当以病程日久，皮损紫暗、肥厚、角化明显为特点。本方为“血分”药与“解毒”药的组合，突出体现银屑病“从血论治”和“血分蕴毒”的学术思想。

十四、活血止痛散

【出处】《中国医学大辞典》。

【组成】土鳖虫、当归、乳香、自然铜、三七、冰片。

【功效】活血散瘀，消肿止痛。

【主治】皮肤血管炎及结节性疾病。

【用法】每服1.5g，日服2次，温开水冲服。

【方解】方中土鳖虫、自然铜活血散瘀、接骨续筋；当归、三七、乳香活血散瘀、消肿定痛；冰片芳香走窜、活血通络、消肿镇痛。诸药合用，共奏活血散瘀、消肿止痛之功。

十五、活血消炎丸

【出处】《赵炳南临床经验集》。

【组成】乳香（醋炙）240g，没药（醋炙）240g，石菖蒲（浸膏）30g，黄米（蒸熟）96g，人工牛黄30g。

【功效】活血消炎，活血解毒，消肿止痛。

【主治】用于毒热结于脏腑经络引起的痈疽初起，乳痈结核，红肿作痛。

【用法】以上5味，乳香、没药、黄米3味粉碎成细粉，过筛，混匀，与人工牛黄配研，过筛，混匀，用石菖蒲浸膏与适量的水，泛丸，阴干，即得。温黄酒或温开水送服。1次3g，1日2次。

【方解】本方以乳香、没药为君，活血散瘀、消肿止痛。人工牛黄有清热解毒化痰的功效，对于治疗咽喉肿痛、口舌生疮等病证均能起到显著疗效。佐以黄米益阴、利肺、缓和诸药。

【按语】 对牛乳过敏者慎用。

十六、当归四逆汤

【出处】《伤寒论》。

【组成】 当归12g，桂枝9g，芍药9g，细辛3g，通草6g，大枣8枚，炙甘草6g。

【功效】 温经散寒，养血通脉。

【主治】 血虚寒厥证。手足厥寒，或腰、股、腿、足、肩臂疼痛，口不渴，舌淡苔白，脉沉细或细而欲绝。皮肤科用于治疗雷诺病、脉管炎、冻疮、肢端硬化症、手足青紫症以及系统性红斑狼疮、硬皮病等。

【用法】 水煎服，每日1剂，分2次服。

【方解】 本方以桂枝汤去生姜，倍大枣，加当归、通草、细辛组成。方中当归甘温，养血和血；桂枝辛温，温经散寒、温通血脉，为君药。细辛温经散寒，助桂枝温通血脉；白芍养血和营，助当归补益营血，共为臣药。通草通经脉，以畅血行；大枣、甘草，益气健脾养血，共为佐药。重用大枣，既合归、芍以补营血，又防桂枝、细辛燥烈太过，伤及阴血。甘草兼调药性而为使药。

【按语】 当归四逆汤温经散寒、养血通脉，适用于血虚寒凝，肌肤失养，有四末不温、皮肤硬萎、雷诺现象诸症。

十七、温经通络汤

【出处】《赵炳南临床经验集》。

【组成】 鸡血藤15g，海风藤9g，全丝瓜15g，鬼见愁6g，鬼箭羽15g，路路通9g，桂枝9g，蕲艾9g，全当归9g，赤芍15g，白芍15g。

【功效】 温经通络，活血止痛。

【主治】 血栓闭塞性脉管炎初期、雷诺病初期、静脉曲张、象皮腿、关节痛。

【用法】 水煎服，每日1剂，分2次服。

【方解】 本方以鸡血藤为君，活血舒筋、养血调经，主治手足麻木、肢体瘫痪、风湿痹痛。海风藤、路路通为臣，祛风湿、通经络、止痹痛，并与桂枝、当归、蕲艾等同用，温经通络用于风寒湿痹、肢节疼痛、筋脉拘挛、屈伸不利者。佐以全丝瓜凉血解毒、清热消肿。鬼见愁、鬼箭羽破血通经、解毒消肿。赤芍、白芍清热凉血、活血祛瘀。

【按语】本方以温通血络、祛风除湿为主，兼以凉血解毒、消肿祛瘀，使温经通络不化燥伤阴，凉血解毒不凝滞。

十八、养血荣筋丸

【出处】北京中医医院经验方。

【组成】潞党参15g，土炒白术12g，当归9g，何首乌30g，川续断15g，桑寄生15g，补骨脂12g，木香9g，伸筋草15g，威灵仙9g，陈皮9g，鸡血藤15g，赤小豆15g，透骨草15g，松节9g，赤芍15g。

【功效】养血，荣筋，通络。

【主治】下肢结节性及血管类疾患，也可作为系统性红斑狼疮、硬皮病、皮肌炎等出现筋络不舒、关节疼痛的辅助治疗。

【用法】研细末，炼蜜为丸，每丸重9g。每服1~2丸，1日2次，温开水送下。

【方解】潞党参、陈皮、白术、木香健脾益气；川续断、补骨脂、桑寄生、何首乌补肝肾、强筋骨；当归、鸡血藤、赤芍养血活血；伸筋草、透骨草、威灵仙散寒通络止痛；松节祛风燥湿、舒筋止痛；赤小豆利水消肿，兼可健脾。诸药合用，共奏养血、荣筋、通络之功效。

【按语】脾主四肢肌肉，肝主血主筋，本方重在健脾补肝，兼以祛风散寒祛湿。以补为主，兼以祛邪。

第六节　补益剂

一、补中益气汤

【出处】《内外伤辨惑论》《脾胃论》。

【组成】黄芪15g，党参（人参）12g，白术12g，炙甘草6g，当归身9g，陈皮3g，升麻3g，柴胡3g。

【功效】升阳益气，调补脾胃。

【主治】用于脾胃虚弱、中气下陷所致的泄泻、脱肛、子宫脱垂、阴挺等。皮肤科可用于治疗慢性皮肤病表现有气虚、中气不足之象者，为皮肤病的后期治疗辅助用药。

【用法】研细末，水泛为丸。每服6g，日2次，温开水送下；或水煎服，每日1剂，分2次服。

【方解】方中黄芪补中益气、升阳固表为君；党参、白术、炙甘草健脾益气为臣，共收补中益气之功；当归补血，协助党参、黄芪补气养血；陈皮理气和胃，使诸药补而不滞，共为佐药；升麻、柴胡升举下陷之清阳，为佐使药；炙甘草调和诸药，亦为使药。诸药配用，使中气虚者补之，气陷者升之，气虚有热者除之，共奏补中益气、升阳举陷之功。

【按语】补中益气汤为脾胃学派的代表方剂，有升阳益气、调补脾胃之功效，原针对脾胃虚弱、元气不足，气虚发热之证。本方也是中医皮外科的常用方剂之一，尤其是治疗疮疡病，正如《医宗金鉴·外科心法要诀》所言："补中益气汤，治疮疡元气不足，四肢倦怠，口干时热，饮食无味，脉洪大无力，心烦气怯者，俱宜服之。"另外，一些治疗痈疽、具有托脓外出作用的方剂，大多也是由补中益气汤加减而来，如托里排脓汤、托里透脓汤等。一些慢性皮外科疾病，辨证为气虚、中气不足者，也可辨证使用。

二、苣胜子方

【出处】《赵炳南临床经验集》。

【组成】苣胜子9g，黑芝麻9g，桑椹子9g，川芎9g，酒当归9g，甘草9g，菟丝子12g，何首乌12g，白芍12g，炒白术15g，木瓜6g。

【功效】滋阴补血，乌须生发。

【主治】肝肾亏虚，血虚失养之脱发。

【用法】水煎服，每日1剂，日服2次。

【方解】本方以苣胜子、黑芝麻、桑椹子、菟丝子补益肝肾，养先天之本；发为血之余，以当归、川芎、何首乌助生化养血；兼以白芍、炒白术、木瓜凉血除湿通络。

【按语】本方擅治肝肾不足，血不荣养，兼有湿热之邪的脂溢性脱发。

三、滋补肝肾丸

【出处】北京中医医院经验方。

【组成】当归9g，熟地黄9g，首乌藤15g，女贞子（酒炙）15g，墨旱莲15g，五味子（醋炙）9g，北沙参12g，麦冬12g，续断15g，陈皮9g，浮小麦15g。

【功效】滋补肝肾，养血柔肝。

【主治】胶原病，如系统性红斑狼疮等出现肝肾损害，亦可作为慢性皮肤病后期的扶正治疗。

【用法】炼蜜为丸，每丸9g。每服1丸，日2次，温水送下。

【方解】本方以女贞子、墨旱莲、首乌藤滋补肝肾之阴为君；当归、熟地黄养血柔肝；沙参、麦冬滋阴补液；续断补肝肾、强筋骨、定经络、生新血、破瘀滞；五味子、浮小麦滋肾、生津、收汗、涩精。佐以陈皮理气健脾，避免滋腻碍胃。

【按语】本方以滋补肝肾阴虚血燥为主，故阳虚邪敛者慎用。

四、神应养真丹

【出处】《三因极一病证方论》。

【组成】羌活60g，木瓜60g，天麻60g，白芍60g，当归60g，菟丝子60g，熟地黄60g，川芎60g。

【功效】养血生发，祛风益阴。

【主治】一切脱发症，如斑秃、全秃、早秃、脂溢性脱发等。

【用法】每服6～9g，日2次，温开水送下。

【方解】方中当归、川芎、白芍、熟地黄能养血活血；熟地黄、木瓜、菟丝子滋养肝肾，天麻、羌活辛苦而温，祛风通络，引药上行颠顶。

【按语】《黄帝内经》认为脱发多由血气虚、肝肾虚所致。神应养真丹可滋肝补肾、活血祛风、养血生发，适用于肝、肾、血虚而有瘀血在内，风邪外袭以致风盛血燥，不能荣养的脱发症。

五、养阴清肺汤（丸、膏）

【出处】《重楼玉钥》。

【组成】生地黄12g，麦冬9g，玄参9g，川贝6g，白芍9g，牡丹皮9g，薄荷3g，甘草6g。

【功效】养阴清肺，凉血解毒。

【主治】阴虚肺燥，咽喉干痛之干咳少痰或痰中带血。皮肤科可用于白塞综合征、系统性红斑狼疮等病后期，阴分亏损、津液不足时的辅助治疗。

【用法】水煎服，每日1剂，分2次服。膏剂每服15g，日2次。丸剂每次2丸，日2次。

【方解】方中重用生地黄清热凉血、养阴润燥为君。玄参清热凉血解毒，麦冬甘寒清润肺阴为臣。佐以白芍养血柔肝；牡丹皮凉血解毒；川贝母润燥化痰散结；少量薄荷辛凉透达、宣肺利咽。使以甘草清热解毒、调和诸药。诸药相合，共奏养阴清肺、凉血解毒之功。

【按语】本方清热养阴，兼以解毒不敛邪。

六、七宝美髯丹

【出处】《积善堂方》。

【组成】何首乌240g，菟丝子60g，怀牛膝60g，枸杞子60g，茯苓60g，补骨脂30g。

【功效】滋阴补肾。

【主治】斑秃、脂溢性脱发以及白发等证属肝肾不足者。

【用法】每服1丸（9g），日2次，淡盐汤或温开水送下。

【方解】方中何首乌补肝肾、益精血，用量独重，为主药。菟丝子、枸杞子滋肾益精，助何首乌以壮水；牛膝补肝肾、强筋骨；补骨脂助命门之火而暖丹田，共为辅药。茯苓益心气、交心肾、渗脾湿，为佐药。诸药合用，共奏滋阴补肾之功效。

【按语】本方为平补肝肾、乌须发、固齿的常用方。本方以须发早白、脱发、齿牙动摇、腰膝酸软为辨证要点。

七、参附汤

【出处】《正体类要》。

【组成】人参12g，附子（炮，去皮）9g。

【功效】回阳益气固脱。

【主治】元气大亏，阳气暴脱，症见汗出黏冷、四肢不温、呼吸微弱，或上气喘急，或大便自利，或脐腹疼痛、面色苍白、脉微欲绝。

【用法】水煎服，阳气脱陷者倍用。

【方解】方中人参甘温，大补元气；附子大辛大热，温壮元阳。二药相配，共奏回阳固脱之功。

【按语】《医宗金鉴·删补名医方论》说："补后天之气，无如人参；补先天之气，无如附子，此参附汤之所由立也……二药相须，用之得当，则能瞬息化气于乌有之乡，顷刻生阳于命门之内，方之最神捷者也。"

八、阳和汤

【出处】《外科证治全生集》。

【组成】熟地黄30g，鹿角胶9g，白芥子6g，肉桂3g，炮姜炭1.5g，麻黄1.5g，甘草3g。

【功效】温阳补血，散寒通滞。

【主治】血栓闭塞性脉管炎、手足青紫症、雷诺病、肢端硬化症、系统性红斑狼疮、硬皮病等，证属阴寒痰湿凝结者。

【用法】水煎服，每日1剂，分2次服。

【方解】方中重用熟地黄大补营血为君；鹿角胶生精补髓、养血温阳为臣；炮姜炭破阴和阳，肉桂温经通脉，白芥子消痰散结，麻黄调血脉、通腠理，均以为佐；生甘草解脓毒而和诸药为使。诸药合用，共奏温阳补血、散寒通滞之功效，用于治疗阴寒凝滞之阴疽。

【按语】在现代皮肤病的治疗中，阳和汤不仅用于治疗阳虚寒凝痰滞之证，而且常用于治疗正气亏虚，邪滞肌肤的一系列顽疾。

九、阳和丸

【出处】《赵炳南临床经验集》。

【组成】肉桂12g，白芥子30g，附子12g，麻黄6g，干姜12g。

【功效】温经回阳，活血通络，散寒燥湿。

【主治】同阳和汤。

【用法】每服1~2丸，每日2次，温开水或温黄酒送下。

【方解】本方由阳和汤去补益之熟地黄、鹿角胶而来。方中仍用肉桂温经通脉，白芥子消痰散结，麻黄调血脉、通腠理，附子温阳散寒，不用姜炭而用干姜，使得温阳之力更加峻烈，且不用甘草缓和药性，本方适用于寒湿内盛、气血不虚之证。

十、回阳通络丸

【出处】《简明中医皮肤病学》。

【组成】附子、干姜、肉桂、桂枝、生黄芪、玄参、茯苓、白术、当归尾、赤芍、川芎、苏木、牛膝、木瓜、独活、寄生、续断。

【功效】温经通络，活血祛寒。

【主治】静脉炎、血栓闭塞性脉管炎、硬皮病、雷诺病、硬红斑等证属寒湿凝滞者。

【用法】每服1~2丸，1日2次。

【方解】方中肉桂、附子、干姜、桂枝温阳散寒通络；独活除久痹，性善下行，善祛下焦与筋骨间风寒湿邪；木瓜益筋和血、善舒筋活络，且能祛湿除痹；寒湿日久，气血运行不畅，故以苏木祛瘀通络；因寒湿日久不愈，累及肝肾，耗伤气血，故以当归尾、黄芪、川芎、赤芍补气血活血；茯苓、白术健脾益气；牛膝、寄生、续断补益肝肾而强壮筋骨，且寄生兼可祛寒湿，牛膝尚能活血以通利肢节筋络。方中多温燥之品，故佐以玄参以凉血滋阴，使诸药温阳散寒而不伤阴。

十一、脱疽酒

【出处】北京中医医院经验方。

【组成】大风子、木鳖子、大黄、穿山甲、甘草、苏木、黑附子、赤芍、干姜、白酒。

【功效】温经散寒，活血通络。

【主治】血栓闭塞性脉管炎、雷诺病以及其他慢性皮肤病属于寒湿诸证者。

【用法】每次15ml，每晚1次。

【方解】方中附子、干姜温阳散寒；穿山甲、苏木活血通经、消肿排脓；大风子、木鳖子杀虫攻毒、燥湿消肿；赤芍养血活血；大黄凉血解毒、祛瘀通经；甘草调和诸药；白酒通经散寒。

【按语】本方辛温升散，故湿热感毒者忌用。

十二、地黄饮加减

【出处】《医宗金鉴》。

【组成】生地黄15g，熟地黄9g，何首乌12g，玄参9g，当归9g，白蒺藜12g，牡丹皮9g，红花3g，白僵蚕9g，甘草6g。

【功效】养血润肤，消风止痒。

【主治】血燥型银屑病、皮肤瘙痒症、慢性湿疹、阴囊湿疹。

【用法】水煎服，每日1剂，分2次服。

【方解】生地黄、熟地黄、当归滋阴养血为君；何首乌、玄参益阴润燥为臣；佐以牡丹皮、红花活血祛风，白蒺藜、白僵蚕息风止痒；甘草为使，调和诸药。

【按语】若皮疹日久，风邪郁在肌肤，耗血生火，瘙痒倍增，夜不能寐，搔抓流水出血，伴有口干心烦、大便干燥，火燥血短之证，可用本方加减治之。本方滋而不腻，温而不燥，乃平补肾阴肾阳之方。本方为治疗肾虚喑痱的常用方。喑痱在临床上以舌喑不语、足废不用、足冷面赤、脉沉细弱为辨证要点。

十三、八珍汤（丸）

【出处】《正体类要》。

【组成】当归9g，川芎6g，白芍9g，熟地黄15g，党参15g，白术9g，茯苓9g，炙甘草4.5g。

【功效】补益气血。

【主治】皮肤病久病或重病后气血两虚的病证，如下肢溃疡久不收口、系统性红斑狼疮、皮肌炎恢复期等。

【用法】汤剂加生姜2片，大枣2枚，水煎服，每日1剂，日2次。丸剂每次1丸（每丸重9g），日2次，温开水送下。

【方解】本方为四君子汤和四物汤的合方，方中人参与熟地黄相配，益气养血，共为君药。白术、茯苓健脾渗湿，助人参益气补脾；当归、白芍养血和营，助熟地黄滋养心肝，均为臣药。川芎为佐，活血行气，使熟地黄、当归、白芍补而不滞；炙甘草为使，益气和中、调和诸药；加入姜、枣为引，调和脾胃，以资生化气血，亦为佐使之用。诸药合用，共奏补益气血之功效。

【按语】本方是治疗气血两虚证的常用方。临床应用以气短乏力、心悸眩晕、舌淡、脉细无力为辨证要点。

十四、十全大补汤

【出处】《医学发明》。

【组成】人参6g，肉桂3g，川芎6g，干地黄12g，熟地黄12g，茯苓9g，白术9g，甘草3g，黄芪12g，当归9g，白芍9g。

【功效】大补气血，温补散寒。

【主治】痈疮溃疡久不收口或血虚脱发以及虚弱性疾病的扶正治疗。

【用法】上为细末，每服9g，用水1盏，加生姜3片，枣子2枚，同煎，不拘时候温服。

【方解】本方为八珍汤加黄芪大补元气，肉桂温经散寒而成，有大补气血、温补散寒之功效。

【按语】此方性温不热，平补有效，养气育神，醒脾止渴，顺正辟邪，温暖脾肾，其效不可具述。

十五、人参归脾丸

【出处】《景岳全书》。

【组成】人参45g，黄芪45g，茯苓45g，酸枣仁60g，白术60g，龙眼肉60g，当归30g，远志肉30g，木香15g，甘草15g。

【功效】补养气血，健脾安神。

【主治】皮肤病久病或重病后，表现心脾两虚、气血不足之证者，如系统性红斑狼疮、皮肌炎、硬皮病、白塞综合征、脱发等。

【用法】每服1丸（每丸重9g），日2次，温开水送下。

【方解】方中黄芪补脾益气；龙眼肉补脾气、养心血；人参、白术补气，以助黄芪补脾益气之力；当归滋养营血，以增强龙眼肉补心养血之功；佐以茯苓、酸枣仁、远志肉宁心安神；大枣调和脾胃，以资生化；木香理气醒脾，使补气养血药补而不滞，补不碍胃；甘草补气健脾、调和诸药。诸药合用，共奏补养气血、健脾安神之功效。

【按语】身体壮实不虚者忌服。

十六、养阴益气合剂

【出处】北京中医医院经验方。

【组成】北沙参、黄精、玄参、黄芪、党参、乌梅、天花粉、陈皮、紫草等。

【功效】益气养阴，扶正固本。

【主治】免疫系统疾病如干燥综合征、白塞综合征、系统性红斑狼疮、扁平苔藓、复发性口腔溃疡等。

【用法】每服10~20ml，日2~3次服。

【方解】本方依据中医学的气血阴阳、五脏六腑理论进行组方。其中，北沙参、黄精、玄参、乌梅、天花粉等重在养阴生津；黄芪、党参益气，重在益气生阴；紫草凉血活血、解毒消斑。

【按语】本方多用于慢性、免疫性疾病的巩固治疗。患者服用免疫抑制剂、肾上腺皮质激素类药物，会损害机体的免疫功能，使气血阴阳失衡，本方通过益气养阴、扶助正气、调节阴阳，可减低西药的毒副作用，同时协助西药减量。

十七、甘麦大枣汤

【出处】《金匮要略》。

【组成】甘草9g，小麦15g，大枣10枚。

【功效】养心安神，和中缓急。

【主治】情志因素所致毛发脱落，及黄褐斑、白癜风等色素性皮肤病。

【用法】上3味加水适量，小火煎煮，取煎液2次，混匀。早晚温服。

【方解】方中小麦为君药，养心阴、益心气、安心神、除烦热；甘草补益心气、和中缓急（肝），为臣药；大枣甘平质润，益气和中、润燥缓急，为佐使药。

【按语】本方调畅气机，兼用养血活血、祛瘀通络之法，使患者情志调和，气血充盈，毛发再生或色斑淡化而病自愈。

十八、二至丸

【出处】《医方集解》。

【组成】女贞子（蒸）500g，墨旱莲500g。

【功效】补益肝肾，滋阴止血。

【主治】血热型银屑病、脱发、白发病、急性过敏性紫癜、过敏性皮炎、多形红斑等。

【用法】煎服，或制成丸药口服，每日6~12g。

【方解】女贞子味甘性凉，其色青黑，益肝补肾。墨旱莲味甘性寒，汁黑入肾补精，故能益下而荣上，强阴而黑发也。药少力专，功在滋阴、补肝肾、益肾荣发。

【按语】肝肾阳虚患者不宜服用。

十九、归肾丸

【出处】《景岳全书》。

【组成】熟地黄 250g，山药 120g，山茱萸肉 120g，茯苓 120g，当归 90g，枸杞 120g，杜仲（盐水炒）120g，菟丝子（制）120g。

【功效】滋阴养血，填精益髓。

【主治】用于肾水不足，见腰酸脚软、血虚、头晕耳鸣等诸症。

【用法】口服，1 次 9g，1 日 2～3 次。

【方解】本方山萸肉、杜仲、菟丝子、枸杞补肝肾、涩精止汗；当归、熟地黄补血调经；山药补脾胃、益肺肾；茯苓健脾利湿。

【按语】本方主治肾阴不足，阴虚血燥的慢性病后期调养。

二十、六味地黄丸

【出处】《小儿药证直诀》。

【组成】熟地黄 24g，山萸肉 12g，干山药 12g，泽泻 9g，牡丹皮 9g，茯苓 9g（去皮）。

【功效】滋补肝肾。

【主治】肝肾阴虚证。腰膝酸软、头晕目眩、耳鸣耳聋、盗汗、遗精、消渴、骨蒸潮热、手足心热、口燥咽干、牙齿动摇、足跟作痛、小便淋沥，以及小儿囟门不合、舌红少苔、脉沉细数。

【用法】大蜜丸 1 次 1 丸，1 日 2 次。

【方解】方中重用熟地黄滋阴补肾、填精益髓，为君药。山萸肉补养肝肾，并能涩精，取“肝肾同源”之意；山药补益脾阴，亦能固肾，共为臣药。三药配合，肾肝脾三阴并补，是为“三补”，但熟地黄用量是山萸肉与山药之和，故仍以补肾为主。泽泻利湿而泄肾浊，并能减熟地黄之滋腻；茯苓淡渗脾湿，并助山药之健运，与泽泻共泻肾浊，助真阴得复其位；牡丹皮清泄虚热，并制山萸肉之温涩。三药称为“三泻”，均为佐药。

【按语】本方可滋阴益肾补血，用于虚弱之证，皮肤科常用于慢性消耗性皮肤病，如系统性红斑狼疮、黄褐斑、黑变病、皮肌炎等。

二十一、金匮肾气丸

【出处】《金匮要略》。

【组成】干地黄24g，山药12g，山茱萸12g，泽泻9g，茯苓9g，牡丹皮9g，桂枝3g，附子（炮）3g。

【功效】补肾助阳。

【主治】肾阳不足，鼓动无力，久则虚滞、瘀阻脉络之黄褐斑、白癜风、脱发等。

【用法】上为细末，炼蜜和丸，如梧桐子大，每服15丸（6g），用酒送下，每日2次。现代用法：每服9g，每日2~3次，温开水或淡盐汤送下。浓缩丸：每服8粒，每日2~3次，温开水或淡盐汤送服。或作汤剂，用量按原方比例酌减。

【方解】方中附子大辛大热，为温阳诸药之首；桂枝辛甘而温，乃温通阳气之要药，二药相合，补肾阳之虚，助气化之复，共为君药。然肾为水火之脏，内寓元阴元阳，阴阳一方的偏衰必将导致阴损及阳或阳损及阴，而且肾阳虚一般病程较久，多可由肾阴虚发展而来，若单补阳而不补阴，则阳无以附，无从发挥温升之能，正如张介宾说："善补阳者，必于阴中求阳，则阳得阴助，而生化无穷。"故重用干地黄滋补肾阴兼清热凉血；配伍山茱萸、山药补肝肾而益阴血，共为臣药。君臣相伍，补肾填精、温肾助阳，不仅可借阴中求阳而增补阳之力，而且阳药得阴药之柔润则温而不燥，阴药得阳药之温通则滋而不腻，二者相得益彰。

【按语】本方意在温补肾阳、化气利水。在补阳药中配伍滋阴之品，以阴中求阳；少量补阳药与大量滋阴药配合，少火生气；温阳化气药和活血利水药配合，使血利水消，阳气通达。

第七节　软坚散结化瘀剂

一、内消连翘丸

【出处】《简明中医皮肤病学》《玉机微义》。

【组成】连翘500g，夏枯草500g，射干240g，泽兰240g，天花粉240g，白及240g，沙参240g，漏芦240g，核桃仁240g。

【功效】化核软坚。

【主治】皮肤结核、淋巴结结核、硬结性红斑，以及其他慢性炎症性皮肤病等。

【用法】共研细面，水泛为丸，滑石为衣。每服6g，日服2次，温开水送下。

【方解】本方以连翘、夏枯草、射干、漏芦清热解毒散结；泽兰活血通经、利水消肿；天花粉清热泻火、生津止渴、排脓消肿；白及收敛止血、消肿生肌；沙参养阴清热、润肺化痰、益胃生津；核桃仁补肾温肺、润肠通便。诸药共奏化核软坚之功。

二、内消瘰疬丸

【出处】《疡医大全》。

【组成】玄参150g，天花粉30g，甘草30g，青盐150g，白蔹30g，当归30g，海藻30g，枳壳30g，桔梗30g，贝母30g，制大黄30g，薄荷30g，连翘30g，海蛤粉30g，生地黄30g，夏枯草240g，硝石30g。

【功效】软坚散结，活血止痛。

【主治】淋巴结结核、皮肤结核、结节性红斑、硬结性红斑、结节性痒疹等。

【用法】共研细粉，水泛为丸。每服6~9g，日服2次，温开水送下。

【方解】方用贝母、夏枯草、海藻、海蛤粉、桔梗化痰散结；生地黄、玄参、天花粉、白蔹清热养阴；青盐、连翘清热解毒散结；当归、制大黄活血行瘀；桔梗、甘草、薄荷散热利咽；枳壳理气宽中；硝石软坚散结。诸药合用，共奏软坚散结、化痰消瘿之功。

三、醒消丸

【出处】《外科正宗》。

【组成】乳香30g，没药30g，明雄黄15g，麝香4.5g。

【功效】解毒消肿，活血止痛。

【主治】淋巴结结核、硬红斑、结节性红斑以及慢性炎症性肿块等。

【用法】上药为末，黄米饭30g，捣为丸，莱菔子大。每服9g，日1次，黄酒或温开水送下。

【方解】方中乳香、没药活血化瘀，麝香消肿散结，明雄黄解毒消肿，诸药共奏止痛消肿之效。

四、小金丹

【出处】《外科全生集》。

【组成】白胶香45g，草乌45g，五灵脂45g，地龙45g，木鳖子45g，乳香22.5g，没药22.5g，当归22.5g，麝香9g，墨炭3.6g。

【功效】软坚散结，活血化瘀。

【主治】皮肤结节肿物、瘿疽瘰疬以及皮肤癌早期等。

【用法】共研细末，糯米粉打糊为丸。每服3～6g。

【方解】方中乳香、没药活血化瘀，配合当归养血活血；麝香消肿散结；木鳖子、白胶香、草乌温阳散结；五灵脂、地龙通经活血；墨炭止血消肿；以糯米糊为丸，固护胃气。

五、散结灵

【出处】北京市药材公司。

【组成】白胶香2740g，制草乌2740g，五灵脂2740g，地龙2740g，木鳖子2740g，乳香1360g，没药1360g，当归1360g，京墨211.2g，菖蒲膏（干）548g。

【功效】活血止痛，消结散毒。

【主治】治疗因气血凝结引起的坚硬疼痛性皮肤病，如皮肤结核、淋巴结结核、结节性红斑、硬红斑、瘢痕疙瘩、结节性痒疹、硬皮病以及酒渣鼻（丘疹期、鼻赘期）等。

【用法】上药压成片剂，每片重0.25g。每服1g，日服2次，温开水送服。

【方解】本方以五灵脂、菖蒲、乳香、没药相配伍以活血止痛，当归养血活血，草乌通行十二经，配上白胶香、地龙通经止痛，木鳖子、京墨软坚散结。诸药合用，共奏活血止痛、消结散毒之功效，适用于因气血凝结引起的坚硬疼痛性皮肤病。

六、回阳软坚汤

【出处】《赵炳南临床经验集》。

【组成】肉桂9g，白芥子15g，橘红15g，三棱15g，莪术15g，全丝瓜15g，炮姜12g，白僵蚕12g，熟地黄30g，麻黄6g。

【功效】回阳软坚，温化痰湿。

【主治】腋窝淋巴结结核、胸壁结核、胸前疽、腋疽及一切表面皮肤不变肿硬聚结的阴疽以及属于肺外结核类的疾患。

【方解】方中麻黄、肉桂、白芥子、炮姜回阳软坚、通络散结；三棱、莪术软坚化瘀散结；熟地黄养血和阴；橘红、白僵蚕理气化痰散结；全丝瓜通经活络、健脾祛湿化痰。

【按语】本方由阳和汤化裁而成。回阳软坚汤较之阳和汤，温补之力大减，而行气、散结、化瘀之力加强，更适合治疗阴疽而有结肿、气滞血瘀比较明显且体质相对偏实者。

七、五海丸

【组成】海带10g，海藻10g，海浮石10g，海螵蛸10g，海昆布10g，当归15g，青皮12g，柴胡12g。

【功效】化坚消肿。

【主治】瘰疬未破者、硬红斑、硬皮病等。

【用法】共研细末，小米汤为丸如绿豆大。每服6g，日服2次，温开水送下。

八、蛇胆陈皮末

【出处】《实用中成药手册》。

【组成】蛇胆汁、地龙、僵蚕、朱砂、琥珀、陈皮。

【功效】祛风除痰，镇惊定喘。

【主治】常用于伴有痰涎壅盛、喘息、惊惕、神昏等皮肤病的辅助治疗。

【用法】每次0.6g，日1～2次，温开水或清茶送下。

九、二陈汤

【出处】《太平惠民和剂局方》。

【组成】半夏（汤洗7次）15g，橘红15g，白茯苓9g，甘草（炙）4.5g。

【功效】燥湿化痰，理气和中。

【主治】常用于治疗痰湿结聚引起的皮肤病，如粉刺、慢性湿疹等。

【用法】上药㕮咀，每服12g，用水一盏，生姜7片，乌梅1个，同煎六分，去滓，热服，不拘时候。

【方解】方以半夏为君，取其辛苦温燥之性，燥湿化痰、降逆和胃。橘红为臣，理气行滞、燥湿化痰，使气顺而痰消。佐以白茯苓健脾渗湿，以杜生痰之源；生姜降逆化痰，既可制半夏之毒，且能助半夏化痰；复用少许乌梅收敛肺气，并防温燥辛散而伤阴。甘草调和诸药、健脾和中。诸药合用，共奏燥湿化痰、理气和中之效。

十、牡蛎化坚丸

【出处】《赵炳南临床经验集》。

【组成】玄参120g，贝母12g，牡蛎12g。

【功效】化坚消肿。

【主治】淋巴结结核未溃者。

【用法】共研细末，炼蜜为丸，每丸9g。每次9g，日服2次，温开水送下。

十一、软皮丸

【出处】《简明中医皮肤病学》。

【组成】川芎、当归、炮姜、丹参、桃仁、桂枝、木香各等分。

【功效】通阳理气，活血化瘀。

【主治】硬皮病、瘢痕疙瘩、血栓闭塞性脉管炎、皮肤淀粉样变以及其他结节性皮肤损害等。

【用法】共研细末，炼蜜为丸，每丸9g。每次9g，日服2次，温开水送下。

【方解】本方川芎、当归、丹参、桃仁共奏活血化瘀之功，炮姜辛热，温经止痛，配合桂枝温经通脉、助阳化气、散寒止痛，木香加强行气止痛之功。全方共奏通阳理气、活血化瘀之功。

第八节　外洗方

一、扁平疣洗方

【出处】《陈彤云损美性皮肤病治验》。

【组成】狗脊 30g，地肤子 30g，木贼 30g，白矾 10g。

【功效】活血解毒，软坚。

【主治】扁平疣、寻常疣等。

【用法】浸泡 30 分钟，煎煮 2000ml，待药液稍凉后，将药水倒在较厚的纱布内，用力搓擦患处，轻度擦破无碍。

二、湿疹洗方

【出处】《陈彤云损美性皮肤病治验》。

【组成】王不留行 30g，透骨草 30g，伸筋草 15g，红花 10g，桃仁 15g，明矾 15g。

【功效】活血化瘀，润燥止痒。

【主治】皲裂性湿疹、掌跖角化症等。

【用法】煮水 30 分钟，将双手足浸泡至药液中，每次 30 分钟。

三、足癣洗方

【出处】《陈彤云损美性皮肤病治验》。

【组成】大风子 30g，土槿皮 15g，黄柏 15g，百部 15g，苦参 15g，丁香 15g，明矾 15g，川椒 15g。若继发感染，加土茯苓 30g，蒲公英 30g，金银花 30g。

【功效】燥湿杀虫止痒，清热解毒。

【主治】手足癣、掌跖脓疱病等。

【用法】加水 3000ml，浸泡后煮沸 20 分钟，待温浸泡患处，每次 30 分钟。可加入少许醋提高疗效。

四、归藤洗剂

【出处】北京中医医院协定方。

【组成】鸡血藤 30g，首乌藤 30g，白蒺藜 15g，透骨草 30g，白鲜皮 30g，地肤子 30g，大皂角 30g，楮桃叶 30g，生艾叶 15g，当归 30g。

【功效】养血润肤止痒。

【主治】慢性肥厚性皮肤病，如银屑病、湿疹、神经性皮炎等。

【用法】水煎 2000ml 泡洗，每日 1 剂。

五、马齿苋水剂

【出处】《简明中医皮肤病学》。

【组成】马齿苋 30g，水 1000ml。

【功效】清热消肿，止痒收敛。

【主治】急性湿疹、皮炎等渗出性皮肤疾病。

【用法】煮沸 20 分钟，滤过冷却后备用。湿敷、外擦、浸浴、洗涤。

六、龙胆草水剂

【出处】《简明中医皮肤病学》。

【组成】龙胆草 30g，水 1000ml。

【功效】清热解毒，收敛止痒。

【主治】急性湿疹、皮炎等渗出性皮肤病。

【用法】煮沸 20 分钟，滤过冷却备用。湿敷。

七、脱脂水剂

【出处】《简明中医皮肤病学》。

【组成】透骨草 30g，皂角（打碎）30g，水 2000ml。

【功效】止痒脱屑，去油护发。

【主治】脂溢性脱发（油性）等。

【用法】以上二药加水煮沸 20 分钟，滤过冷却备用。外洗。

八、干葛水剂

【出处】《简明中医皮肤病学》。

【组成】干葛（葛根）30g，明矾 15g，水 1000ml。

【功效】祛湿收干，止汗止痒。

【主治】手足多汗症及腋部多汗等。

【用法】煮沸 20 分钟，待温后，浸泡手足或搽患处。

九、楮桃叶水剂

【出处】《简明中医皮肤病学》。

【组成】 楮桃叶 500g，水 5000ml。

【功效】 止痒润肤。

【主治】 皮肤瘙痒症、慢性荨麻疹等瘙痒性疾患。

【用法】 煮沸 30 分钟后滤过，先以药液溻洗，以后加以浸浴。

十、苍肤水剂

【出处】《简明中医皮肤病学》。

【组成】 苍耳子 15g，地肤子 15g，土槿皮 15g，蛇床子 15g，苦参 5g，百部 15g，枯矾 6g，水 3000ml。

【功效】 燥湿润肤，杀虫止痒。

【主治】 慢性湿疹、手足癣、掌跖角化以及其他肥厚性、角化性皮肤病等。

【用法】 共碾成粗末，取药一包，用布袋装好，加水 3000ml，煮沸 20 分钟后待温浸泡，或湿敷患处。每次 20 ~ 30 分钟，日敷 1 ~ 2 次。

十一、伸筋草洗方

【出处】《赵炳南临床经验集》。

【组成】 伸筋草 30g，蕲艾 30g，桑枝 30g，透骨草 15g，刘寄奴 15g，官桂 15g，穿山甲 15g，苏木 9g，红花 9g。

【功效】 活血通络，温经软坚。

【主治】 硬皮病（皮痹疽）、下肢静脉曲张（炸筋腿）、象皮腿等。

【用法】 将上药碾碎，装纱布袋内，用桑枝架水锅上蒸后用，或煮水浸泡后用，隔日 1 次。

【注意】 急性炎症及破溃成疮者勿用。

十二、龙葵水剂

【出处】《简明中医皮肤病学》。

【组成】龙葵 30g，水 1000ml。

【功效】清热解毒，杀虫止痒。

【主治】瘙痒性、化脓性皮肤病等。

【用法】煮沸 20 分钟或浓缩后滤过取汁。可外洗，浓缩后直接外擦。

十三、蛇床子洗方

【出处】《简明中医皮肤病学》。

【组成】威灵仙 15g，蛇床子 15g，当归尾 15g，土大黄 15g，苦参 15g，缩砂壳 9g，老葱头 7 个。

【功效】消风祛湿，杀虫止痒。

【主治】阴囊湿疹、女阴溃疡以及外阴瘙痒等。

【用法】将上药碾碎装纱布袋内，蒸后热溻或浸泡坐浴。

【注意】有抓破出津水者慎用。

第六章　赵炳南皮肤科流派的诊治思路及验案选粹

第一节　感染性皮肤病

一、毛囊炎

（一）概述

毛囊炎为毛囊或毛囊周围细菌感染发生化脓性炎症。本病多发生于后枕部、臀部。初起为红色丘疹，逐渐演变成丘疹性脓疱，孤立散在，自觉疼痛。中医学因其发生部位不同而名称有异，发于枕部称为“发际疮”，发于臀部称为“坐板疮”。

（二）病因病机

本病多因湿热内蕴，外感毒邪，湿热毒邪郁于肌肤而发病；或素体气阴两虚，腠理不密，卫外不固，复感风邪所致。

（三）辨证论治

1. 内治法

根据中医学辨证论治的基本原则，临床上将本病分为两种证型。

（1）湿热型

【症状】头部或躯干、四肢有散在米粒大小淡红色、与毛囊一致炎性丘疹或小脓疱，自觉瘙痒刺痛。舌质红，苔白，脉弦滑。

【辨证】湿热内蕴，外感毒邪。

【治法】清热解毒，除湿止痒。

【处方】连翘败毒丸加减。

金银花15g	连　翘15g	大青叶10g	蒲公英10g
茯　苓10g	薏苡仁10g	防　己10g	车前草10g
白鲜皮15g	防　风10g	甘　草10g	

【分析】方中金银花、连翘、大青叶、蒲公英清热解毒；茯苓、薏苡仁、防己、车前草健脾除湿；白鲜皮、防风疏风止痒；甘草解毒、调和诸药。

（2）气阴两虚型

【症状】素体虚弱，面色苍白，食少纳差，躯干及四肢散在炎性丘疹或脓疱，与毛囊一致。舌质淡，苔薄白，脉沉细。

【辨证】气阴两虚，外感毒邪。

【治法】清热解毒，养阴益气。

【处方】黄芪生脉饮和解毒清热汤加减。

黄　芪15g	党　参15g	麦　冬15g	天　冬15g
金银花15g	连　翘15g	野菊花10g	紫花地丁10g
板蓝根10g			

（3）常用中成药

①栀子金花丸，每服6g，日2次，温开水送下；②连翘败毒丸，每服6g，日2次。

2. 外治法

（1）如意金黄散30g、化毒散15g、百部酒100ml混匀外用。

（2）芫花水剂外洗。

（3）化毒散软膏、黑布化毒散膏外用。

（四）名家验案

徐某，男，34岁。

【现病史】7天前，左鬓角生一小疙瘩，红肿疼痛，曾注射“青霉素”未见效。就诊时发热，体温38.2℃，头晕，恶心，大便尚通畅。舌质红，苔白腻，脉滑数。

【皮肤科情况】左颞部肿起约2cm×2cm大小的疙瘩，红肿疼痛。

【西医诊断】毛囊炎。

【辨证】湿热上蒸，火毒聚结。

【治法】清热解毒，利湿凉血。

【处方】

金银藤 15g	紫花地丁 15g	连　翘 15g	黄　芩 9g
黄　柏 9g	菊　花 9g	赤　芍 9g	白　芷 6g
生甘草 6g	车前子 9g		

【外用药】外用化毒散膏。

上方 3 剂后，肿势已消，头痛已除，发热已退，口渴未减。

【二诊】上方加牡丹皮 9g、绿豆衣 9g、陈皮 9g，再服 4 剂，诸症消。

【按】本例除一般的毒热象外，还有苔白腻，为湿热上蒸之象。方中除清热解毒剂之外，黄柏性味苦寒能燥湿，车前子清热能利水，使毒热湿邪得解得利；又佐以轻扬辛散的菊花，不但能载药上行，而且能清头目、利清窍。

（五）食养调护

荷叶贝母核桃仁粥

荷叶半张，贝母 10g，核桃仁 10g，山楂 10g，粳米 60g。将前 4 味水煎后去渣取汁，放入大米煮粥。每日 1 剂，连用 30 日。

荷叶味苦，性平，可升胃中清气。贝母味苦、甘，微寒，归肺、心经，可润肺止咳。核桃仁味甘，性温，归肾、肺、大肠经，可补肾、温肺、润肠。山楂味酸、甘，性微温，无毒，归脾、胃、肝经，可消肉食之积，行乳食之停。粳米味甘，性平，可补中益气、健脾和胃。本方能软坚散结、清热除湿。

二、丹毒

（一）概述

丹毒是皮肤突然片状发红，色如涂丹的急性感染性疾病。本病以水肿性红斑、灼热疼痛，伴发热畏寒等症状为临床特征。

本病根据发病部位的不同而有不同名称，发于头面者称之为“抱头火丹”“大头瘟”，发于胸腹者称之为“内发火丹”，发于下肢者称之为“流火”，发于小儿者称之为“赤游风”。全年均可发病，但常见于春秋两季。

赵老认为血分有伏火（血热）是其内因根据，而火毒温热为其外因条件，多由于皮肤黏膜破损，邪毒乘隙侵入而诱发。发于头面者多兼有风热或毒热较盛；发于胁下腰胯者多兼夹肝火；发于下肢者多夹有湿热。临床上又可分为急性和慢性两种，急性发病者以毒热盛为特点；慢性者往往是因为湿热兼夹而致，因为湿性黏腻而且又为重浊有质之邪，故缠绵不愈，反复发作。

（二）病因病机

丹毒的病因病机可因血分有热，血热内蕴，外受火毒，热毒搏结，郁于肌肤而发；或因皮肤黏膜破损，毒邪乘隙侵入而成。湿邪郁蒸血分而反复发作，缠绵难愈。

凡发于头面者夹有风热，发于胸腹者夹有肝火，发于下肢者夹有湿热，发于新生儿者则多由胎热火毒所致。

西医认为本病的病原菌为乙型溶血性链球菌。病原菌大多经过皮肤黏膜的细微损伤处侵入浅表淋巴网引起感染。可因足癣、小腿溃疡、外伤、鼻部炎症、抠鼻、掏耳等致病，其中足癣和鼻炎是小腿丹毒和颜面丹毒的主要诱因。临床发病急剧，常有恶寒、发热、头痛、恶心、呕吐等前驱症状，继而出现水肿性红斑，边界清楚，表面紧张，皮温偏高，并迅速扩大，可在红斑的基础上发生水疱。本病自觉灼热疼痛，局部淋巴结可发生肿大。

（三）辨证论治

1. 内治法

（1）风热毒蕴型

【症状】发于头面部，恶寒发热，皮肤焮红灼热、肿胀疼痛，甚则发生水疱，眼胞肿胀难睁。舌淡红，苔薄黄，脉浮数。

【治法】散风清热解毒。

【处方】普济消毒饮加减。

（2）湿热毒蕴型

【症状】发于下肢，除发热等症状外，局部以红赤肿胀、灼热疼痛为主，亦可发生水疱、紫斑，甚至结毒化脓或皮肤坏死。苔黄腻，脉洪数。反复发作，可形成大腿疯（象皮腿）。

【治法】清热利湿解毒。

【处方】萆薢渗湿汤合五神汤加减。

（3）毒邪内攻型

【症状】红斑迅速发展蔓延，如燎原之势扩散，壮热神昏，烦躁谵语，呼吸急促，头痛剧烈，恶心呕吐，便结溲赤。舌红绛，苔黄，脉洪数。

【治法】凉血解毒，清营开窍。

【处方】 清瘟败毒饮或清营汤酌加板蓝根、大青叶、紫草。

（4）常用中成药

①板蓝根冲剂，每次9g，每日3次，适用于初起、轻症抱头火丹。②龙胆泻肝丸，每次9g，每日3次，适用于内发丹毒。③二妙丸，每次9g，每日3次，适用于下肢丹毒急性期后，或反复发作，全身症状不明显者。④小金丸，每次2丸，每日2～3次，适用于反复发作的下肢丹毒，及伴有大腿疯（象皮腿）者。⑤安宫牛黄丸、至宝丹、紫雪丹、牛黄清心丸，适用于毒邪内攻，症见神昏谵语者。任选一种配合汤药服用。

2. 外治法

（1）初期红肿甚者，可外用玉露散、鲜银花露调敷；红肿减退或起水疱或肿胀日久不退可用金黄散或冲和散调敷，或用金黄膏、冲和膏外敷。

（2）若皮肤坏死，有积脓则应切开引流，并发象皮腿则行手术治疗。

（四）名家验案

病案1

李某，女，34岁。

【现病史】 患者6日前自觉左足趾间发痒，用手搓破皮肤未注意，每天洗脚有痛感，于就诊前1日夜间突然感到周身不适，继而寒战高热达39℃，自以为感冒，服退热药未效。今晨发现左足背及小腿下1/3处，大片红肿，自觉灼热疼痛，大便干。过去无类似病史。体温38.7℃，白细胞计数17×10^9/L，中性粒细胞百分比0.84。舌质红，脉数。

【皮肤科情况】 左足背及小腿下1/3处有边界明显的大片皮肤潮红、肿胀，用手摸之有灼热感，压痛明显。

【中医诊断】 丹毒。

【西医诊断】 急性丹毒。

【辨证】 湿热下注，兼感毒邪。

【治法】 清热解毒利湿。

【处方】

蒲公英30g	金银花15g	连　翘10g	赤　芍10g
大青叶15g	汉防己15g	紫花地丁10g	马齿苋30g
白茅根30g	生石膏30g		

水煎服，每日1剂。

【外用药】 马齿苋30g，蒲公英30g，水煎2000ml，滤过，冷却后局部湿敷，每日4

次，每次持续 2 小时（每隔 15 ~20 分钟更换 1 次）。

【二诊】经上法治疗，3 日后体温逐渐恢复正常。第 4 日体温 36.5℃，局部红肿渐消退。至第 7 日局部红肿完全消退，表面轻度脱皮，白细胞已恢复到正常范围。

【按】丹毒以患部皮肤红如涂丹、热如火灼得名。通常发于上者多为风热化火，发于下者多为湿热化火。患者皮疹红肿热痛，舌红脉数，一派湿热化毒之象。故以蒲公英、金银花、连翘、赤芍、大青叶、紫花地丁、白茅根、生石膏清热解毒；汉防己、马齿苋除湿消肿。外用亦以此为原则，且冷湿敷的形式也有利于加强药物清热消肿的作用。本例辨证准确，治疗及时，应手而效。

病案 2

王某，男，64 岁，1964 年 3 月 11 日初诊。

【现病史】10 余日前开始发冷发热，前额、眼睑两侧及鼻梁部红肿，伴胸闷，心烦，恶心，咽痛不欲进食，大便 2 日未解，小便短赤。曾在某医院诊断为“颜面丹毒”，经服药打针，体温稍降，但面部红肿未消。查体温 38℃，白细胞计数 $14 \times 10^9/L$，中性粒细胞百分比 0.87，淋巴细胞比例 0.13。舌质红绛，舌苔黄腻，脉洪数有力。

【皮肤科情况】颜面前额部、眼睑两侧及鼻梁部皮肤红肿，边界清楚，颜色鲜红，有灼热感。鼻梁中央部有多数小水疱，有些水疱破裂、糜烂、结痂。

【中医诊断】抱头火丹。

【西医诊断】颜面部丹毒。

【辨证】毒热炽盛，阴虚血热。

【治法】清热解毒，佐以凉血护阴。

【处方】

金银花 24g	蒲公英 15g	紫花地丁 15g	大青叶 12g
板蓝根 18g	赤　芍 9g	鲜茅根 30g	焦山栀 9g
桔　梗 4.5g	大　黄 9g	黄　芩 9g	竹　茹 9g
滑石块 9g			

【外用药】去毒药粉 60g，加冰片 3g，研匀，温水调敷。

【二诊】3 月 12 日，服上方 1 剂后，大便已通，胸闷已解，体温 38.8℃，白细胞计数 $16 \times 10^9/L$。前方去大黄、滑石块，加玄参 18g、黄连 6g。

【三诊】3 月 13 日，体温 37.7℃，心烦、恶心已止，思饮食，面部红肿见消退，水疱干燥、结痂。

【四诊】3 月 16 日，颜面部红肿全部消退，唯有两耳前后部位作痛，口渴思饮水，舌苔白黄，舌质红，脉弦滑。再以清热解毒，佐以养阴为法。

【处方】

连　翘9g	菊　花9g	蒲公英9g	焦生栀9g
金银花9g	龙胆草4.5g	紫　草9g	生地黄30g
牡丹皮9g	紫花地丁9g	黄　芩6g	赤　芍9g

【五诊】3月20日，服上方后症状皆除，白细胞恢复正常，临床治愈。

【按】本例患者年龄较大，机体抵抗力较差，湿热毒邪较重，故病后10余天体温未降，面部红肿并起水疱，舌苔黄腻。因患者年迈，肾水亏虚，毒热化火，更加灼伤阴液，故见咽干、舌质红绛；内热较重，故大便干燥，2日未解。因此，阴虚内热为本病之本，湿毒热邪炽盛为本病之标。就诊时患者仍发热不退，故应先治其标，重用清热解毒的金银花、蒲公英、紫花地丁、大青叶、板蓝根；另用黄芩、焦生栀、大黄清里热以釜底抽薪；佐以赤芍、鲜茅根凉血活血、养阴生津；竹茹、滑石块以清热利湿；桔梗清宣利咽而又引药上行。第一方服后，大便已解，里热见退，但体温未降，白细胞仍高，说明毒热未解，故前方去大黄、滑石，加黄连（取黄连解毒汤中之意）以解中焦、上焦之毒热；玄参养阴扶正。服药后体温渐退，说明邪气已被控制，但患者口渴、舌质红，阴虚血热的内在体质状况又上升为主要矛盾，所以四诊以后重用生地黄、牡丹皮凉血养阴；赤芍、紫草凉血活血；蒲公英、连翘、紫花地丁清热解余毒；菊花、龙胆草清肝胆热。

（五）食养调护

（1）若有皮肤黏膜破损，应及时治疗，以免感染。

（2）卧床休息，多饮开水，床边隔离。流火患者应抬高患肢30°~40°。

（3）下肢复发性丹毒，必须彻底治疗脚湿气，以减少复发。

（4）多食蔬菜、水果，忌食助热生火食品，如辛辣、油腻之发物。

三、单纯疱疹

（一）概述

单纯疱疹是皮肤科的常见病。本病多发于皮肤与黏膜交界处，初起为红斑，灼热而痒，继形成针头大小簇集成群的水疱，内含透明浆液，破裂后露出糜烂面，逐渐干燥，结痂脱落而愈，留有轻微色素沉着。

中医称之为“热疮”，《圣济总录》说：“热疮本于热盛，风气因而乘之，故特谓之热疮。”本病多见于高热患者的发病过程中，如感冒、猩红热、疟疾等。

赵老认为单纯疱疹多为内有蕴热、外感时毒，热毒互结郁于肺胃，上蒸头面或下注于二阴而发病。

（二）病因病机

本病多由外感风热毒邪，客于肺胃二经，热气蕴蒸肌肤所致；或因肝胆湿热下注，阻于阴部而成；或因热邪伤津，阴虚内热致反复发作。若先天不足，外感热毒，热毒炽盛，毒入营血，内攻脏腑将出现危重证候。

（三）辨证论治

1. 内治法

（1）肺胃热盛型

【症状】群集小疱，灼热刺痒，轻度周身不适，心烦郁闷，大便干，小便黄。舌红，苔黄，脉弦数。

【治法】疏风清热。

【处方】辛夷清肺饮合竹叶石膏汤加减。

（2）湿热下注型

【症状】疱疹发于外阴，灼热痛痒，水疱易破糜烂，可伴有发热，尿赤、尿频、尿痛。苔黄，脉数。

【治法】清热利湿。

【处方】龙胆泻肝汤加减。热度重，伴疼痛者，加板蓝根、紫草、延胡索等。

（3）阴虚内热型

【症状】间歇发作，反复不愈，口干唇燥，午后微热。舌红，苔薄，脉细数。

【治法】养阴清热。

【处方】增液汤加减。热盛者，加板蓝根、马齿苋、紫草、石斛、生薏苡仁等。

（4）常用中成药

①板蓝根冲剂 15g，每日 2 次，适用于口唇鼻周热疮。②龙胆泻肝丸 10g，每日 3 次，适用于阴部热疮。③洁尔阴洗剂外洗、湿敷或坐浴，适用于阴部热疮。

2. 外治法

（1）初起者可用三黄洗剂外搽，每日 2～3 次，或局部酒精消毒，用三棱针或一次性 5 号注射针头浅刺放出疱液。

（2）皮损糜烂渗出偏重者，以马齿苋洗剂外洗或湿敷，每次 10～15 分钟，每日

2～3次。

（3）局部外用药以清热、解毒、燥湿、收敛为主。可用紫金锭磨水外搽，或金黄散蜂蜜调敷，或青吹口散油膏、黄连膏外涂，每天2～3次。

（四）名家验案

病案1

王某，男，23岁，2010年2月16日初诊。

【主诉】口唇部起水疱3日。

【现病史】患者外感发热1周后出现口唇部起水疱，局部灼热、刺痒；伴口干、口渴，心烦急躁，小便黄赤，大便干燥。舌尖红，苔白，脉滑略数。

【皮肤科情况】上唇部炎性红斑，其上簇集绿豆大小张力性水疱，疱液略浑浊，少许结痂。

【辨证】心火炽盛，兼感外邪。

【治法】清解余毒，清心利水。

【处方】

生地黄15g	木　通10g	竹　叶10g	甘　草6g
茯　苓10g	生薏苡仁15g	泽　泻10g	陈　皮10g
板蓝根20g	麦　冬10g	知　母10g	黄　柏10g

7剂，水煎服，早、晚饭后分温服。

【二诊】2010年2月24日。服上药7剂后，皮损全部干燥结痂，部分痂皮脱落，局部痒痛症状明显改善，口干渴明显减轻，二便调。舌质淡红，苔薄白，脉滑。上方去麦冬、知母，继服5日后停药。

【按】本例患者明确有热性病后期发病的特点，心火循经上炎，而见心胸烦热、面赤、口舌生疮；火热内灼，阴液被耗，故见口渴、意欲饮冷；心与小肠相表里，心热下移小肠，泌别失职，乃见小便赤涩、刺痛；心火上炎而又阴液不足，故不宜用苦寒直折的治法，而宜清心与养阴兼顾，利水以导热下行，使蕴热从小便而泻。根据诸症表现，辨证明确，为导赤散之主证。导赤散为治心经火热的常用方，又是体现清热利水养阴治法的基础方。方中生地黄、木通、竹叶、生甘草清心利水养阴，主治心经火热。生地黄甘寒而润，入心、肾经，凉血滋阴以制心火；木通苦寒，入心与小肠经，上清心经之火，下导小肠之热，两药相配，滋阴制火而不恋邪，利水通淋而不伤阴，共为君药。竹叶甘淡，清心除烦、淡渗利窍，导心火下行，为臣药。甘草清热解毒，尚可直达茎中而止痛，并能调和诸药，还可防木通、生地黄之寒凉伤胃，为佐使。四药合用，共收清热利水养阴之效。

病案2

刘某，女，38岁，2008年10月14日初诊。

【主诉】下颌部起水疱伴痒1周。

【现病史】患者1周前始于下颌部起水疱，渐增多，局部刺痒，微胀痛；伴口腻或渴不欲饮，小便黄，大便干或黏滞不爽。舌质红，苔白腻，舌体胖大，脉滑缓。

【皮肤科情况】下颌可见钱币大小淡红色斑片，其上多数水疱，疱壁紧张，小部分破溃糜烂。

【辨证】肺胃湿热，兼感外邪。

【治法】清肺胃热，利湿解毒。

【处方】

黄　连10g	黄　芩10g	黄　柏10g	栀　子6g
板蓝根15g	大青叶10g	车前子10g	木　通6g
泽　泻10g	茯　苓10g	冬瓜皮10g	萆　薢10g

7剂，水煎服，早、晚饭后分温服。

【二诊】2008年10月21日。服上药7剂后，水疱全部干燥结痂，部分痂皮脱落，少许脓痂未脱，口渴明显减轻，大便调。舌质淡红，苔白，脉滑。上方加蒲公英、连翘加强清热解毒力量，继服7剂。

【三诊】2008年10月28日。水疱全部消退，痂皮脱落，局部淡红色色素沉着，无痒痛感，二便调。舌质淡红，苔薄白，舌体略胖大，脉滑。换服除湿丸2周以巩固疗效。

【按】本例患者诸症显示有胃肠湿热，故选黄连解毒汤治疗。方中黄连、黄芩、黄柏、栀子可清三焦蕴热、通利三焦；板蓝根、大青叶清解毒邪；车前子、木通、泽泻清热利水。二诊时病情控制，但可见脓痂，故加连翘、蒲公英以加强解毒之功。三诊时病情基本已愈，但舌脉之象仍有脾湿，故以成药除湿丸健脾利湿，巩固治疗。

病案3

庄某，男，40岁，2009年6月24日初诊。

【主诉】面、唇反复起水疱1年余，复发2日。

【现病史】近1年余，患者间断于面颊、唇周起水疱，伴痒痛，经治10日左右可愈，但时有复发。2日前劳累后病情反复，唇部、面颊两处新生水疱，轻微痒痛；伴乏力，面色㿠白，畏寒，自汗肢冷，脘痞纳呆，大便溏，小便调。舌质淡，苔少，脉细数。

【皮肤科情况】面颊、上唇两处可见钱币大小淡红斑，其上可见水疱，色淡，疱壁略松弛。

【辨证】气阴两伤。

【治法】益气养阴，扶正固本，清解余毒。

【处方】

人　参 10g	党　参 10g	炙黄芪 10g	熟地黄 10g
麦　冬 10g	天　冬 10g	茯　苓 10g	白　术 10g
防　风 10g	炒薏苡仁 15g	知　母 10g	黄　柏 10g

7 剂，水煎服，早、晚饭后分温服。

【二诊】2009 年 7 月 1 日。服药后部分水疱干涸，无痒痛，乏力缓解，纳可，无腹胀，大便成形，小便调。舌质淡红，苔少，脉细。上方去党参、黄柏，继服 7 日。

【三诊】2009 年 7 月 8 日。皮损完全消退，局部淡红色色素沉着斑片，精神可，仍有少许自汗的症状，纳佳，眠安，二便调。舌质淡红，苔薄白，脉滑。换服成药玉屏风颗粒 7 日以巩固疗效。

【按】本病患者病史久，反复发作，致气阴两伤，故临证可见乏力、面色㿠白、畏寒、自汗肢冷、脘痞纳呆、便溏等症状，皮损亦色淡，痒痛不显，根据辨证选择益气养阴、扶正祛邪之方药。方中人参、党参、炙黄芪、防风益气固表；熟地黄、麦冬、天冬滋阴；茯苓、白术、薏苡仁益气、健脾利湿；黄柏、知母清上炎之虚火。诸药共用以益气固表、清解余毒。二诊时虚火已去，故减黄柏。三诊时病愈，仅有自汗之症，故予玉屏风颗粒固表敛汗以巩固治疗。

（五）食养调护

选择饮食及药膳要从清肺胃、清湿热、清虚热及健脾利湿的角度来进行。

（1）金银花粥

金银花 30g，粳米 30g，水 500ml。金银花用药锅加水 150ml，煎煮 15 分钟，取汁倒入锅内，再放入粳米及另外 350ml 水煮成粥，米熟即可，不宜久煎。每日早、晚温服。

金银花味甘，性寒，归肺、胃、心经，可宣散风热、清解血毒。粳米味甘，可顾护脾胃。

（2）绿豆菜心粥

绿豆 100g，白菜心 3 个。将绿豆煮开花，放入菜心，调入冰糖即可。每日服 2 次。

绿豆味甘，性寒，无毒，归心、胃经，可消肿通气、清热解毒。白菜心味甘，性平，无毒，可益胃生津、清热除烦。此方具有清热利湿解毒的功效。

（3）青果粥

青果10枚，粳米50g，水适量。先煮青果，至水色淡绿透明，加入粳米再煮成粥。早、晚温服。

青果味甘、涩、酸，性平，归肺、胃经，可清热利咽、生津解毒。粳米，归脾、胃、肺经，具有补中益气、滋阴润肺、健脾和胃、除烦渴的作用。

（4）石膏竹叶粥

生石膏40g，鲜竹叶15g，糯米100g，冰糖6g。将生石膏、鲜竹叶洗净煎成药汁，取汁去渣，糯米淘洗干净，入锅加药汁煮成稀粥。每日分2～3次用完。

生石膏味辛、甘，性大寒，归肺、胃经，可清热泻火、除烦止渴。鲜竹叶味甘、辛、淡，性寒，归心、胃、小肠经，可清热除烦、生津利尿。糯米味甘，性温，归脾、胃、肺经，可补中益气。

四、带状疱疹

（一）概述

带状疱疹又称为“蛇串疮”，是皮肤科的常见疾病，好发于成人，尤其是中老年人。身体单侧呈带状分布成簇水疱，基底色红，疱液澄清或浑浊，甚至为血性疱液，疱壁紧张或松弛，水疱干涸或破裂后可见结痂。

赵老认为本病可因情志内伤以致肝胆火盛；或因脾湿郁久，湿热内蕴，外受毒邪而诱发。肝胆热盛、脾湿内蕴为本病的实质，皮肤发生水疱，剧烈刺痛为其主要特征。在辨证施治上，清热利湿解毒以治其因，化瘀通络理气以治其果。赵老强调在分析病因病机时要权衡湿热之中湿重还是热重；毒热之中热重还是毒重。在治疗过程中要抓住各个阶段的发展变化。

（二）病因病机

中医称之为“蛇串疮”“缠腰火丹”“火带疮”“蜘蛛疮”，本病多因忧思恼怒，肝气郁结，郁久化火，肝火外炎，熏蒸肌肤而发；或因嗜食肥甘厚味，脾失健运，水湿内停，停久化热，湿热内蕴，外犯肌肤，复感邪毒而发。

（三）辨证论治

1. 内治法

（1）肝经郁热型

【症状】皮损鲜红，疱壁紧张，灼热刺痛；口苦咽干，烦躁易怒，大便干或小便黄。舌质红，舌苔薄黄或黄厚，脉弦滑数。

【治法】清泄肝火，解毒止痛。

【处方】龙胆泻肝汤加减。

【加减】火毒重者，选加金银花、连翘、黄连、大青叶等清热解毒；疼痛剧烈者，选加延胡索、川楝子、乳香、没药、全蝎、蜈蚣、钩藤、石决明等行气活血、平肝清火、通络止痛；大便秘结者，酌加大黄通腑泻热。发于头面者，酌加菊花、桑叶、夏枯草等；发于肩背、上肢者，酌加姜黄、桑枝等；发于躯干者，酌加川楝子、白芍、陈皮；发于下肢者，酌加川牛膝、萆薢、黄柏等。

（2）脾虚湿蕴型

【症状】颜色较淡，疱壁松弛，口不渴，食少腹胀，大便时溏。舌质淡，舌苔白或白腻，脉沉缓或滑。

【治法】健脾利湿，解毒止痛。

【处方】除湿胃苓汤加减。

【加减】疼痛甚者，选加延胡索、乳香、没药；有血疱者，选加大蓟、小蓟；不思饮食、腹胀便溏、脾虚症状突出者，酌加党参、山药、砂仁等。

（3）气滞血瘀型

【症状】皮疹消退后局部疼痛不止。舌质暗，苔白，脉弦细。

【治法】理气活血，通络止痛。

【处方】柴胡疏肝散合桃红四物汤加减。

【加减】热毒未尽者，选加栀子、连翘、板蓝根等；疼痛重者，选加全蝎、乌梢蛇、蜈蚣等药搜风通络止痛，磁石、珍珠母等药潜阳息风镇痛。

（4）常用中成药

按照辨证论治的基本原则，根据不同辨证分型以选取中成药。肝经郁热型可选用龙胆泻肝丸或新癀片；脾虚湿蕴型可选用参苓白术丸；气滞血瘀型可选用血府逐瘀胶囊或大黄䗪虫丸。

2. 外治法

（1）初起用二味拔毒散调浓茶水外涂；或外敷玉露膏；或外搽双柏散、三黄洗剂、清凉乳剂（麻油加饱和石灰水上清液充分搅拌成乳状），每天3次；或鲜马齿苋、野菊花叶、玉簪花叶捣烂外敷。

（2）水疱破后，用黄连膏、四黄膏或青黛膏外涂；有坏死者，用九一丹或海浮散换药。

（3）若水疱不破或水疱较大者，可用三棱针或消毒空针刺破，吸尽疱液或使疱液流出以减轻胀痛不适感。

（4）干燥结痂时选用祛湿解毒而无刺激的中药油或软膏外敷。

（四）名家验案

病案1

肖某，男，39岁，2009年3月30日初诊。

【主诉】左胸背部疼痛3日，伴起疹1日。

【现病史】患者3日前因情志失调后出现左侧胁肋部刺痛感，未予以重视。1日前左侧胸部下方起红斑、水疱，渐增多，疼痛加重，影响睡眠，遂来就诊。现左胸背红斑、水疱，左侧胸胁至肩背部针刺样疼痛，伴心烦、口苦，无发热恶寒，纳食差，眠欠安，大便干燥，2～3日1次，平素性情急躁。舌边尖红，苔黄，脉滑数。

【皮肤科情况】左侧乳房下方沿腋下至左侧背部见4片掌心大小红斑，其上簇集分布粟米至绿豆大小丘疹、丘疱疹，呈带状分布，皮损周围隐见小片水肿性红斑。

【辨证】肝经郁热，热重于湿。

【治法】清肝经湿热，解毒止痛。

【处方】

龙胆草10g	板蓝根15g	黄　芩10g	延胡索10g
车前草15g	川楝子10g	柴　胡6g	丹　参10g
生地黄10g	生甘草6g	白茅根30g	生栀子10g

7剂，水煎服，早、晚饭后分温服。

【外用药】清热消肿洗剂（马齿苋、黄柏）稀释30倍后湿敷患处，外用雄百洗剂，日2次。

【二诊】2009年4月6日。疼痛较前明显减轻，红斑色暗，其上丘疱疹已干燥，未见新出疹，大便日1次，仍口苦，纳食不香。舌质红，苔薄白，脉弦。前方加陈皮10g，再服7剂。

【三诊】2009年4月13日。诉疼痛基本消失，左胸胁皮损处可见淡红色色素沉着斑，纳眠可，二便调。舌质淡红，苔白，脉滑。嘱以北京中医医院院内制剂清热除湿汤7剂巩固治疗，患者痊愈。

【按】本例患者因情志不遂，以致肝失疏泄，肝郁日久化火，引动心火。木旺克土，脾虚运化不利，水湿内生，湿久亦化热而成。肝胆互为表里，经脉相通。肝病可及胆而成肝胆湿热、热重于湿证。肝主疏泄又主藏血，调节血量，肝失疏泄可致气分热及血分，热壅血滞致气滞血瘀，不通则痛。方中以大苦大寒的龙胆草，上清肝胆实火，下泻肝经湿热，泻火除湿，两擅其功，切中病情，故为君药；黄芩、生栀子苦寒，归肝、胆、三焦经，泻火解毒、燥湿清热，用以为臣，以加强君药清热除湿的功效；湿热壅滞下焦，故用车前草、生栀子、白茅根导湿热下行，使邪有出路。肝为藏血之脏，肝经实火易伤阴血，所用诸药多为苦寒渗利伤阴之品，故以生地黄养阴、白茅根凉血、丹参养血凉血活血，使祛邪不伤正。延胡索、川楝子合称金铃子散，一泻气分之热，一行血分之滞，共奏疏肝泻热、活血止痛之功。此二药亦为陈彤云教授治疗带状疱疹的常用药物。火邪内郁，肝气不疏，用大剂苦寒降泄之品恐肝胆之气被抑，故以柴胡疏泄肝胆，并引诸药入肝经，且与黄芩相合，既清肝胆，又增清上之力。陈彤云教授认为带状疱疹总有外感毒邪之因，且湿热日久亦可化毒，故以板蓝根清热解毒凉血。《分类草药性》言板蓝根："解诸毒恶疮，散毒去火。"以上均为佐药。甘草为使，一可缓苦寒碍胃，二可调和诸药。

陈彤云教授认为，临床中带状疱疹初期，或发于胸胁，或发于腰腹，或发于偏侧头面，或发于下肢外侧，多为肝胆经循行部位，且患者多伴有情志不遂病史，故多表现为肝胆经湿热、郁热及气滞血瘀之象，患者多体质壮实，表现为邪实正亦不虚，可以此方加减以直折火势，泻火存阴。大便干可加生大黄；毒热盛，伴发热、咽痛可加金银花、连翘、生石膏；纳食不馨可加陈皮、枳壳。北京中医医院皮肤科的清热除湿汤（龙胆草、黄芩、车前草、生石膏、大青叶、白茅根、六一散、生地黄）亦是在龙胆泻肝汤基础上化裁而来，清热除湿汤多用于急性湿疮、皮炎、带状疱疹等病属湿热内蕴者。

病案2

李某，女，56岁，2008年6月3日初诊。

【主诉】左腰臀部、下肢疼痛5日，起疹3日。

【现病史】患者近日旅途劳累，5日前自觉左侧腰臀部疼痛不适，自行外用"麝香壮骨膏"贴敷，仍疼痛，3日前贴敷部位起皮疹，逐渐扩大、增多，延及同侧下肢疼痛加重，伴肢体沉重，倦怠嗜卧，纳呆，食后腹胀，夜寐欠安，大便干，小便黄。舌尖红，舌体胖大、边有齿痕，苔白腻，脉滑。

【皮肤科情况】左侧腰臀部、小腹至大腿内侧有多片掌心至手掌大小红斑，其上密集粟米至蚕豆大小水疱，疱液清稀，个别见有血疱，簇集成片，呈带状分布。

【辨证】脾湿内蕴，蕴久生毒，阻滞气血。

【治法】健脾除湿，行气活血，解毒止痛。

【处方】

白　术10g　　茯　苓15g　　陈　皮10g　　厚　朴10g
枳　壳10g　　紫　草15g　　板蓝根30g　　龙胆草6g
黄　芩10g　　生栀子10g　　延胡索10g　　赤　芍15g
车前草15g　　白茅根30g

7剂，水煎服，早、晚饭后分温服。

【外用药】局部外用雄黄洗剂。

【二诊】2008年6月10日。服药7剂，水疱基本干燥结痂，无新出，疼痛大减，大便略溏，仍觉肢体困倦。前方去龙胆草、黄芩、生栀子，加生黄芪10g、当归10g。继服14剂。诸症消，临床治愈。

【按】本例患者发病前旅途劳累。陈彤云教授认为，劳则伤脾，脾虚运化不利，水湿内生；脾主统血，脾虚统摄无力，故导致出血。脾属土，肝属木，五行相克，土虚则木乘，致肝火暗生。湿热日久生毒，导致气血运行不利，不通则痛。脾虚湿蕴，运化不利，阻滞气机，而见脘腹胀满；湿性重滞，湿多则身重嗜卧。方中白术、厚朴、陈皮、茯苓、枳壳健脾祛湿、行气消胀；延胡索行气理气；赤芍、白茅根、板蓝根、紫草凉血活血解毒。两组药物相合以行气活血止痛。龙胆草、黄芩、生栀子清利肝胆湿热，以解化热之势。二诊时，毒热已减，大便溏，患者终因脾虚为本，故去苦寒伤阴之品，而加入益气托邪毒外出的黄芪，养血止痛的当归，气血双补，使获全效。

病案3

王某，男，68岁，2007年9月7日初诊。

【主诉】左胸背疼痛40余日。

【现病史】患者40余日前左胸背疼痛、起丘疹，于外院就诊，诊为“带状疱疹”，予静滴抗病毒药物。4周后，皮疹基本消退，但仍疼痛不减，经服止痛药物、营养神经药物，效不显，现仍疼痛不止，遂来就诊。现原发皮疹处有片状色素斑片，伴疼痛时作，坐卧不安，纳差，口干、口苦，眠差，大便干燥。舌暗红，苔黄厚腻，脉滑。

【皮肤科情况】左后背沿左腋下至左胸前带状分布片状暗红色色素沉着斑片。

【辨证】毒热未尽，气滞血瘀。

【治法】清热利湿，理气活血止痛。

【处方】

龙胆草10g　　生地黄15g　　生栀子10g　　黄　芩10g

牡丹皮12g	赤芍10g	延胡索10g	丹参15g
炒神曲10g	地龙15g	生大黄6g	川牛膝10g
伸筋草15g	制没药3g	制乳香3g	

7剂，水煎服，早、晚饭后分温服。

【二诊】2007年9月14日。疼痛略减轻，口干、口苦好转，大便畅通。舌质暗，苔黄腻，脉滑。前方易生大黄为熟大黄10g，加莪术10g，继服14剂。

【三诊】2007年9月28日。疼痛大减，诸症好转，大便溏，舌质暗，苔白腻，脉滑。前方龙胆草减至6g，去生栀子，继服14剂。患者症状基本消退。

【按】陈彤云教授认为，此型带状疱疹神经痛多由肝经湿热型遗留而来，湿性黏滞，阻滞气机，气行则血行，气滞则血瘀，因而形成肝经湿热未尽，气滞血瘀之证。故以龙胆草、生栀子、黄芩以清肝经湿热；延胡索理气；牡丹皮、赤芍、丹参凉血活血；牛膝、乳香、没药、莪术活血破瘀止痛；牛膝既可活血，又可引药下行。地龙性咸寒，归肝、脾经，可清热、通络，入络搜邪外出；伸筋草苦辛温，归肝经，祛风湿、舒筋活络。二药一寒一温，既可清解热毒、入络搜邪，又可温通经络、祛湿引邪外出，为陈彤云教授治疗带状疱疹神经痛常用之品。大黄亦为陈彤云教授临床常用之品，既可清热泻下通积，又可活血化瘀止痛。

病案4

刘某，女，63岁，2011年3月9日初诊。

【主诉】左胸背疼痛3个月余。

【现病史】患者3个月前发怒后左胸背起水疱，疼痛明显，于外院就诊，诊为“带状疱疹”，经中西药物治疗3周后，皮疹消退，局部仍疼痛不止，夜间尤著。曾服清热利湿、活血化瘀止痛中药，配合针灸拔罐、半导体照射、红外线照射等多种物理治疗，仍不缓解，局部仍疼痛，遂来就诊。现左胸背部可见暗褐色斑片，仍疼痛，遇劳加重，伴口干，咽干，心烦，纳可，眠欠安，小便调，大便干。既往有糖尿病病史12年，现服用阿卡波糖（拜唐苹）治疗，血糖控制较好。舌质暗红，少津，脉弦细。

【皮肤科情况】左胸背部暗褐色斑片，呈带状分布。

【辨证】火热未清，余热伤阴。

【治法】滋阴柔肝，养血通络。

【处方】

北沙参10g	麦冬10g	当归10g	生地黄20g
枸杞子10g	川楝子6g	白芍20g	生甘草10g
石斛10g	瓜蒌10g	红花10g	丹参20g

柴　胡 6g	黄　芩 10g

14 剂，水煎服，早、晚饭后分温服。

【二诊】 2011 年 3 月 23 日。疼痛有所减轻，大便调畅，口干、咽干好转。前方去柴胡，加地龙 10g、莪术 6g，继服 14 剂。

【三诊】 2011 年 4 月 6 日。疼痛基本控制，发作次数减少。继服 7 剂而愈。

【按】 陈彤云教授认为，本例患者本有消渴病，素体阴液不足，复因情志不遂，肝郁化火伤阴，导致肝阴不足，肝气不疏，气滞血瘀。治宜滋养肝肾阴血、理气活血止痛。方中重用生地黄滋阴养血、补益肝肾；北沙参、麦冬、当归、枸杞子益阴养血柔肝、补肝体，育阴以涵阳；白芍、甘草为芍药甘草汤，以柔肝缓急止痛；少佐川楝子、柴胡疏肝理气，使滋阴养血而不遏制气机；瓜蒌清热润下通便，经云瓜蒌有“损其肝者缓其中”之效，且瓜蒌、红花、甘草为明代王肯堂治疗蛇串疮验方，治肝郁日久，不得发越，乃侮所不胜之肺金（木火刑金）所致之病；黄芩入肺、胆经以清上中焦湿热、凉血。诸药合用，共奏养阴清热、行气化瘀通络之功。

病案 5

张某，男，71 岁，2014 年 10 月 12 日初诊。

【主诉】 左侧胸胁部疼痛半年余。

【现病史】 患者半年前左侧胸胁部起大片红斑水疱，疼痛，于外院就诊，诊为“带状疱疹”，予中西药物治疗 1 个月后，皮损消退，局部仍疼痛不止。后经多种治疗，其效不显。现患处时有刺痛，伴面色萎黄，语声无力，纳食可，睡眠欠佳。舌质暗红，舌体胖、有齿痕，苔白，脉沉弦。

【皮肤科情况】 左侧胸胁部已无明显皮疹。

【辨证】 气血两虚，血脉瘀滞，余毒未尽。

【治法】 补气养血，活血通络，清解余毒。

【处方】

生黄芪 20g	太子参 20g	当　归 6g	白　芍 20g
丹　参 20g	龙胆草 6g	黄　芩 10g	生地黄 10g
赤　芍 15g	地　龙 10g	延胡索 10g	川楝子 10g
栀　子 6g	酸枣仁 30g	茯　苓 15g	神　曲 10g

14 剂，水煎服，早、晚饭后分温服。

【二诊】 2014 年 10 月 26 日。疼痛减轻，睡眠好转，患处有麻木束缚感。舌暗红，苔白，脉沉弦。前方去延胡索、川楝子，加白芍至 30g，继服 14 剂。

【三诊】 2014 年 11 月 9 日。疼痛麻木感基本消失，饮纳、二便调，患者痊愈。

【按】陈彤云教授认为，本例患者年事已高，正气不足，复因患病日久，邪正交争，正气受损，气虚血弱。气血均不足，致气血运行不通，不荣则痛。脾胃为气血生化之源，肺主皮毛，宣散卫气布达皮毛，故以生黄芪、太子参补益肺脾之气，令气旺血行，瘀去络通。患者因虚致瘀，故以当归、生地黄、白芍养血活血；丹参、赤芍活血化瘀；地龙通经活络；龙胆草、黄芩、栀子清解余毒；老年人脾胃虚弱，以神曲、茯苓消导开胃，健运中焦，一助药力发挥，一助水谷运化；延胡索、川楝子理气止痛。诸药合用，共奏补益气血、活血化瘀、理气通络之功。二诊时，患者诉仍有麻木感。麻为气不运，木为血不通，均为气血亏虚所致，故加白芍用量以养血止痛。

陈彤云教授治疗带状疱疹后遗神经痛，重视活血破瘀、行气止痛，常运用虫蚁之药如地龙等通络止痛，但对久病或年老患者更重视益气养血，扶正固本。

（五）食养调护

（1）柴胡青叶粥

柴胡、大青叶各15g，粳米30g，白糖适量。将柴胡、大青叶同放入锅内加水适量上火煎煮，去渣取汁，用药汁煮粳米成粥，加入白糖调味服食，每日1次，6日为1个疗程。

柴胡味苦、辛，性微寒，归肝、胆、肺经，具有疏肝利胆、疏气解郁、散火之功效。大青叶味苦，性寒，无毒，归心、胃经，具有清热、解毒、凉血、止血之效。粳米味甘，性平，可补中益气、健脾和胃。诸药合用，具有善疏肝、清热解毒之效。

（2）马齿苋薏苡仁粥

马齿苋30g，薏苡仁30g，粳米20g，红糖适量。先将马齿苋、薏苡仁分别择洗干净，入砂锅加适量水，上旺火煮沸，后移至小火慢煮，加入淘洗净的粳米煮至熟烂成米汤状，熟后加入红糖调味即成。

马齿苋味酸，性寒，归大肠、肝经，可清热解毒、凉血止血。生薏苡仁味甘、淡，性凉，归脾、肺、胃经，可利湿健脾、舒筋除痹、清热排脓。本方能解毒祛湿，适用于脾湿内蕴型带状疱疹。

（3）龙子丹

地龙8条，车前子250g，香油适量。将锅烧热，放入香油烧制八成热时，放入车前子至有响爆声，以紫红色为度，研末；将地龙去土，焙干研成细末，将2味混匀，面糊加水制成丸。每次服0.3～0.5g，临睡时盐水送服。

地龙味咸，性寒，归肝、脾、膀胱经，功善清热定惊、通络、平喘、利尿。车前子味甘，性寒，归肺、肝、肾、小肠经，功善清热利尿、渗湿止泻。本方通经止痛力量较强。

五、寻常疣

（一）概述

寻常疣又称“枯筋箭”“千日疮”，是人类乳头瘤病毒所引起的一种常见的病毒性赘生物。本病好发于手足，表现为数毫米至一厘米大小的半球形或多角形高出皮面的赘生物，表面粗糙，可见多个点状黑色肉刺。本病以独立的坚实丘疹，表面有粗糙角化物，无自觉症状为临床特征，多见于儿童及青年人。

张志礼教授等认为，本病多因外感毒邪，致湿热酿痰或湿毒耗伤气血，血燥成瘀而致。治疗多用软坚散结、解毒活血之品。

（二）病因病机

本病多因肝经血燥，血不养筋，筋气不荣，复感风热邪毒，凝聚肌肤所致；或外感毒邪，皮肤外伤染毒，搔抓毒行而发。

（三）辨证论治

1. 内治法

（1）风热血燥型

【症状】病程短，结节如豆，坚硬粗糙，色黄或红。舌红，苔薄黄，脉弦数。

【治法】疏风散热，凉血润燥。

【处方】银翘散酌加板蓝根、钩藤、防风、紫草、当归等。

（2）湿热血瘀型

【症状】病程较长，结节疏松，色灰或褐。舌暗红，苔薄白，脉细。

【治法】清热祛湿，活血化瘀。

【处方】清肌渗湿汤酌加生石决明、生薏苡仁等。

（3）常用中成药

祛疣胶囊。

2. 外治法

（1）药物外洗

选用香木水洗剂，或木贼草30g、香附30g、生牡蛎30g、蜂房10g，水煎，每日1

剂，擦洗患处，每次 20 ~ 30 分钟。

（2）药物点涂

可选用千金散、鸦胆子油、斑蝥膏、水晶膏等，外点疣体上，但注意保护周围健康皮肤，2 ~ 3 日外点 1 次，直至疣体完全脱落。

（3）结扎疗法

对头大蒂小的疣或丝状疣，可用丝线或头发丝结扎，逐渐收紧，可使疣体脱落。

（4）推疣法

在疣体根部，用棉棒或刮匙（刮匙头部用棉花包裹），与皮肤呈 30°的角度，向前均匀用力推之。若疣体立即推除，表面压迫止血，并用纱布加压包扎；若残留少许疣体，经过 1 个月后再推 1 次。

（四）名家验案

某患，女，23 岁。

【现病史】患者双上肢、颈部、颜面多发皮疹，逐渐增多，并且伴有瘙痒。先后就诊于多家医院，均诊为“寻常疣”，间断冷冻治疗，效果不明显，遂来就诊。舌质红，苔白，脉滑。

【皮肤科情况】前额、面颊、颈部及双上肢密集米粒至绿豆大小淡褐色扁平丘疹。

【中医诊断】疣目病。

【西医诊断】寻常疣。

【辨证】热毒侵袭，气血失和。

【治法】清热解毒，调和气血。

【处方】以紫蓝方为主，加入鬼箭羽、生牡蛎。

【按】鬼箭羽可破血解毒杀虫；生牡蛎入肝、肾经，可软坚散结以消疣赘，同时又平肝潜阳，可解患者患病思虑肝郁疾苦。嘱患者每日 2 次，餐后口服。

因患者皮疹面积广泛，不便外法，故仅予中药口服。本例患者病程多年，曾应用多种治疗方案，疗效均不满意。经中药初诊治疗后皮疹很快出现改善，患者坚定了信心，坚持口服，依从性良好。经 2 个月治疗，疗效十分显著，皮疹基本痊愈。随访近 1 年，未出现反复。

（五）食养调护

陈彤云教授认为疣目总以气血失和、肾气不荣、肺脾气虚、腠理不密为其主要病机。因此，选择健脾利湿解毒的药膳为食养调护的主要方法。

薏苡仁粥

薏苡仁 60g。水煎为粥，每日 1 剂，分 2 次服用。

薏苡仁味甘、淡、性凉，归脾、肺、胃经，可利湿健脾、舒筋除痹、清热排脓。

六、扁平疣

（一）概述

扁平疣是人类乳头瘤病毒所引起的一种常见的病毒性赘生物。本病以好发于面部、手背，针头至粟粒大小的扁平丘疹为临床特征。任何年龄均可发病，但以青少年，尤其是青春期前后的女性为多。

陈彤云教授认为本病是由于气血失和、腠理不密致外感邪毒凝聚肌肤所致，其病机特点在于风、热、毒、瘀。

（二）病因病机

本病多因湿浊内蕴，脾失健运，湿浊内蕴，复感外邪，凝聚肌肤所致；或风邪侵袭，热客于肌表，风毒久留，郁久化热，气血凝滞而发；或肝火妄动，气血不和，阻于腠理而生。

（三）辨证论治

1. 内治法

（1）热毒蕴结型

【症状】突然发病，皮疹淡红，数目较多，伴口干不欲饮，身热，大便不畅，尿黄。舌质红，苔白或腻，脉滑数。

【治法】疏风清热，解毒散结。

【处方】桑菊消疣汤酌加板蓝根、夏枯草等。

（2）热蕴络瘀型

【症状】病程较长，皮疹黄褐或暗红，可有烦热。舌暗红，苔薄白，脉沉缓。

【治法】清热解毒，化瘀通络。

【处方】清肝解郁汤酌加薏苡仁、三棱、莪术等。

（3）常用中成药

祛疣胶囊。

2. 外治法

（1）皮损较少，顽固难消时，选用鸦胆子油或鸦胆子肉包于纱布内，拭擦皮损，每日 1 ~ 2 次。

（2）各类皮损用鲜鸡内金或干鸡内金用水浸泡变软后擦皮损，每日 1 ~ 2 次。

（四）名家验案

病案 1

欧阳某，男，30 岁，2009 年 6 月 7 日初诊。

【主诉】面部、双手起疹 5 年余。

【现病史】患者 5 年来面部、手背多发暗褐色扁平丘疹，伴有瘙痒，渐增多，近半年皮损增加迅速，曾至多家医院就诊，诊为“扁平疣”，予中西药物内服外洗治疗及冷冻、激光治疗，效果不显。半年来，皮损逐渐遍及面部，伴有瘙痒，纳可眠佳，二便调。舌质红，苔薄黄，脉弦。

【皮肤科情况】颜面、双手背密集分布淡褐色帽针头至粟米大小的扁平丘疹，表面光滑，部分皮疹呈线状排列。

【辨证】风热毒蕴。

【治法】疏风清热，凉血解毒。

【处方】

紫　草 15g	板蓝根 15g	马齿苋 30g	红　花 10g
大青叶 15g	金银花 10g	赤　芍 10g	连　翘 20g
木　贼 10g	山慈菇 10g	夏枯草 15g	菊　花 10g

水煎服，日 1 剂，连服 7 日。

【二诊】2009 年 6 月 14 日。服上药 1 周后皮损略平，少量皮损消退，面部皮损略稀疏。舌质红，苔薄白，脉弦。上方加生牡蛎 30g 以加强软坚散结作用。日 1 剂，连服 7 剂。余同前。

【三诊】2009 年 6 月 21 日。继服上药 7 剂后，皮损大部分变平，诉近期胃纳欠佳。舌质淡，苔白，脉滑。前方加生薏苡仁 30g、鸡内金 6g 以健脾消食。日 1 剂，连服 7 剂。余同前。

【四诊】2009 年 6 月 29 日。继服上药 7 剂后，皮损基本消退，面部散在色素沉着斑点，自觉口干。舌质淡红，少苔，脉细。前方加玄参 15g 以养阴散结。日 1 剂，连服 14 剂。余同前。患者痊愈。随访 3 个月未见复发。

病案2

旺某，女，33岁，2014年12月10日初诊。

【主诉】面部起疹3年余。

【现病史】患者3年前发现面部起疹，无明显自觉症状，后皮疹渐增多，泛发整个面部，偶有瘙痒，未经治疗，时有口干、口苦，大便干燥，2～3日1次。平素急躁易生气，月经提前。舌质淡红，苔薄黄，脉滑。

【皮肤科情况】双颊散在褐色粟米大小的扁平丘疹。

【辨证】肝郁化火，血燥痰凝。

【治法】疏肝解郁，化痰软坚。

【处方】

生牡蛎30g	生薏苡仁30g	板蓝根20g	紫　草15g
地肤子15g	木　贼20g	香　附10g	黄　芩10g
鬼箭羽20g	炒皂角刺5g	郁　金15g	柴　胡10g

水煎服，日1剂，连服14日。

【外用药】

狗　脊30g	地肤子30g	木　贼30g	白　矾10g

7剂，水煎2000ml，外洗，日1次。

【二诊】2015年1月4日。服上药14剂后皮疹略平，色暗，但瘙痒重。纳可，大便调。上方加灵磁石30g、代赭石30g、珍珠母30g以重镇散结、安神止痒。水煎服，日1剂，连服21剂。

【三诊】2015年2月5日。服上药21剂后皮损基本消退，便干，舌质淡红，苔薄黄。前方加生大黄5g。水煎服，日1剂，连服21剂。

后电话随访，皮损完全消退。

病案3

刘某，女，24岁，2014年8月3日初诊。

【主诉】面部起疹4年余。

【现病史】患者4年前开始双侧脸颊起疹，无明显自觉症状，后渐增多，间断治疗，病情时有反复，遂来就诊。现额头、双颊、右侧口周散发淡褐色丘疹，偶有痒感，面色萎黄，倦怠嗜睡，纳少，眠差多梦，大便溏稀。舌质暗，苔薄白，脉滑。

【皮肤科情况】额头、双颊、右侧口周散在淡褐色丘疹，其状扁平，与皮肤颜色相同、质地较坚实形状不规则，个别皮疹融合成蚕豆大小扁平斑片。

【辨证】脾虚湿蕴，痰凝气滞。

【治法】健脾益气，解毒散结。

【处方】

生黄芪 20g	茯　苓 15g	白　术 10g	太子参 20g
板蓝根 30g	生薏苡仁 30g	紫　草 15g	生牡蛎 30g
木　贼 20g	穿山甲 10g	地肤子 15g	蜂　房 6g
鬼箭羽 20g			

水煎服，日 1 剂，连服 14 日。

【二诊】2014 年 8 月 20 日。皮损消退不明显，未见新出疹，无痒感，纳食好转，大便成形，日 1 次，仍眠差。前方加珍珠母 30g 以重镇散结。水煎服，日 1 剂，连服 14 剂。

【三诊】2014 年 9 月 7 日。服上药 14 日后皮损面积缩小，部分皮损消退。纳眠可，二便调，面色好转，乏力减轻。舌质暗红，苔薄白，脉滑。继以前方巩固治疗。水煎服，日 1 剂，连服 20 剂。

1 个月后复诊，皮损消退，临床痊愈。

（五）食养调护

陈彤云教授认为扁平疣的病机特点在于风、热、毒、瘀，具体表现为肝旺血燥，筋气不荣，气血失和，腠理不密，复感风热毒邪，凝聚肌肤；或脾弱痰湿阻络，故宜选择清热解毒或行气活血的药膳。

（1）苡仁米粥

生薏苡仁 100g，紫草 10g，板蓝根 10g，木贼草 10g。先煎后 3 味，取汁去渣，再入薏苡仁同煮为粥。早、晚分服。可用药渣洗局部 15～20 分钟。空腹顿服。每日 1 次，10 次为 1 个疗程，共 2 个疗程。

生薏苡仁味甘、淡，性凉，可利湿健脾、舒筋除痹、清热排脓。紫草味甘、咸，性寒，归心、肝经，可清热解毒。板蓝根味苦，性寒，归心、胃经，善解毒凉血利咽。木贼草味甘、苦，性平，归肺、肝经，可清肝明目、利尿通淋。本方可祛风除湿、清热解毒。

（2）川芎松花饮

川芎 15g，干松花蕾 10～20 个，白糖 30g。川芎洗净，切片；干松花蕾洗净，捣碎。川芎、干松花蕾同放瓦锅内，加水适量，置武火上烧沸，再用文火煎煮 25 分钟，停火，过滤去渣，留汁液，加入白糖搅匀即成。每日 2 次，每次服 150g。

川芎味辛，性温，归肝、胆、心包经，可活血行气、祛风止痛。松花味甘，性温，无毒，主润心肺、益气、除风止血。故本方具有散瘀祛痛止痒之效。

七、体癣

（一）概述

体癣是发生在平滑皮肤的一种癣。皮损多为圆形或不整形，边缘有炎性丘疹，逐渐向外扩展，亦可呈同心环或多环形，相邻皮损亦可相互融合呈花环状，表面附有细碎鳞屑，常有中心自愈倾向，瘙痒明显。本病多以外治为主。

（二）病因病机

中医称之为“圆癣”，患者多因风、湿、热、虫邪蕴郁肌肤，或穿病者衣物，或接触患癣的猫、狗等动物，感染虫邪而发病。

（三）辨证论治

1. 内治法

（1）风湿蕴肤型

【症状】皮疹如钱币，渐次扩展，瘙痒无休。舌淡红，苔白腻，脉滑。

【治法】疏风利湿，杀虫止痒。

【处方】消风散加减。

（2）湿热毒聚型

【症状】皮疹色红，或见水疱、脓疱。舌红，苔黄腻，脉滑。

【治法】湿热利湿，解毒杀虫。

【处方】龙胆泻肝汤加减。

2. 外治法

（1）以丘疹、水疱为主者，癣药水一号、癣药水二号、癣药水三号或复方土槿皮酊、癣酒、土槿皮散、羊蹄根酒等任选一种外搽，每日 2～3 次。

（2）糜烂、渗出为主者，用青黛散、五倍散、花蕊石散、二黄一白散等任选一种外扑，每日 2～3 次，待皮损干燥再涂癣药水或癣药膏取效；若渗出较多时，可选用解毒止痒方外洗或湿敷。

（3）干燥脱屑或皮疹广泛时使用雄黄膏、硫黄膏、癣药膏一号、癣药膏二号、癣药膏三号等任选一种外搽，或用川槿散醋调外搽，每日 2～3 次；或先用解毒止痒方外洗，后搽癣药膏，每日 2～3 次；如水疱与脱屑同见时，选用癣药水与癣药膏交替外搽，或羊蹄根酒外搽，每日 2～3 次。

（四）名家验案

李某，女，35 岁。

【现病史】患者数日来自觉臀部瘙痒，摸之粗糙，洗澡时发现有红圈。数年前两大腿根部有两片皮损，每遇热汗出时痒甚。

【皮肤科情况】臀部两侧可见边界明显、边缘清楚的红色皮损，越靠边缘越清楚，中心部皮损薄。双股内侧有边缘整齐的红斑，边缘略隆起。足趾间有脱屑。

【中医诊断】钱癣（刀癣）。

【西医诊断】体癣，股癣，足癣。

【辨证】湿毒凝聚，熏蒸皮肤。

【治法】祛湿杀虫止痒。

【处方】二妙丸（苍术、黄柏，等量），每次 10g，日服 2 次。

【外用药】雄黄解毒散 15g，百部酒 10ml 及复方土槿皮酒，交替外擦。

2 周后复诊，臀部皮损明显缩小。继续治疗，基本消失。

（五）食养调护

体癣多发生于夏季或夏季加重，入冬减轻或消失。本病的发生可能与接触患癣猫狗等，或由患者的衣物、用具等传染有关。部分患者可有慢性病或肿瘤病史。故需特别注意衣物清洁消毒及个人皮肤卫生，保持皮肤清洁干燥。对于易患病者可间断给予中药外洗方防治。

防治外洗方：蛇床子 30g，苦参 30g，地肤子 30g，水煎外洗。

第二节　物理性皮肤病

日光性皮炎

（一）概述

日光性皮炎即日晒疮，是一种因日光照射而引起的急性炎症性皮肤病，以日晒后暴露部位皮肤出现红斑、水疱或多形性皮损，自觉灼热、瘙痒，并有明显的季节性为临床特征。本病好发于春夏季节，以青年男女、儿童多见。

张志礼教授等认为，光毒为阳热邪气，易致阳证，表现为红斑、瘙痒明显，甚则出现水疱，故治疗以凉血清热为主，兼以疏风祛湿。

（二）病因病机

本病总因禀赋不耐，腠理不密，日光暴晒所致。先天禀赋不耐，腠理失去其防卫之功能，以致不能耐受阳光照射，毒热之邪郁于肌肤，不得外泄而发病。盛夏暴晒，毒热夹湿，蕴蒸肌肤，可出现红斑、丘疹，甚至出现水疱，且自感灼热、瘙痒、刺痛。

西医认为本病的发生与日光照射有最直接的关系，引起本病的作用光谱常为中波紫外线，发生机制为光毒性反应和光线照射诱发的光代谢物产生的细胞免疫反应。

（三）辨证论治

1. 内治法

（1）热毒外侵型

【症状】受日光暴晒后皮肤出现潮红、肿胀、红斑、丘疹，自觉刺痛、灼热、瘙痒，伴口干欲饮，大便干结，小便短黄。舌红，苔薄黄，脉数。

【治法】凉血清热解毒。

【处方】凉血地黄汤合黄连解毒汤加减。

（2）湿毒蕴结型

【症状】受日光暴晒后皮肤出现潮红、红斑、丘疹、水疱、糜烂、渗液、结痂等多形性损害，自觉瘙痒、刺痛，伴身热，神疲乏力，食欲不振。舌红，苔黄腻，脉濡或滑数。

【治法】健脾除湿解毒。

【处方】清脾除湿饮加减。

（3）常用中成药

①防风通圣丸，每次6g，每日2次，适用于热毒外侵型。②三妙丸，每次6g，每日2次，适用于湿毒蕴结型。

2. 外治法

（1）三黄洗剂外洗，每日2~3次，用于有红斑、丘疹、水疱、结节者。

（2）玉露膏外搽，每日2~3次。

（3）生肌白玉膏外搽，每日2~3次。

（四）食养调护

日晒疮为正常皮肤过度照射日光中的紫外线，尤其是中波紫外线后，使人体皮肤发生的急性光毒性反应，反应程度与光线强弱、照射时间和范围、肤色、体质等有关。本病以春末夏初多见。陈彤云教授认为此病多由禀赋不耐，皮毛腠理不密，复感光热之邪，致使热不得外泄，郁于肌肤而成。饮食上配合疏风解毒之品较为适宜。

薄荷绿豆汤

绿豆300g，薄荷5g，白砂糖100g。绿豆放入清水500g煮好；薄荷叶少许，水冲洗，加水约一大碗，浸泡半个小时，然后用大火煮沸冷却，过滤，再与冷却的绿豆汤混合搅匀，加入适量白砂糖。

绿豆味甘，性寒，归心、胃经，具有清热解毒、消暑除烦、止渴健胃、利水消肿之功效。绿豆性寒，素体虚寒者不宜多食或久食，脾胃虚寒泄泻者慎食。

第三节　变态反应性皮肤病

一、湿疹

（一）概述

湿疹是临床常见的一种变态反应性皮肤病，表现为瘙痒性丘疹、水疱，具有四个特点，即多形性（具有红斑、丘疹、水疱、糜烂、渗出、结痂、肥厚、脱屑、皲裂等多种皮损）、对称性、反复性、渗出倾向性，是皮肤科常见病之一，占皮肤科门诊量的15%～30%。西医诊断将此分为急性、亚急性和慢性三期，按形态、部位分类更繁杂，属于迟发型变态反应。

中医虽无“湿疹”病名，但对许多病象的描述与湿疹相符。如浸淫遍体、渗液极多者，名“浸淫疮”；发生于小儿者名“奶癣”；发于耳部者称“旋耳疮”；发于阴囊者称“绣球风”；发于肘窝、腘窝处称“四弯风”；发于手掌者称“鹅掌风”；发于小腿者称“裙边风”等。

赵老曾在临床实践中，根据这些病的特点和中医的理论，提出“湿疡”的概念，有风湿疡、湿疡、顽湿疡之分，多数情况下，湿为内湿，风为外风。内湿趋内，在胃肠道作乱为其常，外达于皮肤必须有相应的动力，常见者为内火、外风。单纯的脾虚湿蕴就是胃肠道的反应，不会有皮肤的见症。外风引动内湿，常表现为风湿疡；日久外风稽留，与湿相搏，入于大络，则成顽湿疡。

（二）病因病机

湿疹的病因病机首先归咎于先天禀赋不足，属于过敏性体质；继而后天失其调养，饮食不节，过食腥发动风、炙煿、厚味、烟酒浓茶、辛辣之品，伤及脾胃，生湿停饮，脾为湿困，运化失职，水湿停滞，致使湿热内蕴；更兼腠理不密，淋雨涉水，防护不周，外感风、湿、热邪；内外两邪相搏，充于腠理，浸淫肌肤，发为湿疹。总之，湿疹与风、湿、热邪相关。风盛则痒，风善行而数变，故急性湿疹剧痒，浸淫泛发；湿热化火则皮疹焮红、肿胀、灼热；湿为重浊有质之邪，湿性黏腻故病情迁延，反复发作；湿热蕴久，耗血伤阴，又导致脾虚血燥，肌肤失养故而肥厚皲裂，缠绵不愈。简言之，即湿疹本源于湿，再源于热及风，风湿热互结郁于肌肤，或化燥伤阴。湿乃本病之本。

（三）辨证论治

1. 内治法

（1）湿热内蕴，热盛于湿（热盛型）

【症状】发病急、病程短，相当于急性湿疹或慢性湿疹急性发作。表现为皮肤潮红、肿胀、灼热，状如涂丹，继而粟疹成片或水疱密集，渗液流津，瘙痒无休，抓后痒痛相兼，渗出不止。常伴身热心烦，口渴思饮，大便秘结，小溲黄赤。舌质红，苔黄腻，脉弦滑数。

【辨证】湿热内蕴，热盛于湿。乃因内热炽盛，蕴湿不化，或兼感毒热、风热之邪，继发感染或外感风邪，风湿热毒搏结，熏蒸肌肤而发。血热毒盛则斑疹鲜红灼热，湿蕴不化则见肿胀水疱、津水淋漓，蕴热化火、心火内生则心烦不眠、瘙痒难忍。

【治法】清热凉血，除湿解毒，祛风止痒。

【处方】石兰草方。

石　膏 30g	板蓝根 30g	龙胆草 10g	车前草 30g
黄　芩 10g	干地黄 30g	牡丹皮 15g	赤　芍 15g
马齿苋 30g	六一散 10g		

【加减】心火炽盛，口干心烦，口舌生疮，失眠易惊者加三心（连翘心、生栀仁、莲子心）、三黄（黄连、黄芩、黄柏）；胃火炽盛，口苦口臭，苔厚燥，唇干裂，便干

结者加大黄、栀子；夏季暑湿重者加茵陈、藿香、薏苡仁；渗液多者加车前子、泽泻、猪苓、冬瓜皮等。

【分析】全方诸药配合，共奏清热除湿、凉血解毒之功，热清湿利而皮疹得消。本方取龙胆泻肝汤之主药龙胆草、黄芩、干地黄以清利肝胆湿热、凉血护阴；取白虎汤之石膏以清气分热邪、除烦止渴；加上板蓝根、马齿苋清热解毒。此方对急性、热性、热盛于湿的皮肤病如急性湿疹、皮炎、急性银屑病、急性丹毒等均有良效。

（2）湿热内蕴，湿重于热（湿热困脾型）

【症状】多见于亚急性湿疹及体虚脾弱的急性湿疹者。表现为皮肤轻度潮红，有淡红色或暗红色粟粒状丘疹、水疱，轻度糜烂、渗出、结痂、脱屑，反复发作，痒重抓后糜烂渗出不止。可有胃脘满闷，饮食不香，口中黏腻，口渴而不思饮，身倦乏力，女性白带清稀，淡而不臭，便不干或先干后溏，小便清长。舌质淡，苔白腻，脉沉缓。

【辨证】湿热内蕴，湿盛于热。

【治法】清脾除湿，佐以清热。

【处方】清脾除湿汤加减。

白　术 10g　　枳　壳 10g　　薏苡仁 30g　　芡　实 10g
白扁豆 10g　　黄　柏 10g　　干地黄 30g　　黄　芩 10g
茵　陈 30g　　车前子 15g　　泽　泻 15g　　白鲜皮 30g
苦　参 15g

【加减】如渗出糜烂明显可用五皮饮加减利水渗湿止痒。

（3）脾虚血燥型

【症状】多见于慢性湿疹。病程日久，皮损以厚为突出特点。皮肤粗糙肥厚，相对局限，有明显瘙痒，易倾向渗出，表面有抓痕、血痂，可伴色素沉着。可有身倦乏力，食纳不香，失眠多梦等。舌质淡、体胖，苔白，脉沉缓。

【辨证】脾虚血燥，肌肤失养。

【治法】健脾燥湿，养血润肤。

【处方】健脾润肤汤加减。

党　参 10g　　茯　苓 10g　　白　术 10g　　当　归 10g
赤　芍 10g　　熟地黄 10g　　丹　参 15g　　鸡血藤 15g
白鲜皮 30g　　苦　参 15g　　首乌藤 30g　　白蒺藜 30g
地肤子 15g　　陈　皮 10g　　枳　壳 10g　　白　芍 10g

【分析】方中党参、茯苓、白术健脾益气燥湿；当归、熟地黄、二芍、丹参、鸡血藤养血活血，“治风先治血，血行风自灭”，血虚风燥则痒，故养血润肤、疏风止痒；地肤子、白鲜皮、苦参为治痒要药，可清热解毒、祛风除湿；首乌藤、白蒺藜养血安神、疏风止痒；陈皮、枳壳理气健脾。

（4）常用中成药

在长期的临床实践中，我们还摸索总结了一批用之有效的中成药，如龙胆泻肝丸、二妙丸、除湿丸、润肤丸、秦艽丸、全虫方等。

2. 外治法

（1）急性发作期红肿糜烂渗出性皮损

中药湿敷（溻渍法）。药液最常选用马齿苋30g，新鲜采摘者更佳，也可选用蒲公英、龙胆草、龙葵或鲜枇杷叶；毒热盛、继发感染者加黄柏15g，或紫花地丁15g，或野菊花15g，加水3000ml煮沸15～20分钟，滤过后冷却备用。敷料采用6～8层纱布，大小与皮损面相当。

也可用0.75%硼酸液或0.25%间苯二酚溶液热湿敷，酸性有抑菌及收敛作用，小儿与老年患者慎用。还可用30%氧化锌油外涂。每次换药前要用植物油将残留在皮损上的药物擦净。

（2）急性红斑丘疹而无渗出的皮损

可用止痒药粉、祛湿散、二妙散外扑或用炉甘石洗剂外擦。

（3）亚急性红斑丘疹皮损

可选用黄连膏、普连膏、普榆膏、止痒药膏、15%氧化锌膏、维生素B软膏等外用。病情迁延无明显潮红感染表现者，可与曲安西龙霜等类固醇激素软膏混匀或交替外用。肛阴部湿疹可与复方康纳乐霜、咪康唑霜等合用。有轻度感染征象者可外用1%氯霉素氧化锌油、绿药膏或莫匹罗星软膏。

（4）慢性肥厚粗糙皮损

可选用黄连膏或用大风子油、冰片蛋黄油、甘草油混匀外用，外扑五倍子粉。痒感明显者加10%止痒药粉或5%古月粉混于五倍子粉中。

皮损肥厚角化明显，局限性者可用稀释拔膏，或用5%～10%焦油类（黑豆馏油膏、黑豆馏油糊等）与哈西奈德乳膏混匀外用或交替外用；肥厚性湿疹可用熏药疗法或用海螵蛸块摩擦后外用10%尿素软膏、5%水杨酸软膏或丁苯羟酸、曲安奈德新霉素（肤疾宁）硬膏外贴，也可用封包疗法。

应当注意的是，慢性肥厚性湿疹的皮损与神经性皮炎的皮损不同，容易激惹，有渗出倾向，要确认皮损已不发红，已为慢性角化肥厚皮损才可以用焦油类、水杨酸类、尿素类角质剥脱剂，一旦外用药物后皮损发红有渗出倾向，应及时停用。慢性皮损急性激惹后则按急性皮损治疗处理，一般用药应先从低浓度开始。

（四）名家验案

病案1

陈某，女，33岁，1999年11月30日初诊。

【现病史】患者既往有湿疹病史。此次发病10日前无明显诱因，躯干、四肢有水疱渗出，前来求治。现患者口干喜饮，心烦失眠，小便黄，大便干。舌质红，苔黄腻，脉滑数。

【皮肤科情况】腰背部、双上臂、双大腿皮肤潮红，散在红色丘疹、水疱，部分水疱融合成片，表面溃破糜烂。

【中医诊断】浸淫疮。

【西医诊断】急性湿疹。

【辨证】湿热浸淫，热重于湿。

【治法】清热除湿，凉血解毒。

【处方】

龙胆草10g	黄　芩10g	栀　子10g	干地黄15g
白鲜皮30g	苦　参15g	牡丹皮15g	车前子（包）15g
马齿苋30g	薏苡仁30g	泽　泻15g	

羚羊角粉（分冲）0.6g

【外用药】局部外用马齿苋30g，煎水1000ml后冷湿敷。

【二诊】服药5剂，皮肤红肿减，渗出明显减少。前方去羚羊角粉，加地肤子15g，局部加用甘草油调祛湿散、化毒散。

【三诊】再服药5剂，皮损干燥脱屑，无自觉不适，外用黄连膏治愈。

病案2

梅某，24岁，1999年12月2日初诊。

【现病史】患者2个月前食用鱼虾后身起皮疹，瘙痒剧烈，渗出明显，曾于外院诊为“湿疹”，予静脉滴注地塞米松治疗后皮损缓解，但停药后皮损又起。现患者身起皮损，瘙痒夜间较重，渗出不重，口干口苦，纳差，大便黏滞。舌质淡红，苔白，脉濡。

【皮肤科情况】躯干、四肢散在暗红色斑片，部分红斑表面可见水疱、糜烂面，部分红斑粗糙肥厚。

【中医诊断】湿疮。

【西医诊断】亚急性湿疹。

【辨证】湿热内蕴，湿重于热。

【治法】清脾除湿。

【处方】

白　术 10g　　枳　壳 10g　　薏苡仁 30g　　白鲜皮 30g
苦　参 10g　　泽　泻 10g　　生地黄 15g　　牡丹皮 15g
黄　柏 10g　　黄　芩 10g　　车前子（包）15g

【外用药】马齿苋煎水做冷湿敷。

【二诊】服上方3剂后，渗液明显减少，瘙痒不重。再服药5剂后，无渗出，糜烂面恢复，皮损干燥脱屑，临床治愈。

病案3

吴某，男，54岁。

【现病史】患者双下肢皮肤病已三四年。3年前开始在右下肢足背部皮肤出现一块瘙痒肥厚皮损，经搔抓后有渗出，不久发现腘窝及左小腿亦有类似皮损，时轻时重，一直不愈。过去喜饮酒。舌质淡，苔白腻，脉沉缓。

【皮肤科情况】双下肢足背部有对称性的2cm×3cm大小的肥厚皮损，表面粗糙有色素沉着，周围可见散在米粒大丘疹及小水疱；双侧腘窝有类似皮损；足部皮损有湿润感。

【中医诊断】湿疮。

【西医诊断】慢性湿疹。

【辨证】素有蕴湿，脾失健运，脾虚血燥，肌肤失养。

【治法】健脾除湿，养血润肤。

【处方】

苍　术 6g　　白　术 6g　　茯　苓 10g　　猪　苓 10g
泽　泻 10g　　车前子 15g　　白鲜皮 15g　　苦　参 15g
当　归 10g　　鸡血藤 15g　　丹　参 15g　　薏苡仁 15g
厚　朴 10g

水煎服，每日1剂。

【外用药】祛湿散15g、甘草油30g，调匀外用于湿润处；黄连软膏、5%黑豆馏油软膏各等量，混匀外用于干燥皮损处。上法处理1周后，足部皮损已无渗出。全部用黄连软膏加5%黑豆馏油软膏，又经2周后皮损基本变干，只残留局部色素沉着。

（五）食养调护

湿疹发病与食用辛发动风之食品及饮食不节有关，故发病期间应禁用酒类、辛辣刺激性食品，忌食肥甘厚味、腥发之品，同时注意劳逸结合，注意皮肤卫生，不宜用热水或肥皂水洗涤皮肤，不用刺激性止痒药等。

陈彤云教授在饮食调护方面心得颇深，针对不同证型研创药膳调养。

（1）绿豆海带汤

绿豆 30g，海带 30g，鱼腥草 15g，冰糖适量。将海带切丝，鱼腥草布包，与绿豆同放锅中煎煮。

绿豆味甘，性寒，归心、胃经，可清热解毒、消暑利尿。海带味咸，性寒，无毒，可用治水病瘿瘤。鱼腥草味辛，性微寒，归肺经，可清热解毒、消痈排脓、利尿通淋，故可治疗湿热型湿疹。

（2）山药茯苓粥

山药 50g，茯苓 15g，粳米 100g，冰糖适量。前 2 味药分别焙干，共研成细末，粳米淘净，加水 1000ml，大火烧沸后，转用小火慢熬至粥将成时，加入药末和冰糖，至冰糖熬熔，调匀，佐餐食用。

山药味甘，性平，归脾、肺、肾经，可补脾养胃、生津益肺、补肾涩精。茯苓味甘、淡，性平，归心、肺、脾、肾经，可利水渗湿、健脾宁心。粳米味甘，性平，可补中益气、健脾和胃。此粥能健脾益胃、利水渗湿。

（3）桑椹大枣汤

桑椹 30g，百合 30g，大枣 10 枚，青果 9g。将大枣去核，与桑椹、百合、青果同煎水，去渣取汁。代茶频饮，每日 1 剂，连服 10～15 剂。

桑椹味甘、酸，性寒，归心、肝、肾经，具有补肝益肾、生津润肠、乌发明目等功效。百合味甘，性微寒，归心、肺经，可养阴润肺、清心安神。大枣味甘，性温，归脾、胃、心经，可补中益气。青果味酸、甘、涩，性平，归肺、胃经，可生津利咽、清热解毒。本方功效是养血生津、祛风解毒。

二、荨麻疹

（一）概述

荨麻疹俗称“风疹块”，是常见的过敏性皮肤病，其临床特征为身体瘙痒，搔之出现局限性风疹块样损害，骤然发生并迅速消退，愈后不留任何痕迹。本病与中医学文献记载的“痦瘤”“瘾疹”“鬼饭疙瘩”相似。《医宗金鉴·外科心法要诀·鬼饭疙瘩》记载：“此证俗名鬼饭疙瘩，由汗出受风，或露卧乘凉，风邪多中表虚之人，初起皮肤作痒，次发扁疙瘩，形如豆瓣，堆累成片。”国家中医药管理局制定的《病证诊断疗效标准》将此病定名为“瘾疹”。

（二）病因病机

本病一般分为急、慢性两类。急性者多因禀赋不耐，又食鱼虾等荤腥动风或不新鲜食物；或因饮食失节，胃肠食滞，饮酒过量，复感风寒、风热之邪；或七情内伤，营卫不和，卫外不固，汗出当风，风邪郁于皮毛、腠理之间而发病；或因药物过敏而诱发。慢性荨麻疹多因情志不遂，肝郁不疏，郁久化热，伤及阴液，或因有慢性疾病，平素体弱，气血不足；或产后受风；或因皮疹反复发作，经久不愈，气血耗损；或脾肺两伤，卫气虚弱，加之风邪外袭，以致内不得疏泄，外不得透达，郁于皮肤腠理之间，邪正相搏而发病。

张志礼教授认为本病初发多属实证，久病则多为虚证，而风邪是本病的主要外因。“风为百病之长，善行而数变”。风、寒相合而为风寒之邪，风、热相合而为风热之邪，二者又可相互转化。因此治疗当以祛风为主，并根据夹寒、夹热不同，酌用清热或散寒之法。本病日久则多属虚证，阴血不足，应配以滋阴养血、疏散风邪之品；脾肺虚弱，卫气不固，则配以益气固表、祛风之剂。根据张志礼教授多年的临床经验，本病辨证可分为四个证型。

（三）辨证论治

1. 内治法

（1）风热型

【症状】多见于急性荨麻疹。发病急，风团色红，灼热剧痒，兼见发热、恶寒，咽喉肿痛，心烦口渴，胸闷腹痛，恶心欲吐。舌红，苔薄白或薄黄，脉浮数。

【辨证】风热袭表，肺卫失宣。

【治法】辛凉透表，宣肺清热。

【处方】荆防方加减。

荆　芥 10g	防　风 10g	金银花 15g	牛蒡子 10g
黄　芩 10g	连　翘 10g	牡丹皮 15g	浮　萍 10g
僵　蚕 10g	蝉　蜕 10g	桑白皮 15g	冬瓜皮 15g

【加减】如胃热炽盛，口渴口臭，便秘或大便热臭，舌红苔黄，可加石膏、栀子、大黄以清热泻火，釜底抽薪，以泻阳明实火。

【分析】方中荆芥、防风、僵蚕、浮萍疏风宣肺；并佐以桑白皮、冬瓜皮清热利水消肿；黄芩、连翘、牡丹皮清热泻火；蝉蜕散风清热止痒。《本草求真》记载，浮萍"体轻气浮……其发汗胜于麻黄，下水捷于通草……故而凡风湿内淫……在外而见肌肤瘙痒，一身暴热，在内而见水肿不消，小便不利，用此疏肌通窍，俾风从外散，湿从下行……因其气寒又能胜热"。此药能透达表里、散风清热消肿。

（2）风寒型

【症状】多见于寒冷性荨麻疹。皮疹色淡红，遇风冷皮疹加重，伴口不渴，或腹泻。舌体淡胖，苔白，脉浮紧。

【辨证】风寒束表，肺卫失宣。

【治法】辛温解表，宣肺散寒。

【处方】麻黄方加减。

麻　黄6g　　杏　仁6g　　干姜皮6g　　浮　萍10g
白鲜皮30g　　牡丹皮10g　　陈　皮10g　　僵　蚕10g
赤　芍10g　　甘　草10g

【加减】遇风加重者加黄芪、白术、防风以祛风固表。

【分析】方中麻黄、杏仁、干姜皮辛温宣肺以开腠理；佐以浮萍、白鲜皮疏风除湿止痒；陈皮、干姜皮、甘草理气开胃、醒脾化湿和中；牡丹皮、赤芍养血活血、止痒；僵蚕祛风解痉，祛顽固性风邪。

（3）阴血不足，血虚受风型

【症状】皮疹反复发作，迁延日久，午后或夜间加剧，心烦，易怒，口干，手足心热。舌红少津，或舌质淡，脉沉细。

【辨证】阴血不足，风邪束表。

【治法】滋阴养血，疏散风邪。

【处方】当归饮子加减。

当　归10g　　川　芎10g　　熟地黄15g　　赤　芍15g
白　芍15g　　首乌藤30g　　黄　芪15g　　白蒺藜30g
防　风10g　　浮　萍10g　　白鲜皮30g

【分析】方中当归、川芎、熟地黄、赤芍、白芍、首乌藤养血滋阴行气；川芎为血中之气药，与当归合用，可达气血并功之效；黄芪益气固表；白蒺藜、防风、浮萍、白鲜皮疏风止痒。

（4）脾肺两虚，风寒束表型

【症状】皮疹颜色淡，遇风寒加重，素体虚弱，面色晄白，口不渴。舌质淡、边有齿痕，苔白，脉沉缓。

【辨证】脾肺两虚，卫气不固。

【治法】健脾益肺，益气固表。

【处方】玉屏风散合多皮饮加减。

黄　芪 30g	太子参 15g	白　术 10g	茯　苓 15g
陈　皮 10g	桑白皮 15g	五加皮 6g	白鲜皮 30g
白蒺藜 30g	防　风 10g	浮　萍 10g	当　归 10g
赤　芍 10g			

【加减】若寒邪重，加用干姜皮、麻黄、陈皮；夹热邪者加用牡丹皮、地骨皮、冬瓜皮；夹风邪者用僵蚕、蝉蜕。

【分析】方中黄芪、太子参、白术、茯苓补益肺脾之气；陈皮散寒理气；桑白皮清肺消肿利水；五加皮祛风湿、利水；白鲜皮、白蒺藜、防风祛风止痒；当归、赤芍养血入血分，浮萍散风除湿于腠理。此二方合用，沟通表里、调和气血，相辅相成。

（5）常用中成药

在长期的临床实践中，我们还摸索总结了一批用之有效的中成药，如防风通圣丸、浮萍丸、秦艽丸、防参止痒颗粒等。

2. 外治法

（1）百部酒外擦。

（2）楮桃叶水剂浸浴。

（四）名家验案

病案 1

王某，男，36 岁，1995 年 12 月 5 日初诊。

【现病史】患者躯干、四肢反复起皮疹 5 个月，经多方治疗效果不明显。皮疹多于夜间发作，瘙痒难忍，心烦急，口干渴，手足烦热。舌质红，苔少，脉沉细。

【皮肤科情况】躯干、四肢见少数红色风团，晨起大部分皮疹消退。皮内试验结果：海鱼（++），尘螨（+）。

【中医诊断】瘾疹。

【西医诊断】荨麻疹。

【辨证】阴血不足，血虚风燥。

【治法】滋阴养血，祛风止痒。

【处方】

生地黄10g	熟地黄10g	当　归10g	麦　冬10g
首乌藤15g	白蒺藜15g	蝉　蜕6g	

【二诊】服药14剂后，病情发作明显减轻，皮疹减少，瘙痒减轻，守前方再进20剂，病情基本痊愈。

病案2

李某，女，25岁，1981年5月8日初诊。

【现病史】患者7日前外出旅游，汗出当风，次日自觉皮肤瘙痒，起大片红斑，越抓越多，数小时后自然消退但迅即又起，时起时落，迁延不断已5日，影响睡眠及工作，自觉乏力，食纳欠佳，大便已数日未行。舌质淡红，苔薄白，脉浮滑。

【皮肤科情况】躯干、四肢散布多数大小不等红色风团，部分皮损可见抓痕血痂。

【中医诊断】瘾疹。

【西医诊断】荨麻疹。

【辨证】内有蕴热，汗出当风。

【治法】清热祛风止痒。

【处方】

马齿苋30g	白鲜皮30g	桑白皮15g	薄　荷（后下）3g
浮　萍10g	蝉　蜕6g	防　风10g	荆　芥10g
地肤子15g	冬瓜皮15g	赤　芍10g	大　黄（后下）6g

【二诊】服3剂大便已通，皮损明显减少，前方去大黄，加生地黄15g，继服5剂而愈。

【按】本例患者中医辨证为风热型，此型多见于急性荨麻疹，表现为起病急，风团色红，焮热剧痒。可伴有发热，恶寒，咽喉肿痛，心烦口渴，胸闷腹痛，恶心欲吐，舌红，苔薄白或薄黄，脉沉数。辨证属风热袭表，肺卫失宣。治当以辛凉解表、疏风清热之法。方中以荆芥、防风、地肤子去皮里膜外之风，并佐冬瓜皮清热利水消肿；马齿苋、白鲜皮清热除湿散风；桑白皮、薄荷、蝉蜕清肌表之热；赤芍凉血清热；因患者大便不通，加大黄通腑泻热，使邪有出路。诸药配合，共收清热祛风止痒之功，故3剂后皮损明显减少。因大便已通，去生大黄，改以生地黄15g，继服5剂而愈。

病案3

常某，男，37岁，1999年1月4日初诊。

【现病史】患者3年前受风后自觉周身瘙痒，皮疹时起时落，曾于外院诊为“荨麻疹”。服用多种抗组胺药无明显疗效。现患者反复起疹，自觉瘙痒，恶风多汗，纳差，睡眠欠佳。舌质淡、边有齿痕，苔薄白，脉浮。

【皮肤科情况】患者皮肤干燥，四肢、躯干散在风团样淡红斑片。皮肤划痕试验（+）。

【中医诊断】瘾疹。

【西医诊断】慢性荨麻疹。

【辨证】血虚肌肤失养，风寒外束。

【治法】养血疏风散寒。

【处方】

五加皮6g	桑白皮15g	冬瓜皮15g	大腹皮15g
白鲜皮30g	茯苓皮15g	桂　枝10g	干　姜6g
浮　萍10g	僵　蚕10g	蝉　蜕10g	首乌藤30g
当　归10g	陈　皮10g		

【二诊】服药14剂，皮肤瘙痒减轻，继服14剂，皮疹较前减少。再服药28剂痊愈。

【按】患者病程3年，反复不愈，病久又伤阴血，舌淡、边有齿痕，苔薄白，脉浮，证属阴血不足，肌肤失养，风寒外束，卫表不固则多汗。治疗上当以养血疏风为法。张志礼教授在治疗本类疾患时擅以多皮饮加减，以五加皮、大腹皮、白鲜皮祛风散寒；冬瓜皮、茯苓皮利水消肿；桑白皮清热宣肺；再配合桂枝、干姜、首乌藤、当归养血散寒；浮萍、僵蚕、蝉蜕三药为祛风止痒的必用药。诸药配合，收得显效。

病案4

刘某，女，33岁，1999年6月11日初诊。

【现病史】患者近5年来每于夜间皮肤瘙痒，抓后起疹，晨起皮疹稍退，多方求治，疗效不显。现患者疲乏无力，面色苍白，乏力纳差，二便尚可。舌质淡，苔白，脉弦细。

【皮肤科情况】躯干、四肢散布抓痕，皮肤划痕试验（+）。

【中医诊断】瘾疹。

【西医诊断】慢性荨麻疹。

【辨证】脾肺两虚，卫外不固。

【治法】健脾益肺，益气固表。

【处方】

白　术10g	茯　苓10g	黄　芪10g	党　参15g

防　风 10g	五加皮 6g	桂　枝 10g	桑白皮 15g
地骨皮 15g	牡丹皮 15g	大腹皮 15g	浮　萍 10g
蝉　蜕 10g	僵　蚕 10g	当　归 10g	

【二诊】服药14剂，皮肤瘙痒减轻，睡眠好转。再服药14剂，皮疹基本不起，临床治愈。

【按】本例患者身体虚弱，面色无华，乏力纳差，证属肺脾两虚，气血不足，肌肤失于荣养，故自觉瘙痒，乃气虚生风之故。治疗当以健脾益肺为法。治疗此型荨麻疹，以玉屏风散合多皮饮加减，可使多年顽症得以康复。

病案5

李某，女，40岁。

【现病史】患者1周前因出汗受风，开始时皮肤瘙痒，经搔抓后发生大片红色皮疹，剧烈瘙痒，越抓越多，过数小时后可自然消退，但不久又起，如此反复不断，影响睡眠和工作，精神很痛苦，大便3日未行。白细胞计数 $11 \times 10^9/L$，中性粒细胞百分比0.80。舌质淡红，舌苔薄白，脉微数。

【皮肤科情况】四肢、躯干有多数散发大小不等的不整形红色扁平隆起性皮疹，部分皮疹融合成片。皮肤上可见散在抓痕血痂。

【中医诊断】瘾疹。

【西医诊断】急性荨麻疹。

【辨证】内有蕴热，汗出当风，风邪束表。

【治法】清热疏风，解表止痒。

【处方】

荆　芥 10g	防　风 10g	桑　叶 10g	薄　荷 3g
马齿苋 30g	浮　萍 10g	白鲜皮 15g	地肤子 15g
蝉　蜕 5g	牡丹皮 10g	赤　芍 15g	冬瓜皮 15g

水煎服，每日1剂。

【外用药】百部酒外擦。

【二诊】患者连服7剂，皮疹发生明显减少，有时白天很少有皮疹。又服5剂，再未见皮疹发生。

【按】本例病案为急性荨麻疹，患者白细胞计数、中性粒细胞百分比均超过正常，提示合并细菌感染。由细菌感染导致的急性荨麻疹并不少见，本例病案为我们提供了良好的治疗范例。

（五）食养调护

荨麻疹发病与食用辛发动风的食品及饮食不节有关，特别是急性荨麻疹，故发病期间应禁用酒类、辛辣刺激性食品，忌食肥甘厚味、腥发之品，同时注意劳逸结合等。

三、接触性皮炎

（一）概述

接触性皮炎，是由于皮肤接触某种外在的物质而发生的一种皮肤急性炎症性损害。中医学文献中记载的“漆疮”即属此病范围。《诸病源候论·漆疮候》记载：“漆有毒，人有禀性畏漆，但见漆便中其毒，喜面痒，然后胸、臂、胜、腨皆悉瘙痒，面为起肿，绕眼微赤，诸所痒处，以手搔之，随手辇展，起赤瘖瘟。瘖瘟消已，生细粟疮甚微。有中毒轻者，证候如此。其有重者，遍身作疮，小者如麻豆，大者如枣杏，脓焮疼痛，摘破小定，有小瘥，随次更生。若火烧漆，其毒气则厉，著人急重。亦有性自耐者，终日烧煮，竟不为害也。”

该病发病过程为在接触部位发生红斑，自觉瘙痒烧灼，继之发生显著水肿，边界清楚，之后在水肿部位有密集的丘疹，然后变为水疱或大疱，水疱破裂后有大量渗液或出现糜烂面，渗液干燥后，形成痂皮。重症者可坏死。

（二）病因病机

本病多因禀性不耐，外受辛热之毒或接触某物质，皮毛腠理不密，毒热蕴于肌肤而发病。

（三）辨证论治

1. 内治法

【症状】局部潮红、肿胀、水疱、渗出、糜烂、自觉痛痒。面积大、严重者有口渴、便干、尿黄。舌质红，苔薄白或微黄，脉弦滑或略数。

【辨证】毒邪外袭，肌肤蕴热。

【治法】清热除湿，凉血解毒。

【处方】清热除湿汤（湿疹一号）加减。

龙胆草 10g　黄　芩 10g　白茅根 30g　生地黄 15g

车前草30g　　蒲公英15g　　大青叶15g　　甘　草10g

【加减】大便干者加大黄；湿盛者加泽泻、木通、茵陈；发热者加生石膏。

2. 外治法

同“湿疹”外治法。

（四）名家验案

陈某，女，45岁。

【现病史】患者3日前因染发而发生头皮瘙痒，随即发现面部潮红、肿胀、瘙痒，起密集针尖大小皮疹。自觉心烦、口渴，大便两日未行。舌质红，苔薄黄，脉弦滑微数。

【皮肤科情况】面部及双耳明显肿胀，两眼不能睁开，眼睑水肿，头皮肿胀有渗出，面颊部在潮红的基底上有密集的针尖至米粒大的丘疹及小水疱。

【中医诊断】湿毒疹。

【西医诊断】接触性皮炎（与染发液有关）。

【辨证】毒邪外侵，肌肤蕴热。

【治法】清热泻火，凉血解毒。

【处方】

龙胆草10g　　黄　芩10g　　木　通6g　　生栀子10g

白茅根30g　　生地黄30g　　生石膏30g　　车前草30g

六一散30g　　蒲公英30g

水煎服，每日1剂。

【外用药】剪去长头发，清洗干净，用马齿苋60g煎水2000ml，滤过，冷却后进行湿敷，持续2小时，每20分钟更换1次，每日4次。间隔期间用祛湿散15g、甘草油30g调匀外敷。经上法治疗，3日后头面肿胀明显消退，渗出停止。继续用药1周，基本治愈。

【按】接触性皮炎一般为急性过程，临床多表现为皮肤潮红、水肿、渗出，可伴有密集红色丘疹或丘疱疹。在治疗上张志礼教授习以龙胆泻肝汤加减治疗，往往收到良好效果。在治疗同时，还要注意移除过敏原，所以在本例病案治疗中需要患者剪去染发后的头发。

（五）食养调护

本病发病时食用辛发动风之食品容易加重皮疹，故发病期间应禁用酒类、辛辣刺激性食品，忌食肥甘厚味、腥发之品，同时注意劳逸结合，注意皮肤卫生，不宜用热水或肥皂水洗涤皮肤，不用刺激性止痒药等。

陈彤云教授认为，本病为外受辛热之毒（或接触某种物质），皮毛腠理不密，毒热蕴于肌肤而发病，应予清热解毒利湿之品调理。

绿豆粥

绿豆50g，粳米100g，白糖30g。将绿豆、粳米洗净，放入铝锅内，加水适量，铝锅置武火上烧沸，再用文火煮40分钟，加入白糖搅匀即成。每日1次，每次吃粥150g。

绿豆味甘，性寒，无毒，归心、胃经，可消肿通气、清热解毒。粳米味甘，性平，可补中益气、健脾和胃。本方功效为清热解毒、化湿止痒。

四、特应性皮炎

（一）概述

特应性皮炎，亦名遗传过敏性湿疹、异位性湿疹、异位性皮炎等，是一种具有遗传倾向的过敏性皮肤病，多数患者有免疫球蛋白IgE增高的免疫异常，以及家族中有过敏疾病病史（如哮喘、荨麻疹、花粉症、过敏性鼻炎等）。患者常因自幼患婴儿湿疹，经久不愈，迁延所致。一般临床上分为3个阶段：婴儿期、儿童期、青少年或成人期。婴儿期常表现为婴儿湿疹；儿童期常表现为亚急性或慢性湿疹样改变，多发生在四肢屈侧，以肘窝、腋窝更明显；青少年或成人期多表现为广泛的皮肤粗糙、脱屑、轻度肥厚苔藓化，类似于泛发性神经性皮炎。中医对不同年龄阶段的本病有着不同的名称记载，如婴儿湿疹期称之为“奶癣”，儿童期称之为“四弯风”或“顽癣”，青少年或成人期称之为“风癣”或“干癣”。此病我国儿童的发病率为2%～3%，日本、韩国、英国的发病率明显高于我国，临床治疗上非常棘手，常反复难愈。

（二）病因病机

从中医理论看，主要是先天禀赋不足，多由母体遗热于胎儿；或后天饮食失调，致使脾虚湿从内生，食滞郁久化热，造成脾虚胃热之体，外感风、湿、热邪郁于皮肤腠理之间而发病。所以脾虚胃热、食滞不化乃此病之本，风、湿、热邪是本病之标。

（三）辨证论治

1. 内治法

（1）湿热内蕴型

【症状】此型多见于婴儿期。多发生在 1 岁以内的婴儿。患儿往往在出生后不久或数月开始发病，先从面颊、前额发生潮红，表面起红色粟米大丘疹；病重时皮肤水肿。表面可起密集小水疱，破溃后呈糜烂渗出，继而融合成大片，结蜡黄色痂皮，严重时可波及四肢、躯干。患儿大便燥结不通，不思饮食，哭闹不安，难以入睡。舌质红，苔腻，脉微数。此类患儿多喂养不当，常多食善饥。

【治法】清热除湿，健脾消导。

【常用药物】常用黄连、黄芩、马齿苋、白鲜皮、生白术、枳壳、生薏苡仁、焦栀子、焦槟榔、鸡内金等加减。

（2）脾虚湿盛型

【症状】此型多见于儿童期，多发生在 2 ~ 10 岁的儿童。临床表现常有三种情况，多见的是四肢屈侧、肘窝、腘窝部起红斑、丘疹、小水疱，有轻度渗出结痂；或呈现慢性肥厚的色素沉着，表面苔藓样变化。另一种是头面、躯干、四肢、口周有散在的不规则的斑块状皮损，呈亚急性或慢性变化，皮肤增厚，轻度苔藓化，抓后常有轻微的糜烂渗出。也有在四肢伸侧发生小米至高粱大小丘疹结节。大便常先干后稀或常有溏便，饮食不规律，喜食零食。舌质淡、舌体胖、有齿痕，苔白略腻，脉多缓。

【治法】健脾除湿，消导止痒。

【常用药物】常用白术、茯苓、薏苡仁、枳壳、白鲜皮、苦参、车前子、泽泻、焦槟榔、焦三仙、鸡内金、炒莱菔子等加减。

（3）脾虚血燥型

【症状】此型多见于青少年或成人期。患者多年来湿疹缠绵，常见头面、四肢或躯干泛发皮肤干燥脱屑、色素加深，特别是四肢伸屈侧、颈项部呈对称性皮肤增厚，表面轻度苔藓化，可见抓痕及血痂，自觉不定时阵发性瘙痒，夜晚或入睡时更明显。面部常是一种特殊的面容，口周略发白，前额、眉间脱屑明显，眉毛稀疏，皮肤可出现白色划痕征，大便不干，时有腹胀满。舌质淡、有齿痕，苔白或腻，脉沉细缓。女子常见白带清稀或有痛经等。

【治法】健脾养血，祛风除湿止痒。

【常用药物】常用白术、茯苓、薏苡仁、枳壳、厚朴、当归、首乌藤、赤芍、白芍、白蒺藜、白鲜皮、苦参、防风等药。

2. 外治法

对粗糙皮损者可用黄连膏加5%黑豆馏油软膏，对肥厚苔藓化者可加5%水杨酸软膏混匀外用。

（四）名家验案

病案1

张某，男，5个月，1997年5月6日初诊。

【现病史】患儿自出生后1个月余面颊、前额发生红色皮疹，时而加重，久治未愈，近1个月又因用肥皂洗患处后皮疹加重，皮疹发展至颈部、前胸、面部，皮损红肿流水，遂来我院（即北京中医医院）诊治。患儿平素人工喂养，多食善饥，哭闹不安，大便干燥。舌质红，苔白腻，脉微数。

【皮肤科情况】头、面颊、前额皮肤潮红、轻度水肿，表面密集米粒大丘疹及水疱，部分糜烂渗出不止；前胸及颈部、四肢也有散在红斑丘疹、水疱。

【中医诊断】奶癣。

【西医诊断】婴儿湿疹（急性期）。

【辨证】脾虚湿滞，湿热内蕴。

【治法】清热除湿，健脾消导。

【处方】

黄　芩6g	白鲜皮6g	生地黄10g	马齿苋10g
白　术6g	枳　壳6g	焦栀子6g	鸡内金3g
炒莱菔子6g	竹　叶3g	茯苓皮10g	

水煎服，每日1剂。

【外用药】马齿苋煎水湿敷面部，祛湿散15g、甘草油30g调敷。颈、胸、四肢皮疹用曲安西龙霜加黄连膏混合外用；并给予氯苯那敏每晚服2mg。

【二诊】服上药7剂，头面水肿渐消，渗出停止，仍有潮红丘疹脱屑，大便已通。改用曲安西龙霜加黄连膏混匀薄敷。内服药同前去茯苓皮、生地黄，加牡丹皮6g，再服7剂。

【三诊】服上药7剂，皮疹基本消退，残留轻度脱屑。继服小儿香橘丹、导赤丹调理。黄连膏外用残留皮损。

病案2

高某，女，5岁，1997年8月12日初诊。

【现病史】患儿1岁时患湿疹，5年来时轻时重，缠绵未愈。面部皮肤经常粗糙、不光泽、瘙痒不休，平素大便先干后稀，常不成形。纳食差，面黄。舌质淡、边有齿痕，苔白，脉缓。

【皮肤科情况】面部皮肤粗糙、双侧外耳结黄色痂皮，颈部、四肢、躯干均可见散在丘疹、血痂及融合成片的脱屑斑块，轻度肥厚。

【中医诊断】四弯风。

【西医诊断】特应性皮炎。

【辨证】脾虚湿滞，肌肤失养。

【治法】健脾除湿消导，润肤止痒。

【处方】

白　术6g	枳　壳6g	黄　芩6g	马齿苋10g
白鲜皮10g	焦槟榔6g	炒莱菔子6g	薏苡仁10g
苦　参6g	焦三仙10g	甘　草6g	当　归6g
赤　芍6g			

水煎服，每日1剂。

【外用药】局部用5%黑豆馏油软膏、黄连膏各半混匀外用。

【二诊】服上药7剂，皮疹大部分变平，四肢屈侧残留少数肥厚。皮损仍痒，面部已恢复正常，继前方去黄芩、甘草，加用当归6g、赤芍6g，再进14剂。

【三诊】皮肤基本恢复正常，已不痒。再以小儿香橘丹调理，巩固疗效。

病案3

佟某，男，16岁，1997年10月7日初诊。

【现病史】患者面部、四肢起皮疹已15年。自1岁时开始患湿疹，时轻时重。15年来，曾多次治疗，一直未愈，全身皮肤干燥，痒甚，素日心烦，口干，大便干燥，数日1行。舌质淡、舌体胖、有齿痕，苔白，脉沉缓。

【皮肤科情况】面部、颈部的皮肤粗糙，轻度脱屑；口周皮肤淡白有糠状脱屑；四肢伸屈侧均可见皮肤增厚，表面有干性丘疹及散在抓痕血痂。

【中医诊断】四弯风。

【西医诊断】特应性皮炎。

【辨证】脾虚血燥，风湿蕴阻，肌肤失养。

【治法】健脾消导，养血祛风，除湿止痒。

【处方】

白　术10g	枳　壳10g	焦槟榔10g	焦三仙30g
当　归10g	赤　芍10g	白　芍10g	首乌藤30g

熟大黄10g　　瓜　蒌15g　　白鲜皮30g　　苦　参15g
防　风10g

水煎服，每日1剂，共服药14剂，每晚加服氯苯那敏4mg。

【外用药】局部外用黄连膏。

【二诊】服药后症状明显减轻，大便仍干，隔日1行，面部皮肤稍光滑，四肢皮肤仍粗糙，舌质淡、仍有齿痕，脉沉缓。继服前方加减，去熟大黄、防风，加用炒莱菔子10g、川芎10g，再服用14剂。

【三诊】皮肤明显光滑，面部、颈部皮肤基本接近正常，自觉已不痒，饮食、二便正常。继续服前方加减调理，巩固疗效。

（五）食养调护

（1）生芦根粥

生芦根30g，粳米50g。将芦根洗净，切寸节，入砂锅内加水煮取药汁，再将粳米淘洗干净，入锅煮至粥八成熟，兑入药汁熬至米烂熟即可。每日晨起空腹食用。

生芦根味甘，性寒，归肺、胃经，可清热、生津、利尿。粳米味甘，性平，归脾、胃、肺经，可补中益气。本方可清热利湿健脾。

（2）冬瓜汤

车前子（以布包）15g，冬瓜皮30g，生薏苡仁30g。上药加水300ml煮30分钟后，去车前子、冬瓜皮，饮汤食薏苡仁，每日1次，连服2周。

车前子味甘，性寒，归肺、肝、肾、小肠经，可清热利尿、渗湿止泻、明目祛痰。冬瓜皮味甘，性凉，无毒，有利尿消肿、清热止渴等作用。生薏苡仁味甘、淡，性凉，归脾、肺、胃经，可利湿健脾。本方有健脾利湿之功。

（3）当归粥

当归15g，粳米50g，红枣5枚，冰糖适量。当归、红枣共煎20～30分钟，取浓汁下粳米加水煮至熟，调入适量冰糖即可食用。早、晚空腹温热服食。10次为1个疗程。

当归味甘、辛，性温，归肝、心、脾经，可补血活血。粳米味甘，性平，归脾、胃、肺经，可补中益气。大枣味甘，性温，归脾、胃、心经，可补中益气、养血安神。故本方善于养血润燥。

五、脂溢性皮炎

（一）概述

脂溢性皮炎为发生于皮脂溢出部位的一种慢性皮炎，多见于头、面部，也可向下蔓延至其他脂溢部位，并有不同程度的瘙痒。临床上常分为油性和干性两种类型。本病与中医学文献记载的“面游风”“白屑风”相类似。《医宗金鉴·外科心法要诀·面游风》记载：“此证生于面上，初发面目浮肿，痒若虫行，肌肤干燥，时起白屑。次后极痒，抓破，热湿盛者津黄水，风燥盛者津血，痛楚难堪。”又《医宗金鉴·外科心法要诀·白屑风》记载：“此证初生发内，延及面目，耳项燥痒，日久飞起白屑，脱去又生。”

本病主要发于皮脂腺较多的部位，皮损为干燥或油腻的鳞屑，大小不等的略带黄色结痂的斑片，有不同程度的瘙痒。严重时可泛发全身，有糜烂渗出。病程较慢，时轻时重。

（二）病因病机

本病多因内蕴湿热，外感风邪，蕴阻肌肤，湿热上蒸所致（油性脂溢），或因湿热耗伤阴血，血虚风燥，肌肤失养而成（干性脂溢）。

（三）辨证论治

1. 内治法

（1）热重于湿型

【症状】发病较急，皮损潮红明显，有渗出、糜烂，结黄厚痂，痒较剧，同时有口渴心烦，便溏或便秘。舌质红，苔白或白腻，脉弦滑或滑数。

【辨证】湿热内蕴，热重于湿。

【治法】清热利湿，佐以凉血。

【处方】清热除湿汤加减。

石　膏 30g	板蓝根 30g	龙胆草 10g	车前草 30g
黄　芩 10g	干地黄 30g	牡丹皮 15g	赤　芍 15g
马齿苋 30g	六一散 10g		

【加减】心火炽盛，口干心烦，口舌生疮，失眠易惊者加三心（连翘心、生栀仁、

莲子心）、三黄（黄连、黄芩、黄柏）；胃火炽盛，口苦口臭，苔厚燥，唇干裂，便干结者加大黄、栀子；夏季暑湿重者加茵陈、藿香、薏苡仁；渗液多者加车前子、泽泻、猪苓、冬瓜皮等。

（2）湿重于热型

【症状】发病较慢，损害基底稍红，痒感不明显，表面有灰白色鳞屑，伴有便溏。舌苔白腻，脉滑。

【辨证】湿热内蕴，湿重于热。

【治法】健脾利湿，佐以清热。

【处方】清脾除湿汤加减。

白术10g　枳壳10g　薏苡仁30g　芡实10g
白扁豆10g　黄柏10g　干地黄30g　黄芩10g
茵陈30g　车前子15g　泽泻15g　白鲜皮30g
苦参15g

（3）风燥型

【症状】皮肤干燥有糠秕状鳞屑，瘙痒，头发干燥无光，常伴有脱发。舌质红，苔薄白干，脉弦。

【辨证】血虚风燥，肌肤失养。

【治法】养血润燥，祛风止痒。

【处方】当归饮子加减。

当归12g　生地黄15g　首乌15g　川芎6g
赤芍10g　白芍10g　牡丹皮10g　天花粉10g
威灵仙15g　刺蒺藜15g

（4）常用中成药

除湿丸、二妙丸、龙胆泻肝丸、润肤丸，可根据情况选用。

2. 外治法

（1）油腻性鳞屑可用透骨草60g、龙葵30g，煎水外洗；有糜烂渗出者可用祛湿散（或新三妙散），植物油调匀外用。

（2）干燥性鳞屑可用大风子油外用。

（四）名家验案

病案1

胥某，女，28岁，2014年4月19日初诊。

【主诉】面颈部发红、痒、起屑1个月。

【现病史】患者每于春秋季发病。1个月前颜面、颈部起屑、瘙痒伴少量淡红丘疹，自行外涂药膏（具体药名不详），效不显，遂来就诊。现面、颈部起疹，伴瘙痒，纳少、腹胀，大便日1次，黏滞不爽。末次月经4月11日，月经后错，量少。舌质淡、舌体胖、边有齿痕，苔白腻，脉细滑。

【皮肤科情况】颜面、颈部散在淡红斑丘疹，有少许干燥鳞屑，脂溢不明显。

【辨证】脾虚湿蕴，外感风邪。

【治法】健脾利湿，疏风止痒。

【处方】

茵　陈15g	生白术15g	茯　苓15g	炒白扁豆15g
黄　柏10g	生地黄15g	丹　参15g	炒麦芽10g
山　药15g	炒神曲10g	冬瓜皮15g	土茯苓15g
防　风10g	白蒺藜12g		

水煎服，日1剂，连服7日。

【二诊】2014年4月26日。淡红斑丘疹消退，痒轻，仍有少量鳞屑，大便调，日1次，加当归10g，继服半个月后痊愈。

病案2

周某，女，25岁，2014年5月31日初诊。

【主诉】面部起疹，伴痒1个月余。

【现病史】患者1个月前面部开始反复起红斑，伴痒，自行外涂复方醋酸地塞米松乳膏（皮炎平）2日，可暂时缓解，停药后皮疹持续加重，遇热加重。现面部潮红、起红色丘疹，伴瘙痒，纳可，眠安，腹胀，大便2日1次，小便调；末次月经5月30日，痛经，血块偏多。舌质红，苔白厚腻，脉滑。平素喜食辛辣刺激及甜腻食物。

【皮肤科情况】面部脂溢，前额、双眉弓、眉间、双颧部潮红斑片，局部干燥、脱屑，散见红色毛囊性炎性丘疹，伴少许脓头。

【辨证】湿热内蕴。

【治法】清热利湿。

【处方】

龙胆草10g	生地黄15g	白茅根15g	茵　陈20g
连　翘15g	丹　参15g	野菊花15g	当　归10g
川　芎6g	黄　芩10g	黄　连6g	虎　杖20g
北豆根6g	百　部10g	泽　兰15g	白蒺藜12g

地肤子10g

水煎服，日1剂，连服14日。

嘱其注意面部清洁；忌食辛辣、油腻、油炸、高糖分食物；注意作息时间规律，保证充足睡眠；调情志。

【二诊】2014年6月14日。药后症状较前改善，面部潮红斑片消退，干燥、痒感亦明显缓解，但双眉弓、鼻头、下颌部仍可见片状红斑，局部脂溢，炎性丘疹部分消退，纳眠可，二便调，偶感腹胀。舌质红，苔白，脉滑。上方加厚朴10g、凌霄花10g、玫瑰花10g，14剂。

【三诊】2014年6月30日。诸症皆消，临床告愈。继服7剂巩固疗效。

（五）食养调护

脂溢性皮炎发病与食用辛发动风之食品及饮食不节有关，故发病期间应禁用酒类、辛辣刺激性食品，忌食肥甘厚味、腥发之品，同时注意劳逸结合等。

六、唇炎

（一）概述

唇炎是唇部黏膜慢性炎症性疾病，主要表现为口唇肿胀，有裂纹及痂皮，脱屑反复不愈。本病与中医学文献中所记载的“唇风”“紧唇”及“瀋唇”等相类似。《诸病源候论·紧唇候》记载：“脾胃有热，气发于唇，则唇生疮，而重被风邪，寒湿之气搏于疮，则微肿湿烂或冷或热，乍瘥乍发，积月累年，谓之紧唇，亦名瀋唇。”又《外科正宗·唇风》记载：“阳明胃火上攻，其患下唇发痒作肿，破裂流水，不疼难愈。”

（二）病因病机

脾胃湿热内蕴，郁久化火，火邪熏蒸而成。

（三）辨证论治

1. 内治法

（1）脾胃湿热型

【症状】下唇肿胀稍红，表面有污褐色痂皮或层层鳞屑剥脱，轻度炎症，重症者颏下淋巴结肿痛，口干。舌质红，苔薄黄。

【辨证】脾胃湿热，熏蒸肌肤。

【治法】健脾和胃，除湿清热。

【处方】健脾除湿汤加减。

茯　苓 10g	白　术 10g	芡　实 10g	山　药 15g
枳　壳 10g	生薏苡仁 15g	生扁豆 15g	大豆黄卷 15g
萆　薢 10g	黄　柏 10g	金莲花 10g	

【加减】口干渴者，加沙参、石斛。

（2）阴虚血燥型

【症状】口唇部干燥皲裂，肥厚脱屑，唇缘不清，常迁延数年不愈，口干明显，双手心热。舌红少苔，脉细数。

【辨证】气血不足，阴虚血燥

【治法】益气健脾，利湿解毒。

【处方】健脾除湿汤合四物汤加减。主要药物有白术、茯苓、山药、生薏苡仁、生扁豆、萆薢、枳壳、黄柏、芡实、泽泻、大豆黄卷、当归、生地黄、赤芍等。

（3）常用中成药

养阴清肺丸、二妙丸、除湿丸、参苓白术丸，可根据情况选用。

2. 外治法

蛋黄油、甘草油、清凉膏外用，可根据情况选择使用。

（四）名家验案

汪某，女，36岁，2015年10月27日初诊。

【主诉】下唇糜烂2年余。

【现病史】患者2年前无明显诱因出现下唇红肿糜烂，伴有疼痛，间断外用药膏（具体药名不详）治疗，皮疹可缓解，但时有反复。现患者下唇左侧糜烂，较多黄色分泌物，阴唇、口、眼未见糜烂及溃疡。纳可，眠安，二便调。舌质红，苔薄白，脉细。

既往有2型糖尿病病史1年，高脂血症病史1年。平素喜食辛辣烧烤之品，现饮食控制。

【辨证】脾胃湿热，兼有阴虚。

【治法】清热解毒，辅以养阴。

【处方】

金银花20g	野菊花15g	紫花地丁15g	蒲公英15g
黄　柏10g	知　母10g	北沙参20g	玉　竹12g
石　斛10g	白　芍15g	丹　参20g	白茅根20g
生黄芪20g			

20剂，水煎服，早、晚饭后分温服。

【外用药】蛋黄油（北京中医医院院内制剂）外用，日2次。

【按】陈彤云教授认为本病发生的内在因素是脾胃湿热，久治不愈，导致热郁化火，伤阴化燥。“脾开窍于口，其华在唇”，热在脾胃，上蒸于口唇，则口唇红肿糜烂；日久阴伤，则口唇糜烂伴有干燥脱屑，可伴见手足心热、心烦、口干等症。

（五）食养调护

陈彤云教授认为本病多因嗜食辛辣厚味，胃热熏蒸，脾胃失调，湿热内生，蓄而化火，上蒸于唇，复感风热侵袭，湿火风热互结，灼唇而发；或素体阴血不足或久病气血两亏，气虚不能卫外，血虚不能滋养而致。药膳上应选择疏风清热利湿或滋阴养血润燥之物来辅助治疗。

（1）金银花知母粥

金银花9g，知母10g，生石膏20g，粳米60g。将金银花、知母、石膏同煮20分钟，去渣取汁，下粳米煮成粥即可食用。

金银花味甘，性寒，归肺、胃、心经，清热而不伤胃，芳香透达又可祛邪。知母味甘、苦，性寒，归肺、胃、肾经，可泻火解毒、养阴生津。生石膏味辛、甘，性大寒，归肺、胃经，可清热泻火、除烦止渴。粳米味甘，性平，归脾、胃、肺经。本方具有清热毒和脾胃之效。

（2）冬瓜绿豆汤

冬瓜200g，绿豆60g，薏苡仁30g。以文火煮汤食之。

冬瓜味甘，性凉，无毒，有利尿消肿、清热止渴等作用。绿豆味甘，性寒，归心、胃经，具有清热解毒、消暑除烦、止渴健胃之功效。生薏苡仁味甘、淡，性凉，归脾、肺、胃经，可利湿健脾。全方共奏清热利湿之功。

（3）地冬饮

生地黄10g，麦冬9g，天冬9g，五味子10g，茯苓10g，生薏苡仁10g，炒白术10g，莱菔子10g。以文火煮汤代茶饮。

生地黄味甘，性寒，善清热生津、滋阴养血。麦冬味甘、微苦，性微寒，归心、肺、胃经，功善养阴生津、润肺清心。天冬味甘、苦，性寒，归肺、肾经，可滋阴润燥、清肺降火。五味子味酸、甘，性温，归肺、心、肾经，可益气生津、补肾宁心。茯苓性味甘、淡，性平，归心、肺、脾、肾经，具有渗湿利水、健脾和胃之功。白术味苦、甘，性温，归脾、胃经，可健脾益气、燥湿利水。生薏苡仁味甘、淡，性凉，归脾、肺、胃经，可利湿健脾。莱菔子味辛、甘，性平，归肺、脾、胃经，可消食除胀、降气化痰。本方具有滋阴养血润燥之功。

七、激素依赖性皮炎

（一）概述

激素依赖性皮炎是一种变态反应性皮肤病，表现为外用糖皮质激素后原发皮肤疾患消失，但停用糖皮质激素后出现炎症皮损，需反复使用糖皮质激素以控制症状，其病情逐渐加重的一种炎症性皮肤病。

（二）病因病机

本病多因湿热内蕴，外感风邪，风湿热邪相搏而发病；或因禀赋不耐，毒热炽盛所致。

（三）辨证论治

1. 内治法

（1）湿热型

【症状】皮肤在长期外用糖皮质激素后，局部皮肤表面光滑，可出现鲜红色斑片或丘疹，皮纹消失，皮肤变薄呈透明状，有时可见毛细血管扩张等变化；或可见皮肤干燥、脱屑、皲裂、少许渗出、结痂，伴刺痛、灼热、肿胀感，并且伴随着外用糖皮质激素的反复使用，红斑等皮肤症状会逐渐加重。舌红，苔白腻，脉弦滑。

【辨证】湿热感毒。

【治法】清热除湿凉血。

【处方】清热除湿汤。

龙胆草 9g　　白茅根 30g　　生地黄 15g　　大青叶 15g
车前草 15g　　黄　芩 9g　　六一散 15g　　生石膏（先煎）30g

【加减】若瘙痒重者，可加白鲜皮 15g、防风 10g 清热除湿、散风止痒；红斑重者，可加牡丹皮15g、赤芍15g凉血活血；炎性红斑、丘疹明显者，可加栀子6g、黄柏10g、黄连6g清泻三焦火毒。

（2）血热型

【症状】皮肤在长期外用糖皮质激素后，局部皮肤表面光滑，可出现鲜红色斑片或丘疹，皮纹消失，皮肤变薄呈透明状，毛细血管扩张明显，难以消退。舌红，苔白，脉滑。

【辨证】风热血热。

【治法】凉血活血，清热解毒。

【处方】凉血五花汤。

红　花9g　　鸡冠花9g　　凌霄花9g　　玫瑰花9g
野菊花15g

【加减】若局部灼热者，可加牡丹皮15g、丹参15g清热凉血；伴有粉刺、脓疱型丘疹者，可加连翘15g、蒲公英10g、紫花地丁10g等清热解毒；更年期女性伴有乏力汗出、腰膝酸软者，可加女贞子10g、墨旱莲10g、菟丝子10g、枸杞子10g等滋补肝肾；两胁胀痛、急躁易怒者，可加柴胡6g、郁金10g、香附6g、陈皮10g等疏肝理气；伴有光敏者，可加青蒿15g、龙葵10g等抗光敏。

（3）常用中成药

可根据情况选用除湿丸、二妙丸、龙胆泻肝丸、润肤丸。

2. 外治法

外用药以清凉、安抚为主，并注意避免外界冷、热及日光等理化刺激。皮损较轻或外用激素时间较短，可立即停止外用激素；皮损重或外用激素时间长者，可先换用不良反应相对小的弱效激素制剂，再逐步掺入硅霜等单纯的滋润保护剂，直至完全停止使用。若不论病情轻重程度、激素使用时间长短，均立即停用，有可能出现皮损的大幅“反跳”，难以用常规药物控制。

（四）名家验案

左某，女，40岁，2009年11月10日初诊。

【主诉】面部潮红1年余。

【现病史】患者1年前因面部瘙痒起疹，连续外用激素类药膏数月后，面部潮红无法消退，并伴有灼热感，遂来就诊。现面部皮肤潮红，灼热感，干燥脱皮，纳眠可，小便黄赤，大便干。舌质红，苔少，脉弦数。

【皮肤科情况】双侧面颊皮肤潮红，间见少许细小毛囊性丘疹；伴细碎、干燥鳞屑，局部毛细血管扩张。

【辨证】心火亢盛，热伤血络。

【治法】清热凉血。

【处方】

黄　芩10g	黄　连6g	大　黄3g	生地黄10g
白茅根30g	羚羊角粉0.3g	竹　叶6g	通　草6g
滑石粉10g	甘　草6g		

7剂，水煎服，早、晚饭后分温服。

【二诊】2009年11月17日。服药7剂后，患者面部灼热感减轻，仍潮红，大便略干，小便调。舌质红，苔少，脉弦。前方去羚羊角粉，加凌霄花10g、鸡冠花10g加强凉血活血之功，继服14日。

【三诊】2009年12月1日。服药14剂后，皮损灼热感消失，潮红大部分减退，二便调。舌质红，苔薄白，脉弦。诸症缓解，换服中成药栀子金花丸7日以巩固疗效。

【按】本例病案因长期滥用糖皮质激素所致，其特点是用药后原发病迅速改善，但不能根治，一旦停药，1~2日内用药部位再发生皮疹或原发病恶化；当重新外用糖皮质激素后，上述症状很快减退。本病相当于中医学中的“药毒”。

此患者属心火壅盛，热伤血络，肌肤失养，故见面颊潮红、灼热痛痒、舌质红，根据辨证选择清热凉血之方药。方中黄芩、黄连、大黄泻热解毒；生地黄、白茅根、羚羊角粉清热凉血；竹叶、通草、滑石粉使邪热从小便而去。诸药共用可清热凉血。二诊时热毒已减，故减羚羊角粉，加入凌霄花、鸡冠花增加凉血活血消斑之力。三诊时皮损大部分好转，故予栀子金花丸清解余毒，巩固治疗。

（五）食养调护

绿豆白菜粥

绿豆60g，白菜心2~3个。绿豆加水煮粥，煮至豆将熟时，入白菜心，再煮约20分钟即可。取汁顿服，每日1~2次。

绿豆味甘，性寒，无毒，归心、胃经，可消肿通气、清热解毒、调和五脏、安神。白菜心味甘，性平，无毒，可益胃生津、清热除烦。

第四节　神经功能障碍性皮肤病

一、皮肤瘙痒症

（一）概述

皮肤瘙痒症是一种自觉瘙痒而无原发损害的皮肤病，由于不断搔抓，常有抓痕、血痂、色素沉着及苔藓样变化等继发损害。本病与中医学文献中记载的“痒风”相类似。《外科证治全书》中关于“痒风”记载有：“遍身瘙痒，并无疮疥，搔之不止。”赵老亦称之为“隐疹”。

本病初起并无皮肤损害，由于经常搔抓，患处可出现抓痕、血痂、色素沉着及苔藓样化或湿疹样变，有时可继发感染。瘙痒是本病的主要症状。多呈阵发性，痒之程度轻重不一，有时难以忍耐，可引起失眠及神经衰弱等症。

（二）病因病机

多因血虚风燥，肌肤失养或因风湿蕴于肌肤，不得疏泄而发病。

（三）辨证论治

1. 内治法

（1）血虚风燥型

【症状】皮肤干燥、脱屑，有明显抓痕及血痂，多见于老年人，冬春发病。舌质淡，苔薄白，脉弦缓或弦滑。

【辨证】阴血不足，肌肤失养。

【治法】养血润肤，疏风止痒。

【处方】止痒合剂加减。

生地黄 10g	熟地黄 10g	天　冬 10g	麦　冬 10g
当　归 10g	赤　芍 10g	白　芍 10g	鸡血藤 15g
首乌藤 15g	黄　芪 12g	防　风 10g	刺蒺藜 15g
苦　参 10g			

【加减】 顽固性瘙痒加全虫、乌梢蛇肉、炒皂角刺；心烦失眠，舌质红加莲子心、连翘心、栀仁。

（2）风湿蕴阻型

【症状】 因经久搔抓皮肤继发感染或湿疹样变，多见于青壮年，夏秋季发病。苔白或腻，脉滑或滑数。

【辨证】 风湿蕴阻，肌肤失养。

【治法】 祛风利湿，养血润肤。

【处方】 全虫方加减。

全　虫 6g	皂角刺 6g	刺蒺藜 15g	苦　参 10g
白鲜皮 15g	泽　泻 10g	当　归 10g	首乌藤 30g
生地黄 15g	生槐花 15g		

【分析】 方中全虫、皂角刺、刺蒺藜祛风止痒；苦参、白鲜皮、泽泻祛湿止痒；当归、首乌藤养血润肤；生地黄、生槐花清热凉血。

（3）常用中成药

秦艽丸（适用于大便干燥者）、润肤丸、除湿丸、泻肝安神丸。

2. 外治法

（1）楮桃叶水剂洗浴。

（2）大风子油。

（3）百部酒 100ml 兑入雄黄解毒散 30g 外用。

（四）名家验案

王某，男，58 岁，1971 年 9 月 2 日初诊。

【现病史】 患者 1 年来全身皮肤瘙痒，搔抓后皮肤发红，不起风团，影响入睡，痒甚时用玉米棒搔抓也不解痒。曾用过镇静药及脱敏药，未效。

【中医诊断】 痒风（风瘙痒）。

【西医诊断】 皮肤瘙痒症。

【辨证】 风湿内侵，结为湿毒。

【治法】 除湿解毒，息风止痒。

【处方】

全　虫 6g	皂角刺 12g	猪牙皂角 6g	刺蒺藜 15g
炒槐花 15g	炒枳壳 9g	苦　参 6g	荆　芥 6g
蝉　蜕 6g	威灵仙 12g	白鲜皮 30g	紫草根 9g

【二诊】10 月 17 日。服上方 10 剂后，瘙痒已减轻，全身皮肤也逐渐光滑，皮肤润泽已见恢复。又服上方 15 剂，基本治愈。

【按】本例患者病程 1 年余，属于风湿内侵，结为湿毒，所以法用除湿解毒、息风止痒，用全虫方加减而获效。

（五）食养调护

皮肤瘙痒症，中医称为“风瘙痒”“痒风”，一个“风”字可以认识到本病的要点。风有内风、外风之别，“风为百病之长”，发病原因十分复杂，故应注意各类系统疾病和外界理化因素的影响。平素应禁用酒类、辛辣刺激性食品，忌食肥甘厚味、腥发之品，同时注意劳逸结合，注意皮肤卫生，不宜用热水或肥皂水洗涤皮肤，不用刺激性止痒药等。

楮桃叶水剂

楮桃叶 250g，水 5000ml。煮沸 30 分钟后滤过，先以药物溻洗，以后加以浸浴。

本方具有止痒润肤之效，适用于老年性、干燥性皮肤瘙痒症。如瘙痒过甚，可用荆芥穗 30g，研细装纱布袋内，直接揉搓皮肤瘙痒处，有止痒疗效。

二、神经性皮炎

（一）概述

神经性皮炎是一种皮肤神经功能障碍性皮肤病。皮损呈苔藓样变，不倾向湿润化和阵发性剧痒是本病的特点，分局限性和播散性两种。本病与中医学文献中记载的“牛皮癣”“摄领疮”相类似。《诸病源候论·摄领疮候》记载：“摄领疮如癣之类，生于颈上痒痛，衣领拂着即剧，云是衣领揩所作，故名摄领疮也。”又《外科正宗·顽癣》中记载：“牛皮癣如牛项之皮，顽硬且坚，抓之如朽木。”赵老也称此病为“顽癣”。

临床表现为皮肤作痒，搔抓后出现扁平丘疹，皮疹颜色淡红或如正常皮色，逐渐皮肤增厚、干粗、皮纹理加深，形成肥厚斑块苔藓样变，表面有少许鳞屑，抓痕及血痂。局限性好发于颈、项、膝、肘及骶部，播散性可泛发全身。多见于精神焦虑、神经衰弱的成年人。

（二）病因病机

多因情志不遂，闷郁不舒，心火上炎，以致气血运行失调，凝滞于皮肤，日久耗血伤阴，血虚化燥生风；也有因脾蕴湿热，复感风邪，蕴阻肌肤而发病。

（三）辨证论治

1. 内治法

（1）肝郁化火型

【症状】皮损色红，心烦易怒或精神抑郁，失眠多梦，眩晕，心悸，口苦咽干。舌边、尖红，脉弦滑。

【辨证】肝郁不舒，郁久化火。

【治法】疏肝理气，清肝泻火。

【处方】丹栀逍遥散加减。

柴　胡 10g	栀　子 10g	龙胆草 10g	牡丹皮 10g
生地黄 15g	当　归 15g	首乌藤 30g	赤　芍 10g
白　芍 10g	钩　藤 15g		

【分析】柴胡舒理肝气；栀子、龙胆草清肝热；牡丹皮、生地黄养阴凉血清热；当归、赤芍、白芍、首乌藤、钩藤养血活血、息风止痒。

（2）风湿蕴阻型

【症状】皮疹颜色呈淡褐色，皮损成片，粗糙肥厚，阵发性剧痒，夜间尤甚。舌苔薄或白腻，脉濡缓。

【辨证】风湿蕴阻，肌肤失养。

【治法】祛风利湿，养血润肤。

【处方】全虫方加减。

全　虫 6g	皂角刺 6g	防　风 10g	刺蒺藜 15g
苦　参 10g	白鲜皮 15g	当　归 10g	首乌藤 30g

【分析】全虫、皂角刺、防风、刺蒺藜祛风止痒；苦参、白鲜皮利湿止痒；当归、首乌藤养血润肤。

（3）血虚风燥型

【症状】皮损色淡或灰白，肥厚粗糙，素体虚弱，心悸怔忡，气短健忘，或月经不调等。舌质淡，脉沉细。

【辨证】血虚风燥，肌肤失养。

【治法】养血疏风，润肤止痒。

【处方】止痒合剂加减。

首乌藤 30g	鸡血藤 30g	丹　参 30g	全当归 15g
刺蒺藜 30g	地肤子 15g	生地黄 15g	苦　参 10g

【分析】首乌藤、鸡血藤、丹参、全当归、生地黄养血活血润肤；刺蒺藜、地肤子、苦参疏风止痒。

（4）常用中成药

丹栀逍遥丸、秦艽丸、润肤丸、泻肝安神丸、六味地黄丸。可据病情选用。

2. 外治法

（1）雄黄解毒散30g、百部酒120ml混匀外擦。

（2）普榆膏、止痒药膏、10%黑豆馏油软膏，均可外擦。

（3）大风子油涂后外扑五倍子粉。

（4）癣症熏药卷。

（5）拔膏疗法。

（6）龙葵水剂、楮桃叶水剂洗浴。

（7）复方斑蝥酊。

（四）名家验案

病案1

柴某，女，26岁，1999年10月26日初诊。

【现病史】患者3年来颈部反复起疹，逐渐加重，伴阵发性瘙痒，外用多种药膏，皮疹反复发作，面积增大，前来求治。患者性格内向，口苦咽干，疲乏无力，腰膝酸软，难以入睡。舌边红，苔白，脉弦细。

【皮肤科情况】颈后、颈侧大片苔藓样皮损，皮嵴、皮沟明显，表面有抓痕。

【中医诊断】摄领疮。

【西医诊断】神经性皮炎。

【辨证】肝气不疏，肝脾不和。

【治法】疏肝理气，调和气血。

【处方】

当　归10g　　川　芎10g　　白　术10g　　茯　苓15g
首乌藤30g　　珍珠母30g　　石菖蒲10g　　合欢皮15g
柴　胡10g　　枳　壳10g　　陈　皮10g　　女贞子15g
墨旱莲15g

【外用药】局部外用雄黄洗剂。

【二诊】服上方14剂，患者瘙痒减轻，睡眠好，皮疹变薄。

【三诊】再服药14剂，皮疹全部消退。

病案2

侯某，男，66岁，1999年11月11日初诊。

【现病史】患者身起皮疹20余年，逐渐加重。近半年来剧烈瘙痒，多方求治疗效不显。舌淡红，苔白，脉沉细。

【皮肤科情况】双小腿伸侧大片暗褐色肥厚苔藓样皮损，散在抓痕及血痂，双手背亦见类似皮损。

【中医诊断】顽癣。

【西医诊断】神经性皮炎。

【辨证】血虚风燥，肌肤失养。

【治法】养血疏风，润肤止痒。

【处方】

首乌藤30g　当　归10g　川　芎10g　赤　芍15g
白　芍15g　白鲜皮30g　苦　参15g　白蒺藜30g
莪　术10g　丹　参10g　姜　黄10g　木　瓜10g

【外用药】皮损外用5%水杨酸软膏。

【二诊】服药14剂，瘙痒减轻。改以5%黑豆馏油软膏与水杨酸软膏交替外用。

【三诊】服上方14剂，皮损基本不痒，肥厚皮损变薄。再服药28剂，皮损基本消退，遗留色素沉着斑。

病案3

王某，男，53岁。

【现病史】患者3～4年前，先在颈侧发生一块皮损，伴阵发性瘙痒，时轻时重，反复不愈，皮肤逐渐变厚。近日来因工作紧张，经常睡眠不好，皮损泛发全身，在躯干、四肢有多处，皮肤增厚，瘙痒剧烈。舌质淡、有齿痕，苔白，脉沉细。

【皮肤科情况】颈部左侧稍靠后面有2～3cm大小的皮肤增厚，皮嵴、皮沟显著。四肢、躯干有散发的指甲大小的片状皮肤增厚，表面色素沉着，并有血痂，以四肢伸侧分布较多。

【中医诊断】顽癣。

【西医诊断】泛发性神经性皮炎。

【辨证】素体虚弱，心脾不足，血虚风燥，肌肤失养。

【治法】养血润肤止痒。

【处方】

首乌藤30g　鸡血藤30g　当　归10g　白蒺藜30g

赤　芍 10g　　白　芍 10g　　苦　参 15g　　白鲜皮 30g
地肤子 10g　　全　蝎 5g

水煎服，每日1剂。

【外用药】 雄黄解毒散15g、百部酒100ml，混匀外擦。

【二诊】 患者连服20剂，四肢、躯干皮损大部消退，只残留颈侧肥厚皮损未消，但瘙痒已明显减轻。外用药改用5%黑豆馏油软膏，每日擦2次。

【按】 神经性皮炎属于皮肤神经功能障碍性皮肤病，临床表现以皮损呈苔藓样改变，对称分布，阵发性剧烈瘙痒为特征。中医有“顽癣”“干癣”“纽扣风”“牛皮癣”“摄领疮”等多种名称。

（五）食养调护

陈彤云教授认为，神经性皮炎的发病与情志、体质及外邪有关。易患神经性皮炎之人，多为精神工作紧张，肝郁化火或脾湿不运，复感风湿之邪而发病，时间日久易有血虚风燥。药膳则以清肝、疏风及养血为主。

（1）柴香栀莲饮

柴胡3g，香橼3g，栀子2g，莲子心2g。开水沏，代茶饮。

柴胡味苦、辛，性微寒，归肝、胆、肺经，可和表解里、疏肝升阳。香橼味辛、苦、酸，性温，归肝、脾、肺经，可疏肝理气、宽中化痰。栀子味苦，性寒，归心、肺、三焦经，可泻火除烦、清热利尿、凉血解毒。莲子心味苦，性寒，归心、肾经，可清心安神、交通心肾。本方具有疏肝解郁、泻火清心之效，适用于肝郁化火型的神经性皮炎。

（2）防风芹菜汤

防风15g，芹菜250g，盐3g，味精3g。防风洗净；芹菜洗干净，切成4cm的段；防风、芹菜放铝锅内，加入水适量，置武火烧沸，文火炖煮25分钟，加入盐、味精即可。每日1次，每次吃芹菜100g，喝汤。

防风味辛、甘，性微温，归膀胱、肝、脾经，可解表祛风胜湿。芹菜味甘、辛，性凉，归胃经，可清热利湿、平肝健胃。本方有清热祛风止痒之功。

（3）花生赤豆枣蒜汤

带衣花生米90g，赤小豆60g，红枣60g，大蒜30g。以上诸物加水共煮汤。早晚分服。

花生仁味甘，性平，归脾、肺经，具有醒脾和胃、润肺化痰、滋养调气之功效。赤小豆味甘、酸，性平，归心、小肠经，可消热毒痈肿。大枣味甘，性温，归脾、胃、心经，能补中益气、养血安神，用于脾虚食少，乏力便溏，妇人脏躁。本方功效为益气养血解毒。

三、结节性痒疹

（一）概述

结节性痒疹为慢性疣状结节损害，多半发生于四肢，尤其是小腿的伸侧面，与中医学文献中记载的“马疥”相类似。《诸病源候论·疥候》记载：“马疥者，皮肉隐嶙起作根摭，搔之不知痛。”赵老称本病为“顽湿聚结”。

本病皮疹为豌豆至蚕豆大小圆锥形或半球形的坚实结节，表面粗糙成疣状，颜色灰褐或褐红色，剧烈瘙痒，多见成年妇女，好发四肢伸侧，经过缓慢。

（二）病因病机

体内蕴湿，外感风毒或昆虫叮咬，湿邪风毒，聚结肌肤而成。

（三）辨证论治

1. 内治法

（1）湿热聚结型

【症状】皮疹呈疣状损害，剧烈瘙痒。舌苔薄白，脉滑缓。

【辨证】素体蕴湿，外感虫毒，凝聚而成。

【治法】除湿解毒，疏风止痒。

【处方】全虫方加减。

全　虫 6g　　刺蒺藜 15g　　皂角刺 6g　　荆　芥 10g
防　风 10g　　苦　参 10g　　白鲜皮 15g　　当　归 10g
车前子 10g　　泽　泻 10g　　夏枯草 15g　　赤　芍 10g
白　芍 10g

【分析】方中全虫、荆芥、防风、刺蒺藜、皂角刺散风止痒、攻毒散结；苦参、白鲜皮清热燥湿止痒；当归、赤芍、白芍养血活血；车前子、泽泻渗水除湿；夏枯草软坚散结。久不愈者可加丹参、红花活血软坚。

（2）血瘀风燥型

【症状】病程日久，皮肤散在紫红或紫褐色坚硬结节，局部皮肤肥厚、粗糙干燥，瘙痒，常伴口舌干燥，女性月经后期，血块多，血色暗，纳可，小便短少，大便偏干。舌质紫暗，苔薄白，脉涩。

【辨证】气滞血瘀，化燥生风。

【治法】活血化瘀，疏风止痒。

【处方】四物消风散加减。主要药物有当归、川芎、赤芍、生地黄、荆芥、防风、白鲜皮、蝉蜕、柴胡、薄荷、独活、大枣、红花、丹参等。

【加减】如瘙痒甚，加地肤子、白蒺藜疏风止痒；大便干结，加少量大黄泻热通腑，同时又有活血化瘀之功；夜寐欠安，加珍珠母重镇安神。

【分析】全方重在活血祛风止痒。本方由四物汤合消风散加减而成，方中当归、川芎、赤芍、生地黄养血活血；荆芥、防风、蝉蜕开发腠理，透解瘀滞肌肤的风毒之邪而止痒；薄荷清热疏风；白鲜皮祛风止痒；柴胡行气开郁；红花、丹参活血；独活祛风湿。诸药合用，达疏风活血祛瘀之效。

（3）常用中成药

大黄䗪虫丸、内消连翘丸、活血消炎丸，可选择使用。

2. 外治法

（1）鲜芦荟蘸雄黄解毒散或化毒散外擦。

（2）搽黄药粉。

（3）黑布药膏外用。

（4）拔膏疗法。

（四）名家验案

病案1

陈某，女，43岁，2010年4月12日初诊。

【主诉】四肢起疹，伴痒1个月余。

【现病史】患者1个月前无明确诱因出现双上臂起疹，色红，瘙痒剧烈，自行外用药膏（具体药名不详）治疗，效不显。后皮损逐渐增多，瘙痒难耐，搔抓剧烈，出现硬结。纳可，眠欠安，大便黏滞不爽。舌质淡，苔薄白，脉滑缓。

【皮肤科情况】四肢伸侧可见多数暗红至暗褐色黄豆至蚕豆大小的丘疹、结节，部分皮疹呈疣状增生损害；间见多数抓痕、血痂。

【辨证】湿热聚结。

【治法】除湿解毒，疏风止痒。

【处方】

全　蝎 5g	猪牙皂角 5g	皂角刺 5g	威灵仙 12g
白鲜皮 10g	白蒺藜 9g	苦　参 10g	黄　柏 10g
炒槐花 15g	地肤子 15g	黄　芩 10g	酸枣仁 30g
夜交藤 15g	合欢皮 10g		

14 剂，水煎服，早、晚饭后分温服。

【二诊】2010 年 4 月 26 日。服药后瘙痒症状减轻，四肢抓痕、血痂明显减少，周身皮损颜色转暗，无新生皮疹，部分硬结有所吸收。纳可，情绪稳定，睡眠改善，大便通畅。舌脉同前。上方去黄芩、夜交藤、合欢皮，加茯苓 15g、生薏苡仁 15g 以加强健脾利湿止痒之功。21 剂，服法同前。

【三诊】2010 年 5 月 17 日。皮疹消退明显，皮肤略干燥，双小腿伸侧、双上臂外侧少许暗褐色硬结，无抓痕、血痂；可见多数皮疹消退所留色素沉着斑。纳可，眠安，二便调。舌质淡，苔白，脉滑。上方去猪牙皂角、皂角刺、威灵仙，加夏枯草、鸡血藤各 15g 以软坚散结、养血润肤；加白术 15g、萆薢 10g 以加强利湿止痒之效。21 剂，服法同前。

【四诊】2010 年 5 月 31 日。皮疹基本消退，仅余少许褐色绿豆大小硬结，余处皮疹皆已消退。一般情况可。前方去全蝎、酸枣仁，加焦三仙 30g 保护脾胃，巩固疗效。并嘱患者逐渐减量服用。

病案 2

王某，男，18 岁，1967 年 9 月 3 日初诊。

【主诉】双小腿起疹伴痒 2 个月余。

【现病史】患者 2 个月前外出被蚊虫叮咬后，小腿开始起红色丘疹，瘙痒难忍，未经系统治疗，后反复搔抓，皮疹渐增多、变硬，遂来北京中医医院就诊。现症见双小腿多数暗红色丘疹、硬结，瘙痒剧烈，难以入睡，食纳佳，大便偏软，日 2 次。舌质红，苔白，脉滑。

【皮肤科情况】双小腿伸侧散见绿豆至黄豆大小不等微红色、褐色的丘疹、斑疹、结节；多数抓痕、结痂，部分硬结上覆血痂。

【辨证】湿热聚结。

【治法】清利湿热，解毒散结。

【处方】

龙胆草 10g	黄　芩 10g	生地黄 15g	黄　柏 10g
茯　苓 15g	生白术 15g	茵　陈 15g	生薏苡仁 15g

连　翘 20g	野菊花 15g	赤　芍 15g	牡丹皮 12g
夏枯草 15g	生牡蛎 30g	僵　蚕 10g	地肤子 15g

21 剂，水煎服，早、晚饭后分温服。

【外用药】脱色拔膏棍、肤疾宁硬膏。

【二诊】1967 年 9 月 24 日。服药后症状有所改善，部分结节变小、变平，双小腿屈侧皮疹仍无变化，结节暗褐色、质坚实。自述痒轻，已能入睡，大便已正常。舌质淡红，苔白，脉滑。上方去龙胆草、野菊花、赤芍、牡丹皮，加当归 10g、川芎 6g、红花 10g、桃仁 10g 活血化瘀，土贝母 10g 化痰散结，加大薏苡仁用量至 30g 以加强利湿之力。继服 30 剂，外用药同前。

【三诊】1967 年 10 月 24 日。大部分皮疹变平，颜色亦转淡，有的接近肤色；少数坚实硬结，色黑，奇痒。纳食佳，眠尚安，二便调。舌质淡红，苔白，脉弦。上方去黄芩、生地黄、黄柏、白术、地肤子，加三棱 10g、莪术 10g 活血化瘀，皂角刺 10g、全蝎 3g 搜风止痒，牛膝 10g 引药下行。继服 30 剂，外用药维持。

【四诊】1967 年 12 月 2 日。皮疹大部分消退，剩余结节缩小，痒轻，可安静入睡。纳眠佳，二便调。舌质淡红，苔薄白，脉弦。停服中药，外用黑布药膏治疗。

病案 3

向某，男，53 岁，2010 年 3 月 9 日初诊。

【主诉】全身反复起疹伴痒 10 余年，加重 1 个月余。

【现病史】患者 10 余年前始于肩背部起红斑、丘疹，瘙痒无度，反复搔抓刺激，未经系统诊治，皮疹范围逐渐扩大至四肢，秋冬季加重，后间断外治，效果不佳。近 1 个月，皮疹瘙痒加剧，夜不能寐。纳可，大便干结。舌质紫暗，苔薄白，脉涩。

【皮肤科情况】躯干、四肢多见紫红或紫褐色结节，局部皮肤肥厚干燥，可见抓痕、血痂。

【辨证】血瘀风燥。

【治法】活血化瘀，疏风止痒。

【处方】

当　归 10g	川　芎 6g	赤　芍 15g	生地黄 15g
荆　芥 6g	防　风 10g	白鲜皮 10g	蝉　蜕 6g
柴　胡 6g	薄　荷 6g	独　活 10g	大　枣 5 枚
红　花 6g	丹　参 15g	地肤子 15g	白蒺藜 9g
大　黄 3g	珍珠母 30g		

14 剂，水煎服，早、晚饭后分温服。

【外用药】复方黄连膏。

【二诊】2010 年 3 月 23 日。服药后瘙痒略缓解，夜间尤甚；四肢、肩背部可见抓痕、血痂，局部皮肤粗糙、肥厚。纳可，眠欠安，大便通畅。舌脉同前。上方去蝉蜕、薄荷、大枣、柴胡，加鸡血藤 15g、首乌藤 15g 养血活血化瘀。14 剂，服法同前，外用药同前。

【三诊】2010 年 4 月 6 日。瘙痒减轻明显，皮疹部分有消退趋势，颜色较前变浅淡；肩背部皮肤粗糙缓解，局部变薄，抓痕、结痂减少。纳可，眠尚安，二便调。舌质暗，苔薄白，脉沉。调整方药，去荆芥、独活，加红花至 10g、丹参至 20g 以加强活血破瘀之力；加入土贝母 15g、夏枯草 15g 以软坚散结；加焦三仙 30g 调和脾胃。21 剂，服法同前，外用药同前。

【四诊】2010 年 4 月 27 日。诸症明显减轻，四肢淡褐色小结节，少许抓痕，无结痂，瘙痒轻，纳可，眠安，二便调。舌脉同前。病情平稳，皮疹已消退 60%，改用润燥止痒、活血化瘀中成药内服，巩固治疗。继服 30 剂，外用药维持。

【五诊】2010 年 5 月 25 日。病情稳定，皮损进一步消退，周身少许粟粒大小丘疹，结节已退，局部色素沉着。舌质暗红，苔白，脉弦。病情恢复约 85%，诸症改善，皮疹亦大部分消退，建议停服中药，外用药继续治疗。

病案 4

于某，男，45 岁，1979 年 10 月 10 日初诊。

【主诉】双腿起疹伴瘙痒 2 年，加重 1 个月。

【现病史】患者 2 年前始于双小腿起红色丘疹、斑疹，伴瘙痒，未引起重视，反复搔抓，皮疹渐增多，扩展至大腿，瘙痒剧烈，间断外用药膏（药名不详）治疗，效不显。1 个月前病情加重，遂来我院就诊。双腿现多数暗红褐色丘疹、硬结，瘙痒剧烈，性情急躁，夜不能寐，疲倦，口干思饮，食纳一般，二便正常。舌质暗，舌下脉络紫暗，苔白，脉弦。

【皮肤科情况】双下肢伸侧密集多数绿豆至蚕豆大小深褐色或黑褐色丘疹、斑疹、结节，局部坚实、肥厚、干燥、脱屑，双小腿多处有抓痕、血痂。

【辨证】血瘀风燥。

【治法】活血化瘀，疏风润燥止痒。

【处方】

生黄芪 30g	当　归 10g	赤　芍 15g	川　芎 6g
地　龙 10g	红　花 10g	桃　仁 10g	三　棱 10g
莪　术 10g	白　芍 30g	熟地黄 10g	皂角刺 10g

丹　参 30g	僵　蚕 10g	珍珠母 30g	天花粉 15g
玉　竹 12g	石　斛 10g		

30 剂，水煎服，早、晚饭后分温服。

【外用药】复方黄连膏、黑布药膏。

【二诊】1980 年 2 月 11 日。服药后症状改善，双下肢结节变小、变平，质地变软，色转暗淡，瘙痒明显减轻，口干减轻，但痰多，纳可，可安静入睡，二便调。舌质淡红，苔白，脉滑。前方去石斛、玉竹，加茯苓 15g、贝母 10g、生薏苡仁 15g 利湿散结。继服 30 剂，服法同前，外用药同前。

【三诊】1980 年 6 月 15 日。下肢大部分结节已平，少许顽固皮疹未消，色淡，质软，痒轻，余无不适，纳眠佳，二便调。舌质淡红，苔薄白，脉滑。皮疹已消退 80% 以上，建议停内服药，改以外用药治疗为主。

（五）食养调护

陈彤云教授认为本病多因体内湿蕴，外感风毒；或蚊虫叮咬，湿毒风邪凝聚而致。药膳选择要以解毒利湿为主。

冰糖银耳茅根金银花汤

银耳 10g，冰糖 100g，竹叶 5g，白茅根 30g，金银花 10g。将竹叶、白茅根各洗净，加适量水煎煮，每煮沸 15 分钟取药汁 1 次，反复 3 次，3 次药汁合并备用，再将银耳用温水浸泡涨开，洗净后与药汁同入锅，小火煎至银耳烂熟后，加冰糖调匀，最后把洗净的金银花撒入银耳汤中，稍煮沸后即可服食。早、晚餐服食，5 ~ 7 日为 1 个疗程。

银耳味甘、淡，性平，无毒，归肺、胃、肾经，可补脾开胃、益气清肠、滋阴润肺。竹叶味甘、辛、淡，性寒，归心、胃、小肠经，可清热除烦、生津利尿。白茅根味甘，性寒，归肺、胃、膀胱经，可凉血止血、清热解毒。金银花味甘，性寒，气芳香，故清热而不伤胃，芳香透达又可祛邪，故可宣散风热、清解血毒。

第五节　丘疹鳞屑性皮肤病

一、多形红斑

（一）概述

多形红斑又名多形渗出性红斑。本病是一种急性炎症性皮肤病。好发于春秋季节，青年妇女多见。皮疹呈多形性，好对称发生于手足背及关节附近，易于复发。本病与中医学文献记述的“雁疮”“猫眼疮”相类似。《诸病源候论·雁疮候》记载：“雁疮者，其状生于体上，如湿癣疬疡，多著四肢乃遍身，其疮大而热疼痛。得此疮者，常在春秋二月、八月雁来时则发，雁去时便瘥，故以为名。”又《医宗金鉴·外科心法要诀·猫眼疮》记载：“初起形如猫眼，光彩闪烁，无脓无血，但痛痒不常，久则近胫。”

赵老将本病称之为“血风疮”，该病名即体现了本病的病因病机，治疗方面亦从血论治，分血热型和寒湿型，对于血热型可采用经典的凉血五根汤加减；对于寒湿型以温阳理气活血为主。四肢发病者则会加入温经通络的药物。

（二）病因病机

本病多因血热或内有蕴湿，复感风热或风寒之邪，以致营卫不和，气血凝滞，郁于肌肤，或因饮食失节、食入禁忌而诱发。

（三）辨证论治

1. 内治法

（1）血热型

【症状】损害色红或鲜红、水疱较多，自觉灼热，常有发热，咽疼，口干，关节疼，大便干，小便黄。舌质红，苔白或微黄，脉弦滑或微数。

【辨证】血热夹湿，复感毒邪。

【治法】清热凉血，解毒利湿。

【处方】凉血五根汤加减。

白茅根 30g　茜草根 10g　紫草根 10g　生地黄 15g
牡丹皮 10g　板蓝根 12g　防　己 10g　车前草 15g
薄　荷（后下）3g　菊　花 10g

【加减】热盛口干渴者，加石膏、竹叶；便秘者，加川大黄；关节痛者，加秦艽、桑枝、鸡血藤；重症高热不退者，可加羚羊角粉 0.6g 或犀角（水牛角代替）粉 0.6g。

【分析】白茅根、茜草根、紫草根、生地黄、牡丹皮清热凉血；板蓝根清热解毒；防己、车前草清热利湿；薄荷、菊花清热散风解毒。

（2）寒湿型

【症状】皮疹颜色较暗，遇寒冷则加重，关节痛，下肢沉重，手足发凉，大便不干或溏，小便清长。舌质淡，舌苔白，脉沉细或迟缓。

【辨证】脾湿内蕴，复感寒邪。

【治法】健脾除湿，温散寒邪。

【处方】当归四逆汤加减。

桂　枝 10g	吴茱萸 10g	干　姜 6g	当　归 10g
白　芍 10g	茯　苓 10g	白　术 10g	鸡血藤 15g
陈　皮 6g			

【加减】气虚者，加黄芪、党参；关节痛者，加秦艽、老鹳草；上肢发病者，加片姜黄；下肢发病者，加木瓜。

【分析】桂枝、吴茱萸、干姜温经散寒；当归、白芍养血活血；茯苓、白术健脾除湿；鸡血藤活血通络；陈皮理气和中。

2. 外治法

（1）血热型多形红斑，伴有水疱破溃者，祛毒油膏外用。

（2）寒湿型多形红斑，可用紫色消肿膏。

（四）名家验案

病案 1

王某，男，17 岁，1972 年 12 月 5 日初诊。

【主诉】腹部长疙瘩、瘙痒 1 天多。

【现病史】昨天中午打球后出汗，休息时即感觉腹部发痒，并发现几个椭圆形红疹，以后又出现水疱，继而颈部及右股内侧均有同样皮疹出现，有微痛感，饮食尚可，二便如常。舌苔白，舌质红，脉滑数。

【皮肤科情况】腹部、颈后部及右下肢股内侧散在 10 多个直径约 1cm 大小的椭圆形红斑，略高于皮面，中央顶端有重叠的小水疱，部分有少量渗出液及痂皮。

【诊断】多形红斑。

【辨证】脾肺蕴湿化热，发于肌肤。

【治法】健脾祛湿，疏风凉血。

【处方】

生地黄 12g	牡丹皮 9g	紫　草 12g	黄　芩 12g
防　风 9g	秦　艽 9g	白鲜皮 15g	白　术 9g
云　苓 12g			

【外用药】外用普连软膏。

【二诊】服上方 3 剂后，皮疹大部分消退，水疱全部结痂，痒感消失。继服凉血活血、化瘀退斑之剂。

【处方】

鬼箭羽9g	紫　草9g	茜　草9g	生地黄9g
赤　芍9g	牡丹皮6g	白鲜皮9g	

又服3剂治愈。

【按】从本医案的选方用药中，可以看到凉血活血汤与健脾祛湿药的配合，凉血活血汤与化瘀药的配合。可见湿无处不在，湿与瘀常相伴而行。

病案2

王某，女，27岁，1973年1月5日初诊。

【主诉】面部及下颌部起红斑1周。

【现病史】8年前面部曾出现红斑，曾疑为红斑狼疮、日光性皮炎，未予确诊。近两三年来面部红斑加重，经某研究所进行全面检查及观察确诊为“多形红斑”。每年均发作1～2次，持续约半年以上，曾用激素治疗未见效。8～9年前曾患肺结核已治愈，有颈淋巴结结核病史。近1周来又发作，面部红斑色深呈紫红色，无渗出液及明显自觉症状，近半年来有低热，关节疼痛，经治疗未能控制，目前食欲尚好，二便正常。苔薄白，脉沉细。

【皮肤科情况】面颊两侧有多形水肿性红斑，色紫红，未见水疱，中心色深稍凹陷，边缘向外扩张，下颌部也有类似皮损约3cm×2cm大小，三块皮损融合一起，周围有少许抓痕。

【诊断】多形红斑。

【辨证】血热耗伤阴血。

【治法】凉血养阴。

【处方】

丹　参9g	牡丹皮9g	赤　芍9g	川　芎6g
生地黄30g	玄　参30g	鸡血藤12g	紫　草9g
茜　草9g	菊　花9g		

【二诊】1973年1月16日。上方服10剂后，面部红斑中心开始消退，周边仍红，低热已退，一般情况好转。原方加红花9g、生牡蛎30g。

【三诊】1973年1月23日。上方服7剂，面部及下颌部红斑均已消失，遗有少量色素沉着斑，自述较前发病时恢复得快。

【四诊】1973年7月3日。患者已妊娠6个月来妇科门诊检查身体时，追问得知面部红斑自消退后一直未复发。除妊娠面颊部妊娠色素沉着较深，其他均正常。

（五）食养调护

（1）生地茅根粥

鲜生地黄20g，鲜茅根30g，粟米60g。先将生地黄、茅根加清水熬煮30分钟，滗出药液，再加水煮30分钟，将两次所滗药液合并，浓缩至约100ml。另将小米煮成粥，趁热加入50ml药液搅匀，加入适量白糖，每日早晚各服一次。生地黄凉血育阴，茅根凉血清热，小米除热和中。三品配伍，清热凉血而不伤脾胃，又有凉血消斑之效。

（2）当归羊肉汤

羊肉500g，当归30g，生姜30g，桂枝10g。将羊肉切块，焯去血水，与当归、生姜、桂枝共入清水中，加入黄酒、葱、盐等调料。以大火烧沸10分钟，撇去浮沫，改用文火炖2小时，待羊肉烂熟即可食用。本方取当归补血和血，生姜温里散寒，羊肉益气补虚，桂枝温经通络之功，共同达到扶正祛寒，以御外邪之目的。

二、银屑病

（一）概述

银屑病俗称牛皮癣，是一种常见的红斑鳞屑性皮肤病。该病病程缓慢，具有复发倾向。本病与中医学文献中记载的“白疕”“蛇虱”“疕风”相类似。《医宗金鉴·外科心法要诀·白疕》记载：“此证俗名蛇虱，生于皮肤，形如疹疥，色白而痒，搔起白皮。”又《外科证治全书》关于白疕（一名疕风）记载：“皮肤燥痒，起如疹疥而色白，搔之屑起，渐至肢体枯燥坼裂，血出痛楚。”赵老认为，疕者如匕首刺入疾病，表示此病顽固的意思。

赵老治疗银屑病重视血分论治，针对银屑病病因病机，创设经验专方，随证加减，针对银屑病血热型创立方药凉血活血汤；针对银屑病血燥型创立方药养血解毒汤。赵老认为一些病程较长，皮损呈散发肥厚的皮肤病多为湿邪所致，湿邪久羁，精气内耗，精亏则液燥；治疗时除了健脾利湿之外，还重用养血润燥之剂。

（二）病因病机

本病多因情志内伤，气机壅滞，郁久化火，心火亢盛，毒热伏于营血；或因饮食失节，过食腥发动风之品，脾胃失和，气机不畅，郁久化热，复受风热毒邪而发病；若病久或反复发作，阴血被耗，气血失和，化燥生风或经脉阻滞，则气血凝结，肌肤失养。

（三）辨证论治

1. 内治法

（1）血热型

【症状】此型多见于进行期皮疹发生及发展迅速，局部潮红，新生皮疹不断出现，鳞屑不能掩盖红斑，自觉瘙痒，常伴有心悸易怒，口干舌燥，咽喉肿痛，大便秘结，小便短赤等症状。舌质红，苔薄白或黄，脉弦滑或数。

【辨证】毒热蕴结，郁于血分。

【治法】清热解毒，凉血活血。

【处方】凉血活血汤加减。

槐　花 30g	白茅根 30g	生地黄 30g	紫　草 15g
茜　草 15g	赤　芍 15g	丹　参 15g	鸡血藤 30g

水煎服，每日 1 剂。

【加减】病变以身体上部为主者可加红花 10g、凌霄花 10g，病变以身体下部为主者可加板蓝根 30g、天花粉 15g；风盛痒甚者加白鲜皮 30g、白蒺藜 30g；若夹杂湿邪，舌质淡，苔白腻，皮损浸润较深者加薏苡仁 30g、防已 10g、茵陈 30g；大便燥结者可加大黄 10g、栀子 10g；热盛者加龙胆草 10g、黄芩 10g、牡丹皮 15g；因咽炎、扁桃体炎诱发者加大青叶 30g、山豆根 6g、玄参 15g；血瘀舌质暗或有瘀斑，皮疹深红者加莪术 10g、红花 10g。

【分析】方中槐花、白茅根、生地黄清热凉血，其中槐花味苦，性微寒，入肝、大肠经，《药品化义》中说："此凉血之功独在大肠也。大肠与肺为表里，能疏皮肤风热，是泻肺金之气也。"紫草、茜草、丹参、赤芍、鸡血藤凉血活血养血。

（2）血燥型

【症状】此型多见于消退期病程较久，皮疹色淡，很少有新鲜皮疹出现；原有皮损部分消退，部分呈钱币状或大片融合，有明显浸润，表面鳞屑少，附着较紧，与红斑大小相当；银屑病急性期的四大特征已不明显；全身症状多不明显。舌质淡红或舌质淡、舌尖红，苔少，脉缓或沉细。

【辨证】血虚血燥，肌肤失养。

【治法】养血活血润肤，健脾除湿。

【处方】养血解毒汤。

当　归 10g	鸡血藤 30g	丹　参 15g	天　冬 10g

麦　冬 10g	生地黄 30g	土茯苓 30g	白　术 10g
枳　壳 10g	薏苡仁 30g		

【加减】 脾虚湿盛症见大便溏泄，下肢水肿，舌质淡、舌体胖、有齿痕者，可加茯苓 15g、白扁豆 10g、猪苓 10g；若兼阴虚血热，舌红少苔者可加知母 10g、地骨皮 15g、槐花 30g；风盛痒重者加白鲜皮 30g、白蒺藜 30g、苦参 15g；血虚面色㿠白，脉沉细者可加熟地黄 15g、白芍 15g。

【分析】 方中当归、鸡血藤、丹参养血活血；天冬、麦冬、生地黄滋阴润燥；土茯苓、白术、枳壳、薏苡仁健脾除湿。

（3）血瘀型

【症状】 此型多见于静止期，皮损肥厚，颜色暗红，经久不退。舌质紫暗或见瘀点或瘀斑，脉涩或细缓。

【辨证】 湿毒内蕴，气血瘀滞。

【治法】 活血化瘀软坚，除湿解毒。

【处方】 活血散瘀汤。

三　棱 15g	莪　术 15g	桃　仁 15g	红　花 15g
丹　参 15g	鸡血藤 30g	鬼箭羽 30g	土茯苓 30g
薏苡仁 30g	陈　皮 10g	重　楼 15g	白花蛇舌草 30g

【加减】 月经量少或有血块者加益母草；兼见肝郁气滞、情志不舒者加柴胡、枳壳；阴阳失调者加当归、熟地黄、首乌藤、钩藤等。

【分析】 方中三棱、莪术活血行气；桃仁、红花、丹参、鸡血藤、鬼箭羽活血化瘀软坚；土茯苓、薏苡仁、重楼、白花蛇舌草除湿解毒；佐以陈皮行气调中。

（4）湿热型

【症状】 此型相当于渗出型银屑病，患者皮损有糜烂渗出如湿疹样改变，多发于腋窝、乳下、会阴等处，鳞屑较薄，污褐色，黏腻状，痒重。可伴胸腹胀满，口苦咽干，食少纳呆，白带量多、清稀或黄臭，大便干或先干后溏，溲赤。舌质红，苔黄腻，脉弦滑数。

【辨证】 湿热内蕴，郁久化火。

【治法】 清热利湿，凉血祛风。

【处方】

白　术 10g	枳　壳 10g	薏苡仁 30g	芡　实 10g
萆　薢 15g	赤石脂 10g	车前子 15g	车前草 15g
泽　泻 15g	黄　柏 10g	白鲜皮 30g	苦　参 15g

土茯苓 30g　　生地黄 15g　　牡丹皮 15g　　六一散 30g

【分析】方中白术、枳壳、薏苡仁、芡实清脾除湿；萆薢、赤石脂、黄柏、土茯苓解毒除湿；苦参、白鲜皮、六一散清利湿热；车前子、车前草和泽泻除湿利水；生地黄、牡丹皮清热凉血。

（5）热毒型

【症状】急性发病，有上呼吸道感染或急性扁桃体炎病史，常伴发热咽痛，全身不适，口干口苦，便秘溲赤，皮损呈泛发性点滴状或融合成片。

【辨证】内有蕴热，外感毒邪。

【治法】清热解毒，凉血除斑。

【处方】银翘散加减。

金银花 15g　　连　翘 15g　　蒲公英 30g　　败酱草 30g
锦灯笼 10g　　山豆根 10g　　板蓝根 30g　　大青叶 30g
白茅根 30g　　紫　草 15g　　茜　草 15g　　玄　参 15g
重　楼 15g　　白花蛇舌草 30g

【加减】咽部红肿较著者可加牛蒡子 15g、金莲花 10g、金果榄 10g、赤小豆 30g；发热加黄芩、知母、石膏；有红皮病倾向加羚羊角粉 0.6g 分冲。

【分析】方中重楼、金银花、连翘、玄参、山豆根、白花蛇舌草，经现代药理研究发现，除抗炎作用外，还有抗肿瘤的细胞毒作用，对抑制银屑病表皮细胞过度增殖有治疗效果。

（6）寒湿型

此型相当于关节病型，常伴急性进行期甚至红皮病样银屑病皮损，关节症状与皮肤表现常同时加重或减轻，指趾末端关节受累最为常见，X 线检查受累关节边缘肥大呈帽状改变而无普遍脱钙和尺侧半脱位，血清类风湿因子检查阴性，可资鉴别。本型多系风、寒、湿（毒）三气杂至，痹阻经络。

1）急性期

【症状】关节红肿疼痛，活动受限，皮损泛发，潮红，浸润肿胀，弥漫脱屑。舌红，苔黄，脉滑数。

【辨证】风湿毒热，侵袭肌肤。

【治法】凉血解毒。

【处方】

生地黄 15g　　牡丹皮 15g　　赤　芍 15g　　紫　草 15g
白茅根 30g　　秦　艽 15g　　木　瓜 10g　　金银花 15g

大青叶30g　板蓝根30g　土茯苓30g　重　楼15g
白花蛇舌草30g　羚羊角粉（分冲）0.6g（或生玳瑁粉3g）

【分析】羚羊角粉或生玳瑁粉、生地黄、牡丹皮、赤芍、紫草、白茅根以清营凉血；秦艽、木瓜通利关节；金银花、大青叶、板蓝根、土茯苓、重楼、白花蛇舌草清热解毒。

2）缓解期

【症状】泛发的银屑病皮损或红皮样损害及关节红肿缓解，但关节疼痛较重，筋脉拘紧，活动受限。皮损干燥脱屑，白屑迭起，痒甚，常伴头昏，乏力，腰酸背痛，面色萎黄。舌红苔少，脉细数。

【辨证】肝肾阴虚，寒湿痹阻。

【治法】滋补肝肾，温经通络。

【处方】独活寄生汤与地黄汤加减。

秦　艽15g　乌梢蛇10g　全　蝎10g　天仙藤15g
鸡血藤30g　络石藤10g　木　瓜10g　桂　枝10g
桑　枝10g　独　活10g　羌　活10g　桑寄生15g
麦　冬15g　黄　芪15g　丹　参15g　红　花10g
熟地黄10g　生地黄10g

【加减】皮屑多时可加重养血药如当归、赤芍、白芍、首乌藤等以润肤止痒，也可配合秦艽丸内服。

【分析】秦艽、乌梢蛇、全蝎、鸡血藤、天仙藤、络石藤、木瓜、桂枝、桑枝、独活、羌活、桑寄生等温经活络、通利关节；生地黄、熟地黄、麦冬、黄芪、丹参、红花滋阴养血（注意此方通络破瘀止痛疗效虽好，但会加重银屑病皮损，故血热之象未除时不宜服用）。

（7）脓毒型

【症状】此型相当于脓疱型，在银屑病基本损害上出现密集的粟粒状脓疱，部分融合呈脓糊状。病情多呈周期性复发，皮肤潮红焮热，脓疱聚集，伴发热，心烦急，口干口渴，大便秘结，小溲短赤。舌红，苔黄或少苔，呈沟状纹舌，脉弦滑数。

【辨证】湿热蕴久，兼感毒邪，郁火流窜，入于营血，蒸灼肌肤而致毒热炽盛，气血两燔。

【治法】清热凉血，解毒除湿。

【处方】解毒凉血汤加减。

生地黄15g　牡丹皮15g　白茅根30g　紫　草15g

板蓝根30g	土茯苓30g	金银花15g	连　翘15g
大青叶30g	薏苡仁30g	苦　参15g	白鲜皮30g
石　膏（先煎）15g	羚羊角粉（分冲）0.6g		

若病程迁延，病久伤阴，出现口干舌燥，便干尿黄，舌红无苔或沟纹舌、镜面舌，应注意凉血护阴、养阴益气、清解余毒。方用解毒养阴汤加减：南北沙参、石斛、玄参、黄芪、生地黄、金银花、蒲公英、赤芍、薏苡仁、土茯苓、板蓝根、重楼、白花蛇舌草。

（8）毒热型

【症状】此型相当于红皮病型，急性期症见全身皮肤潮红焮热、肿胀、大量脱屑，毛发爪甲也可脱落，常伴发热烦躁，形寒身热，口干口渴，便秘溲赤。

【辨证】毒热炽盛，郁火流窜，入于营血，以致蒸灼肌肤，血热血燥，皮红脱屑。

【治法】清营解毒，凉血护阴。

【处方】

栀　子10g	金银花30g	连　翘15g	蒲公英30g
败酱草30g	紫　草15g	板蓝根30g	白茅根30g
生地黄30g	牡丹皮15g	车前草30g	石　膏30g
石　斛15g	麦　冬15g	黄连粉（分冲）6g	
生玳瑁粉（分冲）10g（或羚羊角粉0.6g）			

【分析】紫草、白茅根、生地黄、牡丹皮清热凉血；栀子、黄连、石膏清三焦实火；金银花、连翘、蒲公英、败酱草、板蓝根清热解毒；车前草清利湿热；因热入营血，故用羚羊角粉或生玳瑁粉加强清热镇惊之功。

后期热势渐退，阴液亏耗，气阴两伤，肌肤失养，以致肌肤甲错，层层剥落。治宜养血滋阴润燥、清解余毒。投以当归10g、白芍10g、首乌藤30g、生地黄15g、丹参15g、鸡血藤30g，滋阴凉血、养血润肤、活血润燥，以收全功。

2. 外治法

（1）清凉膏、香腊膏、普连软膏均可外擦，适用于血热型及红皮病型银屑病。

（2）药浴。楮桃叶250g、侧柏叶250g，加水5000ml，煮沸20分钟，适温洗浴，每周2～3次，适用于各型皮疹，急性期不宜用，以免继发红皮病。

（3）京红粉软膏、5%～20%黑豆馏油软膏、5%～10%黑红软膏均可外擦，适用于血燥型皮损，大面积使用时应注意不良反应。

（4）30%黑豆馏油软膏、豆青膏均可外擦，适用于慢性肥厚皮损。

（四）名家验案

病案1

李某，女，40岁，1999年10月7日初诊。

【现病史】患者1个月前无明显诱因身起皮疹，搔起白屑，逐渐加重，曾于外院予激素类药膏疗效不明显。现身起皮疹，自觉瘙痒，咽部不适，纳可，二便可。舌红，苔白，脉数。

【皮肤科情况】躯干、四肢散在高粱米大小的红色丘疹，表面覆盖银白色鳞屑。

【中医诊断】白疕。

【西医诊断】银屑病（进行期）。

【辨证】血热型。

【治法】凉血活血，清热解毒。

【处方】

紫　草15g	茜　草15g	板蓝根30g	大青叶30g
土茯苓30g	槐　花30g	山豆根10g	玄　参15g
锦灯笼10g	天花粉15g	白鲜皮30g	干地黄15g
赤　芍15g	金银花15g	薏苡仁30g	

羚羊角粉（分冲）0.6g

【二诊】上方连服21剂，皮损全部消退，遗留色素减退斑，无咽部不适，续服14剂巩固疗效。

病案2

高某，女，29岁。

【现病史】患者近10年来，身上起红斑，时轻时重。10年前开始在头顶部发现两处红斑，表面脱皮屑，继之在四肢伸侧发现类似皮损，未予重视，以后逐渐扩大。近来因工作紧张睡眠不好，突然泛发全身。

【皮肤科情况】四肢、躯干有散在多发的指甲大至钱币大小的红斑，基底浸润明显，表面有银白色多层性鳞屑。背部皮损融合成片，头顶有同样皮损，毛发呈束状，大片皮疹之间有新发丘疹。

【中医诊断】白疕。

【西医诊断】银屑病（进行期）。

【辨证】血热型。

【治法】清热凉血，活血解毒。

【处方】

紫　草 10g	赤　芍 10g	白茅根 30g	板蓝根 30g
丹　参 15g	生地黄 15g	土茯苓 30g	白花蛇舌草 30g

水煎服，每日 1 剂。

【外用药】局部外用黄连软膏，使用 1 周后改用 5% 黑豆馏油软膏。连续治疗 43 日，基本治愈。

【按】银屑病，与中医学文献记载的“白疕”相类似。该病治疗困难，容易反复。张志礼教授总结数十年临床经验所创制的凉血活血汤，在治疗血热型银屑病方面有很好的疗效。病案 1 与病案 2 即为凉血活血汤治疗血热型银屑病获显效的案例。患者新起皮疹，咽部不适，自觉瘙痒，舌红脉数均为血热内盛之象。治疗当以凉血活血、清热解毒为法。方以紫草、茜草、生地黄、赤芍等凉血活血，板蓝根、大青叶、槐花、山豆根、锦灯笼、金银花等清热解毒；玄参、天花粉等利咽解毒；兼湿邪可加土茯苓、薏苡仁除湿解毒；热重配以羚羊角粉凉血安神。诸药配合，功专力宏，故而收到良好效果。

病案 3

阮某，男，17 岁，1998 年 3 月 10 日初诊。

【现病史】患者 3 年前身起皮疹，搔起白屑，屡治不愈，皮疹逐渐增多。咽部不适，容易感冒，纳可，二便可。舌质淡，苔薄白，脉沉。

【皮肤科情况】躯干、四肢散在淡红色钱币状浸润斑块，上覆银白色鳞屑。背部、臀部、双大腿皮疹较多。

【中医诊断】白疕。

【西医诊断】银屑病（静止期）。

【辨证】血燥型。

【治法】养血活血，清热解毒。

【处方】

赤　芍 15g	当　归 10g	川　芎 10g	红　花 10g
板蓝根 30g	大青叶 30g	紫　草 15g	熟地黄 15g
茜　草 15g	山豆根 10g	玄　参 15g	天花粉 15g
土茯苓 30g	薏苡仁 30g	首乌藤 30g	生地黄 15g
白　芍 15g			

【外用药】外用普连膏。

【二诊】连服 14 剂，无自觉不适，少许皮损出现中心消退趋势。原方续服 42 剂，皮疹全部消退，遗留色素减退斑。

【按】血燥型白疕多见于静止期或缓解期银屑病，病程迁延。皮损色多淡红、瘙痒不剧烈，舌淡，苔白，脉沉均为血燥之象。张志礼教授治疗此型白疕多以养血活血、清热解毒为法。在本例医案治疗中以四物汤配合红花、紫草、茜草、首乌藤养血活血；板蓝根、大青叶清热解毒；山豆根、玄参、天花粉为治疗咽部不适的要药，对于反复感冒、咽痛、咽干的白疕患者，用之每获良效；再配合土茯苓、薏苡仁除湿解毒，使邪有出路。首诊见效之后，守方不变，连续服用，终使顽疾得愈。

病案 4

胡某，女，49 岁，1999 年 7 月 22 日初诊。

【现病史】患者 18 年前头部起疹，上覆银白色鳞屑，曾诊为“银屑病”，经治未效。近来皮疹逐渐增多，渐及全身，自觉瘙痒，遂来求诊。舌紫暗，苔白，脉沉缓。

【皮肤科情况】头部银白色鳞屑，腰背部、双大腿大片肥厚斑块，色暗红。

【中医诊断】白疕。

【西医诊断】银屑病。

【辨证】血瘀型。

【治法】活血化瘀，除湿解毒。

【处方】

桃仁 10g	红花 10g	三棱 10g	莪术 10g
紫草 15g	茜草 15g	板蓝根 30g	大青叶 30g
土茯苓 30g	槐花 30g	生地黄 15g	白鲜皮 30g
苦参 15g			

【外用药】5% 水杨酸软膏。

【二诊】服药 28 剂后，皮损较前变薄，部分肥厚斑块内出现“钉突”状丘疹，鳞屑较前减少。上方加薏苡仁 30g、枳壳 10g。

【三诊】再服药 28 剂，大片皮损消退，遗留炎症后色素沉着斑。继续服药，巩固治疗。

【按】血瘀型白疕多见于顽固性银屑病病例。本例患者病史长达 18 年，皮损肥厚浸润，舌质紫暗。肥厚性皮损多由湿聚、血瘀引起。故治疗当以活血化瘀、除湿解毒为法。在本例治疗中以桃仁、红花、三棱、莪术、紫草、茜草、生地黄、槐花活血凉血化瘀；土茯苓、白鲜皮、苦参除湿；板蓝根、大青叶清热解毒，连服药 4 周后，皮损散开变薄。再加薏苡仁、枳壳除湿和胃，使祛邪而不伤正，也体现了张志礼教授在治疗顽固难治性疾患中保胃气的治疗原则。诸药配合，使 10 余年顽疾基本治愈。说明活血祛瘀、除湿解毒这一治疗法则在对血瘀型白疕的治疗中确实有较好的疗效。

病案5

杨某，女，31岁，1990年4月21日初诊。

【现病史】患者近半年头皮、躯干、四肢先后起红疹，上覆白色鳞屑，曾诊为"银屑病"。平素月经不调，每逢经期有新疹且自觉瘙痒，口苦咽干，食少纳呆，四肢无力，白带多而清稀，食生冷时尤重。舌质红，苔薄黄，脉弦滑。

【皮肤科情况】头皮、躯干、四肢散在粟粒至黄豆大红色斑丘疹，表面覆银白色鳞屑。头皮发际皮疹密集。

【中医诊断】白疕。

【西医诊断】银屑病。

【辨证】湿热内蕴，冲任不调。

【治法】健脾除湿，调和冲任。

【处方】

丹　参15g	赤　芍15g	当　归10g	香　附10g
益母草10g	白　术10g	枳　壳10g	薏苡仁30g
赤石脂30g	厚　朴10g	土茯苓30g	紫　草15g
板蓝根30g			

【外用药】外用侧柏叶100g、苦参80g、楮实子50g、猪牙皂25g煎汤沐浴，后以5%黑豆馏油软膏与5%水杨酸软膏交替外用。

【二诊】服药14剂，白带明显减少，未起新疹，瘙痒减轻。再服14剂，皮疹色变淡，浸润变薄，鳞屑消失。白带少，月经来潮较前规律，食纳改善，腹胀、乏力缓解。去赤石脂，加桃仁10g、红花10g、首乌藤30g、鸡血藤15g。

【三诊】服上方1个月，皮疹全消。

【按】本例湿热型白疕，相当于渗出型银屑病。皮损糜烂渗出如湿疹样改变，多发于皱褶部位，鳞屑较薄，痒重。此型患者可伴有胸腹胀满，口苦咽干，食少纳呆，白带量多、清稀或黄臭。舌质红，苔黄腻，脉弦滑数。方中白术、枳壳、薏苡仁、土茯苓、赤石脂清脾除湿解毒；紫草、板蓝根凉血解毒；因本患者皮损常于月经期更甚，故方中又用当归、香附、益母草、丹参、赤芍等调理经血。诸药配合，故本病收到良好疗效。

病案6

李某，男，42岁，1987年9月6日初诊。

【现病史】患者11年前双肘、膝散在出现皮疹，表面白屑，于外院诊为"银屑病”，治疗无好转，皮疹渐多，波及头皮、躯干。3 年前又出现关节痛，以指趾关节为重。曾服用乙亚胺、布洛芬等药物，1 个月前又因肝功异常、白细胞减少停用。2 日后出现高热，体温 39.7℃，全身皮肤潮红肿胀，大量脱屑，关节红肿疼痛加重，不能端碗持物，口干舌燥，不思饮食，大便干燥，小溲黄赤，又加服乙亚胺仍无好转，来我院收入治疗。全身情况差，急性重病容。体温 38.9℃，脉搏 120 次/分。舌红绛，无苔，脉弦滑数。实验室检查示血沉 94mm/h，肝功异常，关节 X 线示双指趾远端关节骨质破坏，关节间隙变窄可见帽状改变及远端骨质侵蚀。

【皮肤科情况】全身皮肤弥漫潮红、肿胀，表面大量污垢脱屑。双手、足、小腿高度肿胀，远端指趾关节肿胀畸形屈曲困难，双腋下、腹股沟淋巴结肿大伴压痛。

【中医诊断】白疕。

【西医诊断】关节型红皮病型银屑病。

【辨证】寒湿瘀阻经络，郁久化热，毒热炽盛。

【治法】清热凉血解毒，活血通络。

【处方】

生地黄 30g	牡丹皮 15g	赤　芍 15g	天仙藤 15g
紫　草 15g	白茅根 30g	忍冬藤 30g	板蓝根 30g
大青叶 30g	重　楼 15g	丹　参 15g	白花蛇舌草 30g
鸡血藤 30g	羚羊角粉（分冲）0.6g		

【外用药】外用普连膏。继续维持入院前已服的乙亚胺每日 0.4g。体温高于 38.5℃时给吲哚美辛栓 50mg 纳入肛内。其他采用对症处理。

【二诊】服药 5 剂后体温正常，精神、食纳好转，大便正常，关节疼痛减轻。皮疹转暗，潮红肿胀减轻，自觉瘙痒。前方去忍冬藤、天仙藤，加车前子 15g、白鲜皮 30g。

【三诊】服药 21 剂，皮肤潮红肿胀基本消退，但关节疼痛较重，尤以晨起受凉时为著。诊查见舌质淡，苔薄白，脉沉缓。此为毒热已解，寒湿之邪盛，经脉阻隔、气血瘀滞之象。治当以温经散寒、活血通络，佐以除湿解毒。

【处方】

秦　艽 15g	乌梢蛇 10g	鸡血藤 30g	制川乌 6g
制草乌 6g	天仙藤 10g	络石藤 10g	首乌藤 30g
丹　参 15g	忍冬藤 30g	紫　草 15g	土茯苓 30g
薏苡仁 30g	重　楼 15g	白花蛇舌草 30g	

【四诊】服上方 14 剂，关节红肿减，疼痛减轻，已不需解热镇痛药。血沉 43mm/h，

躯干、下肢红斑仍浸润肥厚，有多层银白色鳞屑，需加强养血活血润肤之品。

【处方】

三　棱10g	莪　术10g	桃　仁10g	红　花10g
丹　参15g	赤　芍15g	白　芍15g	当　归10g
首乌藤30g	鸡血藤30g	天仙藤10g	秦　艽15g
土茯苓30g	薏苡仁30g	重　楼15g	白花蛇舌草30g

【五诊】服药28例，全身皮损已退，仅小腿残留小片皮疹，关节疼痛缓解。以乙亚胺每日0.2g维持，出院巩固治疗。

【按】银屑病关节炎中医辨证多系风、寒、湿、毒之气杂至，痹阻经络。急性期多为风湿毒热。本例患者初诊时皮损弥漫潮红，关节红肿疼痛，舌红绛，脉弦滑。此为寒湿之邪郁久化热，毒热炽盛，故初诊治以清热凉血解毒、活血通络。急则治标，先清解毒热。方中以羚羊角粉、生地黄、牡丹皮、赤芍、紫草、白茅根清营凉血；丹参、鸡血藤、天仙藤、忍冬藤活血通络；板蓝根、大青叶、重楼、白花蛇舌草清热解毒。诸药配合，使毒热外透。服药5剂，体温即降至正常。至三诊时皮肤潮红肿胀基本消退，毒热渐清，寒湿本象显露，舌淡，苔白，脉沉缓。属寒湿邪盛，经脉阻隔，气血瘀滞。又以制川草乌、秦艽、乌梢蛇、鸡血藤、天仙藤、络石藤、首乌藤等温热之品温经散寒、活血通络；佐以紫草、土茯苓、薏苡仁、重楼、白花蛇舌草除湿解毒，使药味不致过于燥烈。14剂后，关节疼痛明显减轻，但皮损部浸润肥厚，又投以大剂养血活血润肤之品，终收显效。

病案7

李某，男，50岁，1987年3月23日初诊。

【现病史】患者12年前出现甲下脓疱，皮疹渐及四肢，于当地医院诊为“脓疱型银屑病”。1987年1月酒后受凉高热，脓疱泛发全身，先后于多家医院就诊，服用布洛芬、双氯芬酸钠肠溶片、吲哚美辛、地塞米松、氨苯砜、甲砜霉素、林可霉素等治疗。口服地塞米松每日6片已3个月。半个月来突然高热烦躁，神昏谵语，心烦口渴，恶心纳差，消瘦乏力，脓疱泛发全身并有全身皮肤红肿，卧床不起，极度衰竭，大便数日未行，小溲短赤，急诊送入病房。一般情况差，体温39.7℃，脉搏每分钟120次，神志模糊，精神萎靡。实验室检查：白细胞计数$20\times10^9/L$，中性粒细胞百分比0.85，尿糖（+++）。舌质红绛、无苔，有沟状裂纹，脉弦数。

【皮肤科情况】全身皮肤弥漫潮红肿胀，躯干、四肢密布粟粒状脓疱，部分融合成脓糊，指趾甲大部脱落，可见甲床积脓，毛发稀疏呈束状。

【中医诊断】白疕。

【西医诊断】泛发性脓疱型银屑病，红皮病，继发类固醇性糖尿病。

【辨证】毒热炽盛，气血两燔，有伤阴之象。

【治法】清热解毒，凉血护阴，利水消肿。

【处方】

白茅根30g	紫　草15g	大青叶30g	板蓝根30g
败酱草30g	重　楼15g	生地黄30g	牡丹皮15g
赤　芍15g	沙　参15g	玄　参15g	白花蛇舌草30g
冬瓜皮15g	桑白皮15g	车前子（包）15g	羚羊角粉（分冲）0.6g

【外用药】外用1%氯氧油，根据细菌培养药敏结果改用0.08%庆大霉素液浸泡手、足。激素维持原量，配合对症治疗。

【二诊】服药7剂，体温降至37.5℃，新发脓疱减少，又服14剂，精神、食纳好转，心烦口渴，症状明显缓解，尿糖（+）。皮肤潮红肿胀明显减轻，仍有低热乏力，手足心热，口苦咽干，动则大汗。于上方去羚羊角粉、冬瓜皮，加地骨皮15g、西洋参6g（另煎饮）。继续综合治疗。

【三诊】上方14剂，体温恢复正常，精神好转，可下床活动。红皮变暗，躯干脓疱基本消退，四肢脓疱部分融合呈片状。舌红，沟状纹无苔，脉细数无力，两尺尤甚。证属毒热伤阴，气血两虚。拟养阴益气、凉血解毒、清解余热。

【处方】

石　斛15g	玄　参15g	生地黄15g	地骨皮15g
黄　芪15g	紫　草15g	茜　草15g	板蓝根30g
大青叶30g	蒲公英30g	薏苡仁30g	南沙参15g
重　楼30g	北沙参15g	白花蛇舌草30g	

【外用药】激素开始减量，对局限干枯的脓疱性皮损改用普连膏与化毒散膏混匀外用。同时口服新清宁，并继续其他综合治疗。

【四诊】服药28剂后皮疹全消，激素减至维持量，临床治愈出院。

【按】本例患者属脓毒型白疕。本型病情多呈周期性复发，皮肤焮热，脓疱聚集，伴发热，心烦急，口干渴，大便秘结，小溲短赤。舌红绛、无苔，呈沟状纹舌，脉弦滑数。证属湿热蕴久，兼感毒邪，郁火流窜，入于营血，蒸灼肌肤而致毒热炽盛，气血两燔。治宜清热解毒、凉血护阴、利水消肿。在本例中以羚羊角粉、白茅根、紫草、大青叶、板蓝根、重楼、白花蛇舌草大剂清热解毒；生地黄、牡丹皮、赤芍、玄参凉血护阴；再配合冬瓜皮、桑白皮、车前子利水消肿。诸药配合，使体温下降，新发脓疱减少，皮肤潮红肿胀明显减轻。二诊时虽无高热，但表现出毒热伤阴之象，故于二诊中加入地骨皮、西洋参以益气养阴。三诊时体温正常，但舌红无苔、沟状纹，脉细数无力，气血两虚之象更为明显，即着手养阴清热，免使余烬复燃。以沙参、石斛、玄参、生地黄、地骨皮养阴清热；黄芪益气；配以解毒除湿之品，终使皮疹全消。

病案8

葛某，女，17岁，1996年5月9日初诊。

【现病史】患者1个月前无明显诱因躯干出现点状红疹，抓后较多鳞屑，易出血，继而四肢亦见相似皮疹。皮损痒，口干心烦，大便干，2日1行，小便黄。舌红，苔黄，脉数。

【皮肤科情况】躯干、四肢多发性红色丘疹，高粱粒至黄豆大小，表面附着银白色鳞屑，刮之有薄膜及点状出血现象。

【中医诊断】白疕。

【西医诊断】银屑病。

【辨证】血热型。

【治法】清热凉血活血。

【处方】凉血活血汤（白疕一号）加减。

生甘草5g	紫草根10g	赤　芍10g	玄　参10g
熟大黄10g	干地黄15g	生槐花15g	大青叶15g
白鲜皮15g	白蒺藜15g	白茅根20g	

羚羊角粉（分冲）0.6g

14剂，每日1剂，水煎服。

【二诊】2周后部分皮疹已变平，瘙痒消失，大便每日1行，舌脉如前。原方去熟大黄、白鲜皮。续服4周后皮疹全部消退。

【按】方中生槐花、紫草根、赤芍、羚羊角粉、大青叶清热凉血；白茅根、干地黄、玄参滋阴清热生津；白蒺藜、白鲜皮祛风止痒；熟大黄清热泻下；甘草调和诸药。诸药合用，共奏清热凉血之效。

病案9

陈某，男，43岁，1996年8月15日初诊。

【现病史】患者6年前头皮出现红疹，较多头屑，伴瘙痒，在某医院诊为“银屑病”，予激素药外搽1个月余，皮疹消退。3个月后头皮及四肢又见相似皮疹，于多处就诊，服用多种药物，病情时轻时重。舌淡红，苔少，脉沉细。

【皮肤科情况】全身多发性暗红斑，蚕豆至巴掌大小，表面附多层银白色鳞屑，刮除鳞屑后有薄膜及点状出血现象，部分毛发呈束状。

【中医诊断】白疕。

【西医诊断】银屑病。

【辨证】血燥型。

【治法】养血滋阴润肤。

【处方】养血解毒汤（白疕二号）加减。

天　冬 10g	麦　冬 10g	当　归 15g	丹　参 15g
玄　参 15g	露蜂房 15g	鸡血藤 30g	生地黄 30g
白茅根 30g	土茯苓 30g	白鲜皮 30g	

14 剂，每日 1 剂，水煎服。

【二诊】1996 年 8 月29 日。服药后，躯干部皮疹浸润变浅，鳞屑减少，但瘙痒较剧，于前方去白茅根、玄参，加乌梢蛇 10g、首乌藤 30g。14 剂。

【三诊】1996 年 9 月12 日。全身皮疹浸润均变浅，躯干部分皮疹已变平，瘙痒减轻。后守法守方，再服 56 剂中药，全身皮疹消退，仅留有色素沉着斑。

【按】方中鸡血藤、当归、丹参养血活血；天冬、麦冬、生地黄、白茅根、玄参滋阴润燥；土茯苓、露蜂房散风解毒；白鲜皮、乌梢蛇、首乌藤祛风安神止痒。诸药合用，共奏滋阴养血、解毒润肤之效。

病案 10

李某，女，68 岁，1996 年 6 月6 日初诊。

【现病史】患者全身红斑鳞屑反复发作 30 余年。最初 10 年皮疹不多，夏轻冬重，以后皮疹渐增多，季节性不明显，曾经多家医院以“银屑病”予多种中西药治疗，效果越来越不明显。舌紫暗，苔少，脉涩。

【皮肤科情况】全身泛发性暗红斑，铜板至烧饼大小，背部皮疹融合成片，附银白色鳞屑，鳞屑较难刮除，用力刮除后有点状出血。

【中医诊断】白疕。

【西医诊断】银屑病。

【辨证】血瘀型。

【治法】活血化瘀。

【处方】活血散瘀汤（白疕三号）加减。

三　棱 10g	莪　术 10g	桃　仁 10g	红　花 10g
丹　参 15g	鸡血藤 15g	鬼箭羽 15g	赤　芍 15g
牡丹皮 15g	生薏苡仁 30g	土茯苓 30g	板蓝根 30g

14 剂，每日 1 剂，水煎服。

【二诊】1996年6月20日。鳞屑略减少。加白花蛇舌草续服14剂，躯干部皮疹略变浅，鳞屑减少。加陈皮再服70剂，全身皮疹消退，留有色素沉着斑。

【按】方中三棱、莪术活血行气；桃仁、红花、丹参、鸡血藤、鬼箭羽活血化瘀；赤芍、牡丹皮凉血活血；生薏苡仁、土茯苓、板蓝根、白花蛇舌草祛湿解毒；陈皮行气调中。诸药合用，共奏活血化瘀、凉血解毒之效。

（五）食养调护

本病男女老幼皆可发病，但以青壮年为多，男性略多于女性；具有遗传倾向，发病有一定季节规律，冬重夏轻；常呈慢性经过，愈后易复发。陈彤云教授认为，白疕发病初期多为内有血热，外感风湿热毒之邪的血热型；病久形成内热伤阴化燥，肌肤失养的血燥型或热入营血，血热互结或服寒凉药物过多，热邪为寒所遏的血瘀型，从而将白疕病依血热、血燥、血瘀三型进行辨证，亦按照此三项选择凉血、活血、养血之品配合治疗。

（1）生槐花粥

生槐花30g，土茯苓30g，粳米60g。将生槐花、土茯苓放入锅内，加入适量的水烧开半小时，去渣取出汁液，再加入粳米煮成粥，放入适量红砂糖调匀便可食用。每日如此进食1次，10日为1个疗程。

生槐花味苦，性微寒，归肝、大肠经，可凉血止血、清肝明目。土茯苓味甘、淡，性平，归肝、胃经，可解毒除湿、利关节。粳米味甘，性平，归脾、胃、肺经，可顾护脾胃。本方可清热凉血、利湿解毒。

（2）三花粥

生槐花30g，凌霄花30g，红花15g，粳米100g。前3味煎汁1000ml，去渣取汁，与粳米一同煮粥服用，每日早、晚各一碗，连服1周。

生槐花味苦，性微寒，归肝、大肠经，可凉血清肝。凌霄花味甘、酸，性寒，归肝、心包经，可破瘀散寒、凉血祛风。红花味辛，性温，归心、肝经，可活血通经、祛瘀止痛。粳米味甘，性平，可补中益气。

（3）石膏玉竹百合粥

生石膏18g，玉竹15g，百合15g，生地黄20g，粳米60g。先煎石膏、生地黄、玉竹，去渣取汁，再加入百合、粳米煮粥。粥成后用食盐调味。每日1剂，连用8～10剂。

生石膏味辛、甘，性大寒，归肺、胃经，可清热泻火、除烦止渴。玉竹味甘，性微寒，归肺、胃经，可养胃生津。百合味甘，性微寒，归心、肺经，可养阴润肺、清心安神。生地黄味甘，性寒，善清热生津、滋阴养血。粳米味甘，性平，可顾护脾胃。本方可以养血滋阴。

三、毛发红糠疹

（一）概述

毛发红糠疹，是一种少见的发生于毛囊口处的慢性炎症红斑鳞屑性皮肤病。赵老认为本病归属于“狐尿刺”范畴。

赵老对于本病的治疗特点是以健脾益气为主，兼以养血活血，并善于用“四藤”，即天仙藤、鸡血藤、首乌藤和钩藤调和阴阳。

（二）病因病机

本病多因脾胃虚弱、中气不足，复感外邪，致使精微不化、气血生化失源，肌肤失养而发病。除此亦有因胎中遗传而致病者。

（三）辨证论治

1. 内治法

（1）毒热炽盛型

【症状】多见于急性发作者，症见全身弥漫性潮红、脱屑，烦躁，口干渴，大便秘结。舌质红，苔黄腻或少苔，脉细数。

【辨证】毒热内蕴，气血两燔。

【治法】宜清热解毒，凉血护阴。

【处方】解毒清营汤加减。

紫　草 15g　茜　草 15g　白茅根 30g　生地黄 30g
牡丹皮 15g　地骨皮 15g　冬瓜皮 15g　石　膏（先煎）30g
知　母 10g　赤　芍 15g　羚羊角粉（分冲）0.6g

（2）血虚风燥，肌肤失养型

【症状】见于皮损局限及毒热炽盛证治疗后期。症见全身皮肤潮红，干燥，手足掌角化过度，指趾甲增厚，自觉症状轻微，或有皮肤发紧，少汗，口干，唇燥。舌质淡，苔白或萎缩，脉沉缓。

【辨证】血虚风燥，肌肤失养。

【治法】 健脾益气，养血润肤。

【处方】 健脾润肤汤加减。

白　术10g	茯　苓10g	陈　皮10g	赤　芍15g
当　归10g	丹　参15g	鸡血藤30g	黑芝麻10g
白鲜皮30g	白蒺藜30g	首乌藤30g	白　芍15g

2. 外治法

（1）清凉膏外涂。

（2）大风子油、蛋黄油、甘草油各等量混匀外涂。

（四）名家验案

病案1

金某，男，24岁，1989年2月3日初诊。

【现病史】 患者2年前受凉后头皮起红斑，有糠秕样鳞屑，很快累及面、颈部及前胸。曾在外院诊为“脂溢性皮炎”，内服、外用多种药物无效，病情渐加重，皮疹泛发全身，呈“鸡皮疙瘩”样，瘙痒。又曾在外院诊为“毛发红糠疹”，口服泼尼松每日45mg及维生素等，病情无好转，出现发热，心烦急，口干舌燥，大便秘结，小溲短赤等不适。体温38.3℃，急性病容。舌质红绛，苔微黄，脉滑数。

【皮肤科情况】 全身皮肤潮红肿胀，糠秕样脱屑，腰部散布正常皮岛，双手背面可见坚实毛囊性角化丘疹，表面有多层鳞屑。

【中医诊断】 狐尿刺。

【西医诊断】 毛发红糠疹。

【辨证】 毒热炽盛，蕴于血分，蒸灼肌肤。

【治法】 清热解毒，凉血润肤，利湿消肿。

【处方】

紫　草15g	板蓝根30g	桑白皮15g	白茅根30g
知　母10g	冬瓜皮15g	茯苓皮15g	生地黄30g
牡丹皮15g	地骨皮15g	石　膏（先煎）30g	生玳瑁粉（分冲）10g
羚羊角粉（分冲）0.6g			

口服泼尼松15mg每日1次及维生素A、维生素B、维生素C，外用普连膏。

【二诊】 上方服用3剂，体温降至正常，大便通利。服用21剂后，皮肤潮红肿胀明显消退，瘙痒缓解，自觉皮肤发紧，少汗，口干，唇燥。舌质淡，苔白中心微黄，脉弦滑。前方去生玳瑁、羚羊角粉，加浮萍10g、麻黄6g、桂枝10g以温经通络、解肌发表。面部改用5%硼酸软膏，手足皮损改用5%水杨酸软膏，泼尼松减至每日5mg。

【三诊】服上方14剂，皮疹变淡，肿胀消退，精神、食纳改善，二便如常。唯皮损脱屑增多，手掌、足跖角化肥厚，指趾甲粗糙增厚而痒。舌质淡，苔白，脉弦滑。证属气阴两伤，肌肤失养。治宜养阴益气、养血润肤。

【处方】

当　归10g	赤　芍15g	首乌藤30g	白蒺藜30g
丹　参15g	鸡血藤15g	白　术10g	茯　苓15g
太子参15g	紫　草15g	板蓝根30g	白鲜皮30g
苦　参15g	桂　枝10g	僵　蚕10g	白　芍15g

【外用药】皮损处改用0.1%维A酸软膏与15%尿素软膏交替外用，停服泼尼松。

【四诊】服上方14剂，皮疹逐渐消退，躯干及四肢近端接近正常，四肢远端皮肤散在毛囊性坚实角化丘疹，手掌、足跖角化稍有减轻，瘙痒明显减轻。于前方去紫草、板蓝根、白鲜皮、苦参、桂枝、僵蚕，加桃仁10g、红花10g、夏枯草15g、薏苡仁30g、石楠叶15g、楮实子15g。

【五诊】服上方21剂，皮损基本消退，症状消失，住院69日，临床治愈。

【按】方中太子参、茯苓、白术、山药健脾益气和胃；赤芍、丹参、鸡血藤养血活血润肤；白鲜皮润肤疏风止痒。本病急性进展或治疗不当可发展为红皮病，此时证属血热炽盛，蒸灼肌肤。此例初诊时即为此证型，治宜清热凉血、解毒利湿。方中生玳瑁、羚羊角粉、石膏、知母清营凉血；紫草、白茅根、生地黄、牡丹皮、地骨皮凉血清热；冬瓜皮、茯苓皮、桑白皮利水消肿。热象解除后，因毒热伤络，血脉瘀阻，气血凝滞，故皮肤发紧、毛囊角化、干枯无汗，故在加养血润肤药的同时，予浮萍、麻黄、桂枝、僵蚕温经通络、解肌发表、透达表里、活血软坚。后期红皮消退，毒热伤阴，气阴两伤，气虚血燥，故肌肤失养，大量脱屑、瘙痒，乏力。治宜健脾益气、养血活血。在应用治疗本病的基础方中，当归、赤芍、白芍、首乌藤、白蒺藜养血润肤、疏风止痒；丹参，鸡血藤、桃仁、红花活血化瘀、软坚散结；白术、茯苓、薏苡仁、太子参健脾益气；石楠叶、楮实子滋补肝肾、祛风通络。各药协同，使2年顽症从危重境况迅速康复。本病外用0.1%维A酸软膏、5%水杨酸软膏、15%尿素软膏等角质溶解剂，对角化性皮疹疗效理想。

病案2

李某，男，32岁。1996年8月初诊。

【现病史】患者1996年6月因受凉感冒后，头皮开始起红斑，瘙痒，继而漫及面颈、躯干及四肢，肘膝出现毛囊性坚硬丘疹，掌跖皮肤变厚，全身皮肤发紧，无汗，自觉烦躁。皮肤瘙痒剧烈，夜难入眠，口干口渴，纳差，二便调。舌红，苔白，脉弦滑。

【皮肤科情况】查患者全身皮肤弥漫性潮红，轻度水肿，其间可见岛屿状皮肤，伴抓痕、血痂。颜面潮红，附有细碎鳞屑，颈旁、躯干、四肢、手腕关节及肘膝关节可见毛囊性坚硬丘疹，掌跖角化。

【中医诊断】狐尿刺。

【西医诊断】毛发红糠疹红皮病。

【辨证】毒热炽盛，熏灼肌肤，气营两燔。

【治法】清营凉血，解毒利湿。

【处方】

白茅根 60g　干地黄 30g　牡丹皮 15g　地骨皮 15g
生石膏 30g　玄　参 15g　紫　草 15g　茜　草 15g
槐　花 30g　野菊花 15g　赤　芍 15g　冬瓜皮 15g
车前草 30g　羚羊角粉（分冲）0.6g

【外用药】普连膏外用于躯干、头面，5%水杨酸软膏用于掌跖角化性皮损。

【二诊】上方服 14 剂后复诊，皮损颜色变淡，水肿消退，瘙痒减轻可以入睡，仍口干无汗，舌红，苔黄，脉弦滑。继用前方加减，重用凉血解毒，佐以除湿止痒。外用药同前。

【三诊】14 剂后，患者皮损继续变淡，正常皮肤面积变大，不痒，舌暗，苔白，脉弦细。患者服药后热毒症状锐减，而脾虚之象渐露，调整上方，凉血解毒、祛风止痒并加用健脾之药。

【处方】

茅　根 60g　板蓝根 30g　干地黄 30g　紫　草 15g
茜　草 15g　红　花 10g　赤　芍 15g　丹　参 15g
白　术 10g　茯　苓 10g　生薏苡仁 30g　土茯苓 30g
浮　萍 10g　蝉　蜕 10g　白鲜皮 30g　白蒺藜 30g
羚羊角粉（分冲）0.6g

外用药同前。

【四诊】又 14 剂复诊，皮肤基本正常，颈、腰、四肢仍有红色角化性坚硬丘疹，范围较前缩小，无汗，口干，纳可，二便调，舌暗，苔白，脉弦。上方去羚羊角粉，加荆芥 10g。

【五诊】继服2周后复诊，患者仅余颜面潮红，腰背及肘膝可见坚硬毛囊角化性丘疹和掌跖角化。再拟养血润肤之剂调理。

【处方】

当　归10g	莪　术10g	丹　参15g	红　花10g
首乌藤30g	白鲜皮30g	紫　草15g	赤　芍15g
白　芍15g	茜　草15g	板蓝根30g	山豆根10g

外用药继以前法。

【六诊】1996年11月7日复诊，基本痊愈，面仍微潮红，腰背余一巴掌大小的角化皮损，掌跖角化很轻，无不适主诉，舌质暗，苔腻，脉弦滑，继以上方巩固7剂，5%水杨酸软膏外用于剩余皮损。至此，患者经治疗3个月，基本痊愈。

【按】毛发红糠疹红皮病并不罕见，本例患者病情发展迅速，首诊时为毒入营血之象，所以首次治疗以清营凉血的犀角地黄汤加减，二、三诊时毒热减退，脾虚湿盛的本象逐渐表现出来，遂加用大量健脾除湿之品。再诊时仅遗留坚硬角化性皮损，治法又转以当归、丹参、红花、莪术等养血润肤。整个治疗过程法随症转，体现了张志礼教授治疗疾病的灵活性。

（五）食养调护

宜食具有补脾益气、醒脾开胃消食的食品，如粳米、薏苡仁、山药、扁豆、胡萝卜等。

四、扁平苔藓

（一）概述

扁平苔藓又称扁平红苔藓，是一种慢性或亚急性皮肤炎症，皮疹特点为扁平发亮的多角形扁豆至蚕豆大小的丘疹或斑块，性质坚韧，颜色紫红，自觉剧痒，常合并口腔黏膜损害。本病与中医学文献中记载的“紫癜风”相类似。《证治准绳》记载：“夫紫癜风者，由皮肤生紫点，搔之皮起。”

（二）病因病机

本病多由素体阴血不足，脾失健运，湿蕴不化，复感风热，湿热凝滞，发于肌肤而成；或因肝肾不足，阴虚内热，虚火上炎于口而致。

（三）辨证论治

1. 内治法

（1）风湿蕴阻型

【症状】皮损多为斑丘疹或融合成条带状浸润、肥厚斑块，表面紫红，光滑，自觉剧痒。女子白带多。舌体胖，苔薄白微腻，脉缓。

【辨证】风湿蕴阻，经络阻隔。

【治法】祛风利湿，活血通络。

【处方】止痒合剂加减。

苦　参 10g　　白鲜皮 15g　　防　风 10g　　僵　蚕 10g
蝉　蜕 5g　　鸡血藤 15g　　丹　参 15g　　赤　芍 10g
首乌藤 30g　　当　归 10g　　刺蒺藜 30g

【分析】方中苦参、白鲜皮、防风、刺蒺藜、僵蚕、蝉蜕祛风利湿以止痒；鸡血藤、首乌藤、当归、丹参、赤芍养血活血通络。也可用秦艽丸、除湿丸。

（2）虚火上炎型

【症状】皮损多发为口腔或身体上部，斑丘疹或融合成条带状略浸润，表面紫红，光滑，自觉剧痒，常伴心烦口燥。舌质红，苔薄白或少苔，脉细缓。

【辨证】肝肾阴虚，虚火上炎。

【治法】补益肝肾，滋阴降火。

【处方】滋补肝肾丸加减。

北沙参 12g　　麦　冬 12g　　当　归 9g　　熟地黄 9g
陈　皮 9g　　五味子 9g　　首乌藤 15g　　川续断 15g
女贞子 15g　　墨旱莲 15g　　浮小麦 15g

【分析】本方补益肝肾、填精益髓、滋肺敛阴，以喻金水相生。兼以补血活血、行气健脾，使诸药补而不滞，补虚阴而不敛阳。

2. 外治法

发于口腔黏膜部位，可外用锡类散、珠黄散。躯干、四肢皮损可外用 50% 大风子油加 50% 冰片鸡蛋油。瘙痒明显者，外用百部酒加 10% 古月粉、1% 粉霜神丹。

（四）名家验案

病案 1

安某，男，68 岁，1999 年 4 月 29 日初诊。

【现病史】患者数年前开始感觉口腔不适，发现口腔内多个糜烂面，此后反复发作。曾于外院行病理检查诊为“口腔扁平苔藓”，服用氨苯砜等药物无明显疗效。近来患者口腔损害增多，自觉口内烧灼疼痛，皮肤无力，腰膝酸软，口感渴饮，小便黄，大便干。舌质暗红，苔少，脉沉细。

【皮肤科情况】下唇有2片黄豆大小的乳白色斑片，轻度糜烂，双颊黏膜可见乳白色斑片，中央糜烂、水肿，边缘潮红。病理检查符合扁平苔藓诊断。

【中医诊断】紫癜风。

【西医诊断】口腔扁平苔藓。

【辨证】肝肾阴虚，虚火上炎。

【治法】补益肝肾，滋阴降火。

【处方】

南沙参15g　北沙参15g　玄　参15g　石　斛15g
天花粉15g　山萸肉15g　牡丹皮15g　生地黄15g
熟地黄15g　女贞子15g　墨旱莲15g　黄　连10g

【外用药】口腔内用锡类散。

【二诊】服上方14剂，口腔内糜烂面基本平复，无自觉疼痛。原方加夏枯草15g。

【三诊】服上方28剂，口腔内乳白色斑块较前缩小，无其他自觉不适。改以滋补肝肾丸、养阴清肺糖浆巩固治疗。

3个月后追访患者，口腔扁平苔藓未再发作，唇部、口腔内白斑基本消退。

病案2

王某，男，74岁，1999年3月9日初诊。

【现病史】患者2个月前发现右足背起疹，自觉瘙痒。皮疹逐渐增多，瘙痒加重，前来求治。现自觉下肢沉重，下肢关节隐痛。舌质淡暗，脉弦。

【皮肤科情况】右足背、足踝至右小腿散在数片紫蓝色扁平丘疹，皮疹呈多角形，表面光泽，部分丘疹表面可见网状细纹。病理检查符合扁平苔藓诊断。

【中医诊断】紫癜风。

【西医诊断】扁平苔藓。

【辨证】风湿蕴阻，经络阻隔。

【治法】祛风除湿，活血通络解毒。

【处方】

羌　活10g　防　风10g　丹　参15g　赤　芍10g
莪　术10g　红　花10g　白　术10g　茯　苓15g

夏枯草 15g　　僵　蚕 15g　　鬼箭羽 15g　　刘寄奴 15g
野菊花 15g　　连　翘 15g

【外用药】皮损外用化毒散膏。

【二诊】服上方 14 剂，瘙痒减轻。自觉胃部不适，仍下肢沉重。原方去莪术，加陈皮 10g、木瓜 10g。

【三诊】再服 14 剂，皮疹明显变平，无新出皮疹，无自觉不适。继续服药，巩固治疗。

【按】扁平苔藓临床表现多样，典型皮损为紫红色多角形扁平丘疹，常合并口腔黏膜损害，与中医学文献记载的“紫癜风”相似。病案 1 患者中仅有口腔黏膜损害，伴疲乏无力，腰膝酸软，此类患者多属肝肾阴虚、虚火上炎，治以补益肝肾、滋阴降火之法。方以南北沙参、玄参、石斛、天花粉、生熟地黄、山茱萸、女贞子、墨旱莲大剂养阴降火、填补真阴；少加牡丹皮凉血，黄连清心火，使肾水升，心火降，心肾相交，阴阳平和，顽疾得愈。病案 2 患者有典型皮损，发于下肢，伴关节隐痛，此类患者证属风湿毒邪蕴阻，经络阻隔，故在治疗中以羌活、防风祛风除湿；丹参、赤芍、莪术、红花、鬼箭羽、刘寄奴、夏枯草、僵蚕活血通络；野菊花、连翘解毒清热；白术、茯苓补益正气，使正气存于内而邪不可干。二诊时瘙痒已减，但患者胃部不适，去莪术加陈皮以和胃，木瓜引诸药下行，终获显效。

（五）食养调护

防风芹菜汤

防风 15g，芹菜 250g，盐 3g，味精 3g。防风洗净；芹菜洗干净，切成 4cm 的段；防风、芹菜放铝锅内，加入水适量，置武火烧沸，文火炖煮 25 分钟，加入盐、味精即可。每日 1 次，每次吃芹菜 100g，喝汤。

防风味辛、甘，性微温，归膀胱、肝、脾经，可解表祛风胜湿。芹菜味甘、辛，性凉，归胃经，可清热利湿、平肝健胃。本方有清热祛风止痒之功。

第六节　血管性皮肤病

一、过敏性紫癜

（一）概述

过敏性紫癜是指由于血管壁渗透性、脆性增高所致的皮肤及黏膜的毛细血管出血，患者的凝血机制并无任何障碍。其表现为瘀点、瘀斑、血肿等不同形态。中医学文献记述本病的资料较为分散，可以归纳在“葡萄疫”范围之内。如《外科正宗》记载：“葡萄疫，其患多生小儿，感受四时不正之气，郁于皮肤不散，结成大小青紫斑点，色若葡萄，发在遍体头面，乃为腑症。”

赵老强调“热不除则血不止，热既清则血自安”，故对于本病赵老常以清热凉血活血、解毒消斑，兼以养阴为法。代表方剂凉血五根汤，为凉血止血之要药，特别是下肢紫癜，常可加减使用。

（二）病因病机

本病病因多为血热壅盛兼感风邪，风热与血热相搏，壅盛聚毒，迫血妄行，血不循经，溢于脉络，凝滞成斑；病程日久或反复发作，脾气不足，脾不统血，气虚不摄，血不归经，亦可外溢而致紫癜。因此本病可分为两个证型。

（三）辨证论治

内治法

（1）血热型

【症状】发病突然，紫癜色鲜红，且不断成批出现，自觉痒痛，可伴身热，口干咽痛，亦可有关节疼痛或腹痛或血尿等症状。舌质红，苔白或薄黄，脉弦滑或细数。

【辨证】血热壅盛，兼感风邪。

【治法】清热凉血，活血散风。

【处方】凉血五根汤加减。

板蓝根30g　　白茅根30g　　紫　草15g　　生地黄炭15g

茜　草 15g	牡丹皮 15g	赤　芍 10g	金银花炭 15g
槐　花 30g	荆　芥 10g	防　风 10g	

【加减】若关节疼痛加豨莶草、络石藤；腹痛加延胡索、五灵脂、木香；血尿加小蓟、蒲黄炭、藕节。

【分析】方中板蓝根、白茅根、紫草、茜草、牡丹皮、赤芍、槐花清热凉血；生地黄炭、金银花炭凉血解毒止血；荆芥、防风散风。

（2）脾虚型

【症状】病程日久或反复发作，皮疹色暗红，面色萎黄，倦怠乏力或腹胀，便溏。舌质淡，苔白，脉沉细。

【辨证】中气不足，脾不统血。

【治法】健脾益气，养血止血。

【处方】归脾汤加减。

黄　芪 15g	白　术 10g	党　参 10g	茯　苓 10g
当　归 15g	白　芍 15g	龙眼肉 10g	丹　参 15g
蒲黄炭 10g	地榆炭 10g	枳　壳 10g	
阿　胶（烊化兑入）10g			

【分析】方中黄芪、白术、党参、茯苓补中益气；当归、白芍、丹参、阿胶养血和血；龙眼肉补益心脾；蒲黄炭、地榆炭收涩止血；佐以枳壳理气醒脾。

（四）名家验案

孙某，男，12 岁，1971 年 7 月 23 日初诊。

【主诉】双下肢起紫红点，不痛不痒已 1 个月余。

【现病史】患者于 1 个月前突然发现双下肢有大小不等的密集紫红点，不痛不痒，按之不褪色，未引起注意，以后逐渐增多。曾到某医院就诊，诊断为“过敏性紫癜”。食欲尚好，二便正常，自觉口渴。苔黄白，舌尖红，脉沉细数。实验室检查示血小板计数 $178 \times 10^{9}/L$。

【皮肤科情况】双下肢伸侧面皮肤有散在针尖至榆钱样大小的紫红色斑疹，压之不褪色，皮损稍高出皮面，表面光滑，未见苔藓样改变。

【诊断】过敏性紫癜。

【辨证】血热烁灼脉络，迫血妄行。

【治法】清热凉血活血，解毒消斑兼以养阴。

【处方】

白茅根30g	瓜蒌根15g	板蓝根9g	茜草根9g
紫草根6g	干地黄15g	玄　参9g	石　斛15g
生槐花15g	牡丹皮9g	地　榆6g	

【二诊】1971 年 8 月 3 日。服上方 4 剂后，紫斑全部消退，遗有色素沉着斑。1 周内未见新的出血点。继服前方。

【三诊】1971 年 8 月 14 日。为巩固疗效继服养阴清肺膏、加味逍遥丸以养阴和血，防止复发。

（五）食养调护

过敏性紫癜患者应该多吃新鲜的水果和蔬菜，尤其应多吃富含维生素 C 的食物，比如西红柿、绿叶蔬菜、苹果、柑橘、橙子、草莓、柚子等。因为维生素 C 具有降低毛细血管脆性和通透性的作用，有利于紫癜的治疗。

其次，在主食方面，除了要避开动物性蛋白质和异体蛋白质外，紫癜患者也应该多吃富含优质蛋白的食物，比如瘦肉、动物肝脏、豆制品等。

最后，紫癜患者可以多吃加工精细的粮食，少吃粗粮。因为粗粮容易导致紫癜患者出现肠胃黏膜损伤或胃痛等情况。此外，为了保护患者的肾脏，也应该控制食盐和水分的摄入。

二、小腿溃疡

（一）概述

小腿溃疡是临床常见的皮肤科疾患，与中医学文献记载的“臁疮”相似，《医宗金鉴·外科心法要诀·臁疮》记载：“此证生在两胫内外廉骨。外廉属足三阳经湿热结聚，早治易于见效；内廉属三阴有湿，兼血分虚热而成，更兼廉骨皮肉浇薄，难得见效，极其缠绵。”

小腿溃疡尤其是内廉溃疡，因局部多皮多骨，少血少肉，循环很差，应用中医内外结合的方法治疗，活血化瘀、化腐生肌，疗效显著。

（二）病因病机

临床将上下肢溃疡分为两大类。一是湿热下注兼感毒邪的湿热型。此型多因劳力过度伤及中气，或久经站立，过负重物，使脾气受损，湿邪留滞。湿邪重浊、黏腻，易袭阴位，则下注致使小腿受湿热熏蒸，皮肉溃烂而成臁疮。二是血瘀气滞、经络阻隔的寒湿型。此型多因病程日久，疮面久治不愈，耗伤气血，损耗肾阳。疮面愈合迟缓，疮面晦暗、光滑如镜，分泌物清稀或干涸。

（三）辨证论治

1. 内治法

（1）湿毒热盛型

【症状】患肢有可凹陷性浮肿，溃疡面覆黄色分泌物，肉芽紫暗，周围皮肤微红，触之稍痛，全身不适。舌质微红，苔白或黄，脉弦或数。

【辨证】湿热下注，毒热壅盛。

【治法】清热解毒，利湿通络。

【处方】

蒲公英 30g	连　翘 15g	忍冬藤 30g	赤小豆 30g
黄　柏 10g	防　己 15g	牛　膝 10g	赤　芍 10g
归　尾 10g			

【加减】疼痛明显者，加川楝子、延胡索；局部紫暗，瘀血明显时，加鸡血藤、红花；腐肉不脱者，加丹参、皂角刺；分泌物多者，加泽泻、云苓。

【分析】方中蒲公英、连翘、忍冬藤清热解毒；赤小豆、黄柏、防己解毒利湿消肿；牛膝、赤芍、当归尾活血通络引经。

（2）湿寒凝滞型

【症状】患肢浮肿，疮面不鲜，呈污灰色，肢凉。舌质淡或有瘀斑，苔薄白，脉沉细无力。

【辨证】湿寒凝滞，瘀血阻络。

【治法】温化寒湿，活血通络。

【处方】

党　参 10g	白　术 15g	茯　苓 15g	泽　泻 10g
白芥子 10g	干　姜 10g	牛　膝 10g	木　瓜 10g
防　己 15g	桂　枝 10g	鸡血藤 30g	

【加减】下肢浮肿明显者，加生黄芪、怀山药、扁豆；疮口周围色白不敛，肉芽晦暗者，加肉桂；肾阳虚明显者，加鹿角霜、附子。

【分析】方中党参、白术、茯苓补气健脾；防己、泽泻祛湿消肿；白芥子、干姜温化寒湿；木瓜、牛膝舒筋祛湿通络；桂枝、鸡血藤温经散寒、活血通络。

2. 外治法

（1）早期小腿溃疡，鲜马齿苋或白菜帮捣烂调如意金黄散、化毒散外用。

（2）慢性溃疡，提毒散、紫色疽疮膏外用。

（3）疮面久不收口，肉芽晦暗，疮口不敛者，以三棱针点刺疮口周围（以出血为度）撒以琥珀粉，外用紫色疽疮膏。

（四）名家验案

病案1

高某，男，46岁，1998年11月3日初诊。

【现病史】患者常年在家务农，自今年初，双下肢时有瘙痒、肿胀，经搔抓后右小腿外侧破溃，经当地民间方法（方法不详）治疗，破溃口日渐增大，明显渗出，有疼痛、乏力之感。二便调。舌质暗，苔白腻，脉弦滑。

【皮肤科情况】右小腿外侧中下1/3交界处，可见一4cm×3cm大小的溃疡面，中心肉芽组织色暗淡，周围皮肤黑紫，皮肤边缘光滑内陷，有灰白色分泌物，味腥臭，双下肢均可见明显的静脉曲张，有可凹陷性水肿。

【中医诊断】臁疮。

【西医诊断】小腿静脉曲张性溃疡。

【辨证】湿热下注，兼感毒邪。

【治法】清热除湿解毒，利水消肿。

【处方】

金银花15g　连　翘15g　蒲公英30g　紫花地丁15g
薏苡仁30g　泽　泻15g　冬瓜皮15g　车前子（包）15g
防　己15g　赤　芍15g　木　瓜10g　牛　膝10g

【外用药】局部无菌消毒处理后，刮去表层黏性分泌物，清除“锁口皮”，溃疡用三棱针放血后，疮面覆盖依沙吖啶纱条，每日换药1次。

【二诊】服上方7剂，局部分泌物渐少，中心肉芽组织色红润，皮肤边缘色粉白，下肢肿胀渐消，继服前方7剂，局部改红纱条换药。隔日1次。

【三诊】服上方14剂，局部溃疡明显变浅，但周围皮肤色泽仍未改善，中心肉芽组织色白，考虑气血瘀滞，经络阻隔。

【处方】

白　术10g　茯　苓15g　薏苡仁30g　车前子（包）15g

泽 泻 15g	当归尾 10g	丹 参 15g	防 己 10g
川 芎 10g	川贝母 10g	牛 膝 10g	木 瓜 10g

【外用药】局部再次用三棱针引血疗法，外周皮肤涂抹芙蓉膏，溃疡处仍用红纱条。隔日换药1次。

【四诊】服上方1个月余，皮损面积明显缩小，约2cm×1.5cm，溃疡表浅，表皮色泽淡粉，生长良好，分泌物渐少。

又以此法治疗1个月余，患者溃疡全部愈合。

病案2

曹某，女，38岁，1998年8月23日初诊。

【现病史】患者有系统性红斑狼疮病史已7年余，近日因工作劳累，下肢有散在红斑出现，红斑中心色暗，左下肢内侧有一红斑发生破溃，现已有3处破溃，中心黑痂覆盖。疼痛万分，并伴有午后低热，口干，心悸。舌质暗，苔薄白，脉弦。

【皮肤科情况】左小腿下1/3处内侧可见3处樱桃大小的圆形溃疡，中心均有黑色痂皮覆盖，不易剥掉，周围红晕明显，疼痛。

【中医诊断】臁疮。

【西医诊断】坏死性小腿溃疡。

【辨证】气滞血瘀，经络阻隔，毒热下注。

【治法】益气活血，解毒通络。

【处方】

黄 芪 15g	太子参 15g	白 术 10g	茯 苓 15g
丹 参 15g	赤 芍 15g	鸡血藤 30g	薏苡仁 30g
茵 陈 15g	金银花 15g	连 翘 15g	牛 膝 10g
木 瓜 10g	桂 枝 10g	白芥子 10g	

【外用药】局部紫色消肿膏与化毒散膏合用，外敷于黑色痂皮上，绷带包扎。隔日换药1次。

【二诊】服前方14剂，疼痛略有减轻，仍有少量分泌物，黑痂浮起，但仍不易剥去，继续同前法换药，中药汤剂加女贞子15g、墨旱莲15g继服。

【三诊】服用前方1个月余，自觉症状消失，下肢溃疡已完全愈合，黑痂全部脱掉，留有萎缩性瘢痕，更方巩固疗效。

【处方】

黄 芪 15g	太子参 15g	白 术 10g	茯 苓 15g
女贞子 15g	墨旱莲 15g	丹 参 15g	鸡血藤 30g

首乌藤30g　　枳　壳10g　　重　楼15g　　白花蛇舌草30g
茵　陈15g　　薏苡仁30g

附：中药珠香散治疗皮肤坏死性溃疡

中药珠香散是著名皮肤科专家赵炳南先生多年来应用的方药，对不适合外科手术植皮的皮肤坏死或脱落有显著疗效。

1. 药物组成

本方药物组成：煅研米珠4.5g，麝香1.5g，琥珀面15g，滴乳香30g。

2. 配制方法

（1）将珍珠放置烧瓶内，在酒精灯上微微加热，以使表面微发黄为度，不可过度高温以免珠子爆破。待冷却后取出，在乳钵内研成细面备用。

（2）将麝香用乳钵研成细末，备用。

（3）将乳香、琥珀共放入乳钵内研匀后，再加入珍珠粉、麝香共同研匀。

（4）配好后应放入密闭瓶内保存，备用。

3. 使用方法及适应证

本方适用于清洁的疮面，如烧烫伤或慢性疮疡经化腐治疗后，表面腐肉已尽，肉芽新鲜清洁者。可用棉棒或羽毛蘸药粉轻轻薄撒于疮面上，表面再敷盖保护性油纱条或软膏，每日换药1次。

4. 药理作用

珠香散内含珍珠，内服可养血润肤，外用可生肌长肉，治疗疮疡久不收口；麝香内服可通气活血止痛，外用有抗菌、抗炎作用，在试管内对大肠杆菌、金黄色葡萄球菌有抑制作用，对治疗痈疖、疮毒等恶疮有显著效果；乳香内服可通气活血、止痛，治跌仆损伤，外用可生肌长肉、活血止痛，用于一切疮疡破溃面；琥珀外用可散瘀止血生肌。4味药共研细粉，有养血活血、生肌长肉固皮的作用。

5. 典型病案

林某，男，47岁。

患者曾因阴囊部发生固定性药疹产生皮肤溃烂、大面积坏死继发感染并伴发高热而入院治疗。入院后经控制感染，使体温恢复正常，局部疮面清洁，但阴囊皮肤大面积坏死脱落，整个睾丸筋膜外露，生皮甚为困难。在此部位采用外科植皮手术亦不易成活，故而选用珠香散治疗。每日换药1次，同时配合服用益气内托、活血解毒的中药（方用黄芪20g，党参10g，白术10g，扁豆10g，茯苓10g，赤芍10g，白芍10g，当归10g，丹参15g，红花10g，黄柏15g，柴胡10g），经用药11日，阴茎腹侧皮损已开始愈合，阴囊破溃边缘出现了新生的白色上皮，在疮面上亦有点状白色上皮新生，以后逐渐融合成片。用药 25 日后，破溃之疮面已有 2/3 被新生上皮覆盖。治疗 46 日，疮面全部愈合，残留较小萎缩性瘢痕而出院。

6. 体会

（1）珠香散是著名皮肤科专家赵炳南先生的经验方，多年来治疗不少顽疮恶疾而获良效，是中医皮外科生肌长皮的有效方剂。

（2）珠香散一般只适用小面积深度烧伤或腐肉已尽的慢性疮疡、久不收口疮面，有继发感染亦可使用。如属慢性溃疡则应先采用化腐药物，使腐肉脱落再用珠香散效果更好。

（3）在用药期间，局部疮面会出现分泌物增多现象，这是正常的，不必停药。

（4）上药时一定要薄薄撒在上面，不可过厚，过厚既浪费药，亦不会增加效果。

（5）用中药治疗疮面，遗留瘢痕较小。

（五）食养调护

宜食清淡、易消化的高维生素、高蛋白、高热量、富含纤维素、低脂食物。忌食辛辣、油炸、烧烤、高脂肪食物及海腥鲜发物。

三、色素性紫癜性苔藓样皮炎

（一）概述

色素性紫癜性苔藓样皮炎，是一种较少见的皮肤病，基本损害为表面光滑的棕褐色紫癜样斑丘疹。本病与中医学文献中记载的“血疳”相类似。《医宗金鉴・外科心法要诀・血疳》记载：“此证由风热闭塞腠理而成。形如紫疥，痛痒时作。”赵老将本病归属于“血风疮”范畴。

（二）病因病机

内有蕴热，外受风邪，风热闭塞腠理，发于肌肤；或因血不循经，溢于脉外，日久耗血伤阴，肌肤失养而成。

（三）辨证论治

1. 内治法

血热型

【**症状**】皮疹发于下肢为小的铁锈色苔藓样丘疹，间有紫癜性损害，有的融合成片，口干。舌质红，脉弦数。

【**辨证**】热伤血络，溢于脉外。

【**治法**】凉血清热，活血消斑。

【**处方**】凉血五根汤加减。

干地黄 15g	紫草根 15g	茜草根 15g	板蓝根 15g
牡丹皮 10g	鸡血藤 12g	川　芎 6g	赤　芍 10g
白　芍 10g	当　归 12g	丝瓜络 10g	木　瓜 6g
牛　膝 10g			

【**加减**】如痒甚者加川槿皮、白鲜皮；下肢肿胀者加黄柏、泽泻。

【**分析**】方中干地黄、紫草根、茜草根、板蓝根、牡丹皮凉血清热；赤芍、鸡血藤、川芎活血通络；当归、白芍养血活血；丝瓜络通经活络；木瓜、牛膝活血祛湿引经。

2. 外治法

（1）云苓粉 60g、寒水石粉 10g、冰片粉 3g 混匀，用去皮的鲜芦荟蘸药外擦，每日 1～2 次。

（2）苍耳秧 150g、楮桃叶 150g 煎水洗浴。

（四）名家验案

病案 1

赵某，男，42 岁，1996 年 9 月 12 日初诊。

【**现病史**】患者双小腿出现紫红色斑伴瘙痒 2 年余。曾在某医院做病理切片诊为“色素性紫癜性苔藓样皮炎”，经中西药物（不详）治疗皮疹未见好转。舌暗红，苔薄白，脉弦滑。

【**皮肤科情况**】双小腿伸侧及足背部呈弥漫性针尖至粟粒样大小、暗红色苔藓样斑疹及融合成片的暗紫色斑块，指压不褪色，边界不清，表面粗糙，上覆少量细白鳞屑，踝部及足背部呈轻度非凹陷性肿胀。

【**中医诊断**】血疳。

【**西医诊断**】色素性紫癜性苔藓样皮炎。

【辨证】湿热内蕴，郁于血分，热伤经络，血溢脉外。

【治法】清热凉血，活血消斑。

【处方】凉血五根汤加减。

紫　草 15g	茜　草 15g	生地黄 15g	赤　芍 15g
白　芍 15g	丹　参 15g	白鲜皮 15g	板蓝根 30g
白茅根 30g	鸡血藤 20g	牡丹皮 10g	当归尾 10g
浮　萍 10g	木　瓜 10g	川牛膝 10g	黄　柏 10g
泽　泻 10g			

每日 1 剂，水煎早晚分服。

【外用药】外用黄连膏、化毒膏混匀涂搽，每日 2 次。

【二诊】上方连服 7 剂，双下肢皮疹明显变淡，瘙痒减轻，肿胀明显消退。续按原方去黄柏、泽泻继服 14 剂，皮疹变平，色素斑消失，瘙痒消失，临床治愈。

【按】色素性紫癜性苔藓样皮炎是一种真皮上部毛细血管炎，目前西医病因尚未明了，普遍认为其可能与下肢静脉压升高有关。根据其临床表现，与中医学文献所载之“血疳”相似。其病因病机如《医宗金鉴·外科心法要诀》记载“此证由风热闭塞腠理而成”，热伤血络，迫血妄行，溢于脉外，而见发斑；日久耗血伤阴，肌肤失养则皮肤粗糙作痒。故一般多治以清热凉血、活血消斑；日久则佐以养阴补血。因其血溢脉络，阻隔气血，辅以活血通络，可使气血归经，脉络得通，紫癜得以消退。凉血五根汤为北京中医医院经验方，原方治疗下肢血热发斑、热毒阻络之皮肤病，每获良效。今用此方加减治疗色素性紫癜性苔藓样皮炎，亦收佳效。方中紫草、茜草、板蓝根、白茅根、生地黄、牡丹皮凉血清热；丹参、赤芍、鸡血藤、鬼箭羽、丝瓜络活血通络、消瘀化斑；白芍、当归养阴补血；白鲜皮表里相兼，祛风止痒、清热燥湿；川牛膝、木瓜引药下行。全方共奏清热祛湿、活血通络、凉血养阴、化斑止痒之功。如能应用得当，可收桴鼓之效。

病案 2

张某，男，47 岁，1999 年 7 月 22 日初诊。

【现病史】患者 5 年前无明显诱因双小腿出现暗红色针头大小的丘疹，自觉瘙痒，按压后不褪色。曾于外院诊为“色素性紫癜性苔藓样皮炎”，经中西医治疗疗效不明显。皮疹时起时退，逐渐加重，部分皮疹融合成片，遂来求诊。舌质暗红，苔薄白，脉弦数。

【皮肤科情况】双小腿散在分布暗红色针头大小的紫癜，部分融合成片，部分皮疹隆起，按压不褪色。

【中医诊断】血疳。

【西医诊断】色素性紫癜性苔藓样皮炎。

【辨证】血热伤络。

【治法】清热凉血，活血消斑。

【处方】

紫　草 15g	茜　草 15g	白茅根 30g	生地黄炭 15g
当　归 10g	川　芎 10g	赤　芍 15g	大蓟炭 15g
鸡血藤 30g	白　术 10g	茯　苓 15g	三七粉（分冲）3g
小蓟炭 15g	木　瓜 10g		

【外用药】黄连膏外用。

【二诊】上方服 14 剂后，瘙痒减轻。再服 14 剂后，皮疹变平，基本不痒，遗留色素沉着斑，临床治愈。

【分析】方中以紫草、茜草、白茅根、当归、川芎、赤芍、鸡血藤、三七粉凉血活血；生地黄炭、大蓟炭、小蓟炭凉血止血；白术、茯苓健脾除湿，使脾能统血；木瓜为腿部引经药。诸药配合，使凉血止血而不凝血，清热而不伤脾胃，收到良好的临床效果。

（五）食养调护

生槐花粥

生槐花 30g，土茯苓 30g，粳米 60g。将生槐花、土茯苓放入锅内，加入适量的水烧开半小时，去渣取出汁液，再加入粳米煮成粥，放入适量红砂糖调匀便可食用。每日如此进食 1 次，10 日为 1 个疗程。

四、结节性红斑

（一）概述

结节性红斑是一种病因不明，病情反复的自身免疫性、炎性疾病。临床主要表现为小腿伸侧面起红色、大小不等的结节，伴疼痛，对称性分布，病程有一定局限性，易于复发。本病的病因可能与感染（如溶血性链球菌、结核杆菌、病毒等）、免疫性疾病、肿瘤等有关，可单独出现，也可见于其他疾病过程中。其主要病理表现为皮下脂膜炎。可见于任何年龄，但好发于中青年女性，春秋季多见。本病发病前可有咽痛、发热、乏力及肌肉关节疼痛等前驱症状，皮损多发于小腿伸侧，不破溃，偶可累及四肢及躯干。本病属中医“瓜藤缠”“梅核火丹”“湿毒流注”等范畴。

（二）病因病机

中医认为本病病因为外感寒、热、湿之邪，内因脾胃虚弱，气血不足，内外相合，湿热下注，炼液成痰，痰结血瘀，凝滞于脏腑经络而发病。

（三）辨证论治

1. 内治法

（1）湿热下注，郁于血分型

【症状】下肢结节发红、疼痛、漫肿或关节疼痛，全身困倦乏力，口渴，便干，小便黄。舌质红，苔黄腻，脉滑或数。

【辨证】湿热下注，郁于血分，气血凝滞。

【治法】清热利湿，凉血活血，软坚散结。

【处方】

白茅根 30g	板蓝根 30g	紫　草 15g	茜　草 15g
忍冬藤 30g	牡丹皮 15g	赤　芍 15g	车前子（包）15g
萆　薢 15g	夏枯草 15g	丹　参 15g	黄　柏 15g
木　瓜 10g	牛　膝 10g		

关节痛时加用鸡血藤 30g、桑枝 15g。此型多见于结节性红斑、结节性血管炎等急性发作期。

（2）寒湿凝聚，气血瘀滞型

【症状】下肢红斑结节，多见于体虚之人，气血不足，下肢结节紫暗或暗红，结节反复发作，经久不消，关节酸痛，遇寒冷加重，手足厥冷。舌质淡或有齿痕，脉沉细缓。

【辨证】寒湿凝聚，阻隔经脉，气血瘀滞。

【治法】健脾燥湿，活血化瘀，软坚散结。

【处方】

苍　术 10g	白　术 10g	桂　枝 10g	炒薏苡仁 30g
秦　艽 10g	茯　苓 10g	鸡血藤 30g	红　花 10g
丹　参 10g	木　瓜 10g	当　归 10g	夏枯草 15g
牡　蛎 15g	黄　芪 10g		

此型多见于硬结性红斑、结节性静脉炎等。

（3）常用中成药

可服用活血消炎丸、散结灵、大黄䗪虫丸、醒消丸等。

2. 外治法

（1）湿热型结节性红斑，可外用化毒散软膏、芙蓉膏。

（2）湿寒型结节性红斑，可外敷紫色消肿膏、消化膏、如意金黄散、紫色消肿粉等量，以红糖水调敷。

（四）名家验案

病案1

汤某，女，60岁，1999年10月18日初诊。

【现病史】患者20年来双小腿反复起疹，自觉疼痛，伴关节酸痛。曾于外院诊为“结节性红斑”，外用激素类药膏皮损可消退。近2个月来皮疹反复发作。舌质红，苔白，脉弦滑。

【皮肤科情况】双小腿伸侧散在硬币大小的红斑，色鲜红，边界清楚，其下可触及小结节，有触痛。

【中医诊断】瓜藤缠。

【西医诊断】结节性红斑。

【辨证】湿热下注，气血瘀滞。

【治法】清热除湿，凉血活血。

【处方】

紫　草15g　茜　草15g　板蓝根30g　干白茅根30g
丹　参15g　夏枯草15g　连　翘15g　僵　蚕10g
重　楼15g　鱼腥草15g　木　瓜10g　牛　膝10g
三七粉（分冲）3g

【二诊】服上方14剂，皮疹全消，未出新疹。继续服药，巩固疗效。

病案2

李某，女，38岁，1992年4月26日初诊。

【现病史】患者近3年不明原因反复在双小腿起红色结节，疼痛，伴低热，关节肌肉疼痛，每逢春秋季发作重。近1个月皮疹又发，在外院服中西药物药效不佳。自觉畏寒，乏力，大便溏，小便清长。舌质淡，苔薄白，脉沉缓。

【皮肤科情况】双小腿伸侧对称性分布数个蚕豆至枣大小的淡红或暗红色疼痛性

结节。

【中医诊断】瓜藤缠。

【西医诊断】结节性红斑。

【辨证】脾虚湿盛，复感寒邪，寒湿凝滞，气血瘀阻。

【治法】健脾燥湿，温经散寒，活血散结。

【处方】

苍　术 10g	茯　苓 10g	白扁豆 10g	炒薏苡仁 30g
桂　枝 10g	秦　艽 15g	独　活 10g	木　瓜 10g
白　术 10g	当　归 10g	赤　芍 15g	鸡血藤 15g
老鹳草 10g			

【外用药】外敷紫色消肿膏。

【二诊】服上方 14 剂，关节疼痛减轻，皮疹部分消退。加红花 10g、夏枯草 15g 活血软坚。

【三诊】续服 14 剂，红斑结节消退，关节痛缓解，临床治愈。

【按】结节性红斑是对称发生于下肢伸侧的红色结节性损害，压痛明显，春秋季多见，好发于中青年女性，类似中医学文献记载的“湿毒流注”“瓜藤缠”。病案 1 为湿热型。此型多因湿热下注，凝滞血脉，气血运行不畅，经络阻滞而致。起病较急，病前有轻重不等的发热，全身不适，关节痛等症状，以后在小腿伸侧出现略高出皮面的红斑结节，局部灼热有触痛，不破溃，重者下肢可轻度水肿。治宜清热除湿、凉血活血软坚。方中紫草、茜草、白茅根凉血活血；丹参、夏枯草、僵蚕、牛膝、三七粉活血散结；板蓝根、连翘、重楼、鱼腥草清热解毒；木瓜为引经药，引药入腿，使药力直达腿部。诸药配合，功专力宏，使 20 余年顽疾得以治愈。病案 2 为寒湿型。症见结节反复发作，经久不消，关节痛遇寒加重。多因脾虚湿盛，阳气不足，腠理不固，以致寒湿之邪乘虚而入，流注经络，致使气血运行不畅而发病。治宜健脾除湿、温经散寒、活血散结。方中苍术、白术、茯苓、白扁豆、薏苡仁健脾除湿；桂枝、独活、秦艽、木瓜温经散寒；当归、赤芍、鸡血藤、老鹳草活血散结止痛。二诊又入活血化瘀、软坚散结之红花、夏枯草。

（五）食养调护

薏仁红花粥

薏苡仁研为粗末，与粳米等分。加水煮成稀粥，加红花 3g，每日 1 ~ 2 次，连服数日。

第七节 免疫性大疱病

天疱疮

（一）概述

天疱疮是一组慢性、严重性大疱性皮肤疾患，可危及患者生命。本病与中医学文献中记载的“天疱疮”“火赤疮”相类似。《外科大成·天疱疮》记载：“天疱疮者，初来白色燎浆水疱，小如芡实，大如棋子，延及遍身，疼痛难忍。”又《医宗金鉴·外科心法要诀·火赤疮》记载：“初起小如芡实，大如棋子，燎浆水疱，色赤者为火赤疮；若顶白根赤，名天疱疮。俱延及遍身，焮热疼痛，未破不坚，疱破毒水津烂不臭。”

张志礼教授多年来一直探讨本病的中医辨证分型及中西医结合的治疗方法，并总结出了对本病的中医辨证分型及在辨证使用中药的基础上，配合较小剂量的类固醇皮质激素控制病情的治疗方法。治疗经验如下。

（1）急性暴发期，激素仍是首选药物，而且需要给足量，若能配合中药治疗，激素的用量可略低于单纯西药治疗时。

（2）大剂量较长时间服用激素的不良反应和并发症常成为威胁患者生命的重要原因，配合中药治疗可以减少激素用量和使激素减量速度加快，因而可以减少或避免由激素引起的并发症和不良反应，从而降低死亡率。

（3）运用中医药治疗时，必须根据患者情况辨证论治，及时更换方药，才能提高疗效。

（4）天疱疮在临床上分型、分类不同，中医辨证亦各异，但总有一个共同的规律。根据其主要症状和辨证，张志礼教授认为，天疱疮急性期辨证以脾虚湿盛为其本，湿热、毒热、血热为其标，根据中医“急则治其标”的原则，急性期治疗应放在清热除湿、清热解毒、凉血解毒上，又因“治病必求其本”，所以在治疗中又立足于健脾益气。本病在慢性期和后期，多由于毒热或湿毒耗伤气血，会出现气阴两伤的症状，故对此类患者应以养阴益气为主，佐以除湿解毒或清热解毒，这样灵活应用，则可收到良好效果。

（二）病因病机

本病常因心火脾湿蕴蒸，兼感风热暑湿之邪，以致火邪侵肺，不得疏泄，熏蒸不解，外越皮肤而发，湿热蕴久化燥，灼津耗气，故后期多见气阴两伤。

（三）辨证论治

内治法

（1）湿毒化热，郁于血分型

【症状】发病急骤，以寻常型、红斑型、落叶型天疱疮多见。症见水疱迅速发展，甚或融合成片，口腔黏膜常被侵犯，自觉身热口渴，大便干，小便黄赤，烦躁。舌质红绛，苔薄黄或黄腻，脉弦滑或数。

【辨证】湿毒化热，郁于血分。

【治法】清热除湿，凉血解毒。

【处方】

白茅根30g	天花粉15g	石　膏30g	羚羊角粉（分冲）0.6g
紫花地丁10g	重　楼15g	莲子心10g	白花蛇舌草30g
栀　子10g	黄　连10g	生地黄炭15g	金银花炭15g
大青叶30g	冬瓜皮15g	白鲜皮30g	车前子（包）15g

【分析】方中羚羊角粉清热泻肺；白茅根、天花粉凉血清热解毒；莲子心、栀子、黄连清心泻火、泻三焦实热；石膏清气分热；生地黄炭、金银花炭清解血中毒热；大青叶、紫花地丁、重楼、白花蛇舌草清热解毒；车前子、冬瓜皮、白鲜皮除湿清热。

（2）心火炽盛，脾湿内蕴型

【症状】遍身燎浆大疱，糜烂渗出面大，心烦身热，口渴，口舌糜烂，大便秘结，小便短赤。舌质红，苔微黄，脉弦滑数。

【辨证】心火炽盛，脾湿内蕴。

【治法】泻心凉血，清脾除湿。

【处方】

茯苓皮15g	白　术10g	黄　芩10g	栀　子10g
泽　泻10g	茵　陈10g	枳　壳10g	生地黄15g
竹　叶10g	灯心草6g	莲子心10g	黄　连10g

【加减】口腔糜烂加金莲花、藏青果、金果榄；大便秘结加大黄。

【分析】方中茯苓皮、白术健脾渗湿；黄芩、栀子苦寒泻热；泽泻、茵陈清热除湿；竹叶、灯心草、莲子心、黄连清泻心火、清热利水；枳壳健脾理气。

（3）脾虚湿盛，兼感毒邪型

【症状】多见于亚急性发作或有继发性感染者，常呈慢性迁延不愈之态，水疱反复出现，破溃津水浸淫成片，时轻时重，常见口腔糜烂，并有胸腹胀满，四肢沉重，大便溏泄或先干后溏，女性患者可见白带清稀。舌质微红，舌苔白或腻，脉沉缓或弦滑。

【辨证】脾虚湿盛，兼感毒邪。

【治法】健脾益气，除湿解毒。

【处方】

白　术 10g	枳　壳 10g	薏苡仁 30g	芡　实 15g
萆　薢 15g	白扁豆 10g	茵　陈 15g	金银花 15g
黄　柏 15g	茯苓皮 15g	冬瓜皮 15g	马齿苋 30g
泽　泻 15g	车前子（包）15g		

【加减】若热仍明显可加牡丹皮 15g、白茅根 30g；痒甚可加苦参 15g、白鲜皮 30g。

【分析】方中白术、枳壳、薏苡仁、芡实、白扁豆健脾益气除湿；萆薢、茵陈、金银花、黄柏、马齿苋、车前子、泽泻清热除湿解毒。

（4）毒热伤津，气阴两伤型

【症状】多见于疾病后期，各型的后期都可以出现此型症状。患者抵抗力下降，旧疱大部分结痂，痂皮未能脱落，偶有新疱发生，自觉午后潮热，五心烦热，但体温不高，口渴不欲饮，气短懒言，周身乏力，大便少或数日不行。舌淡苔白或见镜面舌，脉沉细微数。

【辨证】毒热伤津，气阴两伤。

【治法】益气养阴，清解余热。

【处方】

南沙参 15g	北沙参 15g	石　斛 15g	麦　冬 10g
玄　参 15g	黄　芪 10g	干地黄 15g	金银花 15g
蒲公英 15g	牡丹皮 15g	黄　连 10g	

【加减】低热不退时可加青蒿、地骨皮、银柴胡；腹胀时加枳壳、厚朴、陈皮。

【分析】方中沙参、石斛、麦冬、玄参、黄芪养阴益气；干地黄、金银花、蒲公英、牡丹皮、黄连凉血解毒清热。

（四）名家验案

病案1

王某，男，43岁，1992年7月6日初诊。

【现病史】患者背部起红斑水疱半年余。自1992年1月起，患者背部起一樱桃大小的水疱，发痒，有渗出液和结痂。6月底，皮损渐发展到腋下及前胸，有四五处，鼻两侧也陆续出现红斑、水疱、破溃、结痂，口腔内无损害，经某医院确诊为“天疱疮”后，曾服用氨苯砜等多种西药，但未能控制病情的发展，后又给予静脉滴注氢化可的松、维生素C 1周，症状稍有减轻，停药后症状复发，新水疱出现，改服地塞米松，肌内注射促肾上腺皮质激素等，剂量不详，病情时轻时重，未能控制，新疱不断发生，故来就诊。舌质红、舌体胖，苔薄白，脉沉细缓。血尿常规检查未见异常。

【皮肤科情况】面部两颊有融合成片的红斑，表面隐约可见水疱，部分结成厚痂，皮损部皮肤有轻度水肿，前胸部、背部可见散在类似的红斑、水疱及糜烂、结痂，并掺杂有色素沉着。

【中医诊断】天疱疮。

【西医诊断】红斑型天疱疮。

【辨证】脾虚湿毒内蕴，日久化热。

【治法】健脾除湿，清热解毒。

【处方】

白　术10g	枳　壳10g	薏苡仁30g	白扁豆10g
茯苓皮15g	冬瓜皮30g	车前子15g	泽　泻15g
牡丹皮10g	赤　芍10g	白茅根30g	重　楼15g
鱼腥草30g	白花蛇舌草30g		

同时加服泼尼松每日20mg。

【外用药】局部外用化毒散膏加曲安西龙膏混匀薄敷。

【二诊】服药7剂后，皮肤红斑减轻，表面仍有水疱结痂，微痒，自觉腹胀，四肢困倦，纳差，舌淡，苔白，脉沉缓，再以前法调理。

【处方】

白　术10g	茯　苓15g	枳　壳10g	薏苡仁30g
萆　薢15g	车前子15g	泽　泻15g	白鲜皮30g
苦　参15g	白茅根30g	赤　芍15g	重　楼15g
白花蛇舌草30g			

继续服用泼尼松。

【三诊】服上药14剂，自觉诸症均减，皮损也大部分变平，有色素沉着，未见新发水疱，舌淡，苔白，脉细缓。继以除湿丸、秦艽丸调理，泼尼松改为每日15mg，以巩固疗效。

病案2

陈某，男，38岁，1984年3月10日初诊。

【现病史】患者于2周前背部出现数个水疱，未引起注意，后逐渐增多，曾住某医院诊断为“天疱疮”，给泼尼松每日30mg治疗，病情未能控制，水疱发展到前胸、四肢，部分已融合成片，湿烂，结痂，痛苦难忍，遂来就诊。发病前曾淋雨受潮湿。近日来大便干燥，数日未行，小便短赤，口干，思冷饮。体温38℃，白细胞计数12.8 $\times10^9$/L。舌质红，脉弦滑、微数。

【皮肤科情况】四肢胸背有大片糜烂、结痂，并可见散在黄豆至蚕豆大小的水疱，内容透明清晰疱壁薄而松弛易破，排列无一定规则，尼科利斯基征阳性，口腔上腭、软腭部位有小片糜烂面，胸背皮损部分痂皮脱屑。

【中医诊断】天疱疮。

【西医诊断】落叶型天疱疮。

【辨证】湿毒内蕴，郁久化热，毒热郁结血分。

【治法】清热凉血，除湿解毒。

【处方】

生地黄15g　牡丹皮15g　赤　芍10g　白茅根30g
薏苡仁30g　茯苓皮15g　冬瓜皮15g　车前草15g
车前子15g　泽　泻15g　猪　苓10g　白花蛇舌草30g
重　楼15g

原用泼尼松每日30mg继续服用。

【外用药】化毒散0.5g、祛湿散15g、氯霉素粉0.5g、甘草油100g混匀外涂。对未破水疱用消毒空针抽出疱液后，外涂1%甲紫液。

【二诊】服药2周，皮损大部分干燥结痂，部分区域已脱屑，出现正常皮肤，未见新发水疱，舌质微红，舌苔白，脉缓。体温、白细胞恢复正常，泼尼松已减为25mg。患者自觉口渴，不欲饮。中药改为养阴益气、健脾除湿之法。

【处方】

沙　参15g　黄　芪15g　麦　冬10g　白茅根15g
白　术10g　薏苡仁30g　马齿苋30g　苦　参15g

冬瓜皮 15g　　首乌藤 15g　　车前子 15g　　白花蛇舌草 30g

【三诊】又连服2周，痂皮大部分干燥脱落，未见任何新疱，泼尼松已减至15mg。继服中药巩固。共住院38日，临床痊愈出院。

【按】此2例病案属湿毒化热、郁于血分型。本型发病急骤，以寻常型、红斑型、落叶型天疱疮多见。症见水疱迅速发展，甚或融合成片，口腔黏膜常被侵犯，自觉身热，口渴，大便干，小便短赤，烦躁，舌质红绛，苔薄黄或黄腻，脉弦滑或数。治宜清热除湿、凉血解毒。用药除病案选用的之外，毒热炽盛时，可用羚羊角粉清肝泻热、解毒凉血。

病案3

李某，男，42岁，1991年7月21日初诊。

【现病史】患者全身反复起水疱2年，加重2周。患者2年前不明原因口腔及全身起水疱，疼痛，在我院做病理检查确诊为“寻常型天疱疮”，经中西医结合治疗临床痊愈。泼尼松维持量每日15mg。2周前劳累后水疱再发，口腔有糜烂面，遍身散在水疱，疼痛难忍，伴身热，心烦口渴，大便秘结，小溲短赤。舌质红，苔黄腻，脉弦滑微数。

【皮肤科情况】头、面、颈、胸、背、腋下、腹股沟见散在多数不规则湿润糜烂面，易出血，并可见有数个松弛性大疱，疱壁薄易破，尼科利斯基征阳性，口腔黏膜可见糜烂面。

【中医诊断】天疱疮。

【西医诊断】寻常型天疱疮。

【辨证】心火脾湿，血分蕴热。

【治法】泻心凉血，清脾除湿。

【处方】

栀　子 10g　　黄　连 10g　　白　术 10g　　生玳瑁粉（分冲）6g
枳　壳 10g　　薏苡仁 30g　　川萆薢 10g　　茯苓皮 15g
车前草 15g　　车前子 15g　　泽　泻 15g　　重　楼 15g
白花蛇舌草 30g

同时服用泼尼松每日40mg。

【二诊】服上方7剂，新生水疱减少，精神、食纳好转。再进14剂，则不再出新生水疱，大部糜烂面干燥，病情基本稳定。前方去生玳瑁、栀子、黄连、车前子、车前草、泽泻、萆薢，加黄芪10g、太子参15g、当归10g、白扁豆10g、山药10g、丹参15g，续服1个月，病情稳定，未见新发水疱。激素维持量为每日15mg。

【按】此案为心火炽盛、脾湿内蕴型。主症为遍身燎浆大疱，糜烂渗出面大，心烦身热口渴，口舌糜烂，大便秘结，小便短赤，舌质红，苔微黄，脉弦滑数。治宜泻心凉血、清脾除湿。

病案 4

李某，女，38 岁，1990 年 5 月 10 日初诊。

【现病史】患者自 1989 年起反复在躯干、四肢出现大疱，大疱以前胸居多，疱破后形成糜烂面，久不愈合，口腔亦有类似损害，曾在某医院诊为“寻常型天疱疮”。住院服泼尼松治疗 5 个月，水疱基本控制，出院时右大腿仍有一小片糜烂面，泼尼松维持量每日 30mg，后减至每日 15mg。近 2 周水疱逐渐增多，遵医嘱泼尼松量增至每日 30mg，病情未能控制而来就诊。患者平素体弱，乏力倦怠，口干引饮，心慌气短，纳可，二便调。舌质红、舌体胖，苔薄白略腻，脉沉细缓。血常规检查未见异常。

【皮肤科情况】躯干、四肢可见散在蚕豆大小的水疱，部分水疱已破，形成糜烂面，皮损以前胸较多，未破水疱液清，尼科利斯基征阳性，双侧臂外各有一块手掌大小的糜烂面，表面潮湿有腥臭气，口腔内可见片状糜烂面。

【中医诊断】天疱疮。

【西医诊断】寻常型天疱疮。

【辨证】脾虚湿毒内蕴。

【治法】健脾益气，除湿解毒。

【处方】

白　术 10g	茯　苓 15g	枳　壳 10g	薏苡仁 30g
白鲜皮 30g	车前子 15g	泽　泻 15g	茵　陈 10g
藿　香 10g	黄　连 10g	黄　芩 10g	鱼腥草 10g
重　楼 15g	白花蛇舌草 30g		

原用泼尼松每日 30mg，继续服用。

【外用药】局部外用祛湿散调甘草油加 1% 氯霉素粉。对未破大疱用消毒空针将疱液吸出，外涂 1% 甲紫液。

【二诊】服药 14 剂后，新疱未见增多，糜烂面部分干燥，自觉轻微瘙痒，睡眠欠安。前方加首乌藤 30g，继服 14 剂。泼尼松每日量减 5mg。

【三诊】未见疱疹再发，原皮损基本消退，患者口干渴不欲饮，舌质红，苔少，自觉手足心发热。前方去黄芩、黄连、藿香、鱼腥草，加南沙参 30g、北沙参 30g、石斛 15g、女贞子 15g、墨旱莲 15g。继服中药，以巩固疗效。

病案5

孙某，女，46岁，1999年10月26日初诊。

【现病史】患者1年前开始胸背部出现红斑，随后在红斑基础上出现水疱，疱破后结痂。患者皮疹逐渐增多，于外院病理检查诊为“红斑型天疱疮”，治疗罔效前来求诊。现患者自觉脘腹胀满，小便清长，大便稀。舌质淡胖，苔白，脉沉细缓。

【皮肤科情况】胸背、腋下、脐部可见片状糜烂面，周围有红晕，表面覆以油腻性痂皮。散在新出水疱，尼科利斯基征阳性。

【中医诊断】天疱疮。

【西医诊断】红斑型天疱疮。

【辨证】脾虚湿盛，兼感毒邪。

【治法】健脾益气，除湿解毒。

【处方】

黄　芪15g	太子参10g	白　术10g	茯　苓10g
枳　壳10g	薏苡仁30g	冬瓜皮30g	大腹皮15g
白鲜皮30g	苦　参15g	车前子15g	泽　泻15g
重　楼15g	生地黄15g	牡丹皮15g	白花蛇舌草30g

【二诊】上方服药14剂，病情减轻。上方加陈皮10g、川萆薢15g。

【三诊】再服药30剂，无新出皮疹，糜烂面恢复。

【按】本例证属脾虚湿盛，兼感毒邪。症见胸腹胀满，四肢沉重，大便溏泄。治以健脾益气、除湿解毒之法。方以黄芪、太子参、白术、茯苓、枳壳健脾益气；再以薏苡仁、冬瓜皮、大腹皮、白鲜皮、苦参、车前子、泽泻清热除湿，使邪有出路；重楼、白花蛇舌草清热解毒；再以生地黄、牡丹皮凉血活血，收得良效。

（五）食养调护

（1）锻炼身体，增强体质，保持良好心态。

（2）预防全身和局部感染，尤其注意眼、口、生殖器等部位损害的护理。衣服、被单等每日消毒。皮损广泛者，按烧伤患者护理。

（3）衣被柔软，防止皮肤的受压和摩擦，重症患者需常翻动身体，防止压疮发生。

（4）注意补充高蛋白、富含纤维素、高热量、低盐饮食，禁食辛辣、鱼腥及酒类。

（5）注意保暖，防止感冒。

第八节　结缔组织病

一、系统性红斑狼疮

（一）概述

系统性红斑狼疮（简称SLE）是一种全身性自身免疫病，可侵犯结缔组织、血管、内脏、皮肤等多种器官。大多数患者为育龄期妇女，是一种严重危害人们健康尤其是育龄妇女身心健康的疾病。

张志礼教授采用中西医结合疗法治疗本病，在急性期以激素治疗为主，中药为辅；待病情初步控制后逐渐以中药为主，减少或停用激素。这样的中西医结合疗法可显著提高治愈率和缓解率，降低死亡率，明显减少由激素治疗引起的不良反应和并发症，比单纯西药或单纯中药治疗有明显的优越性。

（二）病因病机

中医古籍称本病为“鬼脸疮”“红蝴蝶”“日晒疮”“马缨丹”等，或根据症状表现称为“温毒发斑”“痹证”“臌证”等。中医学认为，本病多因先天禀赋不足或后天失其调养，导致阴阳失调，肾阴亏耗，气血失和；而日光暴晒，邪热入里，精神刺激，过度疲劳，外感毒邪等，是发病的主要诱因。

阴阳失调、气血失和、气滞血瘀、瘀久化热，热邪直中血分，可导致面部及其他部位发斑，如《金匮要略》述：“阳毒之为病，面赤斑斑如锦纹……”本病急性发病时，面部蝶形红斑及四肢血管炎表现皆可归于“温毒发斑”范畴。毒热炽盛，可出现气血两燔的症状如红斑、高热、神昏谵语等；久热耗气伤阴，气阴两伤可出现低热乏力、唇干舌红、声微懒言等症状；毒热凝滞，阻隔经络，可出现肌肉酸楚、关节疼痛等症状。久病不愈，侵及脏腑，五脏俱虚，出现各种复杂证候，病邪入心，症见惊悸怔忡；病邪入肝，症见胁肋间痛、口苦咽干；病邪入脾，则可四肢无力、胸脘痞满；邪入心包，则有神昏谵语。肾为先天之本，主一身之阴阳，阴阳互根，阴虚日久，可损及阳，阴阳俱虚，则可见面色㿠白、腰膝酸软、发枯易脱、耳鸣失聪、尿色清长、水肿、夜尿增多等。

总之，此病病程中可出现虚实夹杂、寒热交错等复杂表现，重者可因毒热内攻，五脏俱虚，气血瘀滞，阴阳离决而死亡。

西医认为本病为自身免疫性皮肤病，机体免疫功能失调、免疫复合物沉积可造成多种组织器官损伤。

（三）辨证论治

内治法

（1）毒热炽盛型

【症状】高热烦躁，面部红斑或出血斑，全身无力，关节肌肉疼痛，烦热失眠，精神恍惚，严重时神昏谵语，抽搐昏迷，呕血，便血，衄血，口渴思冷饮。舌红绛苔黄或光面苔，脉数。实验室检查自身抗体、血沉可见明显异常。

【辨证】热入营血，毒热炽盛，气血两燔。

【治法】清营解毒，凉血护阴。

【处方】

板蓝根30g	白茅根30g	牡丹皮15g	生地黄炭15～30g
赤　芍15g	玄　参15g	天花粉15g	金银花炭15～30g
石　斛15g	重　楼15g	石　膏30g	白花蛇舌草30g

生玳瑁粉（分冲）6～10g（或羚羊角粉0.6g或水牛角粉6g）

【加减】高热不退加安宫牛黄丸；昏迷加局方至宝丹；毒热盛加大黄、黄连、漏芦；毒热下注，小便淋沥加海金沙、车前子；低热不退加地骨皮、银柴胡、青蒿、鳖甲；邪热盛加秦艽、乌梢蛇、鱼腥草；抽搐加钩藤、石菖蒲；有精神症状者加马宝0.6～1.5g；红斑重加鸡冠花、玫瑰花、凌霄花。

【分析】此型多见于急性期或复发活动期。热入营血，毒热炽盛故高热不退；热伤脉络，故见皮肤斑疹或出血、衄血；毒热耗伤阴血，筋脉失养，气血阻隔则肌肉关节疼痛；毒热攻心则神昏谵语。方中玳瑁清热镇心平肝；金银花炭、板蓝根、重楼、白花蛇舌草解毒清热；生地黄炭、石膏、牡丹皮、赤芍、白茅根清热凉血；玄参、天花粉、石斛养阴清热。

（2）气阴两伤型

【症状】高热退后不规则发热或持续低热，心烦乏力，手足心热，自汗盗汗，懒言声微，面色浮红，腰痛，关节痛，足跟痛，脱发，视物不清，月经量少或闭经。舌红苔白或镜面舌，脉细数软或芤脉。实验室检查血象偏低。

【辨证】气阴两伤，血脉瘀滞。

【治法】养阴益气，清热解毒，活血通络。

【处方】

石　斛15g	党　参10~15g	黄　芪10~30g	白花蛇舌草30g
玉　竹10g	丹　参15g	鸡血藤15~30g	秦　艽15~30g
乌梢蛇10g	重　楼15g	黄　精10g	南沙参30g
北沙参30g			

【加减】脾虚加白术、茯苓；胸闷加苦石莲、荷梗、紫苏梗、枳壳；心悸、失眠加紫石英、首乌藤、莲子心；正气衰微，心气虚加西洋参、白人参；头昏加川芎、菊花、茺蔚子、钩藤。可配合服八珍丸、地黄丸。

【分析】此型多见于亚急性期。因高热耗伤阴血，阴虚内热故持续低热、手足心热；阴虚阳亢，虚阳上越则面色浮红；心阳浮越则有心烦；血虚不能濡养四肢百骸，故倦怠乏力、脱发、腰腿痛、关节痛；目不能得血濡养，故视物不清；肾阴亏耗则足跟痛、腰腿痛。方中党参、黄芪、黄精补气养血；沙参、石斛、玉竹养阴清热；丹参、鸡血藤、秦艽、乌梢蛇活血通络；重楼、白花蛇舌草清热解毒。

（3）脾肾两虚型

【症状】疲乏无力，关节痛，腰腿痛尤足跟痛，肢冷发白，浮肿腹胀，有时低热缠绵，五心烦热，肢冷面热，口舌生疮；胸膈痞满，甚则咳喘胸闷，尿少，夜尿增多。舌质淡或暗红，舌体胖嫩或有齿痕，脉沉细尺脉尤甚。实验室检查以尿异常、血白蛋白低、肾功能异常为明显。

【辨证】脾肾两虚，阴阳不调，气血瘀滞。

【治法】健脾益肾，调和阴阳，活血通络。

【处方】

黄　芪10~30g	太子参10~15g	白　术10g	茯　苓10g
女贞子15~30g	菟丝子15g	淫羊藿10g	车前子（包）15g
丹　参15g	鸡血藤15~30g	秦　艽15~30g	桂　枝10g
重　楼15g	白花蛇舌草30g		

【加减】气虚下陷加白人参；水肿加冬瓜皮、抽葫芦、仙人头；尿闭加肾精子2~3粒；腹水加大腹皮、汉防己；胸腔积液加桑白皮、葶苈子；尿素氮升高加附子、肉桂；腰痛加杜仲炭、续断、桑寄生；月经不调加益母草、泽兰；腹胀胁痛加厚朴、枳壳、香附；关节肿痛加豨莶草、老鹳草、透骨草。可配合服金匮肾气丸。

【分析】此型慢性患者占多数，常伴有狼疮肾炎。由于阴病及阳，脾阳不足，水湿不运，脾土不能制水，肾阳不足，肾水泛滥，故有水肿、腹水、少尿。方中黄芪、太子参、白术、茯苓健脾益气；女贞子、菟丝子、桂枝、淫羊藿益肾助阳；车前子利水消肿；丹参、鸡血藤、秦艽活血通络、调和阴阳；重楼、白花蛇舌草解毒清热。

（4）脾虚肝郁型

【症状】腹胀，纳差，胁痛，头昏头痛，月经不调或闭经，皮肤红斑或瘀斑。舌暗紫或有瘀斑，脉弦缓或沉缓。实验室检查多有肝功异常。

【辨证】脾虚肝郁，经络阻隔。

【治法】健脾疏肝，活血解毒通络。

【处方】

黄芪 10～30g	太子参 10～15g	白　术 10g	茯　苓 10g
柴胡 10～15g	枳壳 10～15g	丹　参 15g	鸡血藤 15g
首乌藤 30g	钩　藤 10g	益母草 10g	重　楼 15g
白花蛇舌草 30g			

【加减】胸胁胀痛加陈皮、厚朴、香附；便秘加瓜蒌、熟大黄；尿黄加茵陈、六一散；恶心呕吐加竹茹、乌梅。可配合服乌鸡白凤丸、八珍益母丸等。

【分析】有学者称此型为邪热伤肝，常有肝损害。肝气郁结则胸胁胀满、腹胀纳差；热盛伤阴，肝阴不足，虚阳上扰清窍则头昏目眩；肝血不足则月经不调。方中黄芪、太子参、白术、茯苓健脾益气；柴胡、枳壳、益母草疏肝理气行血；首乌藤、鸡血藤、钩藤调和阴阳；重楼、白花蛇舌草解毒清热。

（5）风湿痹阻型

【症状】关节疼痛，可伴肌肉疼痛，肌肤麻木，皮肤红斑、硬结、结节，可伴不规则低热。舌红，苔黄，脉滑数。

【辨证】风湿痹阻，经络阻隔。

【治法】祛风除湿宣痹，温经活血通络。

【处方】

黄　芪 10～30g	桂　枝 10g	秦　艽 15～30g	乌梢蛇 10g
丹　参 15g	鸡血藤 15～30g	天仙藤 10～15g	首乌藤 30g
桑寄生 15g	女贞子 15g	重　楼 15g	白花蛇舌草 30g

【加减】关节痛重加制川乌、草乌；结节红斑加紫草、白茅根；血沉快加鬼箭羽、石见穿。可配合服秦艽丸、养血荣筋丸、雷公藤等。

【分析】此型以皮肤红斑、结节及关节症状为主，毒热凝滞、阻隔经络可致肌肉麻木、关节疼痛；阴阳失调、气血瘀滞则肢节沉重，难以转侧，皮肤出现红斑结节。方中黄芪、桂枝温经益气；秦艽、乌梢蛇、天仙藤、丹参、鸡血藤活血通络；女贞子、首乌藤、桑寄生养血益肾；重楼、白花蛇舌草解毒清热。

皮肤科领域以虚为主证或兼证的疾病颇多，在SLE整个病程中都有肾虚的症状，并可伴有脾虚、肺虚症状。补虚是临床治疗中的重要法则。五脏中肾为先天之本，肾虚则精亏，故其患病多为虚证；脾为后天之本，脾虚则气失健运，血失摄养；故五脏中脾肾功能最为重要，脾肾两虚是虚中之虚。

张志礼教授在长期的临床工作中，在使用健脾益肾法治疗皮肤病方面，积累了丰富的经验。经过几十年医疗实践，摸索出以健脾益肾、解毒清热、活血通络为主要作用的补益方剂——狼疮合剂，主要药物有黄芪、太子参、白术、茯苓、女贞子、菟丝子、淫羊藿、丹参、鸡血藤、秦艽、益母草、重楼、白花蛇舌草等。

张志礼教授在对本病的实验研究中，发现绝大多数患者T淋巴细胞亚群测定值异常，用狼疮合剂治疗后31.6%的患者测定值恢复正常，而西药治疗对照组仅5.1%的患者测定值恢复正常，有极显著差异，证实了益肾药对免疫功能的调节作用，故以健脾益肾药为主的补益疗法，可明显地提高本病的治疗效果。

（四）名家验案

张志礼教授摸索出一套中西医结合治疗本病的基本规律，即采用辨证与辨病相结合的方法指导中西医结合疗法。

中医学对疾病的认识是通过辨证即审证求因、辨别病位、分清证型、区别疾病的特殊性，找出主证以探求疾病的本质。西医学对疾病的认识是通过辨病即用现代科学的检测手段，从病因、病理、生物化学、免疫学等方面探求疾病的实质。中西医结合就是采用辨证与辨病相结合的方法，运用西医检测手段对本病临床和实验检查结果进行分析，同时用中医的四诊八纲进行辨证分析，分型施治，抓住主要矛盾，采用中西药有机地配合治疗，取得相辅相成、互助互补的满意效果。

具体地讲，在本病急性期、活动进展期，机体自身变态反应性炎症及损伤发展很快，必须以激素治疗为主，早期、足量、快速给药控制病情，保护重要脏器，为继续治疗争取时机。同时本着“急则治其标”的原则，采用清热解毒、凉血护阴的治法，解除患者高热烦躁、神昏谵语等毒热炽盛、毒邪攻心的临床症状，这样就可以提高疗效，迅速解除患者病痛，也就是说，这个阶段是以激素为主，中药为辅。

进入亚急性期或缓解期后，病情得以控制，但机体抵抗力极度下降，大剂量激素应用又引起机体代谢与内分泌失调，水电解质平衡失调，体质消耗，身体虚弱。中医理论认为此时是毒热耗伤阴血，气血两伤、阴阳失调，所产生的一系列症状如乏力、心烦失眠、五心烦热、低热缠绵、舌红少苔等，中医辨证为气阴两伤，气血瘀滞，治宜养阴益气、活血通络。久病伤阴，脾肾两虚，虚证成为病机核心，这时中药治疗上升到主导地位，应以补虚扶正为主要治则，发挥中医药扶正固本、改善体质、调节机体免疫功能、稳定病情的长处，逐渐减少激素用量或撤停激素，才能减少激素的不良反应和并发症，提高疗效。这就是辨病与辨证相结合，中西药有机配合行之有效的基本经验。

病案1

范某，女，23岁，1991年6月19日初诊。

【现病史】患者近几年日晒后颜面出现暗红斑块。1991年1月始全身关节疼痛，当地医院按“风湿性关节炎”治疗近半年不效。入院前1周持续高热39℃，自觉头昏，乏力，咽干口渴，胸闷纳差，小便频少。舌红，少苔，脉细数。实验室检查示血红蛋白70g/L，白细胞计数3×10^9/L，血小板计数5.6×10^9/L，尿蛋白（+++），抗核抗体（ANA）1∶1280（+），抗双链DNA（dsDNA）41%（+）。

【皮肤科情况】急性重病病容，双面颊蝶形红斑，皮下大量针尖大小的出血点。

【中医诊断】红蝴蝶疮。

【西医诊断】系统性红斑狼疮（急性进展期）。

【辨证】毒热炽盛，气血两燔。

【治法】清热解毒，凉血抑阳。

【处方】

牡丹皮15g	白茅根30g	生地黄炭10g	金银花炭10g
天花粉10g	石　斛10g	玄　参15g	生玳瑁粉（分冲）10g
板蓝根30g	鱼腥草15g	重　楼15g	白花蛇舌草30g

水煎服，每日1剂。

同时静脉滴注地塞米松10mg，肌内注射止血散，输新鲜血200ml。

【二诊】上方15剂后体温下降，出血倾向得以控制，精神好转。每日午后低热，自觉心悸乏力，多汗，手足心热。证属气阴两伤，血瘀络阻。中药加强滋阴益气之品，上方去生地黄炭、金银花炭，加南沙参15g、北沙参15g、黄芪15g、女贞子15g、墨旱莲15g、地骨皮15g，激素改为每日口服泼尼松45mg。

【三诊】调治1个月余，自觉症状减轻，体温正常，仍感疲乏无力，腰膝酸软，关节疼痛，舌淡苔薄白，脉沉细。证属脾肾不足，气血瘀滞。治宜健脾益肾、活血通络。

【处方】

黄　芪15g	太子参15g	白　术10g	茯　苓15g

女贞子 30g	菟丝子 15g	淫羊藿 10g	丹　参 15g
鸡血藤 15g	秦　艽 30g	益母草 10g	乌梢蛇 6g
重　楼 15g	白花蛇舌草 30g		

随证加减 2 个月余，泼尼松减为每日 30mg，症状明显减轻，实验室检查示血红蛋白 9.8g/L，血小板计数 10×10^9/L，ANA 1∶80。出院继续门诊治疗。

【按】患者急性起病，高热，面部红斑。证属邪毒入血，毒热炽盛。法当清热解毒、凉血止血。故方用生玳瑁凉血解毒清热，白茅根、牡丹皮清热凉血，生地黄炭、金银花炭止血凉血；板蓝根、鱼腥草、重楼、白花蛇舌草清热解毒。因本病的本质为先天禀赋不足，后天失养，外感邪毒，所以在清热解毒凉血之剂中又加入玄参、天花粉、石斛等滋阴之品。

一诊治疗后，毒热已减，但真水亏耗，出现低热乏力、多汗、五心烦热等症状，故二诊中加入南北沙参、女贞子、墨旱莲、地骨皮等养阴清热，“益水之源以制阳光”，少佐黄芪益气补中。三诊患者体温正常，余热已退，先天不足之象渐显，表现为疲乏无力、腰膝酸软、关节疼痛、舌淡、苔薄白、脉沉细。此时再拘泥于养阴清热，便有伤脾碍胃之嫌，方中改以黄芪、太子参、白术、茯苓健脾益气；女贞子、菟丝子、淫羊藿培补先天；丹参、鸡血藤、秦艽、乌梢蛇活血通络，此为张志礼教授习用于治疗关节疼痛的药味。重楼、白花蛇舌草为张志礼教授多年来常用于治疗红斑狼疮的药味，因二者为甘凉之品，清热解毒而不伤阴，大剂使用无不良反应。

病案 2

马某，42 岁，1999 年 1 月 11 日初诊。

【现病史】患者从 1992 年起因关节痛、低热于当地医院就诊，诊为“系统性红斑狼疮”。口服泼尼松治疗，病情可缓解。现服泼尼松每日 20mg。近 1 个月来低热，体温 37.6℃，伴关节痛，心烦失眠，手足心热，夜间盗汗。舌红，少苔，脉沉细数。实验室检查示 ANA 1∶320。

【皮肤科情况】颜面对称红斑。

【中医诊断】红蝴蝶疮。

【西医诊断】系统性红斑狼疮。

【辨证】气阴两伤，血脉瘀滞。

【治法】养阴益气，活血通络。

【处方】

黄　芪 15g	太子参 15g	白　术 10g	茯　苓 15g
青　蒿 15g	地骨皮 15g	沙　参 30g	麦　冬 15g

女贞子 15g	菟丝子 15g	秦　艽 15g	丹　参 15g
鸡血藤 30g	重　楼 15g	白花蛇舌草 30g	

泼尼松服用剂量同前。

【二诊】服药 14 剂后，体温降至 37.2℃，关节痛减。原方加凌霄花 10g。

【三诊】服药 14 剂后，体温 36.8℃，无明显关节痛，面部红斑减退。继续服药，巩固治疗。

【按】气阴两伤型常见于治疗不当、长期较大量使用激素的狼疮患者。由于病程迁延，反复发作，耗伤阴液，故有低热、手足心热、夜间盗汗。肾水不能上济心火，则患者心烦、失眠。关节痛为血脉瘀滞之象。对于此类患者，以黄芪、太子参、白术、茯苓益气；沙参、麦冬、二至丸养阴生津；青蒿、地骨皮清虚热；秦艽、丹参、鸡血藤活血通脉；重楼、白花蛇舌草清热解毒。诸药配合，使气阴相生，血脉通，虚热退，病情得到控制。

病案 3

杨某，男，30 岁，1999 年 8 月 20 日初诊。

【现病史】患者 3 年前开始颜面水肿，反复发作，并出现关节痛，于外院诊为“系统性红斑狼疮”。现服用泼尼松每日 40mg，自觉头晕乏力，腰背酸痛，纳差。诊查：双下肢水肿，尿蛋白（＋＋＋＋）。舌质淡，苔白，脉沉。

【中医诊断】红蝴蝶疮。

【西医诊断】系统性红斑狼疮（狼疮肾炎）。

【辨证】脾肾不足，阴阳两虚。

【治法】补脾益肾，温阳养阴。

【处方】

黄　芪 30g	党　参 15g	太子参 15g	沙　参 15g
白　术 10g	茯　苓 10g	女贞子 15g	菟丝子 15g
山茱萸 15g	淫羊藿 10g	制附子 6g	桂　枝 10g
丹　参 15g	红　花 10g	重　楼 15g	白花蛇舌草 30g
熟地黄 15g			

泼尼松维持原用量。

【二诊】上方服用 14 剂后，自觉较前有力，精神、食纳好转。原方加车前子 15g、泽泻 15g。

【三诊】再服药 28 剂后，水肿明显减退。继服药 28 剂后，尿蛋白（＋～＋＋），激素减量至每日 15mg。继续服药巩固治疗。

【按】系统性红斑狼疮为自身免疫性疾患，可致多系统损害，狼疮肾炎为较多见的损害。此类疾患证属脾肾不足，阴阳两虚，治宜滋阴益肾、健脾益气、温阳利水。方中以黄芪、党参、太子参、白术、茯苓健脾益气；沙参、女贞子、菟丝子、山茱萸、淫羊藿滋阴益肾；桂枝、附子温阳利水，对蛋白尿较多的患者，多用此药；丹参、红花活血通络；重楼、白花蛇舌草清热解毒。二诊加用车前子、泽泻，利水之力更强。连续服用，终使尿中蛋白减少，下肢水肿消退，病情得到控制。

病案4

孙某，女，37岁，1988年5月13日初诊。

【现病史】患者于1985年11月始全身关节游走性疼痛，面部起红斑，日晒后加重，伴乏力、脱发。在当地医院就诊，诊为“系统性红斑狼疮”，服泼尼松每日30～40mg，症状减轻，但减量即加重。1个月前受凉后突发高热，咳嗽咳黏痰，痰不易出，伴胸闷胸痛，头昏头涨痛，双颊出现水肿性红斑，继之昏睡，阵发性抽搐，烦躁不安，收入院治疗。诊查：神志模糊，时有躁动，寻衣摸床，尿失禁，阵发性抽搐。体温38.6℃，血压97.5/60mmHg，瞳孔等大，对光反射存在，右侧肢体轻瘫，左侧肢体有不自主抽搐，病理反射阳性，双肺底可闻及中水泡音。实验室检查示ANA 1∶600，抗dsDNA 37%，尿素氮（BUN）4.81mmol/L，血糖正常，痰培养假单胞菌生长。心电图示心肌损伤，脑电图重度异常。舌质红，少苔，脉细数无根。

【中医诊断】红蝴蝶疮。

【西医诊断】系统性红斑狼疮，肺部感染，狼疮脑病。

【辨证】气阴两伤，毒邪攻心，痰迷心窍。

【治法】养阴益气，化痰开窍，凉血解毒。

【处方】

白茅根30g	板蓝根30g	大青叶30g	鱼腥草15g
败酱草30g	蒲公英30g	连　翘15g	白花蛇舌草30g
玄　参15g	天花粉15g	重　楼15g	西洋参（另煎）6g
蛇胆陈皮末（分冲）0.5g			

水煎鼻饲。

同时给予甲泼尼龙1g静脉滴注，日1次，共3日，并静脉滴注抗生素及其他对症处理。

【二诊】3日后意识逐渐恢复，抽搐停止，中药调整为养阴益气、活血解毒通络之方。

【处方】

麦 冬 10g	五味子 10g	黄 芪 15g	白 术 10g
茯 苓 10g	丹 参 15g	鸡血藤 15g	钩 藤 10g
首乌藤 30g	板蓝根 30g	白茅根 30g	南沙参 30g
北沙参 30g	重 楼 15g	天花粉 15g	白花蛇舌草 30g

另用地塞米松 15mg 静脉滴注，3 日后改为泼尼松 60mg 口服，逐渐减量。

【三诊】1 个月后神志清楚，下地活动，仍头昏乏力，有偶发性幻视，神经系统检查无异常，脑电图示重度脑损伤，心电图示心肌损伤，中药加石菖蒲、郁金，激素逐渐减量。

患者共住院 61 日，出院时无神经精神症状，ANA 1∶80，抗 dsDNA（－），尿检无异常，激素日量 30mg，继续门诊治疗。4 年后随访服泼尼松日量 15mg 及中药治疗，可保持病情稳定，无明显临床症状。

【按】此病例病情危重。系统性红斑狼疮脑病死亡率很高，并发肺部感染更难治疗，单纯用中药或西药治疗很难奏效，中西医结合治疗疗效较好。大剂量激素可使感染加重，不用激素则狼疮脑病九死一生，在此危急状态，根据中医辨证属气阴两伤，毒热炽盛，痰迷心窍，故在扶正祛邪原则指导下主用养阴益气、凉血解毒，同时予以清心开窍药物，配合大剂量激素冲击疗法，迅速抑制免疫反应，使患者得以回生。方中西洋参、南北沙参、黄芪、麦冬养阴益气；白茅根、大青叶、板蓝根、鱼腥草、重楼、败酱草、白花蛇舌草凉血解毒；再加蛇胆陈皮末化痰开窍，故而生效。

病案 5

史某，女，63 岁，1999 年 2 月 4 日初诊。

【现病史】患者 2 年前因面部红斑、关节痛，于外院就诊，诊为“系统性红斑狼疮”。服用激素治疗，病情平稳。近 1 个月来患者自觉腹胀纳呆，不欲饮食，疲乏无力，两胁胀痛。血谷丙转氨酶（GPT）80U/L，舌红，少苔，脉弦细。

【中医诊断】红蝴蝶疮。

【西医诊断】系统性红斑狼疮，狼疮性肝炎。

【辨证】肝肾阴虚，气血郁滞。

【治法】滋补肝阳，活血通络。

【处方】

黄 芪 30g	太子参 15g	白 术 10g	茯 苓 15g
当 归 10g	川 芎 10g	白 芍 10g	女贞子 15g
枸杞子 15g	鸡血藤 30g	丹 参 15g	茵 陈 15g

柴　胡10g　　枳　壳10g　　厚　朴10g

【二诊】连续服用30剂，肝功能恢复正常。继续服药，巩固治疗。

【按】此型为红斑狼疮性肝损伤。肝血不足，肝失条达，故患者两胁胀痛、腹胀纳呆；肝胃不和则患者不欲饮食；肝肾不足，则患者疲乏无力。治疗此类患者以柴胡、枳壳、厚朴疏肝理气；白芍、枸杞子滋肝柔肝；茵陈清利湿热、化解余毒。

病案6

牛某，女，28岁，1991年3月12日初诊。

【现病史】患者1989年因高热就诊，诊为“系统性红斑狼疮”。1991年2月高热，用地塞米松每日10mg，仍低热，胸片示大量心包积液，2周后仍未控制，实验室检查示ANA 1∶640，抗dsDNA 38%，白球比（A/G）值0.82，BUN 9.47mmol/L，尿蛋白（+++），穿刺心包液为浆液性，细菌培养阴性，诊为系统性红斑狼疮、心包积液、心力衰竭。于1991年3月12日会诊。诊查：面部及下肢水肿，半卧位，精神差，自诉胸闷憋气，四肢无力。舌质淡红，苔薄白，脉沉细数。

【中医诊断】红蝴蝶疮。

【西医诊断】系统性红斑狼疮。

【辨证】脾肾两虚，毒邪攻心，气血瘀阻。

【治法】健脾益肾，清心解毒，活血利水通络。

【处方】

黄　芪15g　　白　术10g　　茯　苓15g　　女贞子15g
山茱萸10g　　淫羊藿10g　　莲子心10g　　丹　参15g
枳　壳10g　　瓜　蒌15g　　薤　白10g　　白人参（另煎）10g
桑白皮15g　　冬瓜皮15g　　重　楼15g　　白花蛇舌草30g

【二诊】服14剂诸症减轻，心包积液减少，继服前方并减激素。至服药第50日，胸片检查心包积液完全吸收，泼尼松已减至日量25mg。3个月后复查，患者一般情况好，除自觉下肢无力、酸困外无其他不适。实验室检查示BUN 6.02mmol/L，ANA 1∶160（+），尿蛋白（++）。胸片检查未见心包积液。泼尼松日量10mg，坚持服中药治疗。

【按】红斑狼疮侵犯心脏常引起心肌炎、心包炎、心包积液等，治疗亦很困难。中医认为该患者证属脾肾两虚，毒邪攻心，气血瘀阻，故治以健脾益肾、清心解毒、活血利水通络。方中黄芪、白人参、白术、茯苓健脾益气；女贞子、山茱萸、淫羊藿补肾气；莲子心、重楼、白花蛇舌草清心解毒；丹参、枳壳、瓜蒌、薤白活血利气开胸；再以桑白皮、冬瓜皮泻胸中之水，故药到病除，病情好转。

病案 7

张某，女，27 岁，1982 年 5 月 13 日初诊。

【现病史】患者于 1981 年 9 月起发热，伴全身关节疼，面部起红斑，口腔溃疡，水肿，乏力，而住入某医院，诊断为“系统性红斑狼疮”。经住院服泼尼松治疗，病情稍有控制，出院时仍服泼尼松每日 27.5mg。于 1982 年 5 月转入北京中医医院皮肤科就诊。症见腰酸膝痛，足跟痛，心悸乏力，下肢水肿，生活难自理，但未见皮疹，实验室检查示血沉 27mm/h，白细胞计数 7.2×10^9/L，尿蛋白（+ +），狼疮细胞（+）。舌微红，无苔，脉沉细。

【中医诊断】红蝴蝶疮。

【西医诊断】系统性红斑狼疮。

【辨证】肾阴亏损，经脉瘀阻。

【治法】滋阴益肾，活血通络。

【处方】

黄　芪 15g	党　参 10g	白　术 10g	茯　苓 10g
石　斛 15g	菟丝子 15g	女贞子 15g	墨旱莲 15g
鸡血藤 30g	丹　参 15g	秦　艽 30g	麦　冬 10g
南沙参 15g	北沙参 15g		

服药 14 剂。

【二诊】1982 年 5 月 27 日。诉关节疼痛减轻，但仍乏力，下肢水肿，原方加车前子 15g。

【三诊】1982 年 6 月 24 日。续服药 14 剂后病情好转，血沉 10mm/h，白细胞计数 10.1×10^9/L，尿蛋白（+），原方去石斛、麦冬，秦艽减量为 15g，黄芪加量至 20g，并加木香 6g。以后基本上按原方加减，共服药 3 个月，泼尼松由每日 27.5mg 递减至每日 17.5mg，临床症状消失，病情稳定，生活完全自理，能参加一般家务劳动。

【按】系统性红斑狼疮多因肝肾亏损，热毒入里，燔灼营血，瘀阻经络而致病。早期常为毒热炽盛的实证，后期则多见气阴两伤或脾肾不足的虚证，补肾法多用在本病后期。临床多见面部红斑多呈蝶形分布，手掌发红，日晒加重，常发热，关节痛，肢端发凉。本病后期多表现为腰酸腿痛，足跟痛，心烦乏力，时有低热，下肢水肿，肢端发凉，舌淡体胖，脉沉细。治宜健脾益肾、活血通络。持续低热者加地骨皮、银柴胡；水肿者加冬瓜皮、车前子；血瘀者加红花、鬼箭羽；面部红斑者加凌霄花、鸡冠花；肾阳不足者加附子、肉桂、仙茅、淫羊藿等。

病案8

陈某，女，55岁，2000年5月初诊。

【现病史】患者5年前始发面部红斑皮损，关节疼痛，腰痛，脱发，乏力，日光照后面部红斑加重。尿蛋白（++++），当地医院诊断为“系统性红斑狼疮，狼疮肾炎”。曾用泼尼松每日60mg，渐减至每日20mg维持。治疗后病情虽有好转，但经常反复发作。近3个月来，腰痛加重，乏力，双下肢水肿，双眼睑红肿，实验室检查示抗dsDNA（+），ANA 1∶640（+），血沉8mm/h，尿蛋白（+++），颗粒管型（+）。舌质淡，苔白腻，脉沉细弱。

【中医诊断】红蝴蝶疮。

【西医诊断】系统性红斑狼疮。

【辨证】脾肾不足，阴阳两虚。

【治法】益气健脾，滋阴益肾，温阳利水，解毒通络。

【处方】

生黄芪30g	太子参15g	白　术10g	茯　苓10g
枸杞子10g	女贞子10g	菟丝子10g	淫羊藿10g
桂　枝10g	车前子15g	秦　艽15g	白茅根30g
重　楼15g	白花蛇舌草20g		

【二诊】服用28剂后，水肿基本消退，脱发减少，乏力减轻。守上方加鸡血藤。

又服28剂后，腰痛缓解。血沉44mm/h，尿蛋白（+），泼尼松每日17.5mg。随证加减治疗3个月，病情稳定，血沉24mm/h，尿蛋白（±），ANA 1∶160（+），自行停服激素。连服中药共半年，长出满头黑发，间断服中药维持，至随访时未复发。

【按】系统性红斑狼疮以脾肾两虚为多见，占辨证分型的62%。张志礼教授治疗此病始终以健脾益肾、调和阴阳、扶正固本为指导思想。狼疮基本方中，黄芪、白术、茯苓合用可补元气、益心脾、利水肿；女贞子、菟丝子、淫羊藿三药合并，可肾阴肾阳兼而补之。

病案9

李某，女，37岁，1995年7月27日初诊。

【现病史】患者患狼疮肾炎2年，伴乏力，腰腿及足跟疼痛，双下肢水肿，月经不调半年，在外院诊为“系统性红斑狼疮”，来院时服泼尼松每日30mg，病情不能控制。诊查：面色白，满月脸，双下肢可凹性水肿。舌质淡，边有齿痕，苔白，脉沉细。实验室检查示尿蛋白（++～+++），血沉57mm/h，ANA（+），抗dsDNA（+）。

【中医诊断】红蝴蝶疮。

【西医诊断】 系统性红斑狼疮。

【辨证】 阴阳不调，脾肾两虚，气血瘀滞。

【治法】 调和阴阳，健脾益气，活血通络。

【处方】

黄　芪 30g	太子参 15g	首乌藤 15g	黄　精 15g
白　术 10g	茯　苓 15g	女贞子 15g	菟丝子 15g
山萸肉 15g	淫羊藿 10g	车前子 15g	桂　枝 10g
丹　参 15g	草河车 15g	白花蛇舌草 30g	

水煎服，每日 1 剂。维持皮质类固醇量不变。

【二诊】 服上方半月后，乏力、关节疼痛、腰酸痛诸症均有减轻，尿量有所增加。上方去首乌藤，加熟地黄、枸杞子等补肾之药。

再服 2 个月，水肿减轻，尿蛋白（+），体质明显增强，泼尼松已减至每日 7.5mg，已能坚持上班。

【按】 张志礼教授指出狼疮肾炎是红斑狼疮最常见的临床表现，约 63.4% 的患者有肾损害。此型属狼疮重症，对预后有很大影响。毒邪耗损脾肾，真阴亏损，精不化血，故面色㿠白、头晕乏力、腰膝酸痛、足跟痛。脾失运化，肾阳虚亏，不能温煦膀胱，水溢肌肤则水肿尿少。治法宜健脾益气、活血通络。方中黄芪、太子参、白术、茯苓健脾益气，女贞子、菟丝子、山萸肉滋肾填精，淫羊藿、车前子补肾利水，桂枝温阳，丹参活血化瘀，草河车、白花蛇舌草解毒清热。

病案 10

褚某，女，20 岁，1997 年 6 月 28 日初诊。

【现病史】 患者患系统性红斑狼疮 2 年，曾在外院用激素、免疫抑制剂治疗，病情未能控制。诊查：体弱，面色苍白，两颧浮红。舌质红，苔少，脉细数。实验室检查示 ANA（+），白细胞计数 34×10^9/ L，血小板计数 8.2×10^9/L。

【中医诊断】 红蝴蝶疮。

【西医诊断】 系统性红斑狼疮。

【辨证】 气阴两伤，余毒未清。

【治法】 益气养阴，清解余毒。

【处方】

黄　芪 30g	太子参 15g	白　术 10g	茯　苓 15g
地骨皮 15g	青　蒿 15g	牡丹皮 10g	南沙参 15g
北沙参 15g	女贞子 15g	菟丝子 15g	益母草 15g

丹　参15g　鸡血藤30g　秦　艽30g　草河车15g
白花蛇舌草30g

水煎服，每日1剂。

【二诊】服上药半月后，低热消退，五心烦热症状缓解，去地骨皮、青蒿、牡丹皮，加阿胶、黄精继续治疗。

【三诊】2个月后病情明显好转，泼尼松已减至每日15mg，调整中药方剂为健脾益肾、养血通络为主。坚持服药半年，病情稳定，已恢复上学。

【按】张志礼教授指出，病情处于邪退正虚阶段时，临床多表现为低热缠绵，或五心烦热，心烦无力，心悸气短，腰酸腿软，关节酸痛，间有低热，属病久伤阴伤气，导致血脉瘀阻，阴虚内热故低热缠绵或五心烦热，气虚故神疲乏力。治疗宜养阴清热、益气解毒、活血通络。方药用南沙参、北沙参、石斛、玄参、麦冬、青蒿、地骨皮、黄芪、党参、丹参、鸡血藤、秦艽、白术等。

临床检查系统性红斑狼疮患者肾受损率达80%以上，常规肾活检肾损害率近100%，狼疮肾炎并发尿毒症是本病主要死亡原因之一，这也是治疗研究系统性红斑狼疮的重点课题。张志礼教授认为，狼疮肾炎可根据其病期、病情进展情况、全身情况及伴发其他脏器损伤情况分别辨证施治，分为毒热炽盛型、肝肾阴虚型、脾肾两虚型。

毒热炽盛型主症除高热烦躁、面部红斑、出血倾向、神昏谵语外，可出现急性肾衰竭的表现如尿少、水肿、恶心、呕吐、昏迷、谵妄。应采用清营解毒、凉血护阴的治法。肝肾阴虚型多见于亚急性肝、肾损害，主症为疲乏无力、腰膝酸痛、头昏目眩、耳鸣、脱发、水肿、尿少、月经不调或数月不至。治宜滋补肝肾、调和阴阳、中和气血。脾肾两虚型多见于慢性肾损害，主症为倦怠乏力、腹胀水肿、腰腿痛、足跟痛、血浆蛋白降低或比例倒置、尿素氮升高。治宜健脾益肾、活血通络。

随证加减中，张志礼教授体会到，尿素氮升高，肾衰竭应温肾通阳，药用附子、肉桂、桂枝、巴戟天、女贞子、菟丝子、枸杞子、车前子、淫羊藿，并配合健脾益气药如黄芪、白术、茯苓、太子参，通阳利水药如桑白皮、枳壳、泽泻、猪苓等；足跟痛示肾阴不足，加熟地黄、山茱萸；尿少可加大黄芪用量，尿闭加肾精子；血尿、蛋白尿加生地黄炭、金银花炭、棕榈炭、地榆炭、石韦、白薇等。

附：盘状红斑狼疮

张志礼教授对盘状红斑狼疮，多以血瘀论治，部分患者口舌生疮，黏膜糜烂又常出现阴虚火旺、上火下寒、阴阳不调的征象。

1. 辨证分型

（1）肝失条达，气血瘀滞型

此型常在面部、手背或身体其他部位有典型的盘状红斑狼疮损害，有时有胸膈痞满，气郁不舒，善太息等症。舌质多暗红，苔白，脉弦滑或弦缓，实验室检查多显示无异常。

【辨证】肝失条达，气滞血瘀。

【治法】疏肝理气，活血化瘀软坚。

【处方】

当　归 10g	赤　芍 10g	香　附 10g	柴　胡 10g
红　花 10g	桃　仁 10g	秦　艽 10g	漏　芦 10g
鸡冠花 10g	玫瑰花 10g	黄　芪 10g	茯　苓 10g
鬼箭羽 10g	夏枯草 15g		

【加减】体质好、皮肤无异常者加三棱、莪术；大便燥结者加大黄。成药可用秦艽丸、活血消炎丸、大黄䗪虫丸、散结灵等。

（2）阴虚火旺，阴阳不调型

此型多见口唇及颊黏膜糜烂，患者口干舌燥，五心烦热，口舌生疮，大便先干后溏，舌质红苔少，或见薄黑苔，脉沉细或细数。

【辨证】阴虚火旺，阴阳不调，气滞血瘀。

【治法】养阴益气清热，调和阴阳，活血软坚。

【处方】

沙　参 15g	麦　冬 10g	石　斛 10g	玄　参 10g
鸡血藤 15g	钩　藤 10g	首乌藤 15g	天仙藤 10g
锦灯笼 10g	马蔺子 10g	金雀花 10g	牡丹皮 10g
白　术 10g	白花蛇舌草 30g		

【加减】大便干加生地黄；气虚加白人参；有低热加地骨皮、银柴胡。病情稳定可用养阴清肺膏口服，或服健身宁、六味地黄丸。

盘状红斑狼疮亦可用青蒿治疗，用青蒿蜜丸，每丸 10g 生药，每次 1～2 丸，日 2 次。亦可用青蒿浸膏片，每片 0.3g（约含生药 1g），每日 30～45 片，分 2～3 次口服，或用青蒿素每日 0.3～0.6g 口服。外用药可用曲安西龙（去炎松）尿素霜和 10% 黄连软膏混匀外用。

2. 名家验案

董某，男，37 岁，1992 年 8 月 10 日初诊。

【现病史】患者1989年春面部双颊起红色斑块，日晒后加重。曾在外院病理检查诊为“盘状红斑狼疮”。口服泼尼松治疗，能缓解症状，停药又复发。发病后无发热、关节疼痛。舌质淡红，苔白，脉缓。

【皮肤科情况】面部双颊、双颞、耳郭可见数片暗红色斑块浸润，部分皮损表面有固着鳞屑。

【中医诊断】鬼脸疮。

【西医诊断】播散型盘状红斑狼疮。

【辨证】经络阻隔，气血瘀滞。

【治法】活血化瘀，软坚散结，解毒通络。

【处方】

丹　参15g	红　花10g	莪　术10g	薏苡仁30g
夏枯草15g	生地黄30g	牡丹皮15g	赤　芍10g
鸡冠花10g	野菊花10g	青　蒿30g	茵　陈30g
秦　艽15g	乌梢蛇6g	重　楼15g	白花蛇舌草30g

【外用药】外用普连膏。

【二诊】服上方14剂，皮损明显变暗、作痒，舌质淡红，苔白，脉缓。去茵陈、生地黄、赤芍、秦艽、乌梢蛇，加白术10g、茯苓15g、女贞子30g、墨旱莲15g、黄芪10g。

【三诊】服上方21剂，皮损消退，临床治愈。

【按】盘状红斑狼疮是红斑狼疮中以皮肤损害为主的一型，少数患者可发展为系统性红斑狼疮。中医称之为“鬼脸疮”，多因气血瘀滞，经络阻隔，或外感光毒，燔灼营血，瘀阻血脉致脉道受阻、肌肤失养所致。急性期皮损色红、肿胀、日晒后加重，治宜凉血活血、解毒通络。故一诊方中重用青蒿、生地黄、赤芍、牡丹皮、红花凉血活血，用丹参、莪术、夏枯草活血软坚，复以重楼、白花蛇舌草、野菊花、秦艽、乌梢蛇解毒通络。急性症状缓解后宜重用活血软坚，加以益气养阴，故二诊时减少凉血药，加入黄芪、女贞子而收全功。

（五）食养调护

食养调护要注意以下几点。

要注意营养。“食气之胃，食养尽之”，要重视饮食调护，要注意补充维生素，特别是维生素A、维生素B、维生素C和维生素E。本病不需要忌口，要广采博食，加强营养，增强抵抗力。如某些食物可引起过敏反应或加重病情，则应避免食用；此外，还应戒烟戒酒。

要注意神志舒展、精神愉快。七情中有“百病生于气”的论述，说明七情在疾病发生发展中有重要的作用。由于本病病情迁延，容易复发，难以痊愈，妊娠可加重病情，给患者特别是育龄期女患者造成极大的身心痛苦，有的甚至轻生。要引导患者和家属充分认识到本病是一种慢性复发性疾病，要树立战胜疾病的信心和恒心，亲属要耐心热情地关心照料患者，使患者心情愉快地对待疾病，发挥精神疗法的优势，应避免着急、生气。

重视养生之道，避免日光暴晒。长波紫外线可诱导体内产生 dsDNA 抗体，应避免日光下作业，外出涂用防晒剂，撑伞或戴宽边帽、穿浅色长袖衣裤等。

避免过劳。急性或活动期患者应卧床休息，注意劳逸结合；防止受凉感冒，避免不必要的大手术或创伤，病情活动期应避孕。

尽量避免服用有感光作用或可诱发狼疮样综合征的药物，如普鲁卡因胺、吩噻嗪、肼屈嗪、灰黄霉素、磺胺类药物等。

二、硬皮病

（一）概述

硬皮病是一种以皮肤肿胀、硬化、萎缩为特点的皮肤病，不仅侵犯皮肤而且波及内脏器官的全身性结缔组织病。现代医学认为，硬皮病是自身免疫病，病因尚不十分清楚，临床上可分为局限性和系统性两种，中医古籍未见明确记载。《素问·痹论》中记载“痹在于骨则重，在于脉则血凝而不流，在于筋则屈不伸，在于肉则不仁，在于皮则寒”，故皮痹与本病很相似，所以根据古籍记载及临床所见，硬皮病之辨证应属中医所论之痹病范围。正如巢元方所著《诸病源候论·风湿痹候》记载“风湿痹病之状，或皮肤顽厚，或肌肉酸痛，风寒湿三气杂至，合而成痹……由血气虚，则受风湿，而成此病，久不瘥，入于经络，搏于阳经，亦变令身体手足不随”；又如宋代吴彦夔著《传信适用方》记载“人发寒热不止，经数日后，四肢坚如石，以物击之似钟磬，日渐瘦恶”。而据《金匮要略》记载“内有干血，肌肤甲错”，可知此病与风、寒、湿及血瘀有密切关系。

张志礼教授在硬皮病的治疗中，一方面提出要综合治疗，根据病程、病情、病势选择中药熏洗、浸泡、外搽，中成药配合内服，必要的西药用于合并有内脏损害者。另一方面又指出，中医的优势集中在局限性硬皮病的治疗上，如果是皮损面积广泛、合并内脏损害、伴发症状严重的系统性硬皮病患者，还是应先用西药治疗，待病情控制后再配合中药，方能取得满意的疗效。

（二）病因病机

素因营血不足，外受风邪，血行不畅，凝于肌肤；或因肺、脾、肾阴阳两虚，卫外不固，腠理不密，复感风寒湿之邪伤于血分，而致营卫行涩，经络失疏，经络阻隔，气血凝滞而发病。

（三）辨证论治

内治法

（1）脾肺不足，经脉阻隔，气血瘀滞型

【症状】四肢不温，皮肤斑块状或条索状变硬，表面光泽如涂蜡，局部变硬、萎缩或成板状。舌淡，脉沉缓。本型多见于局限性硬皮病。

【辨证】肺脾气虚，经络阻隔，气血瘀滞。

【治法】健脾益肺，温经通络，活血软坚。

【处方】

黄　芪 15g　　白　术 10g　　茯　苓 10g　　天　冬 10g
党　参 10g　　桂　枝 10g　　白芥子 10g　　伸筋草 15g
山　药 15g　　丹　参 15g　　红　花 10g　　夏枯草 15g
僵　蚕 10g

【加减】肾阳不足时可加用鹿角胶、制附子、肉桂等药。

（2）脾肾两虚，气不化水，气血凝滞型

【症状】四肢不温，指尖变硬，皮肤水肿变硬，自觉疲劳无力，畏寒怕冷，大便溏泄或软便，严重者关节疼痛，甚至屈伸不利，妇女月经滞涩或闭经。舌质淡、舌体胖、边有齿痕，脉沉伏或紧或缓迟。本型多见于系统性硬皮病。

【辨证】脾肾阳虚，气不化水，气血凝滞。

【治法】健脾益肾，温阳化水，活血软坚。

【处方】

制附子 6g　　肉　桂 6g　　白芥子 10g　　熟地黄 15g
麻　黄 6g　　黄　芪 15g　　白　术 10g　　茯　苓 10g
丹　参 15g　　赤　芍 15g　　鸡血藤 30g　　僵　蚕 10g
木　香 10g　　党　参 15g　　鹿角胶（烊化）10g

虽然中医对早期诊断、早期治疗的效果比较好，可以缓解病情，改善健康状况，但中医治疗疗程长且痊愈和根治还比较困难。临床实践表明，中医中药对局限性硬皮病效果好，对系统性硬皮病效果则较差。

（四）名家验案

张志礼教授对此病的认识是，其“本”是肺脾肾阳气不足，其“标”是风寒湿三气杂至，故补肺脾肾、祛风散寒除湿、温经活血软坚是本病的治疗大法。

病案 1

肖某，女，50 岁，1998 年 5 月 6 日初诊。

【现病史】患者近 2 年来，左侧髂部时有发痒、发红，但未引起注意，今年 3 月局部出现大片的淡紫红色斑片，边界清楚，皮纹消失，触之略硬，某医院诊为“局限性硬皮病”，给予局部封闭注射，外用红花油效不显，患者自觉症状缺乏，平日易怒，腹胀，月经错后，量少，有血块，乏力。舌质暗，苔白，脉弦细。

【皮肤科情况】左侧髂部可见一 9cm×5cm 大小的片状萎缩发硬的硬化斑，中央部有散在小片象牙白斑，周围皮肤正常，边界清楚。

【中医诊断】皮痹。

【西医诊断】局限性硬皮病。

【辨证】脾气不足，经络阻隔，气血瘀滞。

【治法】健脾益气，温经通络，活血软坚。

【处方】

黄 芪 15g	党 参 15g	白 术 10g	茯 苓 15g
丹 参 5g	赤 芍 15g	红 花 10g	川 芎 10g
熟地黄 15g	鸡血藤 30g	白芥子 10g	桂 枝 10g
夏枯草 15g	木 香 10g	枳 壳 10g	

【二诊】服上方 14 剂，皮损色转淡，尤以中心象牙白色为明显，继服前方 28 剂。

【三诊】服上方 28 剂，局部皮损明显变软，色泽淡粉，表皮已明显可以提起，症获显效。前方去夏枯草，加女贞子 15g、墨旱莲 15g 以补肝肾、扶正气。后连续服用此方 2 个月余，局部皮损基本柔软，肤色正常，已能见到皮纹。

病案 2

杨某，女，48 岁，1997 年 5 月 15 日初诊。

【现病史】2 个月前发现右小腿下方有块皮肤发硬，色淡红，有时稍痒，有时小腿有抽筋，近日范围逐渐增大，在某医院诊为“局限性硬皮病”，经过局部封闭治疗，效果不明显，因而放松治疗 1 个月余，近日皮肤发硬的程度有所加重，同时伴有乏力，纳食不香，便溏，眠差多梦。舌质淡红，苔薄白，脉沉细弱。

【皮肤科情况】右下肢外侧可见一 5cm × 9cm 大小的皮损，足背部亦有一 3cm × 4cm 大小的皮损，皮损发硬，明显萎缩，皮纹消失，色淡红，表面有蜡样光泽，皮肤毳毛脱落。

【中医诊断】皮痹。

【西医诊断】局限性硬皮病。

【辨证】脾肾阳虚，气血两虚，经络阻隔。

【治法】健脾益肾，温通经脉。

【处方】

黄　芪 30g	党　参 15g	白　术 10g	茯　苓 15g
丹　参 15g	红　花 10g	桂　枝 10g	白芥子 10g
制附子 10g	鸡血藤 30g	枳　壳 10g	木　香 10g
首乌藤 30g			

【二诊】服上方 14 剂，乏力明显减轻，眠可但仍多梦，下肢仍时抽筋、发凉，前方去枳壳，加女贞子、墨旱莲、木瓜、鬼箭羽等药，继续服用 1 个月余。

【三诊】服上方 28 剂，自觉症状明显好转，睡眠好，便调，乏力消失，下肢皮损处明显变软，已能捏起皮肤，下肢微微汗出，肤色已基本接近正常皮肤，无其他不适，继服上方。

【四诊】服上方 14 剂，足背硬性皮损已全部恢复正常，下肢外侧皮损亦已基本变软，仅有拇指盖大小的圆形皮损处仍发亮略薄，月经按时至，经量有增加，仍有血块。继服上方 14 剂，局部加外用红花油按摩，两处皮损基本消退，临床治愈，后为巩固疗效，嘱患者服用活血消炎丸、大黄䗪虫丸及复方丹参滴丸。1 年后追访，未见复发。

病案 3

韩某，女，30 岁，1998 年 4 月 14 日初诊。

【现病史】患者从事水产生意，双手时常接触凉水，近日每到傍晚双手肿胀明显，末梢雷诺现象显著，左手小指及无名指伸侧面大片发红，略肿胀，中心皮损色淡、有光亮，关节时有疼痛，在当地医院按“类风湿关节炎”治疗，效不显，随即来到我院门诊求治。患者同时伴有乏力，双下肢沉重，便溏，1 日 3 行，月经错后，经量少，平日白带色白清稀、量多。舌尖红，苔白，脉弦微数。

【皮肤科情况】四肢末梢不温，双手紫红，左手小指及无名指伸侧面触之很硬，皮肤难以捏起，肿胀而光亮，无弹性。

【中医诊断】皮痹。

【西医诊断】局限性硬皮病。

【辨证】寒湿痹阻，气血瘀滞。

【治法】温经散寒，活血通络。

【处方】

黄　芪 15g	党　参 15g	白　术 10g	茯　苓 15g
桂　枝 10g	白芥子 10g	制附子 10g	当　归 10g
丹　参 15g	红　花 10g	鸡血藤 30g	姜　黄 10g

【二诊】服上方 14 剂，大便有所改善，1 日 2 行，基本成形，手部温度渐转暖，继服前方。

【三诊】服前方 21 剂，自觉症状明显好转，关节不痛，白带减少，乏力消失，时感口干、喘气、发热。考虑药性偏热，故前方去附子、党参，加太子参、牡丹皮、赤芍、黄芩，又服此方 2 个月余，手背部皮损已基本变软，可以捏起，舌红，苔薄白，脉沉。

【按】硬皮病患者均有脾肾阳虚、气血不足之证，但又各有其突出的表现，如病案 1 中，证以脾虚、气虚为主，方药中先以黄芪、党参、白术、茯苓健脾益气为主，辅以温经散寒的桂枝、白芥子；活血软坚的丹参、红花、川芎、夏枯草；而后又给予温补肾阳的女贞子、墨旱莲。病案 2 辨证为脾肾不足、气血两虚，但患者有明显的脾虚症状，应首先从健脾益气入手；二诊症状缓解后，更方加用温肾壮阳、温经散寒之品。病案 3 为明显受到寒湿之邪，日久而造成气滞血瘀，经络阻隔，故方中以桂枝、白芥子、制附子温经散寒；红花、鸡血藤养血活血；黄芪、党参、白术益气和中，使病情迅速改善。

病案 4

邸某，女，40 岁。

【现病史】硬皮病病史 2 年。患者 2 年前因雨淋后双手足指趾发凉，遇冷加重，逐渐发展至全身大小关节及肌肉疼痛。曾在当地医院按“风湿”治疗，给予泼尼松每日 20mg 及中药内服，疗效不巩固。4 个月前出现面部、两前臂皮肤发紧变硬及吞咽困难等症状。近 1 个月行动不利，在当地虽经静脉滴注可的松类药物，但病情仍未得到控制，并伴喉中痰鸣，胸闷气短，烦躁不宁，张口吞咽困难，饥不得食，夜寐欠安，大便 4 ~ 5 日未解，皮肤紫硬微痒，双手足指趾发凉，遇冷加重发麻变白，全身大小关节肌肉疼痛，行走困难。以“系统性硬皮病”收入院。查体：表情淡漠，面如土色，抬头纹消失，鼻尖细小，口唇变薄，张口最大唇间距 1.5cm，伸舌仅见舌边，右上臂不能抬起，只能外展45°，左上臂上举20°、外展60°，两前臂、手背及腹部皮肤硬化，失去弹性，呈黄褐色，表面光滑，蜡样光泽，感觉迟钝，手指僵硬，活动受限。舌边尖红，脉沉细。实验室检查示血沉加快，血红蛋白偏低，白细胞偏高，肝功能异常，抗 dsDNA 27%，ANA 1∶640 膜型斑点型。

【中医诊断】皮痹。

【西医诊断】系统性硬皮病合并肺部感染。

【辨证】脾肾阳虚，寒湿痹阻，复感风热之邪郁于肺。

【治法】温经散寒，益气活血化瘀，清热宣肺化痰。

【处方】

桂　枝10g	僵　蚕10g	当　归10g	鸡血藤30g
红　花10g	黄　芪10g	白　术10g	车前子（包）15g
黄　芩10g	前　胡10g	全瓜蒌15g	桑白皮15g

配合泼尼松每日30mg和保肝药等及静脉滴注红霉素每日1.2g。

【二诊】10日后患者咳痰量多、胸憋气短已明显好转，停用抗生素，改以温经助阳、益气活血化瘀、滋阴行气之方。

【处方】

桂　枝10g	白芥子15g	红　花10g	鸡血藤30g
僵　蚕10g	黄　芪10g	茯　苓10g	白　术10g
天花粉15g	制附子10g	肉　桂6g	当　归10g

服药39剂，激素量递减至泼尼松每日10mg，患者已能自己行走，两上肢活动自如，恢复面部表情，张口最大唇间距3.5cm，伸舌可见舌面，前臂及腹部皮肤可捏起，明显好转出院。

【按】本例患者素体偏弱，遭雨淋后受寒湿之袭，日久阻于经络，又于近期感风热之邪而见诸症并发。张志礼教授治疗本病，先以急则治标入手，用药以求在散寒的基础上不致助热，在清热过程中不致使寒更盛。待病情控制后，投以健脾温肾、活血温经之品，激素用量递减至维持量，达到临床较理想的效果。

（五）食养调护

（1）注意保暖，避免受寒。特别是秋冬季节，气温变化剧烈，及时增减衣物。

（2）防止外伤，注意保护受损皮肤，即使较小的外伤，也要引起足够的重视。

（3）进食高蛋白、富含纤维素、易消化食物，禁食辛辣、鱼腥及酒类。如有吞咽困难时，应给予半流质或流质饮食，且注意慢咽。

（4）注意保持生活规律，保证充足睡眠，保持愉快乐观的情绪。

（5）注意早期发现，早期诊断，及早治疗，积极治疗体内慢性病灶。

（6）稳定期患者应适当活动，防止关节僵硬、变形及肌肉萎缩，适当参加散步、太极拳等健身活动。

三、干燥综合征

（一）概述

干燥综合征（Sjogren syndrome，SS），以干燥性角膜结膜炎及口内干燥症状为主要症状，是一种以外分泌腺病变为主的全身性慢性炎症性自身免疫病。

临床上本病分为两类：①原发性干燥综合征，即单纯干燥综合征或狭义干燥综合征，主要累及唾液腺、泪腺等外分泌腺，称为口眼干燥综合征；②继发性干燥综合征，即重叠全身结缔组织病，如与类风湿关节炎、系统性红斑狼疮、进行性系统性硬化症、皮肌炎、甲状腺炎、慢性活动性肝炎等伴发的干燥综合征，亦即广义干燥综合征。

本病多见于中年女性，起病隐匿，病程较长，以眼结合膜、口腔咽喉干燥，腮腺、淋巴结、肝脾肿大，皮肤干燥脱屑，毛发干脆稀疏，肢端动脉痉挛等为主要临床表现，也有呼吸、胃肠、泌尿、神经系统等受累。

（二）病因病机

古代中医学文献中无本病记载，就其临床表现应归属于中医“燥证”范畴，称“燥毒证”。患者有显著的气、血、阴、阳的虚损，其中以阴虚血燥最为突出。其病因在于禀赋缺陷，患者属于阴虚质或燥热质，多有形体瘦弱，口燥咽干，内热便秘，目涩而干，视物模糊，五心烦热，舌红少苔或无苔，脉细弦数等临床表现。

燥证的产生与毒邪蕴结密切相关。此证之燥既不似外燥，有严格的季节性，亦不具备一般内燥证通常的形成因素，而多因阴虚燥盛之质，加之反复招罹外来温热感染，干扰了人体津液的生成转化和输布。此外，职业或药物等因素均可积热酿毒、灼伤津液、化燥阻络、阴液亏损，使其阴阳平衡失调。

现代医学研究认为，本病是一种原因不明的复合的自身免疫病。患者除干燥症状外，还可见多种全身症状，血清中可查出多种自身抗体如Ro/SSA、La/SSB抗体，泪腺、唾液腺、甲状腺、胃壁细胞、平滑肌等脏器的特异性抗体、抗核抗体阳性等。还可检测出类风湿因子阳性、高丙种球蛋白血症、迟发型超敏反应异常等。

（三）辨证论治

内治法

（1）肝肾阴虚，内热灼津型

【症状】低热缠绵，口干咽燥，声音嘶哑，咀嚼、吞咽困难，大便干燥如栗，唾液腺酸痛肿胀，口角干痛，眼干酸涩，结膜充血，皮肤干痒。舌红或红绛起刺，苔薄而干，或中剥或光红如镜面舌，甚至味觉减退，脉细数或弦数。

【辨证】肝肾阴虚，阴虚内热，灼伤津液。

【治法】滋补肝肾，养阴清热，生津润燥。

【处方】

山　药 10g	山茱萸 10g	石　斛 15g	天花粉 15g
太子参 15g	麦　冬 10g	天　冬 10g	胡麻仁 15g
枸杞子 10g	菊　花 10g	淫羊藿 10g	薏苡仁 30g
生地黄 15～30g			

【分析】山药、山茱萸、淫羊藿、枸杞子滋补肝肾；生地黄、石斛、天花粉滋阴清热、益胃生津；太子参、薏苡仁健脾益气；菊花清热明目、疏肝祛风；天冬、麦冬、胡麻仁生津润燥。

（2）气阴两伤，阴阳不调型

【症状】倦怠乏力，头昏头痛，手足凉而手心热，腰酸腿软，潮热盗汗，夜寐欠安，口渴唇干，腹胀泄泻，月经不调。唾液腺反复肿胀，口舌生疮，视物不清，干涩眼痛。舌淡红，苔白腻，脉寸关弦滑、双尺沉细。

【辨证】气阴两虚，阴阳不调，津液亏耗。

【治法】养阴益气，调和阴阳，生津增液。

【处方】

首乌藤 30g	鸡血藤 15g	天仙藤 10g	钩　藤 10g
当　归 10g	白　芍 10g	熟地黄 10g	南沙参 30g
北沙参 30g	黄　芪 10g	太子参 15g	阿　胶（烊化）10g

【分析】首乌藤入心、肝、脾、肾经，鸡血藤入心、脾二经，天仙藤入肝、脾、肾经，钩藤入肝、心包经，四药合用可通行十二经，行气活血、通调血脉、舒筋活络，承上启下，以达调和阴阳之功；南北沙参、当归、白芍、熟地黄、阿胶养血活血、养阴润肺生津；黄芪、太子参补中益气。

（3）脾肾阳虚，津液不蒸型

【症状】面晄无华，神疲气怯，心悸不宁，腰膝酸软，口中黏腻或口干、口渴，呕恶胀满，胸闷，纳减，或性欲减退，四肢发凉。舌淡胖，苔白，脉沉细无力。

【辨证】脾肾阳虚，命门火衰，不能蒸化津液。

【治法】健脾益肾，和胃生津。

【处方】

黄　芪10g	党　参10g	白　术10g	山　药10g
熟地黄10g	女贞子30g	菟丝子15g	山茱萸10g
桂　枝10g	附　子6g	茯　苓10g	泽　泻10g

【加减】口干加麦冬、石斛、天花粉；鼻干加沙参、天冬、玉竹、天花粉；眼干加白芍、白蒺藜、山茱萸、炙何首乌；咽干、齿脱、耳鸣加八味地黄丸等。

【分析】黄芪、党参、白术、山药健脾益气生津；熟地黄、女贞子、菟丝子、山茱萸、桂枝、附子温养肾阳、生津液；茯苓、泽泻淡渗利湿、宣泄肾浊。此方补中有泻，实乃妙用。

本病所致的外分泌腺萎缩和狭窄是不可逆的，药物治疗难以改善组织学改变，而外分泌腺异常对生命影响不大，预后良好。故本病预后主要取决于是否合并结缔组织病和恶性淋巴瘤。根据张志礼教授的经验，中医中药以养阴润燥法为主的治疗对单纯原发性干燥综合征疗效满意，许多患者长期病情稳定，工作生活不受影响；小剂量激素对病情无明显疗效，而大剂量激素疗效并不明显且不良反应明显增多。

张志礼教授认为由于原发性干燥综合征预后良好，应以中医中药治疗为主，短期小剂量激素对症治疗也是可取的，至于并发结缔组织病者则应采用中西医结合治疗。

（四）名家验案

曹某，女，54岁，1999年6月5日初诊。

【现病史】患者3年前无明显诱因，自觉口腔干燥、眼睛干涩，曾于某医院就诊，诊为“干燥综合征”，经治疗症状无缓解。近日来患者口舌干燥，进食米面需配合饮水，双眼干涩无泪，自觉乏力，大便干燥。舌红，少苔，脉细数。

【皮肤科情况】口腔、唇、舌黏膜干燥，双眼干燥。

【中医诊断】燥证。

【西医诊断】干燥综合征。

【辨证】阴液不足，毒热内蕴。

【治法】养阴益气，润燥解毒。

【处方】

干地黄30g	玄　参15g	石　斛30g	南沙参30g
北沙参30g	天花粉15g	玉　竹10g	麦　冬15g
女贞子15g	墨旱莲15g	黄　芪10g	白　术10g
茯　苓10g	金银花15g	连　翘15g	重　楼15g
白花蛇舌草30g			

【二诊】服上方14剂，口眼干燥症状减轻，上方加红花10g。

【三诊】再服上方28剂，口眼干涩症状完全缓解，临床治愈。

【按】干燥综合征属中医燥证范畴，它的产生与毒邪外袭密切相关。本病的病机为阴液不足，毒热内蕴。方中以大剂石斛、玄参、生地黄、沙参养阴生津；女贞子、墨旱莲、玉竹填补真阴以治其本；金银花、连翘、重楼、白花蛇舌草清热解毒以治其标；再配合黄芪、白术、茯苓以扶正祛邪，使全方祛邪而不伤正，保胃气，存津液，故收显效。

张志礼教授临床观察，本病合并结缔组织病特别是系统性红斑狼疮者，以肝肾阴虚和气阴两伤型多见，故滋阴养血润燥是治疗本病的基本法则，适用于阴液亏损、燥象丛生者。其次为脾肾阳虚、津液不蒸型，虽较少见但不可忽视，须采用温肾健脾、益气生津润燥之法治之才能生效。

（五）食养调护

（1）患者应做好日常护理，注意保湿，避免感染。可以使用人工泪液、唾液等减轻口眼干燥等局部不适。

（2）本病病程日久，容易反复，患者要建立战胜疾病的信心，保持平和心态。

（3）避免长时间日晒及接触化学制品。

（4）注意饮食节制，多进食易消化食物，禁食辛辣、鱼腥及酒类。可多食清淡生津蔬果，如百合、梨、橙子、莲藕等。

四、白塞综合征

（一）概述

白塞综合征又称眼－口－生殖器综合征，是一种多系统损害的慢性疾病，除眼、口和生殖器外，还可累及动静脉、消化道、关节、皮肤和神经系统。本病一般呈反复发作与缓解交替，可持续数周或数年，甚至长达数十年，严重者可危及生命，病因不明。本病与中医的“狐惑病”相似，《金匮要略》曰：“狐惑之为病，状如伤寒……蚀于喉为惑，蚀于阴为狐……目赤如鸠眼……”此记载早于西医1000多年，中医治疗此病积累了丰富的治疗经验，现代中西医结合的方法已明显改善了本病的治疗和预后。

张仲景治疗本病主张用甘草泻心汤、当归赤小豆散治之。张志礼教授积累多年临床经验，对疾病认识逐渐深化，深感仅用这两个方剂解决不了复杂的病情。张志礼教授在辨证论治基础上强调标本兼治，攻补兼施，并强调调和阴阳、活血通络。

（二）病因病机

中医学认为本病是因先天禀赋不足，肝肾阴虚，脾失健运；加之后天失养，兼感外邪，致使阴阳不调、气血失和而发病。肝开窍于目，肾开窍于二阴。肝藏血，肝血不足，目不能视，肝失条达，郁久化热化火，肝火上炎，则目赤肿痛。肾为先天之本，主藏精，肾生髓，髓生血，先天肾精亏损，五脏六腑不得养。脾为后天之本，开窍于口，脾虚运化失职，水湿蕴结不化，郁久化热，湿热上蒸头面，亦可见目赤面肿，口舌生疮；湿热下注，气血瘀结，则见下肢红斑或阴部溃疡。肝、脾、肾三脏虚损为本病的发病基础，加之后天失于调节、过度疲劳、饮食不节、七情所伤等因素，致使机体出现阴阳不调，气血失和而发为本病。

西医学对本病病因的认识尚不明确，有感染学说、自身免疫学说等。

（三）辨证论治

1. 内治法

（1）脾湿化热，毒热内攻型

【症状】见于急性期或活动期。症见口舌生疮，时有高热，皮肤红斑、肿胀，下肢结节红斑，淋巴结肿大，目赤肿痛，口渴思饮，大便燥结。舌红苔黄或黄腻，脉弦滑或数。

【辨证】脾虚湿盛，蕴湿化热，毒热内攻。

【治法】清热除湿，凉血解毒。

【处方】

金银花10～15g	连　翘10～15g	蒲公英30g	黄　芩10g
黄　连10g	黄　柏10g	生地黄15～30g	牡丹皮10～15g
赤　芍10～15g	白茅根30g	玄　参15g	川木通6g
马蔺子10g	锦灯笼10g	金莲花10g	车前子（包）15g

【分析】患者素因先天禀赋不足，七情内伤，阴阳失调；复因过食生冷或外感风霜雾雨、潮湿而致病。湿为重浊有质之邪，内湿多源于过食生冷酒馔，使中阳不振，运化失职，水湿停滞；外湿则多系淋雨涉水或久居湿地，使经络阻隔，气血瘀滞。脾失运化而蕴湿化热，湿毒之邪无从发泄。毒热内攻可见高热；湿热上蒸可生口腔溃疡、目赤肿痛；湿热下注则二阴溃疡、结节红斑灼热疼痛、小便短赤、大便燥结。方中金银花、连翘、蒲公英、黄芩、黄连、黄柏清热除湿解毒；生地黄、牡丹皮、赤芍、白茅根、玄参清热凉血；川木通、车前子清热利湿；马蔺子、锦灯笼、金莲花清热解毒利咽。可加服西黄丸。

（2）肝肾阴虚，湿热内蕴型

【症状】低热缠绵，头昏目眩，口干咽燥，五心烦热，失眠健忘，腰膝酸软，视物模糊，遗精盗汗，目赤肿痛或口舌生疮或下肢红斑结节，小便短赤，大便燥结。舌红少津，或有裂纹，或光剥，脉沉细或数。

【辨证】肝肾阴虚，湿热内蕴。

【治法】滋补肝肾，清热除湿。

【处方】

熟地黄 10g	山　药 10g	山茱萸 10g	南沙参 30g
北沙参 30g	女贞子 15g	菟丝子 15g	枸杞子 10g
生地黄炭 30g	石　斛 10g	天花粉 15g	玄　参 15～30g
牡丹皮 15g	泽　泻 10g	黄　柏 10～15g	苦　参 1.5g

【分析】此型多见于慢性病患者，病机已如前述。方中南北沙参、熟地黄、山药、山茱萸、女贞子、菟丝子、枸杞子滋补肝肾；生地黄炭、牡丹皮凉血活血、清解血分毒热；石斛、天花粉、玄参养阴生津、清热解毒；泽泻、黄柏、苦参清热除湿。可服六味地黄丸、活血清炎丸。

（3）脾肾阴虚，阴阳不调型

【症状】低热缠绵，五心烦热，头昏耳鸣，乏力纳差，腰腿、足跟痛，口渴不欲饮，口舌生疮但色淡或如常，红肿灼痛不明显，外阴溃疡常于月经前后反复发作，女子经量减少，白带多，大便溏泄。舌淡苔白或花剥，脉寸关弦滑、双尺沉细虚弱。

【辨证】脾肾阴虚，阴阳不调。

【治法】健脾益肾，调和阴阳。

【处方】

黄　芪 15～20g	党　参 15g	白　术 10g	茯　苓 10g
女贞子 15～30g	菟丝子 15g	沙　参 15g	麦　冬 10g

石　斛10g	玄　参15g	鸡血藤15g	熟地黄30g
生地黄30g	首乌藤15g	钩　藤10g	天仙藤10g

【分析】此型多见于慢性口腔及外阴浅溃疡反复发作的患者。脾虚则食少便溏、胸满腹胀；脾虚不能化生五谷精微，食少使气血生化之源不足，周身失养，则倦怠乏力、形体瘦弱、面色萎黄；肾阴不足，阴虚火旺则低热缠绵、五心烦热；虚火上炎则见口舌生疮；阴虚津液不足则口干舌燥；肾阴亏虚则腰腿、足跟痛，女子闭经不孕，男子精少不育；阴虚肝旺亦可出现目赤肿痛。方中黄芪、党参、白术、茯苓健脾益气；沙参、石斛、玄参、麦冬、生地黄、熟地黄、女贞子、菟丝子补益肝肾、清热明目；四藤调和阴阳、活血通络。

（4）脾肾阳虚，气血失和型

【症状】全身乏力，少气懒言，手足不温，畏寒肢冷，下肢浮肿，食欲不振，大便溏泄或五更泄泻，女子带下清稀，经血不调，口舌生疮或外阴溃疡此起彼伏，迁延不愈。舌淡，苔白，脉沉细。

【辨证】脾肾阳虚，气血失和。

【治法】健脾益肾，引火归原，中和气血。

【处方】

肉　桂0.5～3g	制附子6～10g	淫羊藿10g	白　术10g
茯　苓10g	车前子15g	赤石脂10g	女贞子15～30g
菟丝子15g	枸杞子10g	黄　精10g	当　归10g
丹　参15g	补骨脂10g	黄　柏10g	牡丹皮10～15g

【分析】脾阳不足则见身倦乏力、少气懒言，食欲不振、畏寒肢冷；肾阳不足不能温养脾胃故大便溏泄；水湿失运则腹胀胸满，白带稀而多；阳气不足寒从内生，寒凝气滞，经络阻隔，可见紫斑结节；肾阳虚命门火衰不能摄水故小便增多、夜尿尤多；阳虚不能温养下焦则腹痛腿软、下半身冷；阴寒过盛，寒湿下注，可见外阴溃疡，此型以慢性外阴溃疡为主；虚火上炎亦可有口腔溃疡，表现为真寒假热之证。方中肉桂、附子、淫羊藿温补肾阳、引火归原；白术、茯苓、车前子、赤石脂健脾除湿；女贞子、菟丝子、枸杞子、黄精、当归、丹参、补骨脂滋补肝肾、养血和营；黄柏、牡丹皮清虚热燥湿、凉血解毒。可加服金匮肾气丸、八珍益母丸。

（5）脾湿蕴结型

【症状】头昏头沉，下肢肿胀或有红斑，胸腹痞满或胀闷，女子带下黄而臭，阴部溃烂或口舌生疮，目赤肿痛，心烦不眠，小便黄赤，大便干。舌淡，苔腻，脉弦滑或缓。

【辨证】 脾湿蕴结，湿热下注或上蒸。

【治法】 清脾除湿，清热解毒。

【处方】

白　术10g	枳　壳10g	薏苡仁30g	草　薢10g
苦　参15g	滑　石15~30g	茯　苓10g	车前子（包）15g
金银花10g	连　翘10g	龙胆草10g	黄　柏10g
栀　子10g	板蓝根30g	锦灯笼10g	马蔺子10g

【加减】 女阴溃疡加黄柏、土茯苓、茵陈、厚朴；口咽溃疡加锦灯笼、藏青果、金果榄、金莲花；眼部症状者加谷精草、青葙子、决明子；低热加地骨皮、银柴胡、秦艽、青蒿；高热不退重用生地黄炭、金银花炭、白茅根、牡丹皮，亦可加羚羊角。

【分析】 此型常口、眼、生殖器症状并存。脾运不健，湿浊内停，清气不升，浊气不降，则见头昏头沉、胸满腹胀；脾湿化热则见心烦不眠；湿热下注则阴部蚀烂、白带多而臭；湿热上蒸则口舌生疮、目赤肿痛。方中白术、茯苓、枳壳、薏苡仁、萆薢、苦参清脾除湿；车前子、滑石渗湿利水；金银花、连翘、龙胆草、栀子、黄柏清热除湿解毒；板蓝根、锦灯笼、马蔺子清热解毒利咽。可加服二妙丸、龙胆泻肝丸。

2. 外治法

（1）口腔溃疡

可用西瓜霜、锡类散、珠黄散、冰硼散等药，或冰片0.6g、人工牛黄粉0.6g、珍珠0.3g共研细末外用，日数次；也可口含金莲花片每日6~10片。

（2）阴部溃疡

①蛇床子水剂。威灵仙15g、蛇床子15g、当归尾15g、土大黄15g、苦参15g、缩砂壳9g、老葱头7个，上药碾碎装纱布袋煎水外洗或用热气熏蒸。②0.1%小檗碱溶液。外洗。③阴蚀黄连膏（有坏死组织时用）。黄连10g、青黛面10g、乳香50g、蜂蜡100g、香油250g制膏，外用。④甘乳膏。坏死组织脱落须生肌长肉者，可用甘乳膏外用或做成纱条外用，亦可加0.5%珍珠粉混匀外用，效果更好。

（四）名家验案

病案1

刘某，女，28岁，1990年6月7日初诊。

【现病史】 患者11年前始口腔、外阴溃疡，经常多发，并逐渐出现腹胀、腹痛、腹泻稀便，每日10余次。曾被诊为“慢性肠炎”，并因肠穿孔多次手术。3年前确诊为“白塞综合征”，予服泼尼松每日30mg，病情时轻时重，一直未愈。自觉乏力，食欲不振，畏寒肢冷，大便溏泄，白带清稀而多，近半年又出现五更泄泻，大、小阴唇间糜烂溃疡3处。舌淡、有齿痕，苔白，脉沉细。

【中医诊断】狐惑病。

【西医诊断】白塞综合征。

【辨证】脾肾阳虚，气血失和。

【治法】健脾益肾，中和气血。

【处方】

黄　芪15g	党　参15g	白　术10g	茯　苓15g
木　香10g	陈　皮10g	白扁豆10g	厚　朴10g
藿　香10g	薏苡仁30g	黄　连10g	黄　柏10g
制附子6g	淫羊藿10g	赤石脂10g	诃　子10g

水煎服，每日1剂。

【二诊】服上方14剂，腹痛已过，五更泻好转。前方去诃子、黄柏、陈皮、厚朴，加女贞子30g、菟丝子15g、车前子15g、沙参15g。又服1个月，症状基本消失。溃疡面缩小，此后曾随证加减过枳壳、玄参、延胡索、大黄炭，治疗4个月，病情稳定，溃疡愈合，激素已停用。备人参健脾丸、八珍益母丸回原籍调理。

【三诊】1991年7月4日又来诊，诉近2周病情突然加重，头昏、头重如裹，口苦咽干，胸腹胀满，眼、鼻、口腔及外阴先后出现大小不等的溃疡，外阴红肿疼痛，行走困难。诊查：体温37.9℃，眼结膜充血，小片浅糜烂，口、鼻腔黏膜散布数个溃疡，周围充血，会阴部大、小阴唇有数个绿豆大小的溃疡，表面有脓性分泌物，尿道口及阴蒂红肿。舌质淡，苔白腻，脉滑数。

【辨证】脾湿蕴结，湿热下注上蒸。

【治法】清脾除湿，清热解毒。

【处方】

白　术10g	枳　壳10g	薏苡仁30g	萆　薢10g
苦　参15g	车前草15g	泽　泻15g	车前子（包）15g
茵　陈10g	土茯苓30g	黄　柏10g	赤小豆30g
锦灯笼10g	金银花10g	连　翘10g	板蓝根30g

水煎服，每日1剂。

【外用药】局部先用1%黄连液冲洗后外用氯氧油。

【四诊】按上法内、外兼治10日后体温恢复正常，外阴部溃疡面开始缩小，脓性分泌物减少。上方白术、薏苡仁、枳壳、黄柏改为炒用，去金银花、连翘、板蓝根、茵陈，加黄芪10g、党参10g、茯苓15g，按一诊治法巩固治疗，2个月后临床痊愈。

病案2

李某，女，36岁，1999年9月9日初诊。

【现病史】患者8年前开始口腔溃疡，后逐渐发展到阴部溃疡，双眼发红，曾于外院诊为“白塞综合征”。现时有低热，自觉乏力，腰膝酸软，心烦失眠，头昏耳鸣，白带多，盗汗。舌红，少苔，脉细数。

【皮肤科情况】双眼结膜充血，咽红，口腔黏膜可见数个绿豆大小的溃疡。女阴数个溃疡，有较多脓性分泌物。

【中医诊断】狐惑病。

【西医诊断】白塞综合征。

【辨证】肝肾阴虚，湿热内蕴。

【治法】滋补肝肾，清热除湿。

【处方】

南沙参30g	北沙参30g	石　斛15g	玄　参15g
生地黄15g	天花粉15g	女贞子15g	墨旱莲15g
青　蒿15g	地骨皮15g	重　楼15g	白花蛇舌草30g
黄　连10g	黄　芩10g	茯　苓10g	白　术10g

【二诊】服上方14剂后，无自觉发热，体温正常，部分溃疡面愈合，无新起溃疡。上方去青蒿、地骨皮，加枸杞子15g。

【三诊】再服1个月，患者症状基本消失，临床治愈。

病案3

王某，男，60岁，1999年7月15日初诊。

【现病史】患者8年前开始口腔反复出现溃疡，1年前阴部出现溃疡，伴视力减退，下肢反复起红色结节。曾于外院就诊，诊为“白塞综合征”，长期服用激素治疗。10日前患者突然发热，口腔内较多溃疡，疼痛明显。口渴喜冷饮，小便黄，大便干。体温38.6℃。舌红绛少苔，苔黄，脉弦数。

【皮肤科情况】口腔多个圆形小溃疡，边缘红，阴囊散在数个溃疡，小腿散在红色结节。

【中医诊断】狐惑病。

【西医诊断】白塞综合征。

【辨证】阴液不足，湿热内攻。

【治法】清热除湿，滋阴降火。

【处方】

南沙参 15g	北沙参 15g	石　斛 15g	玄　参 15g
天花粉 15g	干地黄 15g	女贞子 15g	墨旱莲 15g
白　术 10g	茯　苓 10g	薏苡仁 30g	黄　连 10g
黄　芩 10g	锦灯笼 10g	藏青果 10g	马蔺子 10g
金莲花 10g			

【外用药】外用锡类散、氯氧油。

【二诊】上方 14 剂后，新出溃疡数减少，下肢结节减少，低热，体温 37.6℃。原方加地骨皮 15g、黄芪 10g。

【三诊】服药 14 剂后，体温正常，无新出溃疡、结节。上方去黄连、黄芩、锦灯笼、藏青果、马蔺子、金莲花。加菟丝子 15g、重楼 15g、白花蛇舌草 30g。继服 1 个月后，病情稳定，改服养阴清肺糖浆。

病案 4

王某，男，37 岁，1999 年 5 月 11 日初诊。

【现病史】患者 5 年来口腔反复溃疡，下肢间断出红色皮疹，1 年前患者阴部出现溃疡，于外院诊为“白塞综合征”。症状时轻时重，反复不愈。近来患者病情加重，自觉手足发凉，全身无力，头昏头痛，腹泻便溏。舌淡红，苔白，脉弦。

【皮肤科情况】口腔内数个小溃疡，边缘红，阴囊数个浅溃疡，双小腿散在红色结节。

【中医诊断】狐惑病。

【西医诊断】白塞综合征。

【辨证】阴阳不调，气血失和。

【治法】调和阴阳，中和气血。

【处方】

首乌藤 30g	鸡血藤 30g	天仙藤 30g	钩　藤 10g
生地黄 15g	玄　参 15g	沙　参 15g	石　斛 15g
女贞子 15g	墨旱莲 15g	黄　芩 10g	黄　连 10g
重　楼 15g	白花蛇舌草 30g		

【二诊】服药 14 剂后口腔、外阴溃疡减轻，无新出结节，手足发凉等症状缓解。原方加白术 10g、茯苓 10g、黄芪 15g。

【三诊】服药 30 剂后，口腔、外阴溃疡愈合，结节消退，无自觉不适。继续服药以巩固疗效。

【按】病案1患者病程较长，渐伤及脾肾，脾阳不足则自觉乏力、食欲不振、畏寒肢冷；肾阳不足，不能温养脾胃，故大便溏泄，并出现五更泻、腹中隐痛；水湿不能运化，则白带稀而多。治疗时以健脾益肾、中和气血为法。方中附子、淫羊藿温补肾阳、引火归原；黄芪、党参、白术、茯苓健脾益气；木香、陈皮、白扁豆、厚朴、藿香温中行气除湿；黄连、黄柏清虚热，使全方不致过于温燥；诃子、赤石脂收涩止泻。诸药配合，共奏健脾益肾之功，之后随证加减，治疗4个月获显效。三诊时又因脾虚感受外邪，湿热蕴结，上蒸下注，目赤肿痛，外阴红肿溃烂溢脓，此时先以除湿胃苓汤加减清解湿毒，健脾利湿，遂再次痊愈。

病案2患者疾病反复发作8年，时有低热，头昏耳鸣，腰膝酸软，心烦失眠，白带多，盗汗，舌质红，少苔，脉细数，证属肝肾阴虚，湿热内蕴。治当以滋补肝肾为主，兼清湿热。方中以南北沙参、石斛、玄参、生地黄、天花粉、女贞子、墨旱莲滋阴降火；青蒿、地骨皮清虚热；重楼、白花蛇舌草清热解毒而不伤阴；黄连、黄芩清热燥湿；白术、茯苓健脾除湿。诸药配合，使滋补而不滋腻，清热而不伤正，取得良效。

病案3患者为急性发作期，证属阳分不足，湿热内攻。方中以沙参、石斛、天花粉、玄参、生地黄、女贞子、墨旱莲滋水清火，“壮水之主以制阳光”；佐以黄连、黄芩、锦灯笼、藏青果、马蔺子、金莲花清热解毒，使患者症状很快得到控制。二诊、三诊逐渐减去清热解毒药而以培补肝肾为法，使患者病情稳定。

病案4患者证属阴阳不调，气血失和。因毒热内蕴，经络阻隔，气血不畅，故患者出现手足发凉、全身无力、头昏头痛、腹泻便溏等症状。方中以鸡血藤、首乌藤、天仙藤、钩藤四藤为主，交通阴阳、活血通络；生地黄、玄参、沙参、石斛、女贞子、墨旱莲滋补肝肾；黄芩、黄连、重楼、白花蛇舌草清内蕴之毒热，标本兼顾，使阴阳和合，气血通畅，毒热消退，患者得以痊愈。

前已述及，本病脏腑辨证与肝、脾、肾三脏有关，八纲辨证为阴虚阳亢、阴阳不调。即使早期或急性期，虽有毒热炽盛的标象，仍脱离不了正虚邪实的本质，常出现阴虚阳亢、虚火上炎等复杂征象及上实下虚、上火下寒等错综复杂的证候。因此扶正祛邪、调和阴阳是治疗本病的根本法则，除湿解毒清热又是不可缺少的手段。所以治疗此病我们始终以滋补肝肾、健脾益气为主导思想，佐以清热解毒除湿的治法，取得了良好的疗效。

（五）食养调护

患者要保持良好的情绪，规律作息，注意防寒保暖。饭后漱口，不吃剩饭剩菜，不吃生冷凉菜，少吃辛辣刺激性食物，注意营养均衡。适度参加体育运动。保持个人卫生，勤洗手，降低感染风险。

第九节　皮肤附属器疾病

一、痤疮

（一）概述

痤疮是一种毛囊皮脂腺结构的慢性炎症性疾患，发病部位多为颜面、胸、背等处。发病的原因多是青年人体内雄性激素增多，皮脂腺分泌增多，堵塞毛囊口，因而形成粉刺，进而发展成为炎症性丘疹、脓疱或结节等损害。本病中医全称是“肺风粉刺”，俗称“粉刺”。粉刺的发病与人体自身素质有关。易患粉刺之人，多为禀赋热盛，是由于孕育胎儿时父食五辛、母食辛辣等致胎中蕴热，移热于胎儿，既有素体肾阴不足，冲任失调，天癸相火过旺之因，又有后天饮食不节，过食肥甘厚味之由，致肺胃湿热，复感风邪而发病。粉刺与遗传素质、饮食习惯、生活方式、胃肠功能失调、内分泌紊乱及精神因素等诸多因素有关。

我们认为本病多发常见，但辨证分型各异，十分强调个体化辨证论治，既注重对素体体质调理，又关注不同阶段不同外因，不拘于一方一药。用药方面，陈彤云教授结合现代药理研究，应用如茵陈、丹参、黄芩、连翘等中药，既有清热解毒、利湿活血的功效，又有现代研究证实的抗痤疮丙酸杆菌作用，达到了病证同治。

（二）病因病机

中医学对粉刺的认识早在《黄帝内经》中就有比较详细的论述。隋代巢元方《诸病源候论》曰：“面疱者，谓面上有风热气生疱，头如米大，亦如谷大，白色者是也。”明代陈实功《外科正宗》曰：“肺风属肺热，粉刺、酒渣鼻、酒刺属脾经。此四名同类，皆由血热郁滞不散。又有好饮者，胃中糟粕之味，熏蒸肺脏而成。经所谓有诸内形诸外，当分受于何经以治之。”清代吴谦《医宗金鉴·外科心法要诀·肺风粉刺》曰：“此证由肺经血热而成，每发于面鼻，起碎疙瘩，形如黍屑，色赤肿痛，破出白粉汁，日久皆成白屑，形如黍米白屑。”

古代医家的观点，多从肺经论治粉刺，认为本病的发生与五脏中的肺关系密切，与六腑中的胃、大肠功能异常有关；病因病机方面与热、瘀及血分证有关，认为病性多为实证。

从脏腑辨证，粉刺的临床特点表现为面部和胸背部的白头粉刺、黑头粉刺、炎性斑疹、丘疹、脓疱、结节、囊肿及瘢痕，伴有不同程度的皮脂溢出。其演变过程初为皮脂溢出，皮肤油腻光亮，出现白头粉刺、黑头粉刺，素体肾阴不足，天癸相火过旺；或因平素过食肥甘致脾胃受纳运化失常，湿邪内生，外发肌肤；或因情志不遂，肝气郁结，克犯脾土，脾失健运，湿浊内生；加之外感风热之邪，或湿邪内蕴化热，上熏于肺，阻滞气血，毒热腐肉为脓，血瘀凝滞，发于肌肤，故可见炎性斑疹、丘疹、脓疱、结节、囊肿及瘢痕。又肺主皮毛，肺与大肠相表里，故粉刺的辨证论治，病位主要在肺（大肠）、脾（胃）、肝、肾，病邪为湿、热、毒、瘀。从皮损辨证，粉刺多为湿邪阻滞；红色丘疹多为热在腠理；脓疱多为湿热瘀滞，腐肉为脓；结节、囊肿多是湿热阻滞并与瘀血互结；瘢痕为气滞血瘀；疾病后期的炎性红斑是余热未清，气滞血瘀；皮脂分泌较多属湿热内蕴。

（三）辨证论治

内治法

（1）肺胃湿热型

【症状】皮疹以红色丘疹为主，面色红且出油较多，可自觉瘙痒，伴食多，口臭，喜冷饮，大便干燥。舌质红，苔白或黄腻，脉弦滑。

【辨证】肺胃湿热，外感毒邪。

【治法】清肺胃热，除湿解毒。

【处方】枇杷清肺饮加减。

枇杷叶10g	桑白皮15g	黄　芩10g	栀　子10g
黄　连10g	熟大黄10g	牡丹皮15g	金银花15g
连　翘15g	蒲公英30g	薏苡仁30g	车前子（包）15g

【分析】方中枇杷叶、桑白皮、黄芩清肺热；黄连、栀子清胃热；栀子兼清三焦实火；金银花、连翘、蒲公英清热解毒；薏苡仁、车前子清利湿热；佐以牡丹皮凉血，熟大黄泻热通便。

（2）毒热蕴结型

【症状】皮疹以脓疱和结节为主，色较红，伴疼痛，此起彼落，反复不断，大便干燥，可数日不行，小便黄。舌质红，苔黄燥，脉弦滑或数。

【辨证】毒热互结，蕴于肌肤。

【治法】清热解毒，凉血散结。

【处方】五味消毒饮合梅花点舌丹加减。

金银花15g	野菊花15g	蒲公英30g	紫花地丁15g
连　翘15g	黄　芩10g	牡丹皮10g	赤　芍10g
夏枯草15g	乳　香3g	没　药3g	大　黄10g

【分析】方中金银花、野菊花、蒲公英、紫花地丁、连翘清热解毒；牡丹皮、赤芍凉血；夏枯草、乳香、没药散结；更用大黄泻热破积；佐以黄芩清热燥湿。

（3）湿毒血瘀型

【症状】面部、胸背除米粒大小丘疹外，常发生黄豆大或樱桃大小的结节或囊肿，皮色暗红，颜面皮肤出油较多。舌质暗红，苔白或白腻，脉缓或沉涩。

【辨证】蕴湿感毒，郁于肌肤。

【治法】除湿解毒，化瘀软坚。

【处方】

土茯苓30g	薏苡仁30g	白　术10g	鬼箭羽15g
三　棱10g	莪　术10g	川贝母6g	龙　骨10g
牡　蛎10g	红　花10g	枳　壳10g	

【分析】方中土茯苓、薏苡仁、白术除湿解毒；鬼箭羽、三棱、莪术、红花活血散瘀；川贝母、龙骨、牡蛎软坚散结；佐以枳壳理气。

（4）冲任不调型

【症状】患者为成年女性，月经量偏少，经期延长，或经量偏多，经期提前，可伴头晕，心烦易怒，身倦乏力，腰疼。舌质嫩红或淡，苔白，脉细弱。

【辨证】冲任不调，内有蕴热。

【治法】调补冲任，清热化瘀。

【处方】六味地黄汤合二至丸加减。

女贞子10g	墨旱莲10g	柴　胡6g	丹　参15g
熟　地10g	山　药10g	山萸肉10g	茯　苓10g
泽　泻10g	牡丹皮10g		

【分析】方中女贞子甘苦清凉，滋肾养肝；墨旱莲甘酸微寒，养阴凉血。两药共同起到滋阴清肝的作用，是为君药。六味地黄丸补肾阴，柴胡、丹参疏肝清热凉血。诸药合用，共同起到滋阴清肝、凉血解毒、调理冲任之功效。

（5）痰湿蕴阻型

【症状】此型以男性患者多见，颜面、下颌部皮疹反复发作，经久不消，渐成黄豆至蚕豆大小肿物，肿硬疼痛或按之如囊，日久融合，结成囊肿，头皮、颜面油脂多；可伴见纳呆，便溏。舌质淡胖，苔滑腻，脉濡或滑。

【辨证】痰湿蕴阻，气滞血瘀。

【治法】祛湿化痰软坚。

【处方】方用海藻玉壶汤加减。

青　皮10g	陈　皮10g	半　夏10g	浙贝母20g
昆　布15g	海　藻15g	当　归6g	川　芎6g
连　翘20g	甘　草6g		

【分析】青皮、陈皮、半夏、浙贝母消痰，昆布、海藻软坚，连翘散结，甘草解毒兼反佐。陈彤云教授治疗此型痤疮多加桃仁、皂角刺、夏枯草以活血化瘀、祛痰散结。

（四）名家验案

病案1

何某，女，33岁，2015年5月23日初诊。

【主诉】面部反复起疹20年。

【现病史】患者20年前无明显诱因，开始于面部起疹，曾外用药物（具体药名不详）治疗，皮疹时轻时重，后发展至前胸。近半年出现月经紊乱，有血块，伴口干渴，纳食多，大便干燥，小便黄。平素嗜食辛辣及煎炸食品。舌质红，苔白腻中黄，脉弦滑。

【皮肤科情况】面部、前胸多发红色丘疹、结节及脓疱，伴小粉刺，油脂溢出多，毛孔粗大。

【辨证】肺胃热盛。

【治法】清热解毒，利湿凉血。

【处方】

茵　陈20g	丹　参20g	连　翘20g	野菊花15g
当　归6g	川　芎3g	虎　杖20g	黄　连6g
黄　柏10g	益母草10g	泽　兰10g	土茯苓20g
百　部10g	北豆根6g		

水煎服，日1剂，连服14日。

嘱其忌食辛辣、煎炸食品，注意面部清洁。

【二诊】2015 年 7 月 8 日。药后皮疹减轻，丘疹减少，脂溢仍明显，大便正常，末次月经 2015 年 6 月 19 日。舌质红，苔白中黄，脉滑。上方土茯苓增至 30g，加荷叶 15g、泽泻 15g。日 1 剂，连服 14 日。余同前。

【三诊】2015 年 8 月 5 日。药后皮疹明显减少，个别新发皮疹，脂溢仍明显。大便调，纳可，寐可。末次月经 2015 年 7 月 17 日，经期延长，舌质红，苔白，脉滑。上方益母草增至 15g，加茯苓 15g。续服 14 日。余同前。

【四诊】2015 年 9 月 9 日。药后脂溢明显减少，有个别新发皮疹。大便调，纳可，寐可。末次月经 2015 年 9 月 7 日，经期延长，少量血块，舌质淡红，苔白，脉滑。上方加橘叶 15g、僵蚕 10g。续服 14 日。余同前。

【五诊】2015 年 10 月 28 日。药后皮疹明显消退，仅下颌少许丘疹，脂溢明显减少。大便调，纳可，寐可。末次月经 2015 年 10 月 8 日，舌尖红，苔白，脉滑。续服上方 14 日。余同前。皮疹基本消退。

【按】患者生机旺盛，血热偏盛，阳热偏盛，火热上炎，壅于颜面；饮食不节，肺胃湿热，上蒸于面，发为皮疹。肺热肠燥，则大便干燥；上焦有热则口干渴；胃热消食则纳多；热移膀胱则小便黄。舌脉为肺胃热盛之征。方药治以清热解毒、利湿凉血。方中野菊花、连翘清热解毒；茵陈、虎杖、黄连、黄柏清热利湿；丹参、当归、川芎、益母草、泽兰凉血养血活血；土茯苓、北豆根、百部解毒杀虫。全方共奏清热解毒、利湿凉血之效。药后皮损减轻，但仍脂溢明显，故二诊、三诊在清热解毒、利湿凉血方药中加荷叶、泽泻、茯苓以清热利湿。四诊、五诊时皮疹明显减少，月经伴血块，加橘叶、僵蚕以通络散结，皮疹基本消退。

病案 2

田某，男，28 岁，1999 年 2 月 9 日初诊。

【现病史】患者自 20 岁起，面部丘疹日益增多，在当地医院诊治，效不显，渐渐面部的丘疹互相融合，形成大的硬结，时有红肿、疼痛，挤破后有渣样物流出，愈合后留有瘢痕。素日口干喜冷饮，便调。舌质红，苔白腻，脉沉弦。

【皮肤科情况】面部可见多个瘢痕，下颌部有 3 个聚集成硬结的囊肿，面部油脂分泌较多。

【中医诊断】粉刺聚疖。

【西医诊断】痤疮（囊肿型）。

【辨证】肺胃湿热，外感毒邪，血热蕴结。

【治法】清肺胃湿热，凉血解毒，软坚散结。

【处方】

桑白皮15g　地骨皮15g　黄　芩10g　金银花15g
连　翘15g　蒲公英30g　败酱草30g　车前子15g
泽　泻15g　薏苡仁30g　赤　芍10g　夏枯草30g
生牡蛎30g　当　归10g　红　花10g　野菊花15g
木　香10g　陈　皮10g

【二诊】服前方12剂，自觉面部硬结渐软，疼痛减轻，继续服用。

【三诊】服上方28剂，面部囊肿基本消退，仅有瘢痕及色素沉着。但每食辛辣后时有反复，更方。

【处方】

桑白皮15g　地骨皮15g　黄　芩10g　金银花15g
连　翘15g　蒲公英30g　车前子15g　泽　泻15g
牡丹皮15g　赤　芍15g　薏苡仁30g　鸡冠花15g
玫瑰花10g　野菊花15g　丹　参15g　木　香10g
陈　皮10g

【四诊】服上方21剂，症状稳定，未再复发，临床治愈。

病案3

李某，男，21岁，1987年7月24日初诊。

【现病史】患者5年前开始面部起皮疹，出油多，时轻时重。曾用过氟轻松软膏，效果不明显。皮疹逐渐增多，色红，部分融合，有时可挤出白色豆腐渣样分泌物，在某医院诊为“痤疮继发感染”。内服四环素2周及中药小败毒膏，仍无明显减轻，又肌内注射青霉素2周，效果不明显。自觉口干喜冷饮，二便调。舌质红，苔白腻，脉弦滑。

【皮肤科情况】额部、双颊为主散在米粒至高粱米大小的丘疹脓疱，并有数处蚕豆大小硬性结节，部分有波动，可挤出白色豆腐渣样分泌物，皮损中掺杂有黑头粉刺，面部皮肤油腻。

【中医诊断】粉刺聚疖。

【西医诊断】囊肿性痤疮。

【辨证】肺胃湿热，外感毒邪，血热蕴结。

【治法】清肺胃湿热，凉血解毒，软坚散结。

【处方】

桑白皮15g　地骨皮15g　黄　芩15g　栀　子10g

黄　连 10g	野菊花 15g	鸡冠花 10g	金银花 15g
连　翘 15g	蒲公英 15g	赤　芍 10g	紫花地丁 10g
牡丹皮 10g	夏枯草 15g	车前子 15g	薏苡仁 30g

丘疹脓疱处外用硫雷洗剂，硬结囊肿处用黑布药膏与化毒散膏等量混匀掺入梅花点舌丹2粒（研碎）外敷。

【二诊】服药3剂，皮损减轻，部分开始消退。服药7剂，结节囊肿缩小变平。继服上方。

【三诊】共服上方14剂，皮损大部分变平，未起新疹，油性分泌物减少，囊肿缩小，舌质暗红，苔白，脉弦滑。前方去鸡冠花、黄芩，加丹参15g、红花15g。

【四诊】又服14剂，皮损基本消退，残留色素沉着及少数浅在性瘢痕，临床治愈。

（五）食养调护

（1）杷叶菊花苡仁粥

枇杷叶9g，菊花6g，薏苡仁30g，粳米50g。先将前2味药加水3碗，煎至2碗，去渣，加入薏苡仁、粳米和水适量，煮粥服食。每日1剂，连服10日为1个疗程。

枇杷叶、菊花清热，薏苡仁味甘、淡，性凉，归脾、胃、肺经，有健脾渗湿、除痹止泻、清热排脓的功效。粳米味甘，性平，可补中益气、健脾和胃、除烦渴、止泻痢。本方清热解毒、除湿软坚，适用于粉刺初起者。

（2）凉拌三苋

鲜苋菜100g，鲜冬苋菜100g，鲜马齿苋100g，调料适量，将三物分别用开水焯至八成熟，捞出后浸入冷水中5～10分钟，取出控去水，切段，入调料后拌匀即可。

苋菜性味甘，性凉，无毒，能补气、除热、通九窍，有清热解毒、收敛止泻的作用。冬苋菜味甘，性寒，可清热利湿。马齿苋味酸，性寒，归大肠、肝经，有清热解毒、散血消肿之功。总之，本方适用于青春期患者，颜面脂溢重，皮疹色红，新生较多时的辅助治疗。

（3）海带绿豆汤

海带15g，绿豆15g，甜杏仁9g，玫瑰花9g。玫瑰花用纱布包好，甜杏仁用沸水浸泡去皮，海带温水泡好切成丝，将以上各原料与绿豆放入锅中，加适量清水煮至绿豆开化软烂即可。拣去玫瑰花，吃绿豆粥。

海带味咸，性寒，无毒，归肝经，治水病瘿瘤。绿豆味甘，性寒，无毒，归心、胃经，可消肿通气、清热解毒、补益元气、和调五脏、安神。甜杏仁味甘，性平，无毒，归肺、大肠二经，可润肺平喘。玫瑰花味甘、微苦，性温，归肝、脾二经，可和血行血理气、行血破积。本方具有疏肝和血理气的功效。

（4）桃仁山楂粥

桃仁9g，山楂9g，贝母9g，荷叶半张，粳米60g，先把前4味药煎成汤液，去渣后入粳米煮粥。每日1剂，日服3次，共服30日。

桃仁味苦、甘，性平，归心、肝、大肠经，可润大肠之血燥。山楂味酸、甘，性微温，无毒，归脾、胃、肝经，可消肉食之积，行乳食之停。贝母味苦、甘，性微寒，归肺、心经，可润肺止咳。荷叶味苦，性平，能升胃中清气。粳米味甘，性平，可补中益气、健脾和胃、除烦渴、止泻痢。本方适用于痰湿蕴阻型患者，皮损多为结节、囊肿。其中山楂、荷叶更有去脂、利水之减肥功效。

二、酒渣鼻

（一）概述

酒渣鼻以中年人多发，其皮肤损害为颜面潮红，伴发丘疹、脓疱及毛细血管扩张。本病初发于鼻头、鼻翼两侧，日久可延及两颊、前额、两眉间及下颏，局部皮肤初起为弥漫性红斑，以后鼻头红赤，并有血丝显露，在红斑上出现散在的小丘疹、脓疱；病情严重至晚期，鼻部肤色渐变紫红或紫褐，局部增生肥厚，最后呈瘤状隆起，形成鼻赘。本病相当于西医学的玫瑰痤疮。

本病在中医学很早就有记载。《诸病源候论·酒渣候》记载：“此由饮酒，热势冲面，而遇风冷之气相搏所生。”明代《古今医统大全·鼻证门》云：“酒渣鼻多是饮酒之人，酒气邪热，熏蒸面鼻，血热壅滞而成鼻渣，赤色者也。”清代《医宗金鉴·外科心法要诀·酒渣鼻》曰：“此证生于鼻准头，及鼻两边，由胃火熏肺，更因风寒外束，血瘀凝结，故先红后紫，久变为黑，最为缠绵。”

（二）病因病机

酒渣鼻的病因病机多为肺、脾、胃经风热、湿热所致，是由于素体热盛的体质因素，加之后天饮食不节，过食辛辣炙煿、油腻酒酿，导致肺脾胃积热，复感风寒之邪而发病。本病与机体素质、胃肠功能障碍、感染病灶、饮食习惯（嗜酒、喜辛辣刺激之品）、生活方式、内分泌失调及精神因素等诸多因素有关。

（三）辨证论治

1. 内治法

（1）肺经风热型

【症状】颜面弥漫性红斑，或散在或密集分布帽针头至粟米大小红色、淡红色丘疹，或可见小脓头，可伴口干，咽干，微咳。舌质红，苔薄黄，脉浮数。

【辨证】肺经阳气偏盛，郁而化热，热与血相搏，血热入肺窍，使鼻渐红而生病。毒热腐肉为脓，渐见丘疹、脓头。风热上扰，则见口干，咽干。

【治法】疏风宣肺清热。

【处方】枇杷清肺饮加减。

枇杷叶 10g	桑白皮 15g	黄　芩 10g	栀　子 10g
黄　连 10g	熟大黄 10g	牡丹皮 15g	金银花 15g
连　翘 15g	蒲公英 30g	薏苡仁 30g	车前子（包）15g

【分析】方中枇杷叶、桑白皮、黄芩清肺热；黄连、栀子清胃热；栀子兼清三焦实火；金银花、连翘、蒲公英清热解毒；薏苡仁、车前子清利湿热；佐以牡丹皮凉血，熟大黄泻热通便。

（2）脾胃积热型

【症状】颜面皮肤红斑基础上，散在红色帽针头至粟米大小红色丘疹，或见脓头，可伴见口干、口渴，大便秘结，小便黄。舌质红，苔黄，脉数。

【辨证】脾胃素有积热，复嗜食辛辣之品，生热化火，火热循经熏蒸，亦会使鼻部潮红，络脉充盈；毒热腐肉为脓，血瘀凝滞，发于肌肤，故可见炎性丘疹、脓疱。胃肠热盛灼津，则见口干、口渴，大便秘结，小便黄。

【治法】清热凉血解毒。

【处方】凉血五花汤加减。

红　花 9～15g	鸡冠花 9～15g	凌霄花 9～15g	玫瑰花 9～15g
野菊花 9～15g	连　翘 9～15g	生栀子 9～15g	草决明 9～15g
牡丹皮 9～15g	大青叶 9～15g	生地榆 9～15g	赤　芍 9～15g

【加减】有脓疱者，加蒲公英、紫花地丁清热解毒；口渴者，加生石膏清热生津；大便干者，加生大黄泻热通便。

【分析】方中野菊花、连翘清热疏风解毒；鸡冠花、凌霄花凉血清热退斑；玫瑰花、红花理气活血化瘀；生栀子清热泻火；草决明清胃肠积热、泻热通便；牡丹皮、大青叶、生地榆、赤芍入血分，凉血清热。

(3) 寒凝血瘀型

【症状】鼻部结节、鼻赘及颜面红斑基础上，以丘疹、脓疱为主症，病程长，多缠绵难愈，此期男性较女性为多。舌质暗，舌苔薄白，脉涩。

【辨证】痰结湿阻，气滞血瘀。

【治法】活血化瘀，软坚散结。

【处方】加味海藻玉壶汤。

海　藻 30g	昆　布 15g	贝　母 15g	半　夏 10g
青　皮 6g	陈　皮 10g	当　归 15g	川　芎 10g
连　翘 10g	甘　草 6g		

【加减】脘腹胀满可加佩兰、砂仁、茯苓以宣上畅中渗下、分消走泻；大便不畅，属脾虚运化不利，可加生白术以健脾益气；大便黏滞不爽，属湿热阻滞胃肠，可加冬瓜皮清热利湿。

(4) 常用中成药

栀子金花丸、连翘败毒丸、小败毒膏、大黄䗪虫丸等。

2. 外治法

(1) 早期可用颠倒散调清水调敷或黄连软膏外涂。

(2) 鼻赘期可用黑布药膏、紫色消肿膏或黑色拔膏棍。

(四) 名家验案

病案 1

张某，女，30 岁。

【现病史】患者 2～3 年来发现鼻尖红，近 1 年加重，并在口周及鼻周发现多数红色小丘疹，无明显自觉症状。每次月经前期加重，大便经常干燥。无烟酒嗜好。舌质微红，舌苔略黄，脉弦滑。

【皮肤科情况】面部以鼻为中心明显潮红，两颊部有毛细血管扩张，口周及鼻周可见散发米粒大小的红色丘疹，无脓疱。

【西医诊断】玫瑰痤疮（红斑丘疹期）。

【辨证】肺胃蕴热郁于血分。

【治法】清肺胃热，凉血泻火。

【处方】

生槐花 30g	生石膏 30g	黄　芩 10g	生栀子 10g
牡丹皮 10g	玫瑰花 10g	鸡冠花 10g	野菊花 10g

桑白皮 10g　　地骨皮 10g

水煎服，每日 1 剂。

【外用药】颠倒散 15g、百部酒 50ml，加水 50ml，混匀外擦，每日 2～3 次。经上述治疗 14 日，面部皮疹大部消退，只鼻尖仍略红，继续服药而愈。

病案 2

左某，男，46 岁，2008 年 12 月 6 日初诊。

【主诉】面部皮疹 12 年，皮肤红 3 年。

【现病史】患者 12 年来鼻、面部反复起疹，未予重视，未经系统治疗。3 年前鼻部出现紫红斑，鼻尖部可见瘢痕增生，鼻周毛细血管扩张，不痒，曾以外用药为主，皮损可暂时缓解，停药即复发。现面部多数红色结节、囊肿，伴增生性瘢痕；纳可，眠欠安，大便次数多，不畅。平素嗜酒，喜食辛辣。舌质暗红，苔白，脉滑。

【皮肤科情况】鼻部及鼻周暗红斑片，可见色红结节、囊肿、增生性瘢痕，伴毛细血管扩张。

【辨证】痰湿内聚，寒凝血瘀。

【治法】活血化瘀，软坚散结。

【处方】

夏枯草 30g　　生牡蛎 30g　　浙贝母 10g　　丹　参 30g

当　归 10g　　川　芎 6g　　红　花 10g　　地　龙 10g

炒山甲 10g　　鸡血藤 20g　　茵　陈 30g　　土茯苓 20g

云苓皮 15g　　冬瓜皮 15g　　白花蛇舌草 20g

水煎服，日 1 剂，连服 14 日。

【外用药】紫色消肿膏。

嘱其忌冷、热水烫洗局部，忌饮酒，忌食辛辣、油腻油炸、高糖分食物。

【二诊】2008 年 12 月 21 日。药后症状改善，面部紫红斑片变浅，无新生丘疹，原结节部分消退，囊肿变小；纳眠可，大便每日 2 次，仍有不畅感。舌质暗红，苔白，脉滑。前方加生薏苡仁 30g，继服 1 个月。

【三诊】2009 年 1 月 21 日。患者面部紫红斑片明显消退，仅淡红色为主，结节囊肿已基本变平，原有瘢痕变软，毛细血管扩张仍明显，大便调，1 日 1 次。舌质淡红，苔白，脉滑。前方去茯苓皮、冬瓜皮、生薏苡仁，加白茅根、牡丹皮凉血消斑，继服 2 个月。

【四诊】2009 年 3 月 25 日。患者红斑基本消退，结节囊肿消失，仍可见瘢痕增生，毛细血管部分变浅。舌质淡红，苔白，脉滑。守前方继服 1 个月。

（五）食养调护

酒渣鼻的发病与胃肠功能障碍、感染病灶、饮食习惯、生活方式、内分泌失调及精神因素等诸多因素有关。故发病期间应禁用酒类、辛辣刺激性食品，忌食肥甘厚味、腥发之品，避光防晒，同时注意劳逸结合，调整精神情绪等。

（1）百合苡仁煲鲜藕

百合 20g，薏苡仁 30g，鲜藕 250g，味精 3g，盐 3g，鸡油 20g。将百合、薏苡仁洗净，去泥沙；藕洗净，去皮，切成 4cm 长的段。将藕、薏苡仁、百合同放炖锅内，加清水适量，置武火上烧沸，再用文火炖煮 35 分钟，加入盐、味精即成。每日 1 次，吃鲜藕、薏苡仁、百合 150g，喝汤。

百合味甘，性微寒，归心、肺经，可养阴润肺、清心安神。生薏苡仁味甘、淡，性凉，归脾、肺、胃经，可利湿健脾、清热排脓。鲜藕味甘，性平，可清热生津、凉血止血、利脾胃、益血生肌。故本方具有清热、解毒、消肿的功效，可用于酒渣鼻属肺经风热者。

（2）金银花紫背天葵汤

金银花 60g，淡竹叶 20g，紫背天葵 20g，鲜荷叶 100g，紫苏叶 6g，蜂蜜适量。先将以上诸药洗净放入锅内，加清水适量，文火煮半个小时，取汁冲蜂蜜，代茶饮用。

金银花味甘，性寒，归肺、胃、心经，能宣散风热，还善清解血毒。淡竹叶味甘、淡，性寒，无毒，归心、胃、小肠经，因其甘淡渗利，性寒清降，善导心与小肠之火下行而利尿通淋。紫背天葵味甘、微酸，性凉，具清热解毒、润肺止咳、散瘀消肿、生津止渴之功效。荷叶味苦，性平，能升胃中清气。紫苏叶味辛，性温，无毒，归脾、肺二经。本方具清热除湿之功效，可用于治疗脾胃积热型酒渣鼻。

（3）桃仁白茅根饮

桃仁 10g，当归 10g，白茅根 30g，白糖 30g，葛根粉 10g。酒渣鼻血瘀凝结型患者食用本方尤佳。将桃仁、当归、白茅根洗净，与葛根粉同放炖杯内，加清水适量，置武火上烧沸，再用文火煎煮 25 分钟，过滤去渣，留药液，加入白糖即成。每日 3 次，每次饮 150g。

桃仁味苦、甘，性平，归心、肝、大肠经，可活血祛瘀、润肠通便。当归味甘、辛，性温，归肝、心、脾经，能补血活血、调经止痛、润肠通便。白茅根味甘，性寒，具有凉血止血、清热利尿之功效。葛粉味甘、辛，性凉，可解表退热、生津透疹、升阳止泻。本方功效为活血祛瘀、消肿止痛。

三、斑秃

（一）概述

斑秃，是一种头发突然局限性斑片状脱落，经过徐缓，有复发倾向的慢性皮肤病，可发生于任何年龄，以青壮年多见。本病常发生于身体有毛发的部位，局部皮肤正常，无自觉症状；皮损表现为圆形或卵圆形非瘢痕性脱发。头发全部或几乎全部脱落，称为全秃；全身所有毛发（包括体毛）都脱落，称为普脱。病区皮肤除无毛发外，不存在其他异常症状。

中医称之为“油风”，又称为“鬼剃头”“鬼舐头”。《诸病源候论》记载：“人有风邪在头，有偏虚处，则发秃落，肌肉枯死，或如钱大，或如指大，发不生，亦不痒，故谓之鬼舐头。”本病多因心脾气虚、肝肾不足以及情志不遂引起气血瘀滞而发病。

我们认为，本病多跟精神因素有关，故在滋补肝肾基础上，兼用疏肝理气、清热疏风祛湿之药。

（二）病因病机

肾主藏精，肝主藏血，肝肾不足，精血不充，发失濡养是斑秃的基本病机。

发为血之余，肾为发之根，肝肾不足是其致病的根本。临床所见斑秃或全秃，多属虚证。生产、劳累、脾胃虚弱导致的气血不足，治宜滋补肝肾、补益气血。如果过食辛热、炙煿之品，或者情志抑郁化火，或者血热生风，风热随气上窜于颠顶，毛根得不到阴血的滋养，头发便会突然脱落或焦黄。其发病突然，部分可以自愈。

（三）辨证论治

1. 内治法

（1）气血不足型

【症状】头发干燥无泽，平素易疲劳，面色萎黄，气短，怕冷，月经量少等。舌质淡红，苔薄白，脉细弱。

【辨证】肝肾不足，气血亏虚。

【治法】益气养血，滋补肝肾。

【处方】七宝美髯丹合四物汤或四君子丸加减。主要药物有何首乌、茯苓、当归、枸杞子、菟丝子、补骨脂等。

【加减】气虚则加黄芪、白术、黄精；血虚则加白芍、熟地黄、川芎、酸枣仁。

（2）肝郁气滞型

【症状】突然发病，急躁易怒或情绪低落，胃脘胀满，攻撑作痛，痛及两胁，情志不畅时更甚，饮食减少。舌质淡红，苔薄白，脉弦。

【辨证】肝郁气滞，血热。

【治法】疏肝解郁，安神定志。

【处方】加味逍遥丸合七宝美髯丹。主要药物有柴胡、当归、芍药、茯苓、白术、甘草、酸枣仁、知母、川芎、何首乌、枸杞子、菟丝子、补骨脂等。

【加减】入睡困难，精神紧张加生龙齿、生牡蛎、灵磁石、珍珠母安神定志。

（3）肝肾阴虚型

【症状】突然脱发，呈圆形或椭圆形，重时毛发全部脱落，常伴有头晕、心悸、失眠、五心烦热，女子月经不调，男子遗精盗汗，成年人常有腰膝酸软。舌质淡红，少苔，脉弦细或缓。

【辨证】肝肾阴虚，风盛血燥。

【治法】滋补肝肾，养血祛风，生发。

【处方】神应养真丹加减

熟地黄 15g	山茱萸 10g	菟丝子 15g	枸杞子 15g
当　归 10g	川　芎 10g	首乌藤 30g	桑　椹 15g
羌　活 10g	柏子仁 10g		

（4）常用中成药

七宝美髯丹、神应养真丹、滋补肝肾丸等。

2. 外治法

（1）复方生发酊（斑蝥 2 个，百部酒 100ml）外涂。

（2）梅花针敲打，日 2～3 次。

（四）名家验案

病案 1

舒某，女，43 岁，1991 年 9 月 5 日初诊。

【现病史】患者于 5 个月前曾于染发后感头皮痒，继之呈片状脱落，曾服中西药并外用生发精治疗效果不明显，逐渐出现眉毛、体毛脱落。自觉口干、纳差，夜寐欠安，多梦易醒，月经错后。舌质淡，苔薄白，脉沉细。

【皮肤科情况】头发脱落 3/4，眉毛稀疏，脱发处头皮光亮，其间散在少许毳毛，残存之毛发稍触动即可脱落。

【中医诊断】油风。

【西医诊断】普秃。

【辨证】肝肾不足，血虚脱发。

【治法】滋补肝肾，养血生发。

【处方】

当　归 10g	白　芍 10g	川　芎 10g	首乌藤 30g
熟地黄 10g	女贞子 30g	菟丝子 15g	桑　椹 15g
黑芝麻 15g	天　麻 10g	白　术 10g	茯　苓 10g
石菖蒲 30g	钩　藤 10g	丹　参 15g	鸡血藤 30g

【二诊】上方连服 1 个月后睡眠好，毛发已不脱落，两颞部有少量淡色毳毛新生，自觉食后胸腹满闷，眉毛再生不明显。原方去鸡血藤、钩藤，加陈皮 10g、枳壳 10g、白芷 10g。继服药 2 个月，饮食增加，睡眠好转，全头毛发均已长出并见黑发，唯两鬓毛发仍发白，稍软，眉毛已基本长齐。

病案 2

童某，男，45 岁。

【现病史】患者 3 日前理发时偶然发现头顶部有一块脱发区，何时脱落不详，无自觉症状。前一段时间工作紧张，睡眠不好，常腰痛，无其他诱因。舌质红，苔少，脉沉细。

【皮肤科情况】头顶后头部位有一块 3cm×3cm 大小的脱发区，毛发尽失，头皮光亮，不红。

【中医诊断】油风。

【西医诊断】斑秃。

【辨证】肝肾阴虚，气血失和，兼感风邪。

【治法】滋补肝肾，养血益气生发，兼散风邪。

【处方】

女贞子 30g	墨旱莲 15g	熟地黄 10g	山　药 15g
山萸肉 10g	白　芍 10g	当　归 10g	白　术 10g
茯　苓 10g	菟丝子 10g	天　麻 10g	羌　活 10g
首乌藤 30g			

水煎服。

【外用药】斑蝥 1 个，百部酒 100ml，浸泡 7 天 7 夜后，外擦。上法连续治疗 1 个月，有毳毛新生。3 个月后，局部毛发恢复正常。

病案 3

马某，女，52 岁，2014 年 6 月 14 日初诊。

【主诉】右前发际脱发 2 个月。

【现病史】患者近 2 年来头发日益稀少，尤其是前额部，远观尚可，未予重视。2 个月前突然发现右前发际现圆形脱发区，皮损呈 1 元硬币大小。曾外用米诺地尔 3 日，自觉局部起皮屑后自行停用。现自觉脑鸣、耳鸣，睡眠差，纳可，二便调。舌质暗淡、体胖，苔黄厚，脉细。

【皮肤科情况】右前发际现 1 元硬币大小圆形脱发区，其内毛囊完好，无新生毳毛。

【辨证】神失所养，肝肾阴虚。

【治法】健脾安神，滋补肝肾。

【处方】

生龙骨 30g	生牡蛎 30g	灵磁石 30g	生地黄 15g
茯　苓 15g	酸枣仁 30g	远　志 10g	茯　神 10g
白　芍 15g	熟地黄 10g	墨旱莲 15g	枸杞子 15g
山萸肉 15g	补骨脂 10g	生薏苡仁 20g	

水煎服，日 1 剂，连服 14 日。

【二诊】2014 年 6 月 28 日。脱发区可见新生毳毛，圆形脱发区的周围亦有新生毛发，脑鸣、耳鸣有所减轻，自觉周身清爽，睡眠有所改善，仍不理想。舌淡胖、边有齿痕，苔薄白，脉细。原方去生薏苡仁，加生白术 20g、川芎 6g、知母 10g、女贞子 15g。继服 14 剂。

【三诊】2014 年 7 月 12 日。患者圆形脱发区已布新发，前额部亦有新生毛发，患者对治疗效果满意，睡眠亦见好转。为巩固疗效，效不更方，继服 28 剂。

（五）食养调护

本病可发生于任何年龄，但尤以青年人患病为多，常在过度劳累、睡眠不足或受到刺激后发生。宜选用具有清热疏风、活血通络或补益肝肾作用的药膳作为调养。

（1）侧柏桑椹膏

侧柏叶 50g，桑椹 200g，蜂蜜 50g。水煎侧柏叶 20 分钟后去渣，再纳入桑椹，文火煎煮半小时后去渣，加蜂蜜成膏。

侧柏叶味苦、涩，性寒，归肺、肝、脾经，可凉血止血、祛风湿、散肿毒。桑椹味甘、酸，性寒，归心、肝、肾经，具有补肝益肾、生津润肠、乌发明目等功效。本方清热生津、祛风生发，可治疗因血热生风而导致的斑秃，伴有头晕目眩、口干者。

（2）何首乌粥

何首乌粉 30g，粳米 50g，红枣 2 枚，白糖适量。粳米、红枣、白糖适量，加水 500ml，放入砂锅内，先煮成稀粥，然后和入何首乌粉，轻轻搅匀，用文火烧至数滚，见粥汤稠黏停火，盖紧焖 5 分钟即可。每日早、晚餐温热顿服。

何首乌味苦、甘、涩，性微温，归肝、心、肾经，可以养血滋阴。大枣味甘，性温，归脾、胃、心经，能补中益气、养血安神。粳米味甘，性平，可补中益气、健脾和胃。本方能补肝肾、益精血、健脾胃、乌须发。

四、脂溢性脱发

（一）概述

脂溢性脱发多发于青年男女，以男性多见，临床常见、多发、难治。本病表现为前额、颞部、顶部进展缓慢的秃发，常伴有头部皮脂溢出增多、头皮屑多、毛发干枯、瘙痒等症状，中医称为“发蛀脱发”。

本病属于中医学文献中记载的“蛀发癣”类范畴，清代王洪绪《外科证治全生集·诸疮》中则第一次提出了“蛀发癣”的病名，并强调其发生与湿热的密切联系。

本病目前呈现多发性和年轻化趋势，我们结合病因病机特点，强调固本祛邪，标本兼治。脱发进展阶段，多用疏风清热、燥湿解毒之品；稳定期更强调滋补肝肾、健脾益气养血。并通过指导患者饮食起居，调畅情志等方法提高整体疗效。

（二）病因病机

本病的发生与先后天因素均相关。一方面，先天肝肾不足，阴精亏虚，则发不固易脱；另一方面，则与后天脾胃运化，心血濡养更加密切。如后天嗜食辛辣、肥甘厚味，饮酒贪杯，湿热内生，胃肠积热；或又感受风邪，风邪郁久不散，以致耗伤阴血，发失于濡养；或者脾虚湿蕴，生化乏源，致心脾两虚，气血亏虚，发失所养。故本病多为本虚标实，肝肾不足，气血虚亏，发失所养为本，而湿热熏蒸，发随风落则为标。

辨证时关键须把握“心、脾、肝、肾”的脏腑定位，并结合“风、热、燥、湿”等分型论治特点。本病根据毛发枯泽表现可以分为湿性和干性两类。湿性一般指皮脂溢出明显、头皮屑多、毛发油腻、瘙痒，一般多因多食肥甘、饮酒贪杯致脾胃肝胆湿热，湿热阻于毛囊，精血生化不利，又外感风邪而致。干性脱发则指毛发干燥、细软、无光泽，头皮干，伴瘙痒，其发病则因心脾肝肾不足，气血亏虚，发失濡养而致。

（三）辨证论治

1. 内治法

（1）湿热内蕴型

【**症状**】头皮稀疏脱落，头皮有脂性分泌物，发质油腻，伴有口苦而黏，脘腹痞满，小便短赤，大便干结。舌质红，苔黄厚腻，脉滑数。

【**辨证**】赵老认为，脂溢性脱发是由于皮脂溢出日久导致毛发脱落，多见于成人。湿热内蕴，阴血被湿气所困阻而不能上充毛发，皮毛不得润养，腠理不固，而头发脱落。湿热搏结，则见皮屑黏腻，口苦口黏，脘腹痞满，小便短赤，大便干结。

【**治法**】健脾祛湿，滋阴固肾。

【**处方**】祛湿健发汤。

炒白术15g	猪　苓15g	萆　薢15g	首乌藤15g
白鲜皮15g	车前子（包）9g	川　芎9g	泽　泻9g
桑　椹9g	赤石脂12g	生地黄12g	熟地黄12g

【**加减**】头皮瘙痒加白鲜皮、白蒺藜；急躁易怒加珍珠母；油脂分泌多加生侧柏、荷叶、生山楂。

（2）心脾不足型

【**症状**】毛发稀疏、细软、干燥无光泽，伴面色萎黄，气短心悸，失眠多梦，头昏头晕，肢倦乏力，食欲不振。舌质淡胖，苔白，脉细弱。

【**辨证**】脾虚湿蕴，生化乏源，致心脾两虚，气血亏虚，发失所养。

【**治法**】益气健脾，养血生发。

【**处方**】归脾丸或苣胜子汤。

人　参45g	黄　芪45g	茯　苓45g	酸枣仁60g
白　术60g	龙眼肉60g	当　归30g	远志肉30g
木　香15g	甘　草15g		

【**加减**】腹胀纳少可加焦三仙、木香；多梦易醒可加柏子仁。

（3）肝肾不足型

【**症状**】脱发日久，头发稀少，干燥无光泽，伴头晕目眩，失眠多梦，腰膝酸痛。舌淡，少苔，脉细数。

【**辨证**】先天肝肾不足，阴精亏虚，则发不固易脱。或后天饮食劳倦，耗伤肝肾之阴，阴虚血燥生风，则发不得濡养而脱落。

【治法】滋补肝肾。

【处方】七宝美髯丹。

何首乌 240g　菟丝子 60g　怀牛膝 60g　枸杞子 60g

茯　苓 60g　补骨脂 30g

每服 1 丸（9g），日 2 次，淡盐汤或温开水送下。

【加减】肾阳不足加巴戟天、补骨脂；肾阴不足加墨旱莲、女贞子、桑椹。

（4）常用中成药

除湿丸、七宝美髯丹、滋补肝肾丸等。

2. 外治法

脱脂水剂。

（四）名家验案

病案 1

韩某，男，23 岁，2012 年 5 月 12 日初诊。

【主诉】头皮瘙痒伴脱发 2 年。

【现病史】患者 2 年前头发开始脱落，以前额为主，发际线后移，头皮油脂分泌明显，伴头痒，曾于外院治疗，口服非那雄胺片（保法止）1 个月，后自行停药，疗效不显著。现患者前额毛发稀疏，毛发卷曲，油脂分泌明显，头屑多，瘙痒，口中异味，口干口渴，心烦易怒，大便 3 日 1 次，小便黄。舌质尖红，苔黄腻，脉滑数。平素喜食辛辣、饮酒。其父亲有同类病史。

【皮肤科情况】前额发际线呈“M”形，毛发自然卷曲，发质软，发量稀疏，油脂明显，可见黏腻头屑。

【辨证】湿热内蕴。

【治法】清热利湿。

【处方】

龙胆草 10g　生地黄 15g　黄　芩 10g　黄　连 10g

黄　柏 10g　生石膏 30g　知　母 10g　茵　陈 20g

茯　苓 15g　泽　泻 10g　赤石脂 10g　苦　参 10g

丹　参 20g　白鲜皮 15g　生侧柏 20g　生枳壳 10g

大　黄 4g

水煎服，日 1 剂，连服 14 日。

【外用药】 脱脂水剂外洗，日 1 次。

嘱其忌辛辣刺激、肥甘厚味、干果等物，戒酒。

【二诊】 2012 年 5 月 26 日。服药 2 周，自觉出油减少，瘙痒减轻，仍脱发明显，大便通畅，日 1 次，口干渴好转。舌质红，苔黄，脉滑数。效不更方，30 剂。

【三诊】 2012 年 6 月 24 日。药后症状改善，头皮出油明显减少，现每 2 日洗发 1 次，偶伴瘙痒，头屑基本消失，二便调，纳寐可。舌质红，苔薄黄，脉滑。原方去大黄、石膏，加生白术 20g、山药 10g、黄精 10g，30 剂。

【四诊】 2012 年 7 月 24 日。服药后，不痒，脱发明显减轻，头皮新生毳毛，二便调，纳寐可。舌质红，苔白，脉滑。上方去龙胆草、黄连，加白芍 15g、当归 15g、制何首乌 15g。嘱患者可按此方继服 3 个月。随访患者脱发无进一步发展，前额部头发有新生，脂溢不明显。

病案 2

李某，女，34 岁，2014 年 4 月 19 日初诊。

【主诉】 脱发明显 3 个月。

【现病史】 患者自诉 3 个月前因工作调动，精神紧张，脱发渐加重，未予治疗。现头发脱落明显，烦躁多虑，夜寐较晚，多梦，腹胀纳少，嗜睡，二便调。舌质淡、尖红，苔白腻，脉细。

【皮肤科情况】 毛发干枯无光泽，拉发试验阳性。

【辨证】 脾虚湿蕴，心神失养。

【治法】 健脾安神，养血生发。

【处方】

黄芪 30g	白术 15g	茯苓 15g	山药 15g
白芍 15g	熟地黄 10g	神曲 10g	麦芽 10g
木香 10g	酸枣仁 30g	龙眼肉 10g	当归 10g
柏子仁 10g	淡竹叶 10g		

水煎服，日 1 剂，连服 14 日。

嘱其作息规律，舒畅情志，自备木梳多按摩头皮。

【二诊】 2014 年 5 月 3 日。药后诸症皆减，自觉周身清爽，睡眠好，腹胀好转。效不更方，继服 14 剂。

（五）食养调护

本病多因先天异禀或因饮食不节，过食辛辣、肥甘厚味，致使胃肠蕴积湿热，湿热上攻于肺，肺胃湿热上蒸于头，外感毒邪，湿阻经络，毛发失养而成，故调理着重在于清利湿热、养血祛风以及补益肝肾的饮食。

（1）黑芝麻桑叶汤

黑芝麻 30g，桑叶 10g，生地黄 15g，何首乌 20g。以水 250ml 煎汤服用，每日 2 次。

黑芝麻味甘，性平，归肝、肾、大肠经，能解毒、消痈、润肠。桑叶味苦、甘，性寒，归肺、肝经，能清肝养肝、疏散风热。何首乌味苦、甘、涩，性微温，归肝、心、肾经，能养血滋阴、润肠通便。生地黄味甘，性寒，善清热生津、滋阴养血。本方可养血润燥、濡润皮肤。

（2）祛脂茶

枸杞子、山楂、菊花、荷叶各等份，乌龙茶 2 等份，每次取 10g，用开水泡饮，日 3 次。

枸杞子味甘，性平，归肝、肾经，可滋肾、润肺、补肝、明目。山楂味酸、甘，性微温，归脾、胃、肝经，可消食健胃、行气散瘀。菊花味辛、甘、苦，性微寒，归肺、肝经，可疏散风热、平肝明目。荷叶味苦，性平，可升胃中清气。以上诸药用乌龙茶调和，配以轻清之意，善能降脂。

（3）首乌茶

何首乌适量，研细末，水冲泡，加盖 3 ~ 5 分钟，代茶常饮。

何首乌味苦、甘、涩，性微温，归肝、心、肾经，可以养血滋阴、润肠通便。一味何首乌代茶饮，补肝肾之功更强。

第十节　色素性皮肤病

一、黄褐斑

（一）概述

黄褐斑是发生于面部、呈对称性分布的淡黄褐色或深褐色的斑片，本病以女性多见，病因尚不十分清楚，一般认为与内分泌、消化系统、化妆品、紫外线照射以及内脏某些慢性疾病等有密切关系。

中医学对本病记述较早，从晋代起即有“皯黯”“面黑皯”“面皯”等称谓，至明代《外科正宗》始称“黧黑斑”。后世亦有据其颜色、形状特点以及病因病机等命名为“黄褐斑”“蝴蝶斑”“妊娠斑”“肝斑”等。

我们认为脏腑失调是本病发生的根本原因，治疗中强调脏腑辨证论治，并且关注患者精神情绪、化妆品应用、皮肤护理等现代社会影响因素。外治应用中药倒膜等治疗方法。内外兼治，既可提高疗效，又可防止复发。

（二）病因病机

《外科证治全书·面尘》记载：“面色如尘垢，日久煤黑，形枯不泽，或起大小黑斑，与面肤相平。”中医学认为，本病多因肾气不足，肾水不能上承；或因肝郁气结，肝失条达，郁久化热，灼伤阴血，致使颜面气血失和而发病。

陈彤云教授认为，本病在脏主要是肝、脾、肾三脏功能失调；在气血则主要是受肝、脾、肾脏腑功能失调影响导致的气血瘀滞或运行滞涩。因此，她强调“有斑必有瘀，无瘀不成斑”，同时根据“久病入络”的中医理论认为“久病必瘀”，气血瘀滞、运行滞涩是黧黑斑病机的关键。

（三）辨证论治

1. 内治法

（1）肝郁气滞型

【症状】面部色斑呈浅褐色或青褐色，界清，斑色密实；常伴有烦躁、易怒，情绪激动或精神抑郁；妇女月经前后不定期（月经提前或错后均在7日以上，且连续3~4个周期），经前常伴有双乳胀痛；纳食可或易呃逆，眠多梦，大便干燥或不规律。舌质暗红，舌苔薄白或薄黄，脉弦或弦细。

【辨证】肝藏血，主疏泄，情志不遂或暴怒伤肝，肝气郁结，疏泄失调，气血悖逆，不能上荣于面，则生褐色斑片。

【治法】疏肝理气调经。

【处方】调肝化瘀汤。

柴　胡10g　　茯　苓15g　　僵　蚕15g　　当　归10g
川　芎10g　　白　芍20g　　熟地黄10g　　薄　荷（后下）5g
桃　仁10g　　红　花10g

【加减】若经前乳房胀痛者，可加青皮10g、王不留行10g、郁金10g、橘叶10g以疏肝理气、软坚散结；心烦易怒、口苦、便干者，可加黄芩10g、栀子10g、牡丹皮

10g以清肝热并导热下行；月经后期者，可加益母草15g以活血调经；痛经者，可加乌药10g、延胡索10g以理气止痛；月经先期、量多者，可加椿皮10g或白头翁10g、秦皮6g以清利下焦湿热；月经量少者，可加阿胶10g以养血调经。

（2）脾虚失运型

【症状】斑呈黄褐色，边界模糊，斑色散淡，常伴有面色苍白，头晕，倦怠乏力，少气懒言，纳差，大便稀溏，月经先期、量多，白带多。舌质淡、舌体胖、有齿痕，脉滑缓细弱等。

【辨证】脾虚失运，气血生化无源，气虚血少，不能荣养于面。斑色黄褐呈脾脏色，伴有面色㿠白，头晕乏力，少气懒言，月经先期等气血不足之症。

【治法】补中益气，摄血调经。

【处方】方用补中益气汤或归脾汤加减。

太子参15g	茯　苓15g	白　术10g	当　归10g
川　芎10g	白　芍30g	熟地黄10g	益母草15g
泽　兰10g	桃　仁10g	红　花10g	莪　术10g
王不留行10g	郁　金10g	橘　叶10g	青　皮6g

（3）肝肾阴虚型

【症状】斑色深暗，边界清晰，常伴有月经量少，月经先期，手足心热，虚烦不得眠，目涩便干。舌质红，脉细数。

【辨证】肝肾阴虚，肾水不能上达荣养致斑色深暗。阴虚血少，滞涩不通，则见月经量少，目干涩，便干等症。

【治法】补肾养血，填精益髓。

【处方】方用归肾丸、六味地黄丸加减。主要药物有菟丝子、杜仲、枸杞子、山萸肉、当归、川芎、熟地黄、山药、茯苓等。

（4）肾阳不足型

【症状】斑色黑褐或灰暗，边界欠清；常伴有经血暗黑，小腹冷痛，腰脊酸痛；或伴畏寒、肢冷，带下清稀，夜尿频。舌质淡暗，脉沉迟。

【辨证】元阳不足，鼓动无力，致气血不能正常运行，瘀滞成斑，斑色黑暗。温煦不足见小腹冷痛，畏寒，肢冷，带下清稀等症。

【治法】温肾助阳，化瘀消斑。

【处方】方用金匮肾气丸加减。主要药物有熟地黄、山药、山萸肉、菟丝子、茯苓、丹参、淡附片、仙茅、淫羊藿、巴戟天、补骨脂、益智仁、细辛等。

（5）冲任不调型

【症状】面部黄褐斑，月经不调，或有血块，痛经，烦躁易怒，胸胁胀满，肢体沉重，腹胀满，大便燥结。舌质暗红，脉弦细。

【辨证】冲任不调，经脉阻隔，气滞血瘀，瘀滞成斑。

【治法】调和冲任，活血理气。

【处方】

当　归 10g	红　花 10g	益母草 10g	白　术 10g
香　附 10g	瓜　蒌 15g	熟大黄 10g	赤　芍 10g
丹　参 15g	茯　苓 10g	鸡冠花 10g	泽　兰 10g

【加减】若月经量多时去益母草、泽兰，加用牡蛎、牡丹皮。成药可选用八珍益母丸、坤宝丸或得生丹。

（6）常用中成药

肝郁脾虚者可应用加味逍遥丸、七制香附丸，或合香砂六君子丸、大黄䗪虫丸；肝肾不足者宜用六味地黄丸或金匮肾气丸，或用滋补肝肾丸合丹参丸。

2. 外治法

中药倒膜。

（四）名家验案

病案 1

张某，女，51 岁，2015 年 6 月 3 日初诊。

【主诉】颜面起斑 5 年。

【现病史】5 年前日晒后始发面部褐斑，未系统诊治，近 1 年明显加重，曾外用氢醌霜效果不佳，伴心烦，乏力，口干，纳可，眠安，二便调。既往有人工流产病史，乳腺增生病史。患者平素情急烦躁、易生气，1 年前绝经。舌质暗红，苔薄白，脉弦细。

【皮肤科情况】双颧可见青褐色斑片，边界清楚，形若蝴蝶。

【辨证】肝郁化火，气滞血瘀。

【治法】疏肝解郁，活血化瘀。

【处方】

柴　胡 10g	当　归 10g	白　芍 15g	丹　参 20g
桃　仁 10g	红　花 10g	莪　术 10g	泽　兰 10g
橘　叶 10g	青　皮 6g	生白术 15g	茯　苓 15g

女贞子10g	菟丝子15g	山茱萸15g

21剂，水煎服，早、晚饭后分温服。

【二诊】2015年7月15日。斑色变浅，范围同前，纳可，眠安，大便时稀。舌暗红，苔薄黄，脉沉细。前方加郁金15g、川芎3g以疏肝理气，继服3周。

【三诊】2015年8月12日。褐斑较前变浅，范围略有缩小，边界模糊，纳可，眠安，二便调，舌脉同前。上方加巴戟天10g、枸杞子15g以滋补肝肾，再服3周。

【四诊】2015年9月16日。面部褐斑明显减淡，范围缩小。服用中药后轻微腹泻，1日2~3次，无腹痛。舌淡红、有齿痕，苔白，脉沉。上方茯苓增至20g，加山药15g、生薏苡仁30g，再服3周。

病案2

庄某，女，42岁，2015年6月3日初诊。

【主诉】颜面起斑6年。

【现病史】患者近6年发现面部起斑，逐渐加重，伴月经量少、色暗有血块，困倦乏力，夜寐欠安，纳食不香，大便调。既往有乳腺增生病史，甲状腺疾病病史。舌淡红，苔薄白，脉缓。

【皮肤科情况】面颊、双颧可见地图状黄褐色斑片。

【辨证】脾失健运，气血瘀阻。

【治法】健脾益气，摄血调经。

【处方】

太子参15g	茯　苓15g	白　术10g	当　归10g
川　芎10g	白　芍30g	熟地黄10g	益母草15g
泽　兰10g	桃　仁10g	红　花10g	莪　术10g
王不留行10g	郁　金10g	橘　叶10g	青　皮6g
女贞子15g	枸杞子15g		

21剂，水煎服，早、晚饭后分温服。

【二诊】2015年7月15日。药后褐斑颜色变淡，范围同前，疲乏减轻，月经血块减少，纳食稍好转。舌淡，苔白，脉缓。前方加黄芪20g以补中益气，继服3周。

【三诊】2015年8月19日。药后斑色明显变浅，范围缩小，夜寐好转，舌脉同前。上方黄芪增至30g，加丹参20g以加强养血活血之力。再服3周。

【四诊】2015年9月30日。面部黄褐斑明显消退，范围明显缩小，无明显不适。舌淡红，苔白，脉细滑。上方加巴戟天10g、补骨脂10g以补肾，继服21剂巩固疗效。

病案 3

高某，女，40 岁，1998 年 1 月 6 日初诊。

【现病史】患者近 1 年来，心情烦躁，易怒，纳食不香，胸胁胀满，喜叹息，经期不定，以错后为多，行经腹痛、有血块，时有腹胀，白带多，便干，多梦。舌暗红，苔白，脉弦滑。

【皮肤科情况】面部色斑分部弥漫，以眼周为明显，面色无华，略带青色，色斑边界清楚。

【中医诊断】黧黑斑。

【西医诊断】黄褐斑。

【辨证】脾虚肝郁，气血郁滞。

【治法】健脾疏肝，理气活血。

【处方】

柴　胡 10g	枳　壳 10g	郁　金 10g	香　附 10g
当　归 10g	丹　参 15g	益母草 10g	白　术 10g
茯　苓 15g	赤　芍 10g	白　芍 10g	熟大黄 10g
瓜　蒌 15g	野菊花 15g		

【二诊】服上方 14 剂，胸胁胀满消失，便调，仍有纳食不香，腹胀，前方加厚朴、黄芩。继续服用 28 剂，面色明显好转，滋润而有光泽，眼部的褐斑已散至双侧眉骨外侧，色淡，行经腹痛消失，烦躁、易怒等症状基本消失。嘱患者继续服用 1 个月余，以巩固疗效。

（五）食养调护

气血瘀滞、运行滞涩是黄褐斑病机的关键，所以药膳上的选择，多以行气解郁、活血化瘀、补益脾肾为主。在治疗时，应嘱患者尽量避免日光暴晒，少接触紫外线，注意劳逸结合，心情舒畅，生活规律等。

（1）山楂橘皮饮

山楂、橘皮各适量，加水共煮，待凉，用纱布滤渣取汁，加蜂蜜调用。

山楂味酸、甘，性微温，无毒，归脾、胃、肝经，可消肉食之积，行乳食之停。陈皮味辛、苦，性温，归脾、肺经，可理气健脾、调中、燥湿、化痰。故本方可以疏肝解郁、美白皮肤。

（2）桑椹蜜膏

桑椹 100g，黑芝麻 50g，制何首乌 30g，当归 20g，麦冬 20g，生地黄 20g。制作时加水适量，煎煮30分钟，提取1次药液，反复3次，3次药汁合并，小火煎煮浓缩至稠密如膏状，加蜂蜜一倍，拌匀再次煮沸，停火置冷，饮服时每次一匙，沸水冲化，早、晚各服1次。

桑椹味甘、酸，性寒，归心、肝、肾经，具有补肝益肾、生津润肠、乌发明目等功效。黑芝麻味甘，性平，归肝、肾、大肠经，能解毒、消痈、润肠通便。何首乌味苦、甘、涩，性微温，归肝、心、肾经，可以养血滋阴、润肠通便。当归味甘、辛，性温，归肝、心、脾经，能补血活血、调经止痛、润肠通便。麦冬味甘、微苦，性微寒，归心、肺、胃经，功善养阴生津、润肺清心。生地黄味甘，性寒，善清热生津、滋阴养血。上6味药共用，能补益肝肾、滋阴养血，可以用于脾肾两虚的黄褐斑。

（3）八宝祛斑粥

生薏苡仁10g，芡实10g，莲子15g，生山药30g，白扁豆10g，赤小豆15g，大枣10枚，粳米200g。将上药除粳米外，加水适量，煎煮40分钟，再放粳米同煮，煮粥至熟后，加适量冰糖调味。本方具有活血祛瘀、利湿健脾的功效。早、晚各吃一小碗，久服效果甚佳。

生薏苡仁味甘、淡，性凉，归脾、肺、胃经，可利湿健脾、舒筋除痹、清热排脓。芡实味甘、涩，性平，归脾、肾经，善固肾涩精、补脾止泻。莲子味甘、涩，性平，无毒，归脾、肾、心经，善清心醒脾、补脾止泻、养心安神、明目。生山药味甘，性平，归脾、肺、肾经，可补脾养胃、生津益肺、补肾涩精。白扁豆味甘，性微温，归脾、胃经，可健脾化湿、和中消暑。赤小豆味甘、酸，性平，归心、小肠经，可消热毒痈肿、散恶血。大枣味甘，性温，归脾、胃、心经，能补中益气、养血安神。粳米味甘，性平，可补中益气、健脾和胃、除烦渴、止泻痢。以上诸药合用，能健脾养心、养血安神，不仅能美白皮肤，还能治疗失眠。

二、白癜风

（一）概述

白癜风，是一种原发性的局限性或泛发性皮肤色素脱失症，以皮肤出现颜色减退、变白斑片，边界鲜明，无自觉症状为临床特征。本病多因气血失和、瘀血阻滞经络或肝肾不足而发病。本病与中医学文献中记载的“白癜”或“白驳风”相类似。现代医学认为，本病是一种迟发性的自身免疫性疾病。

本病病因病机复杂，我们在白癜风的辨治中非常强调个体化的辨证论治。本病总体上是属本虚标实之证，在治疗中我们更关注其本体情况。用药方面结合中医取象比类思想，“以黑治白，以白治白”。

（二）病因病机

本病的发生与发展，除了少数患者由于先天不足（相当于遗传因素）外，多数患者与七情内伤、五志不遂、劳倦、惊恐等因素有关，这些因素可造成气血运行不畅，气滞血瘀，或导致肝肾阴虚、心脾两虚、冲任不调等，此为病之本；而外界环境影响，风邪客于肌表或邪毒所乘，搏于肌肤，致气血失和，运行失畅而发病，此为本病之标。

（三）辨证论治

1. 内治法

（1）肝肾阴虚型

此型多与现代医学所谓自身免疫功能紊乱有关。

【症状】患者多素体虚弱，常有头痛头晕，口舌生疮，手足不温，脉沉细，舌质淡等上热下寒、上实下虚、水火不济、阴阳不调的症状。皮损多发无定处，可发生于任何年龄、任何部位，病程较长，且不断有新皮损出现。实验室检查多有细胞免疫功能低下的情况。有些患者还可能伴有甲状腺炎、糖尿病、慢性肾上腺皮质功能不全、类风湿关节炎、系统性红斑狼疮、硬皮病、局灶性结肠炎、重症肌无力、恶性贫血、自身免疫性溶血性贫血等异常。有学者发现，这类患者外周血的自然杀伤（NK）细胞、T 淋巴细胞及其亚群明显低于正常人。

【辨证】肝肾阴虚，气血失和，气滞血瘀。

【治法】滋补肝肾，养血益气，中和气血。

【处方】

当　归 10g	生地黄 10g	熟地黄 10g	女贞子 15g
菟丝子 15g	枸杞子 15g	首乌藤 30g	白　术 10g
赤　芍 10g	白　芍 10g	红　花 10g	川　芎 10g
丹　参 15g	补骨脂 15g	桑　椹 30g	桂　枝 10g

（2）心肾不交，心脾两虚型

此型与神经精神因素有关。

【症状】白斑常沿一定神经分布区域发生，皮损多按皮节分布，多发生于青壮年。发病突然，病程较短，而发展快，活动期往往仅 1 年。发病前常有一定的精神诱因，患者易激动，常有惊惕失眠，心悸怔忡，盗汗，自汗，倦怠乏力，女性多伴有月经失调。舌质多红或边有齿痕，脉多弦滑或沉细。实验室检查常无明显异常。

【辨证】心肾不交，心脾两虚，气血失调。

【治法】补益心脾，交通心肾，调和气血。

【处方】

黄芪10g	党参10g	当归10g	川芎10g
白术10g	茯神10g	钩藤10g	石菖蒲10g
丹参15g	红花10g	补骨脂15g	白蒺藜30g
木香10g	桑椹30g		

（3）肝郁气滞，气血失和型

【症状】皮肤白斑，发病前常有闷郁不舒、心情不畅等精神因素，胸闷气短，女性多伴有月经不调。舌质红，苔白，脉弦滑或弦细。

【辨证】肝郁气滞，气血失和。

【治法】疏肝理气，调和气血。

【处方】

当归10g	白芍15g	柴胡10g	枳壳10g
香附10g	郁金10g	白术10g	桑椹30g
白蒺藜30g	白芷10g	丹参15g	益母草10g
浮萍10g			

（4）常用中成药

白驳丸、苍耳膏、浮萍丸等。

（5）常用药物及药对

王莒生教授在治疗白癜风时同时使用白色药物和黑色药物。她经常使用的黑色药物有黑芝麻、补骨脂、何首乌等；白色药物有僵蚕、白蒺藜、白芷等。

中医学认为肝肾同源，而上述药物多具有滋补肝肾的作用。白色药物可入肺经，肺属金，肾属水，金水为相生、子母关系，母病可及子，母病可治其子。

2. 外治法

一般对症处理，常用20%补骨脂酊。张志礼教授习惯用补骨脂15g、白芷10g、墨旱莲15g、栀子10g、红花10g，共研粗末，用10%百部酒浸泡后外擦。

（四）名家验案

病案1

王某，男，18岁，1995年10月初诊。

【现病史】患者由10岁开始，先从面部出现一块皮肤变白，后逐渐扩大，就诊时面部白斑已扩大至铜钱大小，2年前开始在四肢、躯干亦发现有数块类似白斑，边缘不规则，无任何自觉症状，曾多次用药，效果不明显，遂来我院就诊。自幼体健，无慢性病史，身体羸瘦。舌质淡红，苔少，脉沉细。血、尿、便常规无异常。

【皮肤科情况】面部左侧颞部有约7.5cm×5cm大小的皮肤白斑，双上肢伸侧各有两块大小不等、形状不规则的色素脱失斑，分别如硬币及杯口大小，颈部有一块约10cm×6cm大小的白斑。E玫瑰花环试验小于50，总补体小于40。

【中医诊断】白驳风。

【西医诊断】白癜风。

【辨证】肝肾阴虚，气血失和，气滞血瘀。

【治法】滋补肝肾，养血益气，活血通络。

【处方】

当　归10g	女贞子10g	熟地黄15g	山茱萸10g
赤　芍15g	白　芍15g	沙　参15g	桑　椹30g
黑芝麻15g	补骨脂10g	白蒺藜15g	桂　枝10g
红　花10g	川　芎10g	木　香10g	丹　参10g

【外用药】外用补骨脂15g，打碎，于10%百部酒200ml中浸泡1周后外擦。

【二诊】连续服药3个月，大部分皮损缩小，躯干皮损中心散在出现点状色素斑，以面部皮损缩小较明显，而且原白斑处皮肤色素加深。

病案2

刘某，女，25岁，2015年10月3日初诊。

【主诉】左足跟腱部起白斑5年余，加重2个月。

【现病史】5年前无明显诱因左足跟腱部起甲盖大小白斑，未予重视。2个月前，白斑无明显诱因范围扩大，增至钱币大小，就诊于西医某医院，诊断为“白癜风”，外用他克莫司乳膏、三氯生乳膏，效果欠佳。纳眠可，大便偏稀，小便调。平素性急，月经延后、量少色暗、可见少量血块，伴小腹坠痛。舌淡红，苔薄黄，脉弦数。

【皮肤科情况】左足跟腱部钱币大小乳白色白斑，边界清楚，上无鳞屑，压之不褪色。

【中医诊断】白驳风。

【西医诊断】白癜风（局限型）。

【辨证】肝郁脾虚，气血失调。

【治法】疏肝健脾，调理气血。

【处方】

白　芷 10g	僵　蚕 30g	白蒺藜 30g	桑白皮 15g
白梅花 15g	白　芍 30g	延胡索 30g	生甘草 10g
牛　膝 10g	补骨脂 10g	郁　金 15g	炙何首乌 15g
黄　芪 15g	黄　芩 15g	防　风 15g	炒白术 30g
辛　夷 10g	秦　艽 10g	威灵仙 30g	荆芥穗炭 6g
蚕　茧 3g			

服上方 1 个月余，左足跟腱部白斑颜色变淡，边界欠清，偶可见少许色素沉着，余无明显不适。继服前方以巩固治疗。

病案 3

曹某，女，34 岁，2010 年 6 月 2 日初诊。

【主诉】面额部白斑 1 个月。

【现病史】患者既往有白癜风病史，经系统治疗控制病情 9 个月，近 1 个月余前额原白斑处，又出现新生白斑，局部无痒痛感，纳可，夜寐欠安，二便调。舌质红，苔薄白，脉滑。

【皮肤科情况】前额部淡白色卵圆形色素脱失斑，边界清，边缘色素沉着。

【辨证】肝肾不足，风邪袭膝。

【治法】滋补肝肾，疏风解郁。

【处方】

茯　苓 10g	何首乌 10g	生地黄 10g	熟地黄 10g
墨旱莲 10g	当　归 10g	白　芷 10g	防　风 10g
补骨脂 10g	柴　胡 10g	枳　壳 10g	郁　金 10g
草河车 10g	黑芝麻 10g	酸枣仁 30g	

30 剂，水煎服，早、晚饭后分温服。

【二诊】服药 30 剂，前额白斑明显消退。纳可，睡眠改善，二便调。舌质红，苔薄白，脉滑。治疗起效，效不更方，继服 14 日，巩固治疗。

（五）食养调护

（1）枸杞首乌茶

枸杞子 15g，何首乌 15g。将枸杞子、何首乌放入罐内，倒适量清水，大火煮沸后小火再煎 30 分钟，每日 1 剂，不拘时服。

枸杞子味甘，性平，归肝、肾经，可滋肾、润肺、补肝、明目。何首乌味苦、甘、涩，性微温，归肝、心、肾经，可养血滋阴。本方能滋补肝肾、养血退斑。

（2）花生女红饮

花生仁15g，红花1.5g，女贞子15g，冰糖30g。将女贞子打碎，加花生仁、红花、冰糖及水煎汤代茶饮，每日1剂，并吃花生仁。

花生仁味甘，性平，归脾、肺经，具有醒脾和胃、滋养调气之功效。红花味辛，性温，可活血通经、散瘀止痛。女贞子味甘、苦，性凉，归肝、肾经，可滋补肝肾、明目乌发。本方可调和气血。

第十一节　其他皮肤病

瘢痕疙瘩

（一）概述

瘢痕疙瘩是一种良性纤维组织增生性皮肤病，多发于外伤、烧烫伤、手术等创伤后。本病临床上好发于胸部、肩背部以及上臂部，为边界清楚、表面光滑、隆起的、坚实的丘疹及斑块，缓慢增大，初起呈红色或粉红色，并逐渐转为褐色、白色，大小不一，小如豆，大如核桃，可形成蟹足状、蜈蚣状等。本病患者多无自觉症状，部分人可有不同程度的瘙痒或刺痛感。由于本病所生形如蟹足、蜈蚣、肉龟等，故中医学谓之“蟹足肿”“肉龟疮”等。

我们抓住本病湿热蕴结、血瘀痰凝的病机，治疗强调活血化瘀兼化痰热之法。外治方面，赵老创立了黑布药膏疗法，在瘢痕疙瘩的中医治疗中独树一帜。

（二）病因病机

本病多因先天禀赋不耐，或由金、刃、水、火之伤，余毒未净，复受外邪入侵肌肤，致使湿热蕴结，血瘀凝滞所致。

（三）辨证论治

1. 内治法

（1）气滞血瘀型

【症状】局部皮损坚硬，皮色淡白或发红，自觉痒痛不适。舌红，苔白，脉细。

【辨证】气滞血瘀，凝结肌肤。

【治法】活血逐瘀，软坚内消。

【处方】活血逐瘀汤。

丹　参 15～30g	乌　药 6～12g	白僵蚕 6～12g	三　棱 9～15g
莪　术 9～15g	白芥子 9～15g	厚　朴 6～12g	橘　红 9～15g
土贝母 9～15g	沉　香 1.5～3g		

【加减】兼有阴寒证者加炮姜、附子；肿块触之发凉者加小茴香、吴茱萸。

（2）常用中成药

活血消炎丸、内消连翘丸、大黄䗪虫丸等。

2. 外治法

黑布药膏外敷。用时厚敷患处（1～3mm 厚），上用黑布覆盖，每 2～3 日换药 1 次。

（四）名家验案

梅某，女，70 余岁，2008 年初诊。

【主诉】胸部长肿瘤多年，伴有痒痛感。

【现病史】患者前胸长有一茶杯口大小的增生性斑块，色红，微肿，自觉痛、痒，影响休息。同时患者患有高血压，体质较弱，来诊时由人搀扶，行动缓慢。大便正常，小便频，舌质嫩淡，脉沉细。

【辨证】气滞血瘀。

【治法】活血化瘀，软坚散结。

【处方】

夏枯草 20g	连　翘 30g	生牡蛎 30g	浙贝母 10g
丹　参 20g	僵　蚕 10g	红　花 10g	桃　仁 10g
当　归 10g	川　芎 6g	三　棱 10g	莪　术 10g
金银花 30g	蒲公英 30g	野菊花 15g	白　芷 10g

14 剂，水煎服，早、晚饭后分温服。

【外用药】化毒散膏加黑布药膏。

【二诊】患者按期就诊，诉疼痛转轻，病灶大小无变化，红肿略消。前方加穿山甲 10g，加大活血祛瘀之力。20 剂，水煎服，早、晚饭后分温服。

【三诊】患者诉疼痛进一步减轻，局部病灶略见平、萎缩，红肿全消，舌脉无变化。方药继以前方加生皂角刺 6g 以消肿托毒。20 剂，水煎服，早、晚饭后分温服。

【四诊】患者诉疼痛减轻，轻痒，病灶范围见小，红肿较前减轻。前方加延胡索12g，加大止痛之力。20剂，水煎服，早、晚饭后分温服。

【五诊】病灶较前萎缩，痛痒均减轻。前方加黄芪20g、太子参20g以增强益气、活血之功。20剂，水煎服，早、晚饭后分温服。

【六诊】病灶继续变小、萎缩，患者自诉夜尿频，影响休息，脉细无力，舌质淡嫩，暂停上方。

【处方】

黄　芪30g	党　参10g	茯　苓15g	白　术15g
乌　药10g	山　药15g	益智仁10g	桑螵蛸10g
覆盆子10g	金樱子10g		

20剂，水煎服，早、晚饭后分温服。

【七诊】患者病灶情况稳定，可见病灶缩小，痛痒大大减轻，但诉夜尿频，每夜7～8次，影响休息，因此疲倦无力，服上方略有好转，遂继续使用外用药，转院治疗夜尿症。

（五）食养调护

本病多因先天因素，或因金刃所伤，或因水火烫伤，余毒未净，复受外邪入侵肌肤，致湿热搏结，气血凝滞而发病。因此，饮食多选清湿热、化瘀血之品调养。

桃仁红花山楂粥

桃仁9g，山楂9g，红花3g，粳米100g。先将桃仁、山楂、红花洗净放入锅内，加水煎汁，然后取汁与粳米同入锅，加水适量煮成粥。每日服1次，连服7日。

桃仁味苦、甘，性平，归心、肝、大肠经，可活血祛瘀。山楂味酸、甘，性微温，归脾、胃、肝经，可开胃消食、化滞消积、活血散瘀。红花味辛，性温，归心、肝经，可活血通经。粳米味甘，性平，归脾、胃、肺经，可补中益气。故本方可以用于外伤后的瘢痕疙瘩。